このシールをはがすと付録Web動画にアクセスするためのIDとPASSが記載されています。

↙ ここからはがしてください。

本WEBサイトの利用ライセンスは、本書1冊につき1つ、個人所有者1名に対して与えられるものです。第三者へのID、パスワードの提供・開示は固く禁じます。また図書館・図書施設など複数人の利用を前提とする場合には、本WEBサイトを利用することはできません。

シリーズ編集
吉村長久 京都大学大学院医学研究科眼科学 教授
後藤　浩 東京医科大学眼科学分野 教授
谷原秀信 熊本大学大学院生命科学研究部眼科学 教授

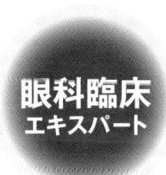

眼科臨床
エキスパート

網膜剝離と
極小切開硝子体手術

編集
寺﨑浩子
名古屋大学大学院医学系研究科眼科学 教授

吉村長久
京都大学大学院医学研究科眼科学 教授

医学書院

〈眼科臨床エキスパート〉
網膜剝離と極小切開硝子体手術
発　行　2015年4月15日　第1版第1刷Ⓒ
シリーズ編集　吉村長久・後藤　浩・谷原秀信
編　集　寺﨑浩子・吉村長久
発行者　株式会社　医学書院
　　　　代表取締役　金原　優
　　　　〒113-8719　東京都文京区本郷 1-28-23
　　　　電話　03-3817-5600(社内案内)
印刷・製本　三美印刷

本書の複製権・翻訳権・上映権・譲渡権・公衆送信権(送信可能化権を含む)は(株)医学書院が保有します．

ISBN978-4-260-02115-9

本書を無断で複製する行為(複写，スキャン，デジタルデータ化など)は，「私的使用のための複製」など著作権法上の限られた例外を除き禁じられています．大学，病院，診療所，企業などにおいて，業務上使用する目的(診療，研究活動を含む)で上記の行為を行うことは，その使用範囲が内部的であっても，私的使用には該当せず，違法です．また私的使用に該当する場合であっても，代行業者等の第三者に依頼して上記の行為を行うことは違法となります．

JCOPY 〈出版者著作権管理機構　委託出版物〉
本書の無断複製は著作権法上での例外を除き禁じられています．複製される場合は，そのつど事前に，出版者著作権管理機構(電話 03-3513-6969，FAX 03-3513-6979，info@jcopy.or.jp)の許諾を得てください．

執筆者一覧 (執筆順)

寺﨑浩子	名古屋大学大学院医学系研究科眼科学　教授
岩瀬　剛	名古屋大学大学院医学系研究科眼科学　病院講師
杉田　糾	名古屋大学大学院医学系研究科眼科学
國方彦志	東北大学大学院医学系研究科神経感覚器病態学講座眼科学分野　准教授
田中住美	竹内眼科クリニック　副院長
川村　肇	滋賀医科大学眼科学　講師
近藤寛之	産業医科大学眼科学　教授
喜多美穂里	京都医療センター　診療部長・眼科科長
浅見　哲	名古屋大学大学院医学系研究科眼科学　講師
前野貴俊	東邦大学医療センター佐倉病院眼科　教授
瓶井資弘	大阪大学大学院医学系研究科眼科学　准教授
日下俊次	近畿大学医学部堺病院眼科　教授
國吉一樹	近畿大学医学部眼科学　講師
池田恒彦	大阪医科大学眼科学　教授
引地泰一	大塚眼科病院　副院長
荻野　顕	京都大学大学院医学研究科眼科学
上野真治	名古屋大学大学院医学系研究科眼科学　病院講師
木村英也	永田眼科　副院長
松原　央	三重大学大学院医学系研究科臨床医学系講座眼科学　講師
若林　卓	大阪大学大学院医学系研究科眼科学
兼子裕規	名古屋大学大学院医学系研究科眼科学　助教
山城健児	京都大学大学院医学研究科眼科学　講師
廣田和成	杏林大学医学部眼科学　講師
平形明人	杏林大学医学部眼科学　教授
大石明生	京都大学大学院医学研究科眼科学
北岡　隆	長崎大学大学院医歯薬学総合研究科眼科・視覚科学　教授
大岩和博	岐阜県立多治見病院　眼科
伊藤逸毅	名古屋大学大学院医学系研究科眼科学　准教授
産賀　真	東邦大学医療センター佐倉病院眼科
大島佑介	おおしま眼科クリニック　院長
井上　真	杏林大学医学部眼科学　教授
長屋匡俊	名古屋大学大学院医学系研究科眼科学
大澤俊介	岡波総合病院眼科医長
高山　圭	名古屋大学大学院医学系研究科眼科学
恵美和幸	大阪労災病院　副院長・眼科部長
山本拓広	大阪医療センター眼科
山根　真	横浜市立大学附属市民総合医療センター眼科
門之園一明	横浜市立大学大学院医学研究科視覚再生外科学　教授
川野健一	名古屋大学大学院医学系研究科眼科学
山川百李子	京都大学医学部附属病院眼科
大音壮太郎	京都大学大学院医学研究科眼科学　講師

眼科臨床エキスパートシリーズ
刊行にあたって

　近年，眼科学の進歩には瞠目すべきものがあり，医用工学や基礎研究の発展に伴って，新しい検査機器や手術器具，薬剤が日進月歩の勢いで開発されている．眼科医は元来それぞれの専門領域を深く究める傾向にあるが，昨今の専門分化・多様化傾向は著しく，専門外の最新知識をアップデートするのは容易なことではない．一方で，quality of vision（QOV）の観点から眼科医療に寄せられる市民の期待や要望はかつてないほどの高まりをみせており，眼科医の総合的な臨床技能には高い水準が求められている．最善の診療を行うためには常に知識や技能をブラッシュアップし続けることが必要であり，巷間に溢れる情報の中から信頼に足る知識を効率的に得るツールが常に求められている．

　このような現状を踏まえ，我々は《眼科臨床エキスパート》という新シリーズを企画・刊行することになった．このシリーズの編集方針は，現在眼科診療の現場で知識・情報の更新が必要とされているテーマについて，その道のエキスパートが自らの経験・哲学とエビデンスに基づいた「新しいスタンダード」をわかりやすく解説し，明日からすぐに臨床の役に立つ書籍を目指すというものである．もちろんエビデンスは重要であるが，本シリーズで目指すのは，エビデンスを踏まえたエキスパートならではの臨床の知恵である．臨床家の多くが感じる日常診療の悩み・疑問へのヒントや，教科書やガイドラインには書ききれない現場でのノウハウがわかりやすく解説され，明日からすぐに臨床の役に立つ書籍シリーズを目指したい．

　各巻では，その道で超一流の診療・研究をされている先生をゲストエディターとしてお招きし，我々シリーズ編集者とともに企画編集にあたっていただいた．各巻冒頭に掲載するゲストエディターの総説は，当該テーマの「骨太な診療概論」として，エビデンスを踏まえた診療哲学を惜しみなく披露していただいている．また，企画趣旨からすると当然のことではあるが，本シリーズの執筆を担うのは第一線で活躍する"エキスパート"の先生方である．日々ご多忙ななか，快くご編集，ご執筆を引き受けていただいた先生方に御礼申し上げる次第である．

　本シリーズがエキスパートを目指す眼科医，眼科医療従事者にとって何らかの指針となり，目の前の患者さんのために役立てていただければ，シリーズ編者一同，これに勝る喜びはない．

2013 年 2 月

シリーズ編集者一同

序

　極小切開硝子体手術(micro-incision vitreous surgery；MIVS)は，minimally invasive vitreous surgery といわれるほど，手術侵襲は小さくなっている．その理由のもっとも大きなものは，細いながらもカッターの性能が向上していること，トリアムシノロンアセトニドによる硝子体の可視化，そして，クロージャーバルブをつけたトロカールにより真に closed surgery となったことなどである．観察系の変化も大きく寄与している．しかし，20 ゲージの手術とは，ただ器械の太さが違うだけではないので，MIVS なりの注意点，合併症が存在することを忘れてはいけない．

　本書では，まず，第 1 章の総説で，網膜剝離についての歴史を有名な Schepens とその門下による著書に学び，また網膜剝離の病態については最新の文献を引用して，網膜剝離でどのような変化が起こり，なぜ視力が低下し，また回復するのかについて，わかっていそうでわからないところを，ごく平易に解説した．誰もが知りたいところであったと思う．続いて，症例を提示した．さらに，診断，手術手技や合併症，術後の評価について解説した．また，裂孔原性網膜剝離の中でも，毛様体裂孔は特殊な状況であり，なかなか理解が得にくいのであるが，本書ではかなりの重点が置かれてわかりやすい図でよく説明されている．読んでいただくと，日ごろの疑問が解決されるであろう．

　網膜剝離は，眼科医の誰もが経験する疾患である．診断が明らかなものもあれば，悪性腫瘍など重篤な疾患との鑑別を迫られることもある．どのような施設に紹介するか，その緊急度はいかがなものか？　さて，いったん裂孔原性網膜剝離と診断したら，次は治療選択である．強膜バックリング手術を行うのか，硝子体手術を行うのか方法を選択し，手術のタイミングを決めなくてはならない．自身の施設でできるならば，例えば加齢に伴う胞状の剝離では，午前の外来診療の時間に来院したのであれば，おそらく当日手術となるであろうし，夜間に来院したら，翌日昼間に手術となるであろう．我々はその短い間に，裂孔を同定するのは当たり前，それに加え患者の全身状態，家族の背景，本人の職業などをはじめ，屈折，眼軸，緑内障の有無や水晶体の状況などたくさんのことを把握しなくてはならず，迷っている時間はない．その時に備えて日ごろから本書で知識を蓄えていただき，手術が終わったらもう一度，本書に立ち返ってみていただくと，何倍も理解が深まると思う．

本書の執筆者は，手術のエキスパート中のエキスパートであるか，エキスパートのもとで耳が痛くなるほど手術中のつぶやきを聞き，日々手術の研鑽を積んできた中堅の医師である．

　重要な手技については，付録として動画を用意した．本書を読んでいただくと明日から先生も網膜剝離診療のエキスパートである．

　最後に，多忙の中，本書に熱意あふれる執筆をしてくださった先生方に感謝を申し上げて序文とする．

2015 年 3 月

編集　寺﨑浩子，吉村長久

目次

第1章 総説

網膜剝離の診療概論 ……（寺﨑浩子） 2
- I. 網膜剝離診療の歴史 …… 3
- II. 網膜剝離による形態変化 …… 7
- III. 網膜剝離の臨床診断のプロセス …… 9
- IV. 網膜剝離の画像診断：OCTの重要性 …… 10
- V. MIVSの適応と術前検査 …… 13
- VI. 硝子体手術の実際 …… 14
- VII. 網膜剝離治療後の形態変化 …… 18
- VIII. 術後網膜機能 …… 19
- IX. 術後の視細胞解析 …… 20
- X. 術中OCTの活用 …… 21
- XI. 網膜剝離とサイトカイン：増殖硝子体網膜症阻止への期待 …… 22

第2章 ケーススタディ

- I 弁状裂孔による胞状網膜剝離 ……（岩瀬 剛） 30
- II 格子状変性の裂孔による網膜剝離 ……（杉田 紘） 37
- III 巨大裂孔網膜剝離 ……（國方彦志） 45
- IV アトピー性皮膚炎に合併した毛様体無色素上皮剝離を伴う網膜剝離 ……（田中仕美） 50
- V 黄斑円孔網膜剝離 ……（川村 肇） 60
- VI 未熟児網膜症による網膜剝離 ……（近藤寛之） 68
- VII 角膜混濁を有する網膜剝離 ……（喜多美穂里） 76

Ⅷ 眼球破裂に伴う網膜剥離 (浅見 哲) 82

Ⅸ 炎症性網膜剥離 (ARN) (前野貴俊) 91

Ⅹ 増殖硝子体網膜症 (瓶井資弘) 98

Ⅺ 前部増殖硝子体網膜症 (日下俊次) 109

Ⅻ 家族性滲出性硝子体網膜症 (FEVR) の手術症例 (小児重症例) (浅見 哲) 116

第3章 網膜剥離の診断

Ⅰ 解剖 (國吉一樹) 124
 Ⅰ. 眼球 124
 Ⅱ. 前眼部と毛様体 125
 Ⅲ. 四直筋と前毛様動脈 126
 Ⅳ. 上斜筋と下斜筋 126
 Ⅴ. 網脈絡膜の循環系 128
 Ⅵ. 硝子体と網膜 129

Ⅱ 眼底の観察とスケッチ (池田恒彦) 131
 Ⅰ. 倒像鏡による眼底検査 131
 Ⅱ. 前置レンズを用いた細隙灯顕微鏡検査 134
 Ⅲ. 眼底スケッチの仕方 134

Ⅲ 疾患概念 (引地泰一) 138
 Ⅰ. 硝子体液化 138
 Ⅱ. 後部硝子体剥離 140
 Ⅲ. 網膜赤道部変性 144

Ⅳ 裂孔原性網膜剥離の進行度と緊急度 (國方彦志) 148
 Ⅰ. 裂孔原性網膜剥離の手術時期 148
 Ⅱ. 裂孔原性網膜剥離の進行度と緊急度 149
 Ⅲ. ウィークエンド手術 151

Ⅴ 臨床所見 153
 A 病歴聴取 (國方彦志) 153
  Ⅰ. 滲出性網膜剥離 154
  Ⅱ. 牽引性網膜剥離 157

- B 視機能検査··(荻野　顕) 158
    - Ⅰ. 病態による視機能の違い··158
    - Ⅱ. 時期による視機能の違い··160
    - Ⅲ. 術式による視機能の違い··160
- C ERG··(上野真治) 163
    - Ⅰ. 対象患者とERG装置··163
    - Ⅱ. ERGの光刺激の条件··163
    - Ⅲ. ERGの波形解析··164
    - Ⅳ. 網膜剝離時のERGの波形··165
    - Ⅴ. 眼底が透見できない症例··165
    - Ⅵ. 網膜剝離と紛らわしい先天網膜分離の症例··168
- D 眼底写真··(荻野　顕) 171
    - Ⅰ. カラー眼底写真··171
    - Ⅱ. 広角眼底写真··172
- E 網膜裂孔検出の指針··(木村英也) 176
    - Ⅰ. 患者の病歴からの推測··176
    - Ⅱ. 剝離の範囲と裂孔の位置··176
    - Ⅲ. 検査法··177
    - Ⅳ. 症例··178
- F 前眼部検査··(松原　央) 180
    - Ⅰ. 前房深度，隅角··180
    - Ⅱ. 画像検査··180
    - Ⅲ. 前房内細胞と虹彩毛様体炎の有無··181
    - Ⅳ. 眼圧··183
    - Ⅴ. 水晶体の異常··184
    - Ⅵ. 毛様体無色素上皮剝離の検出··184
- G 光干渉断層計(OCT)··(若林　卓) 187
    - Ⅰ. OCTによる裂孔原性網膜剝離の進行度判定··187
    - Ⅱ. OCTによる黄斑剝離の有無判定··187
    - Ⅲ. 裂孔原性網膜剝離に伴う視細胞障害··189
    - Ⅳ. 剝離網膜のOCT所見と病理学的考察··189
    - Ⅴ. 裂孔原性網膜剝離以外の網膜剝離のOCT所見··192

Ⅵ 鑑別診断··(兼子裕規) 194
- Ⅰ. 眼底の観察が困難な症例··194
- Ⅱ. 裂孔原性網膜剝離との鑑別が困難な網膜剝離··197

Ⅶ 網膜剝離の原因··204
- A 疫学··(山城健児) 204
    - Ⅰ. 罹患率··204
    - Ⅱ. 好発年齢··205
    - Ⅲ. 男女比··205

- B 視神経乳頭異常 ……………………………………（廣田和成，平形明人）207
  - I. 視神経乳頭ピット ……………………………………………………207
  - II. 朝顔症候群 …………………………………………………………208
  - III. 乳頭コロボーマ ……………………………………………………210
- C 巨大裂孔 ……………………………………………………（引地泰一）212
  - I. 巨大裂孔の特徴 ……………………………………………………212
  - II. Wagner 症候群，Stickler 症候群 ………………………………214
- D 無・偽水晶体眼 ……………………………………………（大石明生）216
  - I. 疫学 …………………………………………………………………216
  - II. 発症機序 ……………………………………………………………216
  - III. 治療上の留意点 ……………………………………………………217
- E アトピー性皮膚炎 …………………………………………（田中住美）219
  - I. アトピー性皮膚炎に合併した網膜剥離を理解する上で必要な解剖学 …………………………………………………………………219
  - II. アトピー性皮膚炎に合併した網膜剥離の原因裂孔 ………………219
- F 外傷 …………………………………………………………（北岡　隆）227
  - I. 外傷による網膜剥離のメカニズム ………………………………227
  - II. 鈍的外傷による障害 ………………………………………………227
  - III. 外傷による網膜剥離 ………………………………………………229
  - IV. 外傷による網膜剥離の硝子体手術 ………………………………231

Topics
黄斑円孔以外の強度近視の網膜剥離例 ……………………（大岩和博，伊藤逸毅）236

第4章 網膜剥離に対する硝子体手術

I 強膜バックリング手術と硝子体手術の選択
……………………………………………………………………（池田恒彦）240
- I. 強膜バックリング手術の適応となる網膜剥離 ……………………240
- II. 硝子体手術の適応となる網膜剥離 ………………………………243

II 術前準備 …………………………………………………（浅見　哲）247
- I. 実際の手技 …………………………………………………………247

III 硝子体手術装置の進歩と注意点の変化
……………………………………………………………（産賀　真，前野貴俊）252
- I. 歴史 …………………………………………………………………252
- II. 硝子体手術器械の進歩 ……………………………………………253
- III. 駆動方式とデューティサイクル …………………………………253
- IV. 灌流系 ………………………………………………………………255
- V. 眼内照明装置 ………………………………………………………256

Ⅳ 硝子体カッター (大島佑介) 259
- Ⅰ. 駆動系と切除方式 260
- Ⅱ. 安全かつ効率のよい硝子体カッターの開発 262

Ⅴ 黄斑部膜処理 (井上 真) 266
- Ⅰ. 周辺部網膜剥離を伴った黄斑前膜 266
- Ⅱ. 後部硝子体が未剥離の網膜剥離 267
- Ⅲ. 黄斑部に増殖膜がある網膜剥離 269

Ⅵ 広角眼底観察システム (長屋匡俊) 271
- Ⅰ. 広角眼底観察システム 271
- Ⅱ. シャンデリア照明 274

Ⅶ 白内障との同時手術 (大澤俊介) 277
- Ⅰ. 裂孔原性網膜剥離症例での同時手術の適応 277
- Ⅱ. 裂孔原性網膜剥離症例での同時手術の実際 278
- Ⅲ. IOLの選択 279

Ⅷ 硝子体切除 (高山 圭) 282
- Ⅰ. 後部硝子体剥離に伴う裂孔原性網膜剥離 283
- Ⅱ. 増殖硝子体網膜症における硝子体切除 287
- Ⅲ. 黄斑円孔網膜剥離における硝子体切除 287

Ⅸ 周辺増殖膜処理 (恵美和幸) 289
- Ⅰ. 周辺増殖膜処理の必要性 289
- Ⅱ. 方法 290

Ⅹ 術中排液 (國方彦志) 294
- Ⅰ. 通常の症例での術中排液 294
- Ⅱ. 巨大裂孔網膜剥離での術中排液 296
- Ⅲ. 液体パーフルオロカーボン使用時の注意 297

Ⅺ 術中光凝固 (國方彦志) 298
- Ⅰ. 光凝固の条件 298
- Ⅱ. 網膜裂孔への光凝固の基本的な考え方 298
- Ⅲ. 意図的裂孔の作成 300
- Ⅳ. 液・空気置換下以外での術中光凝固 300

XII タンポナーデ ……………………………………………（山本拓広, 瓶井資弘）302
- I．ガス …………………………………………………………………………302
- II．シリコーンオイル（SO）……………………………………………………307
- III．液体パーフルオロカーボン（PFCL）………………………………………309

XIII 手術記録 ……………………………………………（山根　真, 門之園一明）312
- I．手術記事 ……………………………………………………………………312
- II．手術ビデオ …………………………………………………………………314
- III．手術データベースの作成 …………………………………………………316

XIV 術後管理 ………………………………………………………（杉田　糺）317
- I．体位管理 ……………………………………………………………………317
- II．術後安静 ……………………………………………………………………321
- III．生活指導 ……………………………………………………………………321

XV 術後視機能評価 ………………………………………（川野健一, 伊藤逸毅）324
- I．視力の評価法と問題点 ……………………………………………………324
- II．光干渉断層計（OCT）………………………………………………………325
- III．眼底自発蛍光 ………………………………………………………………325
- IV．眼底微小視野検査 …………………………………………………………326
- V．補償光学を用いた眼底評価 ………………………………………………329

Topics
網膜剥離術後の補償光学（AO）………………………………（川野健一, 伊藤逸毅）330

第5章 合併症に対する治療と予防

I 術中合併症 …………………………………………………………（北岡　隆）336
- I．毛様体無色素上皮下（網膜下）灌流 ………………………………………336
- II．脈絡膜剥離 …………………………………………………………………337
- III．網膜嵌頓 ……………………………………………………………………338
- IV．網膜裂孔 ……………………………………………………………………338
- V．網膜血管の障害・硝子体出血 ……………………………………………339
- VI．脈絡膜からの出血 …………………………………………………………339
- VII．slippage ……………………………………………………………………339
- VIII．網膜下液体パーフルオロカーボン ………………………………………340
- IX．黄斑円孔 ……………………………………………………………………341
- X．ライトガイドなどの器具による網膜の直接損傷 ………………………341
- XI．角膜上皮浮腫 ………………………………………………………………342
- XII．低眼圧，駆逐性出血 ………………………………………………………342
- XIII．術中白内障・水晶体損傷 …………………………………………………343

II 術後合併症 ……………………………（山川百李子，大音壮太郎）344
  I. 網膜再剥離 …………………………………344
  II. 高眼圧 ……………………………………346
  III. 低眼圧 ……………………………………347
  IV. 術後眼内炎 ………………………………348
  V. 術後出血 …………………………………349
  VI. 白内障（ガス白内障・核白内障）………350
  VII. シリコーンオイルによる角膜障害 ………350

III 僚眼の管理 ……………………………………（田中住美）351
  I. 裂孔原性網膜剥離の僚眼にある網膜格子状変性 …………351
  II. 裂孔原性網膜剥離の僚眼にある網膜裂孔 …………353
  III. 特発性巨大網膜裂孔の僚眼 ………………354
  IV. 若年鋸状縁断裂，硝子体基底部裂孔 ……354
  V. アトピー性皮膚炎に合併する毛様体皺襞部裂孔 …………356
  VI. 限局性網膜剥離 …………………………357
  VII. 未熟児網膜症・家族性滲出性硝子体網膜症など …………358

  Topics
  増殖硝子体網膜症に対する薬物療法の展望 ………………（大石明生）359

和文索引 …………………………………………………………363
欧文・数字索引 …………………………………………………368

本書の付録Web動画の使い方

本書の付録として，関連する動画をPC，iPad，スマートフォン（iOS，Android）でご覧いただけます（フィーチャーフォンには対応しておりません）．下記URLからアクセスしてください．ログインのためのID，PASSは表紙裏のシールをはがして，ご利用ください．
http://www.igaku-shoin.co.jp/prd/02115/index.html

- 動画を再生する際の通信料（パケット通信料）はお客様のご負担となります．パケット定額サービスなどにご加入されていない場合，多額のパケット通信料が請求されるおそれがありますのでご注意ください．
- 配信される動画はお客さまへの予告なしに変更・修正が行われることがあります．また，予告なしに配信を停止することもありますのでご了承ください．
- 動画は書籍の付録のため，ユーザーサポートの対象外とさせていただいております．ご了承ください

動画掲載ページ一覧

動画-1	弁状裂孔による胞状網膜剝離	31
動画-2	黄斑円孔網膜剝離	61
動画-3	未熟児網膜症での網膜剝離に対する早期手術	70
動画-4	増殖硝子体網膜症	99
動画-5	前部増殖硝子体網膜症	110
動画-6	後部硝子体未剝離の網膜剝離	267
動画-7	増殖硝子体網膜症での黄斑部膜処理	269
動画-8	後部硝子体剝離の作製	284
動画-9	周辺部硝子体切除	286
動画-10	術中排液	296
動画-11	術中光凝固	300
動画-12	術中合併症(1) 脈絡膜灌流	337
動画-13	術中合併症(2) 網膜医原性裂孔	338
動画-14	術中合併症(3) 網膜下液体パーフルオロカーボン	340

第1章

総説

網膜剝離の診療概論

網膜剝離は，裂孔原性と非裂孔原性に分けられ，後者は炎症，腫瘍，uveal effusion などの原因があげられる．裂孔が発見されない場合には十分な原因検索が必要であるが，裂孔原性網膜剝離の特徴を理解し，早期に原因究明に努め，不要な手術をすることは厳に戒めなければならない一方，術前裂孔不明でも硝子体手術により裂孔が発見されることはしばしばあり，年齢や背景にある状況，硝子体や網膜剝離の性状，超音波検査，蛍光眼底撮影などをよく検討して手術の適応を考える必要がある．また，先天網膜分離では網膜剝離が合併することはあるものの，裂孔原性網膜剝離との鑑別は重要で詳細な眼底観察や光干渉断層計（OCT），網膜の電気生理学的検査が役立つ（図1）．

特に，小児や若年者の網膜剝離はなんらかの背景があって発生するため，種々の検査のもとに手術が必要か判断すること，家族性滲出性網膜症（familial exudative vitreoretinopathy：FEVR）など特殊な網膜硝子体の特徴をよく理解すること，さらに対側眼への処置を考えることなど，成人と異なった対応が重要である．ここでは，断らないときは裂孔原性網膜剝離のことを指すこととし，裂孔原性網膜剝離に対する硝子体手術治療について述べる．

網膜剝離は，ある時突然やってきてすぐに手術をしなければ失明に至る疾患であり，患者は，じっくり考える余裕もなく手術を受けることになる．その結果は，術前状態のバリエーションのためにほかの人と比較されることは少なく，多くの場合単に復位率が成果報告の対象となる．術式には主に強膜バックリング手術と硝子体手術があり，その選択はしばしば話題となるが，その適応の考え方は時代と共に変わることから，現時点のコンセンサスがどのようになっているか，常に注目している必要がある．また，硝子体手術の方法は，長期間をかけて確立された20ゲージ（G）手術から，極小切開硝子体手術（micro-incision vitreous surgery：MIVS）にそれぞれの施設において独自に分化しており，スタンダードな方法や功罪の検証はまだこれからである．

網膜剝離に対する極小切開硝子体手術のスタンダードな方法やその成績を語るには，網膜剝離術後の視機能評価が大切で，それを考えるには治癒機転について知識を深めることも役立つ．そもそも網膜剝離の発生機序については，硝子体との関連で多くの著書に記載されているが，治癒機転についてはまだ十分な検討があるとは言えない．OCTなどの診断機器も進歩し，術後視機能まで考えたクオリティの高い手術を追究したいものである．

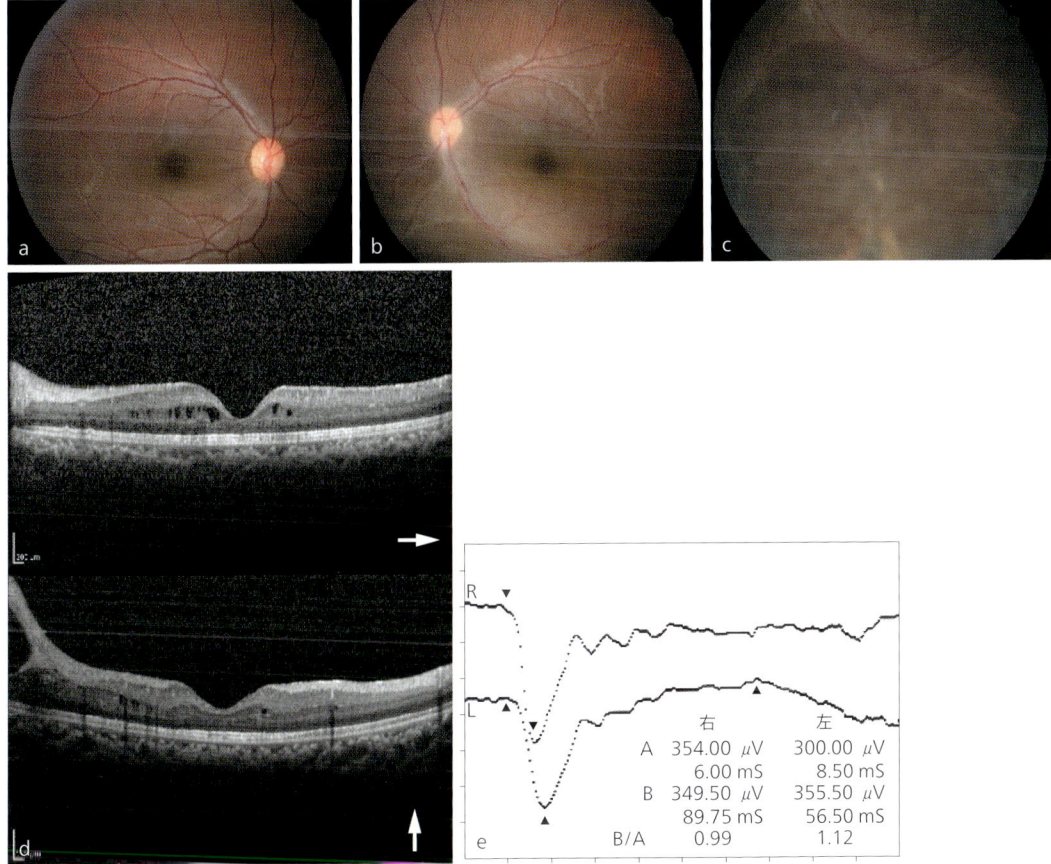

図1 先天網膜分離の症例
11歳，男児．左裂孔原性網膜剝離の診断でバックリング手術を受けたが，網膜剝離が残存するため硝子体手術を勧められて来院．右視力 1.2(1.2×S＋1.00D ◯ cyl－0.50D Ax75°)，左 0.07(0.1×S＋4.00D ◯ cyl－0.75D Ax35°)．眼底写真(a：右眼後極，b：左眼後極，c：下方眼底)で左眼下方に網膜剝離様の所見がある．右眼 OCT では中心窩の菲薄化がみられるのみで，囊胞様変化は明らかでないが，図 d のように左眼 OCT では，網膜中層の分離と囊胞様変化がある．下段では網膜剝離様に見えた網膜分離が左側に一部示されている．先天網膜分離によくみられる遠視があることにも注目．OCT 所見と白色フラッシュ ERG(e)で陰性型を示したことから，先天網膜分離と診断し，硝子体手術は行わず，経過観察となった

I. 網膜剝離診療の歴史

1. 網膜剝離診断の歴史

　網膜剝離診断の歴史[1]をかいつまんでみると，驚くべきことに網膜剝離の記載は，眼底検査の歴史に先んじている．網膜剝離の認識は 1691 年には牛の死体眼であったらしい，人の外傷眼での観察も記載されているという(Maitre-Jan, 1722)．1722 年には現在では当たり前であるが，網膜剝離による視野欠損がはじめて報告されているという(de St. Yves C. 1741)．

　一方で，検眼鏡は 1851 年に 29 歳の Helmholtz が 45 度の角度から光を入れてレンズから覗いた直像鏡に始まるといわれ，1852 年には倒像鏡が初めて報告された．Giraud-Teulon は 1861 年に双眼倒像鏡を開発．また，現在も眼底検査のスタンダードである強膜

圧迫は最初 Trantas が直像観察の際親指で行ったことなど，現在の眼底検査の基礎となる記録があるが，実際に Schepens が双眼倒像鏡検査とともに眼底周辺を見るための強膜圧迫の手法を確立したのは，50 年も後の 1945 年頃である(Schepens, 1951)．

網膜剥離の病態観察には，細隙灯顕微鏡(Gullstrand, 1911, 12)とコンタクトレンズ(Koeppe, 1918)や前置レンズ(Hruby, 1941, El Bayadi, 1953)の開発も重要であった．網膜剥離の発生病態を考えるうえで，これらの眼底検査の方法の進歩は必須であったわけであるが，1870 年代にはすでに網膜裂孔が網膜剥離の発生原因という考えは既にあったという(de Wecker and de Jaeger, 1870)．網膜裂孔そのものは 1853 年に Coccius により発見されている．網膜裂孔の重要性が認識し始められ，Leber は目に見えない硝子体の牽引による網膜裂孔が網膜剥離の原因であることを発表していた(1982)．結局，1920 年に Gonin が網膜剥離における網膜裂孔の一義的な意義を証明するまでに，裂孔発見から 67 年も経過したことになる．

2. 網膜剥離の治療の歴史

網膜剥離の治療は，1923 年 Gonin が，焼灼で網膜脈絡膜癒着を起こして裂孔を閉鎖したことに始まる[2]．その後裂孔閉鎖と強膜バックルにいろいろな手法が試みられ，1957 年に Schepens らにより，インプラントによる数年間にわたる症例が報告された[3]．

3. 網膜剥離治療─硝子体手術へ

硝子体手術は，百々次夫が 1951 年 11 月世界最初の硝子体開窓術，いわゆる open sky vitrectomy を施行したことは有名であるが，現在の硝子体を切除してから吸引する形の経毛様体扁平部硝子体切除術は 1971 年に Machemer らによって開発され，初めて報告された(図 2)[4]．

1972 年には O'Malley らにより 3 ポートシステムが開発され現在と同じような手術となった．その後，30 年が経過し，多くの術者の地道な努力により 19 G，20 G 手術の完成に至った．初期の網膜剥離への適応は，硝子体混濁，硝子体出血，増殖膜であったが，周辺機器の発展とともに次第にその適応が拡大されていった．予後の悪かった巨大裂孔網膜剥離の治療をドラマチックに変えたのは，液体パーフルオロカーボンの開発である．この魔法の液体は 1987 年に Chang により試されたが，粘稠度が低く扱いやすいうえに，比重が大きい点が特徴である．これによって，巨大裂孔網膜剥離に対し，患者を縛り付けたベッドを回転し，下からガス注入するための巨大な回転ベッド[1](図 3)が手術室から消えていった．

硝子体手術における補助薬剤の進歩は，硝子体をトリアムシノロンアセトニド(TA)で認識しやすくするという Peyman[5]の発想が臨床に普及し治療目的のみならず，網膜剥離[6]や強度近視に伴う網膜病態の変化の解明にも役立った[7]．もちろん硝子体を可視化することは，硝子体手術の成績向上に役立ち，強膜バックリング手術から硝子体手術への移行を促進した理由となっている(図 4)．

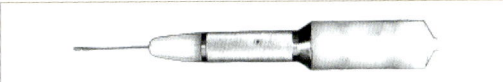

図2　Machemer の作った灌流-吸引硝子体カッターのハンドピース（1971）

〔Machemer R, Buettner H, Norton EW, et al. : Vitrectomy : a pars plana approach. Trans Am Acad Ophthalmol Otolaryngol 75 : 813-820, 1971 より〕

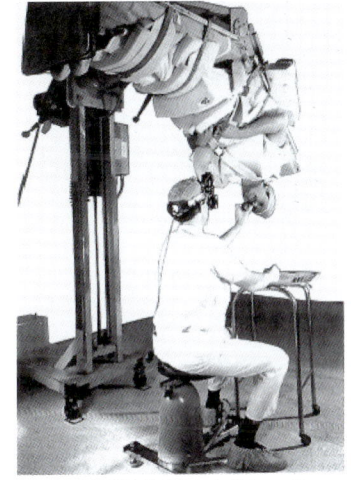

図3　巨大裂孔治療用の回転ベッド

下から気体を注入する．〔Schepens CL, Hartnett ME, Hirose T : Lessons from History. In Schepens'Retinal Detachment and Allied Diseases. Second edition. pp 3-22, Butterworth Heinemann, Boston 2000 より〕

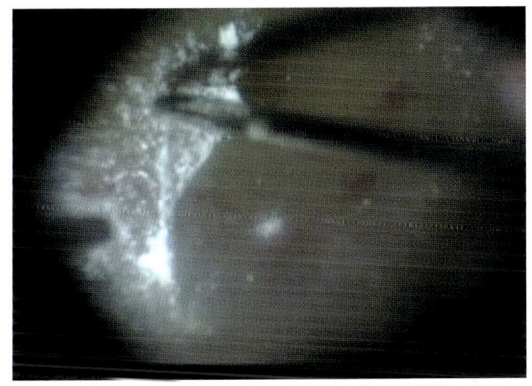

図4　トリアムシノロンアセトニド散布による硝子体可視化

後部硝子体膜を 25 G 硝子体鑷子により剥離している．

4. 極小切開硝子体手術の進歩

　2002 年に de Juan らによって報告された経結膜 25 G 小切開硝子体手術[8]は，現在の MIVS のスタートで，トロカールシステム，経結膜，強膜無縫合手術と合わさって，新しい手術の形を示した（図5）．普及，完成のためには，いくつかのハードル，すなわち器具の剛性，カッターの回転数，吸引効率ならびに剪刀の代わりになるための吸引口の位置，灌流効率と眼圧の安定性などがあったが，これらに加え硝子体手術器械本体の改良が進んでからは急速に普及するに至った．これには，観察系の改良による手術方法の変化も寄与し，硝子体手術は MIVS へと明らかな転換点を示し，網膜剥離手術治療にも大きく貢献した（図6）．既に 27 G も用いられている．

　網膜剥離に対する一次的硝子体手術は MIVS の発展，そして白内障手術の小切開化により，さらなる適応拡大を見せている．

　広角眼底観察システムの改良発展は，その操作性の改良のみならず，しばしば中間周辺部に重要な病変がある網膜剥離手術中の裂孔の見落としを防げるほか，硝子体の除去，空気置換後の眼底視認性の向上にも多大な寄与があった．特に，非接触型にもかかわらず顕微鏡フットスイッチにより，拡大率，X-Y が通常の顕微鏡操作と同様自由に行うことができるようになり，一般に普及するに至った（図7）．

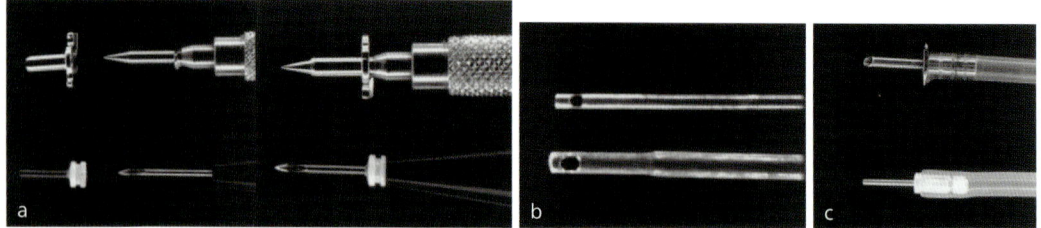

図5　de Juan らによる，最初の経結膜小切開硝子体手術の器具
a：19 G（上）と 25 G（下）の刺入用ナイフとトロカールの比較．右図はトロカール内にさしこんだところ．〔Fujii GY, de Juan E Jr, Humayun MS, et al. : A new 25-gauge instrument system for transconjunctival sutureless vitrectomy surgery. Ophthalmology 109：1807-1812, 2002 より〕．b：20 G（下）と 25 G（上）のカッター．c：インフュージョンカニューラ．20 G（上）と 25 G（下）．

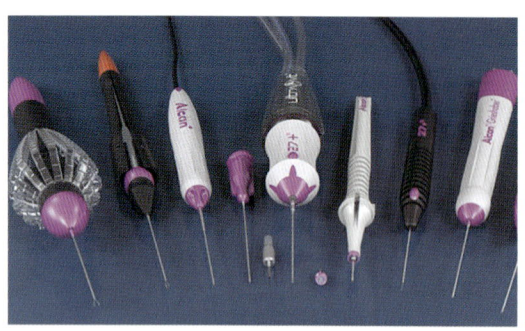

図6　27 ゲージシステム

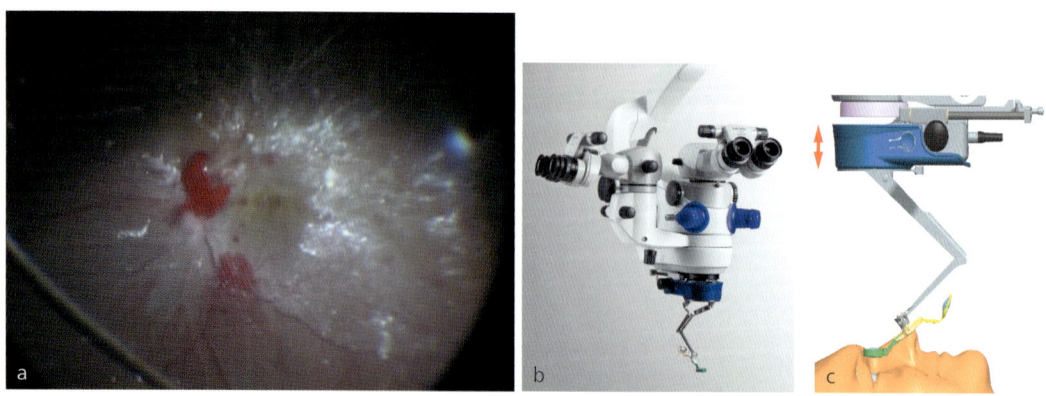

図7　広角眼底観察システム
a：Resight®（Carl Zeiss Meditec AG 社）による眼底観察．ライトガイドもワイドアングル（照射角は通常 78 度に対し 106 度）を用いている．b：顕微鏡につけた Resight®（4 章-VI 参照⇒ p.271）．c：スライドして図のように顕微鏡下に入れると自動的に倒像が反転する．顕微鏡のフットスイッチで，白矢印のように内蔵したレンズを上下することができ，これにより観察エリアの広さが変わる．

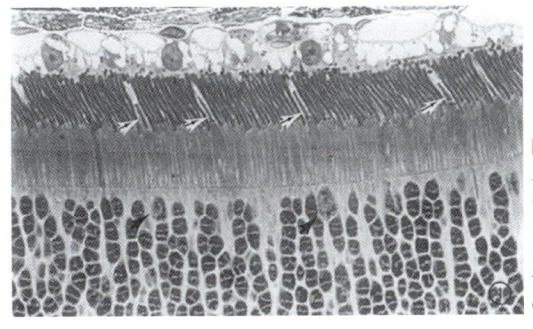

図8 水晶体切除と硝子体切除を行ったネコの網膜
上が網膜色素上皮，下は視細胞の核（錐体の核は常に外境界膜のすぐ硝子体側にある）．錐体外節（矢印）は杆体外節よりも短く，周りにシースがある．
〔Anderson DH, Stern WH, Fisher SK, et al.：Retinal detachment in the cat：the pigment epithelial-photoreceptor interface. Invest Ophthalmol Vis Sci 24：906-926, 1983 より〕

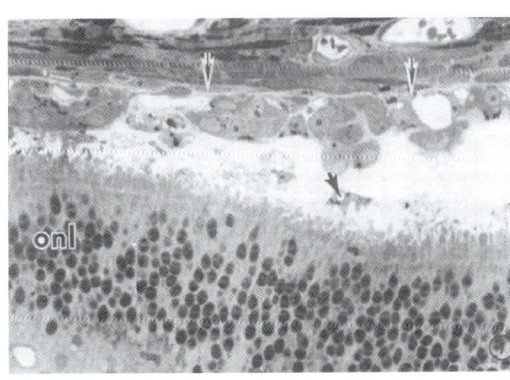

図9 剥離後13日のネコの網膜における剥離のある部分とない部分の移行部
こういう部分には増殖した網膜色素上皮の塊がよくある（矢印）．13日後では，視細胞外節はほとんどなくなっている．貪食細胞（黒矢印）が，内接の近くにみられる．外顆粒層（onl）はやや薄くなっている
〔Anderson DH, Stern WH, Fisher SK, et al.：Retinal detachment in the cat：the pigment epithelial-photoreceptor interface. Invest Ophthalmol Vis Sci 24：906-926, 1983 より〕

II. 網膜剥離による形態変化

　網膜剥離とは，感覚網膜と網膜色素上皮が剥がれることにより，その後の眼内病態変化が発生し治療をしないと眼球が萎縮し失明に至る疾患である．網膜が剥離した後では，視細胞が変性するのみならず，細胞増殖が起こり増殖硝子体網膜症（proliferative vitreoretinopathy：PVR）になることはよく知られている．

　網膜剥離が発生すると，感覚網膜と網膜色素上皮にどのような変化が起こるのであろうか？　実際には臨床例で急性期の剥離網膜にどんな変化があるかを見ることは難しいが，動物モデルでの結果は基本的な変化を表している．それによると，急性の剥離において15分後にはすでにfibroblast growth factor 受容体（FGFR-1）のリン酸化をはじめ，分子病態には変化が発生していると報告されている[9]．形態の変化はネコの実験で示されている[10]．図8は硝子体切除を行った正常なネコの網膜である．上方から，網膜色素上皮，視細胞外節，内節，視細胞核がみられる．次の図9は網膜剥離13日後である．網膜色素上皮は増殖し，剥離した網膜下に塊を作っており，視細胞外節，内節はほとんどなくなっている．より剥離後早期，12時間後の電顕写真では，視細胞外節のデブリスがみられ，外節の先端は膨化しているのがみられる（図10）．網膜色素上皮細胞の膨隆や炎症細胞の遊走などが，網膜剥離1日後からみられると記載されている．

　Lewis GPらが報告したlaser scanning confocal imageによれば（図11），isolectin B4（緑）で染色したmicrogliaは内網状層にあるのだが，その数が増え，網膜外層にも見られるようになっている[11]．一方，ロドプシンは，通常視細胞外節にあるのであるが，産生され

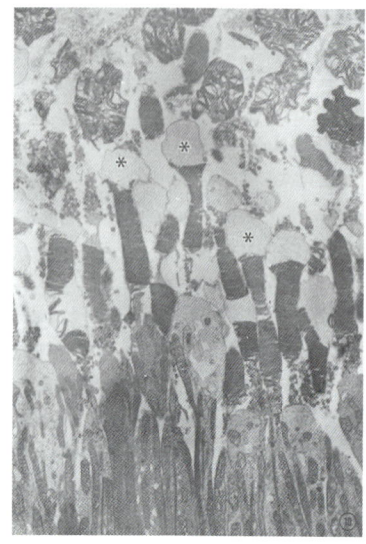

図10　剥離後12時間のネコ視細胞
網膜下に，大小のちぎれた外節が残った外節を覆うようにある．残りのディスクの積み上げはそれほど崩れていないが，外節先端は膨化している（＊）．
〔Anderson DH, Stern WH, Fisher SK, et al.：Retinal detachment in the cat：the pigment epithelial-photoreceptor interface. Invest Ophthalmol Vis Sci 24：906-926, 1983 より〕

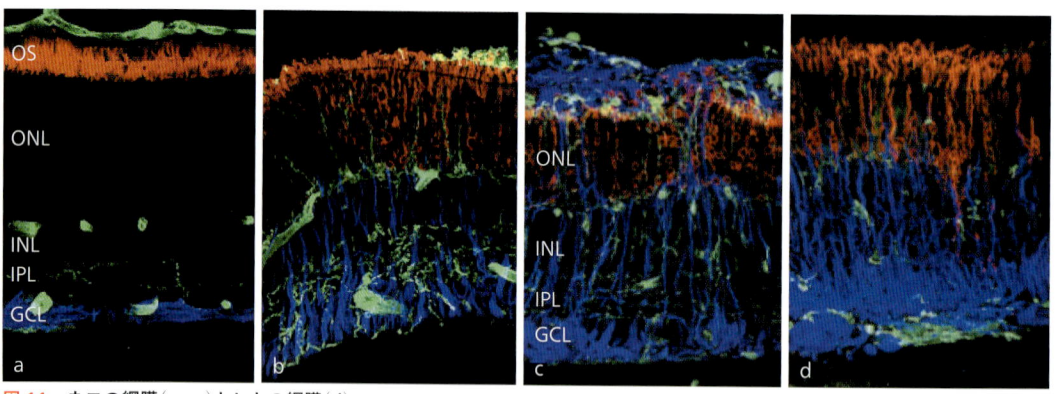

図11　ネコの網膜（a〜c）とヒトの網膜（d）
a：正常，b：網膜剥離後7日後，c：28日後．7日後では isolectin B4（緑）でラベルした microglia は正常では内網状層にあるのだが，その数が増え，網膜外層にも見られるようになっている．一方，ロドプシン（赤）は，通常視細胞外節にあるのが，産生され続けて視細胞本体に広がっていることがわかる．GFAP（glial fibriary acidic protein）で染色される Müller 細胞（青）が増えている．28日後では，microglia（緑）は網膜全層に広がり，Müller 細胞は網膜下まで進展している．（d）のヒトの組織でも同様だが，杆体が網膜内層まで伸びているのがわかる．この所見はネコの網膜剥離復位後の組織によくみられる．

続けて視細胞本体に広がっていることがわかる．Müller 細胞が増えている．28日後では，microglia は網膜全層に広がり，Müller 細胞は網膜下まで進展している．ヒトの組織でも同様だが，杆体が網膜内層まで伸びているのがわかる．このような変化はすでに1日で起こっているという．視細胞は剥離後酸素の供給が起こらなくなり，やがて細胞死に至るわけだが，アポトーシスは2日がピークで起こっているという報告が，ヒトの網膜サンプルで証明されている[12]．

夜間の緊急手術は初回復位率を改善せず，硝子体手術専門医の昼間のルーチン手術のほうが術後視力がよかったという報告[13]もある（⇒3章Ⅳ参照，p.148）が，条件が整うなら一日も早く手術を行うほうがよいことは間違いない．

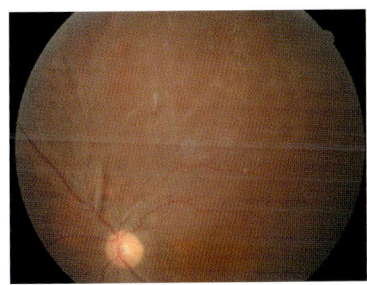 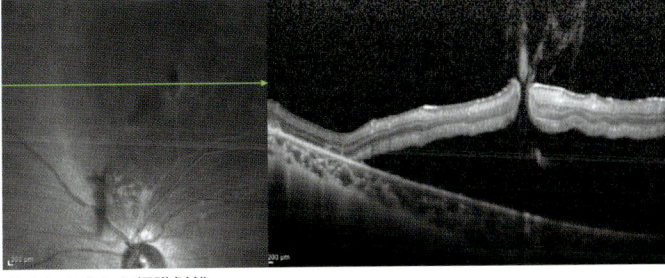

図 12　Behçet 病のぶどう膜炎のコントロール中にみられた網膜剥離
OCT で小さい硝子体混濁の下には円孔が証明された．

III.　網膜剥離の臨床診断のプロセス

　角膜をはじめ，前眼部を観察する．術前には specular microscope にて，角膜内皮細胞を撮影・解析するが，まずは，角膜上皮，内皮の異常はないか，前房は浅いか深いか，虹彩後癒着の有無（PVR では低眼圧，虹彩後癒着と深い前房が認められることが多い）を観察する．

　次に，水晶体後面の硝子体，tobacco dust（硝子体の中にわずか〜多数みられる色素の粒）があるか，水晶体後面の硝子体が水晶体直後の硝子体以外液化しているか，僚眼の硝子体はどのようか，を観察し，裂孔原性網膜剥離か，漿液性網膜剥離なのかを見極める助けとする．

　漿液性網膜剥離の原因が蛍光眼底造影等で明らかな場合，例えば多発性後極部色素上皮症（胞状網膜剥離）や，脈絡膜血管腫などを除き，裂孔の発見に努める．特に眼内レンズ眼では，周辺部裂孔が多いうえに，最周辺部の視認性が悪く裂孔不明例がしばしばあるが，漿液性と思われても硝子体手術で裂孔が見つかることがしばしばあるので，後嚢破損やYAG レーザー手術の既往など，網膜裂孔のリスクが上がった条件はないか，いろいろな情報を集約するのがよい．

　裂孔が見つかれば，糖尿病網膜症やぶどう膜炎（図 12）など，ほかに原因があっても裂孔原性網膜剥離であり，手術治療を要する．網膜剥離の位置と裂孔の位置の同定は，別の項に譲るが，剥離の位置と裂孔の関係については基本，重力の関係で，裂孔から硝子体液が網膜の下に入るとどのように広がるかという考えに基づいている．裂孔は一つとは限らないため，その法則に合わないときは，常にほかにも裂孔があるのではと考える．

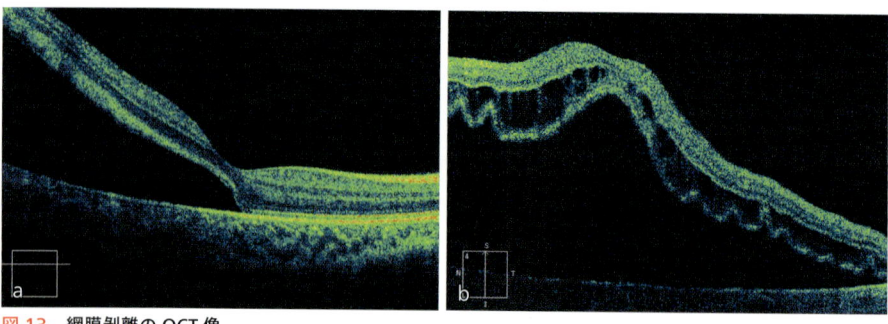

図 13　網膜剥離の OCT 像
a：若年者のゆっくり進む網膜剥離に多いタイプ．b：高齢者の急激に進行するタイプにみられる浪打と網膜浮腫．

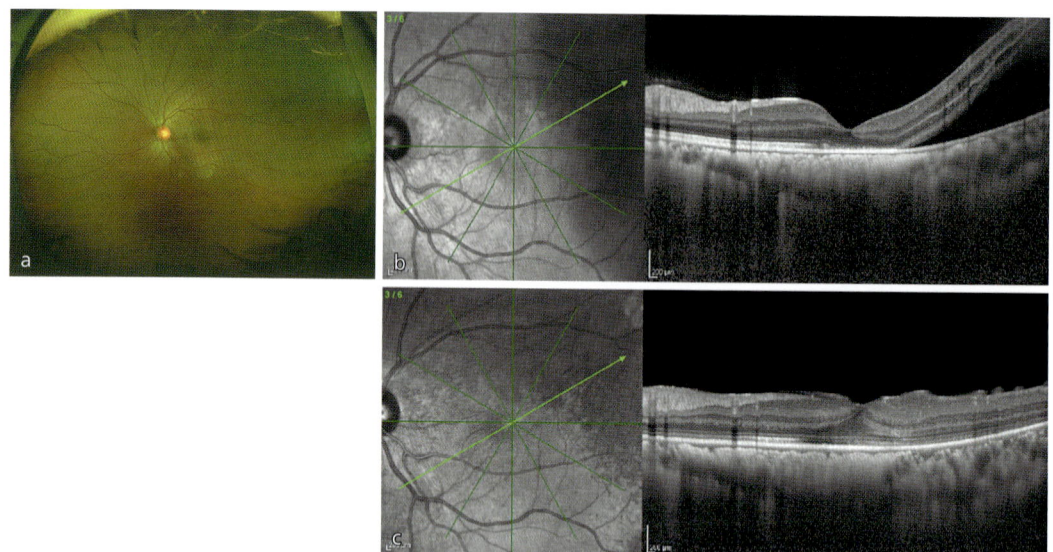

図 14　OCT による黄斑剥離かどうかの確認
29 歳，女性．アトピー性皮膚炎に伴う網膜剥離．a：眼底写真．b：初診時．網膜剥離は黄斑部に及んでいないようにみえるが，外境界膜(ELM)がかろうじて存在し，ellipsoid zone はみられないことから，網膜剥離は一時黄斑に及んでいたものと思われる．手術中の目視では黄斑は剥離していた．c：MIVS による硝子体手術術後 3 か月．すでに ellipsoid zone はかなり回復している．視力は術前も術後も 0.9．

IV.　網膜剥離の画像診断：OCT の重要性

　比較的高齢の患者で，裂孔の大きい急性の網膜剥離では，OCT で網膜浮腫，浪打がみられる[14]．若年者では，フラットな剥離で比較的網膜の浮腫は少ないことが多い(図 13)．
　術前には必ず OCT で，黄斑部と剥離部分の両方を確認しておくことは重要である．また，手術前の OCT で，術前剥離がなかったように見えても，ellipsoid zone が初めからなかった場合には，一度剥離したものが安静等により一時的に復位した可能性があり，術後視力に影響を及ぼす因子となる．また，術中に容易に網膜剥離が中心窩に進展することも考えられるため，OCT 画像の構造の"詳細な"チェックが必要である(図 14)．術前に中心窩の網膜が非常に薄いと術後に黄斑円孔になることもあるので手術に対する注意を促す意味でも，また，術前から黄斑円孔があるのか明らかにしておくことが重要であるという点

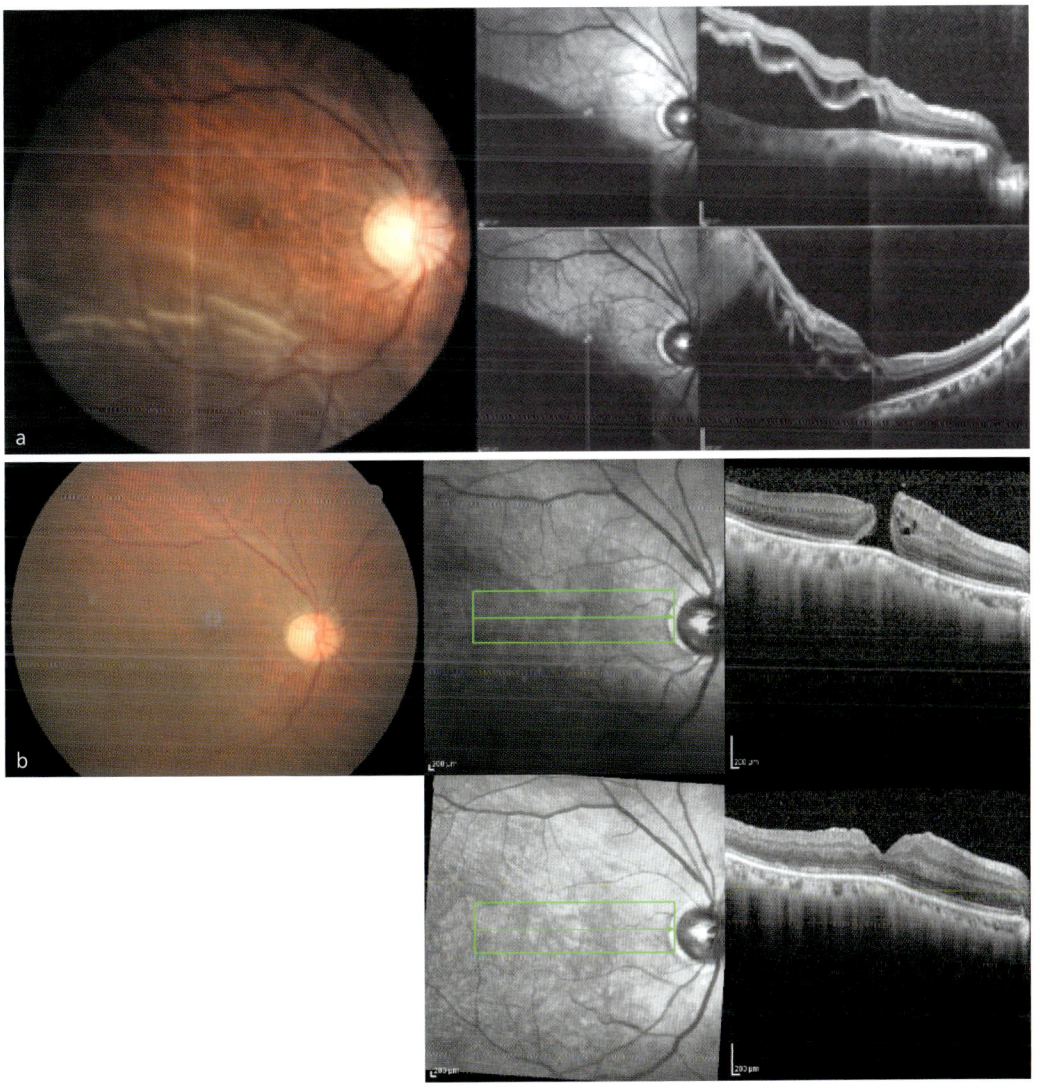

図15 OCT volume scan の重要性(1)
50歳，男性．a：バックリング手術前，黄斑に網膜剝離が及んでおり，網膜はかなり薄くなっている．黄斑円孔があるかどうかは OCT が volume scan でないためわからない（他院での所見）．b：バックリング手術後，黄斑円孔となったため当院に紹介受診．上段の OCT は硝子体手術前 OCT．下段は硝子体手術後 OCT．円孔閉鎖が得られている．

からも，OCT の撮影は常に volume scan とする（図15）．

網膜剝離の復位と視機能の回復を考えるうえで，常日頃から OCT 画像の詳細を見慣れておくことが重要である．OCT は中心窩だけではなく，強度近視の症例では，傍血管裂孔や思わぬところに裂孔がある可能性があり，上下アーケード血管に沿った縦スキャン，網脈絡膜萎縮巣のスキャンをしておくとよい（図16）．

さらに，術中にも OCT の撮影が可能になった．顕微鏡に搭載された OCT では，硝子体手術中での網膜の復位状況が得られるが，術前術後の坐位での OCT に比べるとまだまだ解像度が低いものの，術直前仰臥位での剝離の確認や空気置換前，終了時の確認に役立つ（図17）．

網膜剝離の診療概論　11

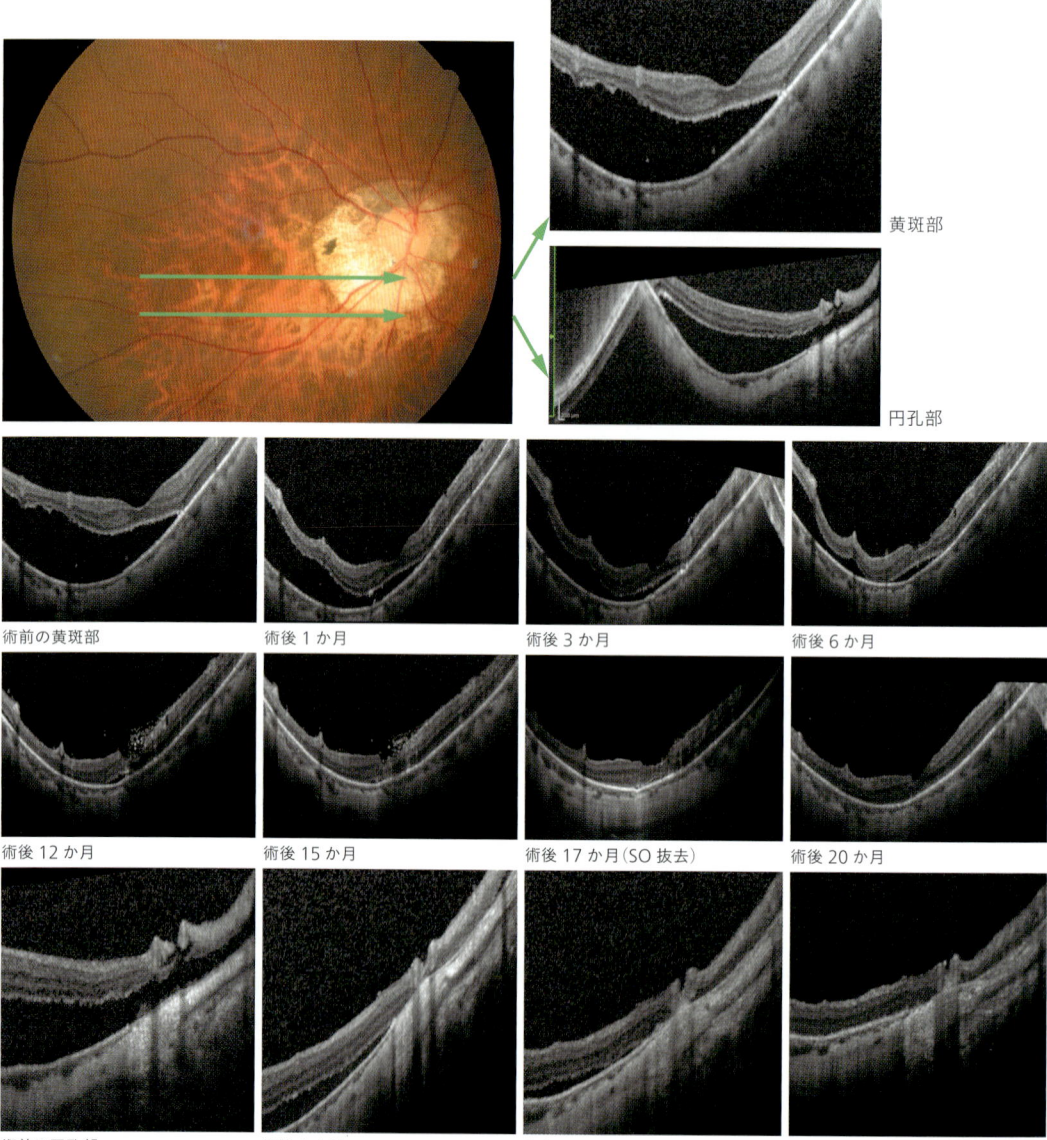

図16 黄斑円孔のない強度近視網膜剥離
強度近視であるが，網膜分離がない網膜剥離で，黄斑円孔が明らかに存在しないとき，アーケード血管にあることが多く，OCTを用いて連続的スキャンを血管周囲や網脈絡膜巣を中心に行いあらかじめサーベイする必要がある．症例は59歳，男性．眼軸長28.5 mm，視力0.8×-12.5 ◯cyl-0.5Ax×90°．黄斑部網膜に変化が少ない，特徴的な網膜剥離を示している．アーケード血管のところのOCTで，円孔部が示されている．

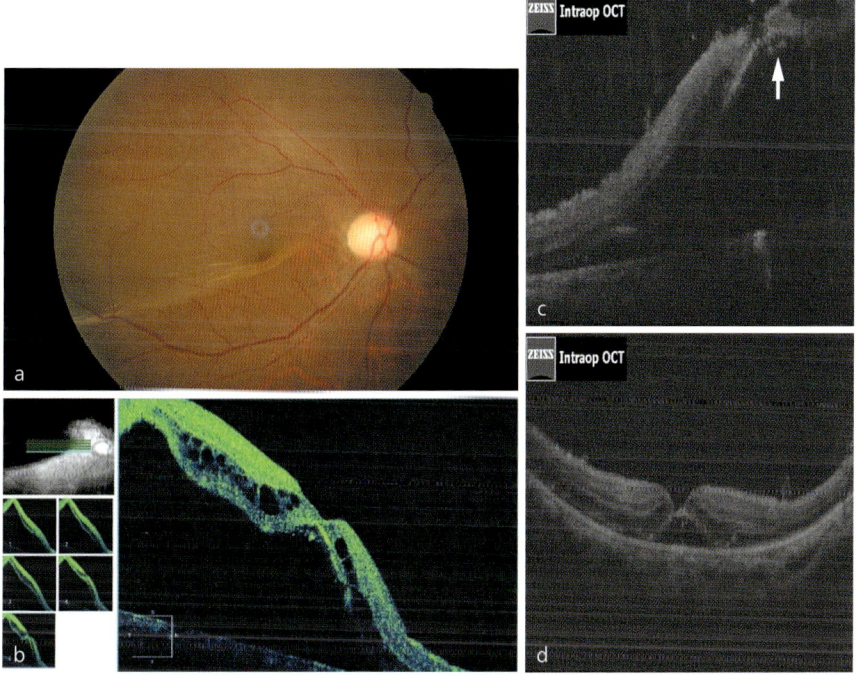

図 17 術前 OCT volume scan の重要性（2）（術前黄斑円孔の有無）
a：眼底写真．b：OCT では，黄斑網膜はつながっているようにみえる．c：顕微鏡に内蔵された術中 OCT（core vitrectomy 後）わずかに黄斑がひらいているようにみえる（矢印）．念のためガス置換と術後うつむき姿勢を行った．ガス置換直後の術中 OCT ではまだ下液が存在する．

表 1 網膜剥離への MIVS の適応

1. 後部硝子体剥離に伴う弁状裂孔で胞状剥離を伴うもの
2. 多発裂孔
3. 深部裂孔，後極部裂孔
4. 硝子体混濁の存在
5. 巨大裂孔
6. 黄斑円孔網膜剥離
7. 裂孔不明
8. 黄斑剥離のある眼内レンズ眼

V. MIVS の適応と術前検査

　従来から行われている硝子体手術の適応と極小切開では，とくに適応に大きな違いはない（**表 1**）．増殖のない単一の周辺部裂孔による網膜剥離，とくに黄斑剥離がないもの，若年者の硝子体がしっかりしている格子様変性内に円孔に伴うもの，若年者の FEVR や先天網膜分離などの異常な網膜硝子体癒着を伴うものなどは，初回手術としてバックリング手術を選択するほうが賢明である．

　最低限の術前検査として，視力，眼圧，specular microscope，ゴールドマン視野，IOL マスター，OCT（volume scan），Optos® などを挙げておく．当日緊急手術でもこれらだけはやっておきたい．

VI. 硝子体手術の実際

1. 20 G 手術から MIVS へ

　現在，硝子体手術を 20 G で行っている施設はかなり少なくなっていると思われる．25 G が主流と考えられるが，硝子体手術器械本体の性能によっては，網膜剝離や増殖糖尿病網膜症，強度近視などを中心に 23 G 器具も用いられている．MIVS での利点は，最近の機種では，カッタースピードとして 1 分間に 5,000〜7,500 回転を用いることができ，効率よく，網膜への牽引が少なく硝子体を切除することができる．トロカールを用いることにより器具の出し入れはスムーズである．トロカールにはクロージャーバルブを取り付ける．最初から付いているものであれば，バルブを付ける手間や，紛失する心配もない．クロージャーバルブにより眼圧は安定し，空気灌流が外部に漏れて灌流ポート対面の網膜乾燥による視野欠損を作るリスクも減少するであろう．しかしながらこれについては，灌流ポートが細径化したため，低眼圧からいきなり灌流が始まる際には，勢いよく出る空気や灌流液のために，対側網膜の障害による視野欠損のリスクもありうるということを気に留めておくべきである．

2. MIVS による硝子体手術の概説

　どのような手術においても，患者の全身評価から始まり，術前検査，硝子体手術適応の有無，特別な注意点，手術までにすること，手術室入室後の患者体位や，器具のセッティングなど，手術の質や合併症を決めるのは，手術までのプロセス，そして，術後管理である．これらの詳細は各項目に譲り，ここでは硝子体手術本体についてのみ概説する．

1）灌流ポートの設置

　注意点は，毛様体扁平部肥厚または毛様体・脈絡膜剝離による眼球壁厚の増加で，不十分な灌流ポート挿入による網膜下灌流の防止である．通常の手術と同じようにタンポナーデ物質が漏れないよう斜めに刺入するが，低眼圧がある症例では少なからず眼球壁厚が増加しているので，脈絡膜剝離がなくても細心の注意を払う．厚みを減らすために，20 G 手術のように結膜を切開剝離して行う手もある．強膜への刺入は垂直に近くすれば，さらに強膜内の通過距離は短くなる．このような重症例ではシリコーンオイル（silicone oil：SO）を用いることもしばしばあり，創口からタンポナーデ物質が漏れやすくなるため，創口を縫合する可能性が高いことを考えれば結膜を切開した手術でも問題は少ない．上方の結膜は将来の緑内障手術に備えるためできるだけ広く温存するように努める．

　23 G システムにおいては長い灌流ポートが用意されているので，灌流ポートのみを 23 G とするハイブリッドで行うのもよい．この時，器械の認識による眼圧コントロールは十分でなくなる場合があるので，自分で圧迫しながらカッターの調子を見てみるなど，眼圧にも注意を払う．

　脈絡膜剝離がある症例では，場所を選択するという手もあるが，いずれにせよ毛様体扁平部は厚くなっていること，いつもと異なる部位では手術がやりにくくなる場合もあるこ

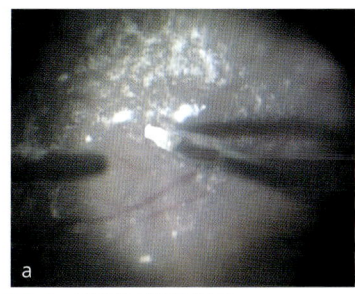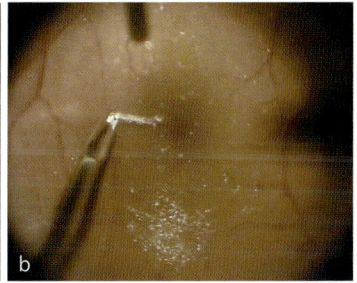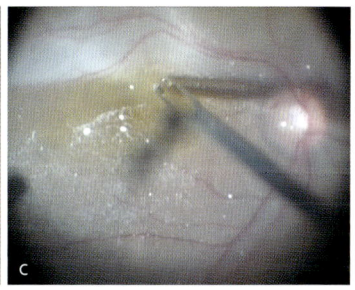

図18 黄斑部の残存硝子体
a：先端がソフトなタイプのdiamond-dusted sweeper®で掃き集める．b：集めた後，こより状に中心に残ったものをILM鑷子で取り除く．c：ILM上に皺を認めたものは将来黄斑皺襞になる可能性があるので，ILMとともにpeelingする．

とから，通常通りの部位で，トロカールを付けない"槍"で強膜のみ刺入し，上方の脈絡膜剥離の少ない部位よりビーエスエスプラス®を注入して，槍の刺入部位より脈絡膜上腔液を排出し，眼圧がある程度上昇したら，もう一度トロカール付きのinfusionをそこに挿入し直し，垂直に立てて眼内まで押し込み，刺入を確認後，立てて保持したまま灌流をオンにする．網膜下灌流が起こらないか，再度の確認をしてからチューブをテープで固定する．

2）core vitrectomyと黄斑の硝子体処理

MIVSにより手術の炎症が少なくなり，カッターによる硝子体切除時の牽引は，最小限になった．また，手術創への重篤な網膜の嵌頓なども起こらなくなった．硝子体切除の手順として，眼圧は30 mmHg程度に設定する．まず，ポート付近の硝子体を切除し，灌流液の出入りをよくする．つぎに，後部硝子体剥離が本当にあるか確認する．眼圧をできれば20 mmHgぐらいに下げて，灌流をオフにし，さらに少量硝子体ゲルを切除し，眼内圧を少し下げて，TA（マキュエイド®）を5 mLビーエスエスプラス®で十分に振りながら溶いて5 mLの注射器に取ったものを，27 G直の鈍針で流すように注入し，一呼吸待ってから灌流を再開する．後部硝子体皮質の状態や，残存後部硝子体ゲルを観察する．

黄斑剥離のある時は，diamond dusted sweeper®（DDS：DORC社）で掻爬し，ひとまとめになったらILM鑷子で取り除く（図18）．黄斑剥離のない時には，表面に浮いたゲルをDDSで絡め取るようにして浮かせ，あとはILM鑷子で取り除く．

3）周辺硝子体切除

黄斑の処理が終わったら，広角眼底観察システムに替えて続きの硝子体ゲル切除を行う．まず，裂孔以外のシンプルな場所から行う．裂孔付近も含め，周辺硝子体切除がおおむね完成したら，強膜圧迫子を用いて，最周辺部硝子体切除を行う．まず，インフュージョンカニューラ付近から切除を始める．強膜圧迫子は，押したり離したりせず，わずかに圧迫を緩めるだけで隣に移動する．そのためには，滑らないように注意は必要だが，先端が小さく，滑らかに，丸くて動きやすいものがよい（図19）．深部裂孔の場合には，網

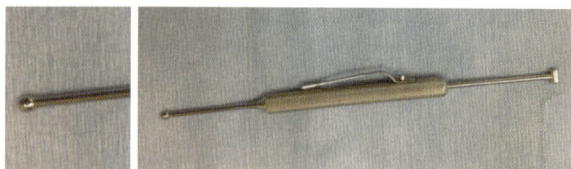

図19 安藤式強膜圧迫子
先端は小さく，余分なところを圧迫しない．なめらかで結膜の上をすべるように移動できる．眼圧が高いまま移動しようとすると滑ることがあるので，作業によって眼圧を調整する．左図は丸い先端でこちら側を使用する．

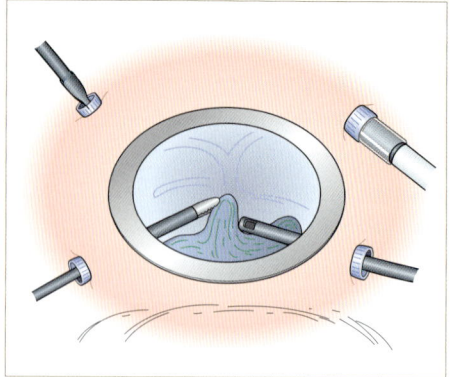

図21 双手法による裂孔弁上の硝子体切除
硝子体鑷子で裂孔弁をつかみ，カッターを裂孔弁の網膜とその上の硝子体の間にすべりこませ，裂孔弁を牽引している硝子体を切除する．

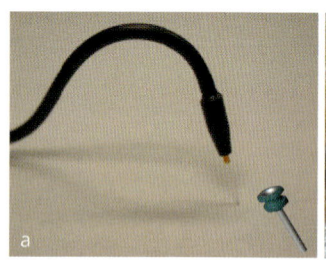 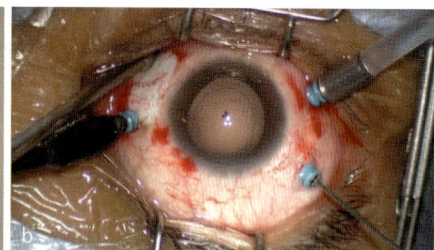 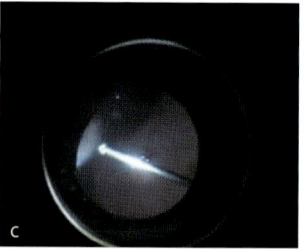

図20 ポートに刺すタイプのシャンデリア
一時的に用いるのに便利．コードが硬いため，都合のよい角度に曲げて固定する（a，b）．硝子体用コンタクトレンズを用い強膜を圧迫して硝子体切除を行う（c）

　膜フラップと周辺部硝子体との癒着の間にはカッターの入る隙間があり，容易に硝子体を分離できる．赤道部より周辺の裂孔の際は，顕微鏡の光源で直視下に左手でインデントしながら，硝子体基底部より後方に接着している硝子体の入り口を見つけカッターを裂孔周辺部の網膜と硝子体の間に滑り込ませて，異常な接着を外す．

　やや後方に接着している硝子体の視認性は，ポートにつけるタイプのシャンデリアにより向上するので利用するとよい（図20）．

　網膜が近づいてきてしまい，硝子体が取れないときは，助手による強膜バックリングの上で双手法とし，左手で網膜フラップを硝子体鑷子で掴み，硝子体中央に引っ張るようにしてカッターを滑り込ませる（図21）．水晶体の損傷などが危惧されるようであれば，shavingをしっかり行うにとどめておくのもやむを得ない．

4）眼内レーザー光凝固

　ドライな網膜で，光凝固が必要な裂孔や異常な網膜硝子体癒着の部分にはこの時点で眼内レーザー照射を行う．予防的な全周凝固は炎症を増やすだけなので行わない．詳細な眼底観察をしながら強膜バックリングを用いた硝子体切除を全周に行えば，必要な場所はおのずと限られてくる．

　同時手術の際はこの時点で眼内レンズを挿入（灌流は止める），粘弾性物質を洗浄し，創

を閉じ白内障手術を終了する．

いったん液灌流を再開し，粘稠な網膜下液が残っていればバックフラッシュニードルでまず，吸引する．次に液・空気置換を完全ではなくてよいので一通り行い，まず周辺部の，先にドライになった部分から，強膜圧迫を用いて眼内レーザーを追加していく（条件は150 mW，150 ms，連続照射の間隔は150 ms程度）．シャンデリアを用いていないときはライトガイド付きレーザーが有用である（図22）．後方の裂孔部分をレーザー照射するときには，再度液・空気置換を行ってドライとし，丁寧にスポットを押し付けるような感覚でレーザー凝固を置く（条件は150 mW，200 ms，連続照射の間隔は300 ms程度）．レーザーを行う際は眼圧を25～20 mmHg程度に下げて行うが，圧迫子の移動は緩やかに丁寧に行う．最後に残った下液を吸引するが，黄斑剝離のないケースでは，網膜下液が黄斑に及ばないよう，どこまで硝子体内に残った液を吸引するのかはその場の判断となる．

5) タンポナーデ

空気またはガスタンポナーデで終了する際はポートを順番に抜いていき，灌流ポートを抜く際は眼圧を30 mmHg程度に上げて抜去する．空気が抜けてしまった時のことを考えて，念のため27 G針をつけた注射器に空気を入れて器械台に用意しておく．100％長期滞留ガスを注入する際は空気をいったん少量抜き，代わりにガスを注入し，眼圧を整える．SO注入の際は，オイルを適当量注入してから3ポートを抜去する．

3. 術中・術後合併症

術中・術後合併症については5章Ⅰ，Ⅱ(→p.336，344)に詳細が述べられている．

- 硝子体の残存：MIVSでは網膜への牽引力が少ないため，意識して硝子体を剝離切除しないと網膜表面に硝子体が残ったままになる可能性があり，PVRのリスクが増加するため注意が必要である．硝子体の残存が危惧される，されないにかかわらずTAでの硝子体染色を用いるのがよい．
- 細径化は創口への硝子体の嵌頓を軽減しているようにみえるが，硝子体を残したまま圧迫する，眼圧が高いまま器具を抜き差しすれば同様のことが発生する．
- 眼圧が低いときに，急激に灌流をonにすれば，細径口より勢いよく灌流液が入るため，対側の網膜を傷害しやすい．しかも灌流ポートが毛様体扁平部に潜って，網膜下灌流にならないよう気を付けるあまり，黄斑方向に灌流口が向いている場合には原因不明の視力低下に陥る可能性もある．空気置換の時も同様である．特に27 G等細径化になればなるほど注意が必要である．
- 周辺部圧迫の際にトロカールが水晶体に接触することがないよう，有水晶体眼では細心の注意を払うが，一方で，有水晶体眼のまま手術をすると選択した場合には，散瞳がよい場合が多いので強く強膜圧迫をしなければならないことは少ない．
- 無硝子体による白内障発生について，前部硝子体を根こそぎ取った場合，ガス白内障が発生しやすい．うつ向きが必要のない周辺の裂孔であっても，術後早期のガス白内障の予防のためある程度うつ向きをしたほうがよい．水晶体裏面の硝子体は，PVRや眼内レンズ眼では除去したほうがよく，それ以外の網膜剝離の一次的硝子体手術では残して

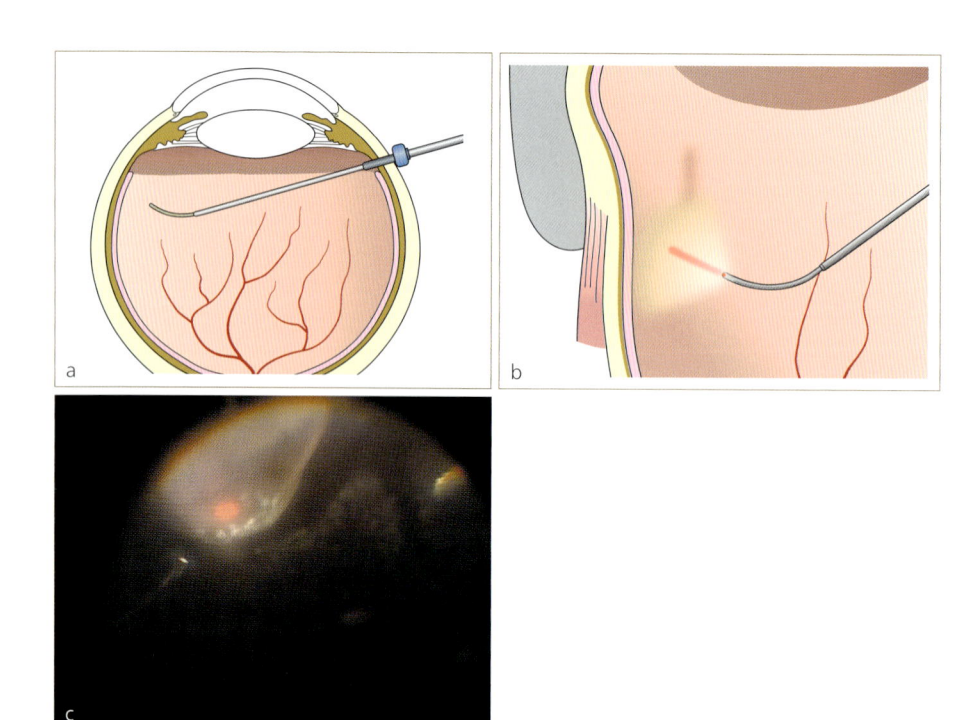

図 22　照明付き眼内レーザー光凝固

　も問題は少ない．術後の核白内障は若年者でも 5 年 10 年の長期間を見るとほぼ 100％必発で，対側眼よりは，早い時期に白内障手術を受けることになるであろう．あらかじめそのことも話しておく必要がある．しかしながら，50 歳以下の患者では，手術が可能であれば網膜剝離の炎症が治まって，白内障が進んだ場合に行うことが望ましい．

VII. 網膜剝離治療後の形態変化

　バックリング手術後の脈絡膜厚が肥厚することは既に報告されている[15]．冷凍凝固による炎症や強膜バックルによる排出減少が原因と考えられている．硝子体手術において，増殖糖尿病網膜症でレーザーなどを行ったものでは，前眼部 OCT による解析で，著明な毛様体扁平部の肥厚が観察されている[16]．網膜剝離手術での観察はまだないが，対照となった黄斑部疾患の硝子体手術においても毛様体の肥厚がみられていることから，網膜剝離の硝子体手術後においてもある程度の毛様体肥厚は見られるものと思われる．タンポナーデ物質の量や術後の眼圧を考慮する際に参考になる．

　微細形態については，網膜剝離にバックリング手術が行われ，病理組織検査ができた症例の検討がある．それによると，病理組織が光学顕微鏡的に正常であっても術後視力が低い症例がある．その原因は不明と述べられている[17]．一方，現在では生体眼におけるOCT により，網膜剝離術後の解析は詳細に行われている．Kim らによれば，上または下半分網膜剝離症例の OCT を神経線維層（NFL），神経節細胞層＋内顆粒層（GCL＋INL），内網状層（IPL），外顆粒層（ONL），ELM～網膜色素上皮前面までの視細胞層（PRL）に分けて

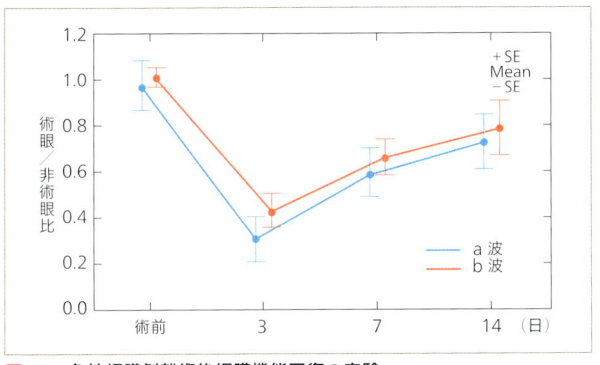

図23 急性網膜剝離術後網膜機能回復の実験
黄斑移動術(限局的)の急性網膜全剝離の家兎眼での実験的網膜剝離で,網膜剝離作製後その場で復位させた際の錐体細胞機能の観察. ERGのa波, b波振幅とも術後2週間で70％程度回復している.

検討したところ,剝離期間推定6.9日,平均術後10.4か月では,手術眼の剝離部分では,剝離のない対照的な部分と比較して有意にONLとPRLに厚みの減少がみられた[18]. なおこの報告では,硝子体手術症例と強膜バックリングによる手術症例が半々に含まれている. Babaらの報告では[19],強膜バックリング後では6か月の時点の検討で,まだ,バックリング手術後のほうが網膜外層厚が硝子体手術後に比べ有意に厚く,網膜感度は低いということから,強膜バックリング手術の治癒機転の遅延が想定されている.

VIII. 術後網膜機能

網膜剝離の術後視機能については数々の報告がある.少なくとも術前よりはいろいろな検査で回復が得られているというのが概要であるが,多くの文献において視機能回復の限界が述べられている.一方で,多くの論文において,週間以内の剝離については,比較的予後は良好である(too lateではない)[20]と述べられており,ネコにおいては3日間剝離していた場合には,術後28日で外節の長さは70％であり[21],サルの実験では,1週間の剝離で術後150日で100％に長さが回復していると述べている.ネコにおいて1週間以上剝離していた場合には,最終的に多くの外節の長さは短いままであった[22].杆体と錐体を分けて記録した全視野ERGの記録では,杆体のほうが回復がよかったと述べられている[23].黄斑移動術(限局的)の急性網膜全剝離の家兎眼での実験的網膜剝離では,網膜全剝離作製後その場で復位させた際の錐体細胞の観察では,ERG a波, b波振幅とも術後2週間で70％程度回復している(**図23**)[24].

われわれは,滲出型加齢黄斑変性に対する全周網膜切開黄斑移動術の手術中に網膜全剝離を作り,10-30度回転復位した後の網膜機能を杆体・錐体各成分に分けて全視野網膜電図で調べたところ,網膜を一部切除した分と,全周光凝固した部分を除くと機能損失はそれほど大きくなかった(**図24**)[25]. Multifocal ERGでは,術後に剝離部と非剝離部を調べた論文では,1-7日の剝離で,剝離部の網膜は,非剝離部と有意差が捉えられなかったとしている[26].

網膜剝離の診療概論　19

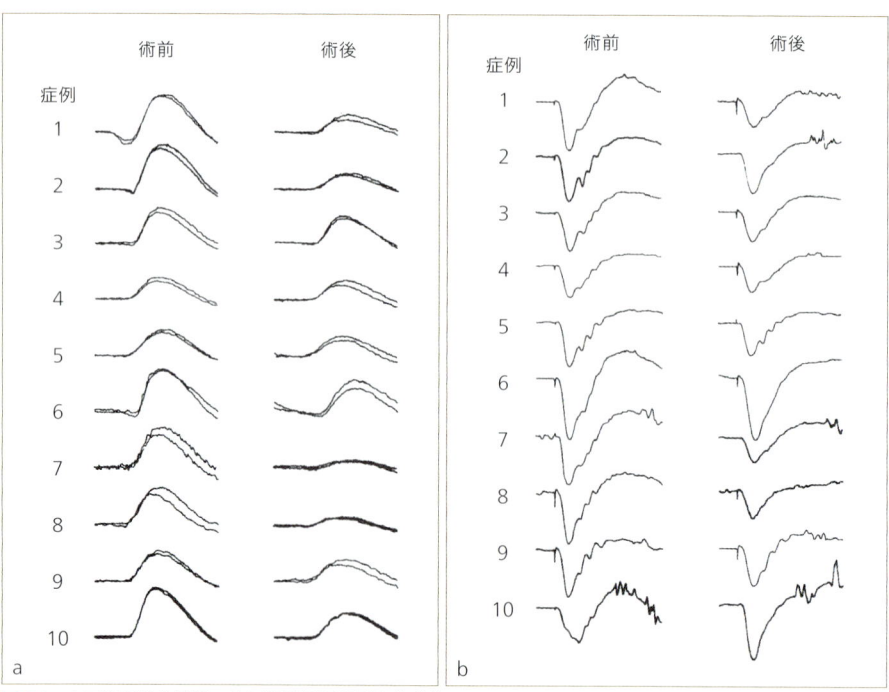

図 24　人工的網膜全剝離，全周網膜周辺切開復位前後の ERG
全周網膜切開黄斑移動術の手術中に網膜全剝離を作り，10-30 度回転復位した後の網膜機能．網膜を切除した分と，全周光凝固した部分を除くと機能損失は大きくない．a：代表 10 例の全視野杆体網膜電図．b：白色フラッシュ ERG（杆体錐体混合）．左は術前，右は術後．
〔Terasaki H, Miyake Y, Suzuki T, et al.：Change in full-field ERGs after macular translocation surgery with 360 degrees retinotomy. Invest Ophthalmol Vis Sci 43：452-457, 2002 より〕

　まとめると，網膜剝離後 1 日以内ですでに網膜にも眼内にも変化が起こっている．3 日以内であれば回復がよく，1 週間以内なら何とかまずまずだ，というところであるが，おそらく網膜剝離の丈にもよるであろう．さらなる良好な視機能を目指すための評価法について次に述べる．

IX. 術後の視細胞解析

　補償光学眼底カメラによる，網膜剝離術後の錐体細胞観察が可能になった（図 25）．市販されている機種においては，視細胞測定の限界は 30,000 個/mm² の錐体密度までであり，正常者の中心窩の錐体のように密集している場合には一つひとつの細胞を個別に観察することはできない．黄斑を含む網膜剝離術後の錐体細胞減少について硝子体手術（一部，白内障手術併用）を行った黄斑剝離を伴う片眼性裂孔原性網膜剝離の報告が出た[27]．手術から 6 週間後に，日本でも発売されている補償光学眼底カメラ（rtx1™，Imagine Eyes 社）と Spectralis®OCT（Heidelberg 社）を用いたものだが，発症から手術までの中央値は 5 日で，錐体細胞密度（中心窩から 2°耳側および鼻側の平均値）は患眼 14,576±4,035/mm²，僚眼 20,589±2,350/mm²，と患眼術後は有意に低下しており，OCT による患眼の視細胞内節 ellipsoid zone 厚および術後矯正視力は，錐体細胞密度と相関していた．この論文のよう

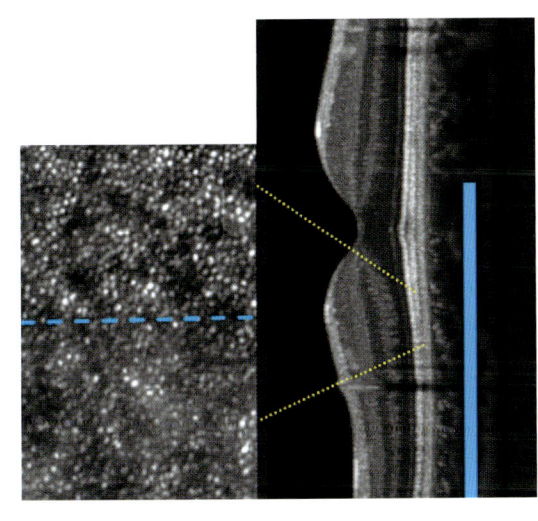

図25　rtx1™ による視細胞観察
網膜剥離に対するバックリング手術後12か月．網膜剥離のあった部分を青線で示す．網膜剥離のあった部分でも OCT で ellipsoid zone が回復している．左は補償光学眼底カメラで撮影した錐体視細胞．上半分はクリアに映っていて OCT でも interdigitation zone がよく回復している．

に術後早期にうまく細胞の写真が撮れるとよいが，一般に使えるためにはさらなる機器の発展が必要である．

　バックリング手術症例で，OCT の ellipsoid zone（EZ）と interdigitation zone（IGZ）の回復過程と AO カメラでとらえた錐体細胞のイメージと比較してみると，EZ の復位があっても，IGZ が見えてこなければ，視細胞外節のきれいな配列はないということであり，視機能の回復はまだ不完全ということになる．視力と術後 OCT における IGZ〔cone outer segment（COST）line〕の相関関係は既に報告されており[28]，錐体細胞の観察はさらに詳細な情報に寄与する可能性がある（⇒4章 Topics，p.330）．

X．術中 OCT の活用

　前述したように術中 OCT は，手術室に入ってからの手術直前の変化や術中，術直後の変化などをその場で検証できる点で，世界でもいくつかの施設で開発に取り組んできた．米国の研究で動物実験では顕微鏡一体型のアイデアが示されたが[29]，臨床研究ではビニール袋をかけて清潔にした手持ち型の OCT で，いったん顕微鏡を外して手技直後の OCT も記録した[30]．その後顕微鏡にそれを搭載し，X-Y の動きができるようにしたものを用いて，多数例を集めた報告がある[31,32]．欧州では，OCT がファイバーで顕微鏡に導かれ，顕微鏡内蔵型とする研究が，動物，臨床で進められ[33-35]，初めて市販されたものは，顕微鏡内蔵型の改良であった[3?]．これにより術者は右眼の鏡筒の中に OCT 画像を見ることができるようになっている（図26）．これを用いて米国の施設でも，臨床研究が始まった．

　一方，硝子体手術の日常を考えると，fiber optics での観察が自然である．この考えは動物で示され，実験された報告がいくつかあり，small gauge のものが作られた[36-38]．

　われわれは，現在の手術に対応可能な 23G ファイバー型 OCT を開発し，倫理委員会の承認のもとにヒトに初めて臨床使用した[39]（図27）．

網膜剥離の診療概論　　21

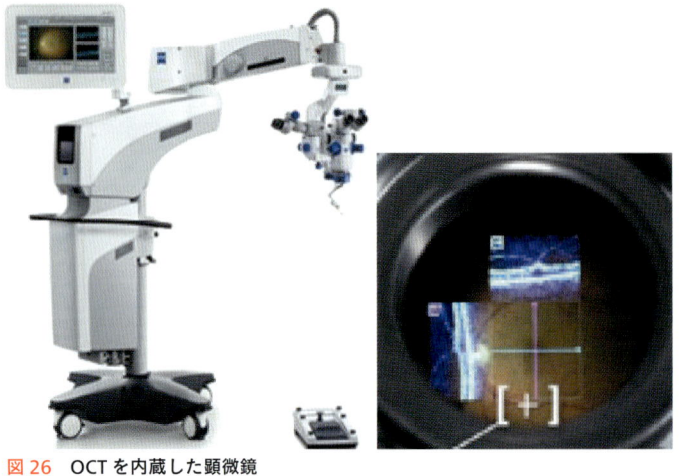

図 26　OCT を内蔵した顕微鏡
手術視野内に OCT を ON することができる．実際には右目の像の中に見える．

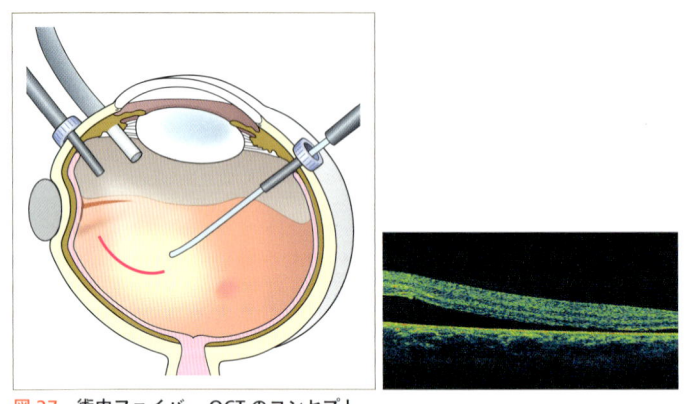

図 27　術中ファイバー OCT のコンセプト
硝子体のポートから OCT プローブを挿入し，先端から出るビームで OCT を記録．

XI. 網膜剝離とサイトカイン：増殖硝子体網膜症阻止への期待

　裂孔原性網膜剝離では，視細胞が網膜色素上皮から剝離することにより脈絡膜循環からの酸素供給や栄養素の補給が断たれ，視細胞周囲における細胞外環境が変化する．動物実験において網膜剝離後の動物に高濃度酸素を負荷すると視細胞死を抑制できるという結果からも，酸素供給の遮断による視細胞の低酸素状態は，視細胞死を引き起こす一因となっていることが推測される[40,41]．さらに，裂孔原性網膜剝離では網膜内層の血液循環は保たれているにもかかわらず，他の糖尿病網膜症や網膜静脈閉塞などの虚血性網膜疾患と同様に血管内皮増殖因子（vascular endothelial growth factor：VEGF）が硝子体中で上昇していることが報告されている[42]．ただし，この VEGF 上昇が虚血により誘導されているのか炎症性に誘導されているのかは議論の余地がある．網膜剝離では網膜下および網膜内へマクロファージが血流から遊走されることが確認されており[43]（図 28），サイトカインの多くは，Müller 細胞や網膜色素上皮など既存の網膜内細胞以外にも，これらの遊走してきたマクロファージ/マイクログリアなどさまざまな細胞から分泌される．VEGF だけでなく各種

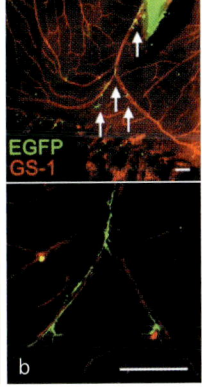

図28 マウスでの人工的網膜剥離作製実験
a：剥離網膜の断面図．b：拡大図．網膜剥離時には，血液中に存在する（マクロファージの素である）骨髄由来単球系細胞細胞（図a 矢印：緑色）が網膜内に侵入する．網膜下に侵入したこれらの細胞は，丸いマクロファージ（図a 赤色）に分化する．
〔Kaneko H, Nishiguchi KM, Nakamura M, et al.: Characteristics of bone marrow-derived microglia in the normal and injured retina. Invest Ophthalmol Vis Sci 2008；49：4162-4168 より〕

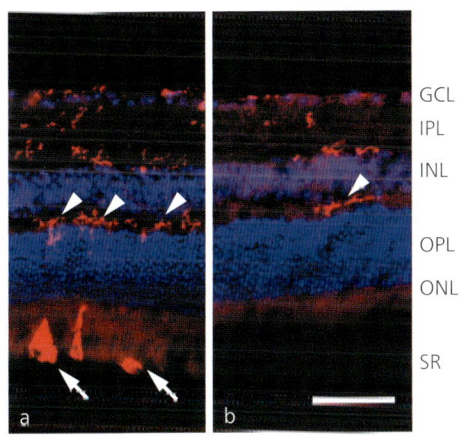

図29 単球走化因子欠損マウスの網膜剥離実験
野生型マウスでは網膜剥離時に，（マクロファージの素である）単球由来細胞（矢印，矢頭）が剥離網膜に集積するが(a)，マクロファージの遊走因子である MCP-1 を遺伝子的に欠損したマウス(b)では，野生型マウスに比べて著しく単球由来細胞が減少している．
〔Nakazawa T, Hisatomi T, Nakazawa C, et al：Monocyte chemoattractant protein 1 mediates retinal detachment-induced photoreceptor apoptosis. Proceedings of the National Academy of Sciences of the United States of America 104：2425-2430, 2007 より〕

インターロイキン（IL-6，IL-8等）や 単球走化因子（monocyte chemoattractant protein-1：MCP-1）等炎症性サイトカインおよびケモカインが裂孔原性網膜剥離の硝子体中で上昇しており，視細胞死と関与していることが確認されている（図29）[42,44,45]．IL-6 は多面的な働きを持つサイトカインのひとつで，炎症や細胞の分化・増殖，血管新生さらには神経細胞の生存維持などを制御する作用を持つが，網膜剥離後においては視細胞の変性を抑制するとの報告がある[46]．この IL-6 のような視細胞の保護に作用するサイトカインが他の炎症性サイトカインと同時に増加することで，視細胞死が網膜剥離後1～3日をピークにその後漸減し，すべての視細胞が変性してしまうのを食い止めていると推測される．IL-8 や MCP-1 などのケモカインの上昇によりマクロファージ/マイクログリアが網膜下および網膜内へ侵入し，さらなる炎症性サイトカインの分泌や死細胞の貪食を行う（図30）[47-49]．腫瘍壊死因子α（tumor necrosis factor-α：TNF-α）は網膜剥離後の眼内で上昇し，視細胞死を直接引き起こすことが動物モデルで示されているが，ヒトの網膜剥離との関連は明らかではない[42,50]．興味深いことに，IL-6 や MCP-1，IL-1α等のサイトカインやケモカイン，細胞間接着分子である intercellular adhesion molecule-1（ICAM-1）等の網膜下液中での上昇と，網膜剥離手術後の PVR への移行との間には相関関係があることがわかっている[51-53]．つまり，網膜剥離手術の前に網膜下および網膜内にすでに惹起された強い炎症と

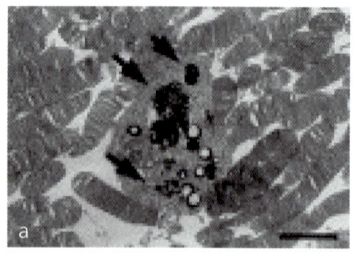

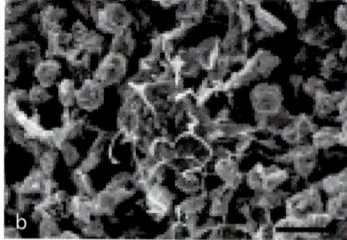

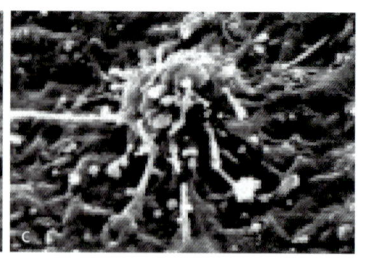

図30 網膜剝離下での視細胞核の貪食
剝離網膜に集積する貪食細胞のほとんどはマクロファージ様であり，filopodia を伸ばしてアポトーシスを起こしている視細胞の濃縮した核(矢印)を貪食している．外節を食べるというよりは，剝離の早期は核を食べている．この細胞は脈絡膜から貫いて網膜下に来るようである．

〔Hisatomi T, Sakamoto T, Sonoda K-H, et al.：Clearance of apoptotic photoreceptors：elimination of apoptotic debris into the subretinal space and macrophage-mediated phagocytosis via phosphatidylserine receptor and integrin alphavbeta3. Am J Pathol 162：1869-1879, 2003 より〕

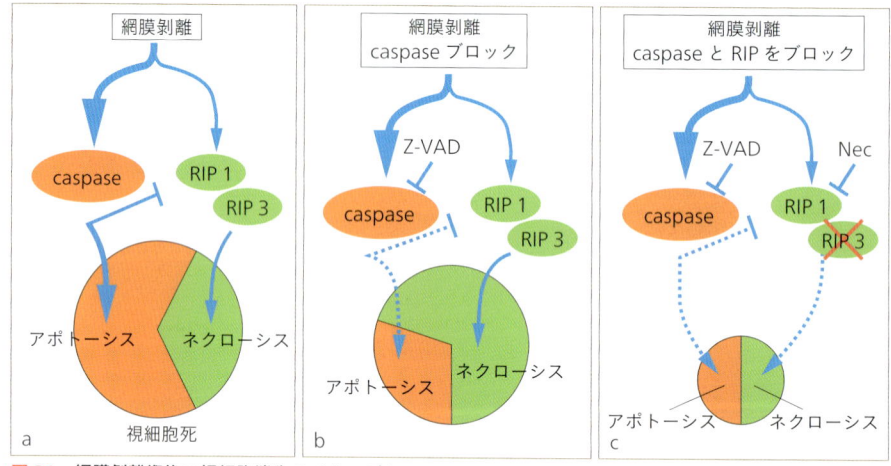

図31 網膜剝離術後の視細胞消失のメカニズム
網膜剝離時には，ほとんどの視細胞死がアポトーシスであるが，RIP を介したネクローシスも関与している．視細胞死を予防するには，caspase と RIP の両方をブロックする必要がある．そうすると c のように視細胞死が減少する．

〔Trichonas G, Murakami Y, Thanos A, et al.：Receptor interacting protein kinases mediate retinal detachment-induced photoreceptor necrosis and compensate for inhibition of apoptosis. Proceedings of the National Academy of Sciences of the United States of America 107：21695-21700, 2010 より改変〕

炎症細胞の浸潤が存在する場合，手術による網膜の復位だけでは治療が不完全であり，その後 PVR へ進行することがサイトカインレベルから予測できる可能性がある．

網膜剝離により引き起こされる視細胞死は，アポトーシスだけでなくネクローシスも存在することは電子顕微鏡で発見されていたが[54, 55]，大部分は caspase 依存性のアポトーシスであると考えられていた[56]．しかし，近年になり網膜剝離における細胞死にはアポトーシスに加え，receptor interacting protein kinase-3(RIP3)により制御されるネクローシスも存在することが動物モデルで報告されている(図31)[57]．一方，ネクローシスは，形態学的に細胞膜の破壊を伴うことを特徴としており，細胞膜の破壊により細胞外に流出した細胞内物質がダメージ関連分子パターン(damage associated molecular patterns：DAMPs)としてさらなる炎症や細胞死を引き起こすことが近年明らかとなってきている[58]．網膜剝離においても，DAMPs の一つである high-mobility group box 1(HMGB1)やヒストンが網膜剝離後

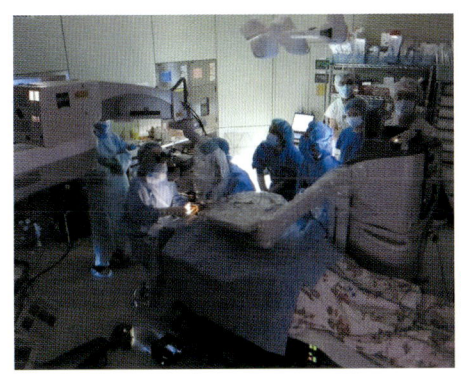

図32 筆者の手術室
網膜の声を聴きながら静かに手術を行う．部屋の温度は25.5℃，湿度は25%．サイドライトは，内境界膜剝離などの繊細な手技の時には消す．

の硝子体中に確認されており[59,60]，加えてマクロファージから産生されるIL-βを介した細胞傷害作用によりさらなる視細胞の変性が起きていると考えられる[61]．

網膜剝離により引き起こされる炎症と視細胞死，および炎症とグリア増殖のメカニズムがより詳細に解明されることによって，視細胞死による視力低下，さらにはPVRへの進行を阻止する新たな治療法の開発が期待される．

おわりに一言，硝子体手術であっても，術前の詳細な眼底検査，裂孔の同定は必要であり，眼底チャートを必ず目の前に張って，効率よく，炎症の少ない手術を行う心構えが重要である．静かに網膜の声を聴きながら（図32）．

引用文献

1) Schepens CL, Hartnett ME, Hirose T : Lessons from History. In Schepens' Retinal Detachment and Allied Diseases. Second edition. pp 3-22, Butterworth Heinemann, Boston, 2000.
2) Gonin J : Guérisons opératoires de décollements rétinien. Rev Génér Ophtalmol 37 : 337-340, 1923.
3) Schepens CL, Okamura ID, Brockhurst RJ : The scleral buckling procedures. I. Surgical techniques and management. AMA Arch Ophthalmol 58 : 797-811, 1957.
4) Machemer R, Buettner H, Norton EW, et al. : Vitrectomy : a pars plana approach. Trans Am Acad Ophthalmol Otolaryngol 75 : 813-820, 1971.
5) Peyman GA, Cheema R, Conway MD, et al. : Triamcinolone acetonide as an aid to visualization of the vitreous and the posterior hyaloid during pars plana vitrectomy. Retina 20 : 554-555, 2000.
6) Kimura H, Kuroda S, Nagata M : Premacular cortical vitreous in patients with a rhegmatogenous retinal detachment. Retina 24 : 329-330, 2004.
7) Sakamoto T, Ishibashi T : Visualizing vitreous in vitrectomy by triamcinolone. Graefes Arch Clin Exp Ophthalmol 247 : 1153-1163, 2009.
8) Fujii GY, de Juan E Jr, Humayun MS, et al. : A new 25-gauge instrument system for transconjunctival sutureless vitrectomy surgery. Ophthalmology 109 : 1807-1812, 2002.
9) Geller SF, Lewis GP, Fisher SK : FGFR1, signaling, and AP-1 expression after retinal detachment : reactive Müller and RPE cells. Invest Ophthalmol Vis Sci 42 : 1363-1369, 2001.
10) Anderson DH, Stern WH, Fisher SK, et al. : Retinal detachment in the cat : the pigment epithelial-photoreceptor interface. Invest Ophthalmol Vis Sci 24 : 906-926, 1983.
11) Lewis GP, Sethi CS, Linberg KA, et al. : Experimental retinal reattachment : a new perspective. Mol Neurobiol 28 : 159-175. Review, 2003.
12) Arroyo JG, Yang L, Bula D, et al. : Photoreceptor apoptosis in human retinal detachment. Am J Ophthalmol 139 : 605-610, 2005.
13) Koch KR, Hermann MM, Kirchhof B, et al. : Success rates of retinal detachment surgery : routine versus emergency setting. Graefes Arch Clin Exp Ophthalmol 250 : 1731-1736, 2012.

14) Wakabayashi T, Oshima Y, Fujimoto H, et al.：Foveal microstructure and visual acuity after retinal detachment repair：imaging analysis by Fourier-domain optical coherence tomography. Ophthalmology 116：519-528, 2009.
15) Kimura M, Nishimura A, Yokogawa H, et al.：Subfoveal choroidal thickness change following segmental scleral buckling for rhegmatogenous retinal detachment. Am J Ophthalmol 154：893-900, 2012.
16) Yamamoto K, Iwase T, Ushida H, et al.：Changes in retinochoroidal thickness after vitrectomy for proliferative diabetic retinopathy. Invest Ophthalmol Vis Sci in press.
17) Barr CC：The histopathology of successful retinal reattachment. Retina 10：189-194, 1990.
18) Kim JH, Park do Y, Ha HS, et al.：Topographic changes of retinal layers after resolution of acute retinal detachment. Invest Ophthalmol Vis Sci 53：7316-7321, 2012.
19) Baba T, Mizuno S, Tatsumi T, et al.：Outer retinal thickness and retinal sensitivity in macula-off rhegmatogenous retinal detachment after successful reattachment. Eur J Ophthalmol 22：1032-1038, 2012.
20) Mowatt L, Shun-Shin GA, Arora S, et al.：Macula off retinal detachments. How long can they wait before it is too late? Eur J Ophthalmol 15：109-117, 2005.
21) Lewis GP, Charteris DG, Sethi CS, et al.：Animal models of retinal detachment and reattachment：identifying cellular events that may affect visual recovery. Eye(Lond)16：375-387. Review, 2002.
22) Anderson DH, Guérin CJ, Erickson PA, et al.：Morphological recovery in the reattached retina. Invest Ophthalmol Vis Sci 27：168-183, 1986.
23) Azarmina M, Moradian S, Azarmina H：Electroretinographic changes following retinal reattachment surgery. J Ophthalmic Vis Res 8：321-329, 2013.
24) Imai K, Loewenstein A, de Juan E Jr：Translocation of the retina for management of subfoveal choroidal neovascularization I：experimental studies in the rabbit eye. Am J Ophthalmol 125：627-634, 1998.
25) Terasaki H, Miyake Y, Suzuki T, et al.：Change in full-field ERGs after macular translocation surgery with 360 degrees retinotomy. Invest Ophthalmol Vis Sci 43：452-457, 2002.
26) Schatz P, Holm K, Andréasson S：Retinal function after scleral buckling for recent onset rhegmatogenous retinal detachment：assessment with electroretinography and optical coherence tomography. Retina 27：30-36, 2007.
27) Saleh M, Debellemanière G, Meillat M, et al.：Quantification of cone loss after surgery for retinal detachment involving the macula using adaptive optics. Br J Ophthalmol 98：1343-1348, 2014
28) Delolme MP, Dugas B, Nicot F, et al.：Anatomical and functional macular changes after rhegmatogenous retinal detachment with macula off. Am J Ophthalmol 153：128-136, 2012.
29) Tao YK, Ehlers JP, Toth CA, et al.：Intraoperative spectral domain optical coherence tomography for vitreoretinal surgery. Opt Lett 35：3315-3317, 2010.
30) Hahn P, Migacz J, O'Connell R, et al.：The use of optical coherence tomography in intraoperative ophthalmic imaging. Ophthalmic Surg Lasers Imaging 42：Suppl 85-94, 2011.
31) Ehlers JP, Ohr MP, Kaiser PK, et al.：Novel microarchitectural dynamics in rhegmatogenous retinal detachments identified with intraoperative optical coherence tomography. Retina 33：1428-1434, 2013.
32) Ehlers JP, Dupps WJ, Kaiser PK, et al.：The Prospective Intraoperative and Perioperative Ophthalmic ImagiNg With Optical CoherEncE TomogRaphy(PIONEER)Study：2-Year Results. Am J Ophthalmol 158：999-1007, 2014.
33) Ehlers JP, Tao YK, Farsiu S, et al.：Integration of a spectral domain optical coherence tomography system into a surgical microscope for intraoperative imaging. Invest Ophthalmol Vis Sci 52：3153-3159, 2011.
34) Binder S, Falkner-Radler CI, Hauger C, et al.：Feasibility of intrasurgical spectral-domain optical coherence tomography. Retina 31：1332-1336, 2011.
35) Hahn P, Migacz J, O'Donnell R, et al.：Preclinical evaluation and intraoperative human retinal imaging with a high-resolution microscope-integrated spectral domain optical coherence tomography device. Retina 33：1328-1337, 2013.
36) Han S, Sarunic MV, Wu J, et al.：Handheld forward-imaging needle endoscope for ophthalmic optical coherence tomography inspection. J Biomed Opt 13：020505, 2008. doi：10.1117/1.2904664.
37) Joos KM, Shen JH：Miniature real-time intraoperative forward-imaging optical coherence tomography probe. Biomed Opt Express 4：1342-1350, 2013
38) Terasaki H, Asami T, Sugita T, et al.：Intrasurgical OCT with small gauge fiber optics. Presented in the Club Jule Gonin in Zurich 2014.
39) Ehlers JP, Kaiser PK, Srivastava SK：Intraoperative optical coherence tomography using the RESCAN 700：preliminary results from the DISCOVER study. Br J Ophthalmol 98：1329-1332, 2014.

40) Mervin K, Valter K, Maslim J, et al.：Limiting photoreceptor death and deconstruction during experimental retinal detachment：the value of oxygen supplementation. Am J Ophthalmol 128：155-164, 1999.
41) Sakai T, Lewis G, Linberg K, et al.：The ability of hyperoxia to limit the effects of experimental detachment in cone-dominated retina. Invest Ophthalmol Vis Sci 42：3264-3273, 2001.
42) Rasier R, Gormus U, Artunay O, et al.：Vitreous levels of VEGF, IL-8, and TNF-alpha in retinal detachment. Curr Eye Res 35：505-509, 2010.
43) Kaneko H, Nishiguchi KM, Nakamura M, et al.：Characteristics of bone marrow-derived microglia in the normal and injured retina. Invest Ophthalmol Vis Sci 49：4162-4168, 2008
44) Yoshimura T, Sonoda KH, Sugahara M, et al.：Comprehensive analysis of inflammatory immune mediators in vitreoretinal diseases. PLoS One 4：e8158,2009. doi：10.1371/journal. pone. 0008158.
45) Nakazawa T, Hisatomi T, Nakazawa C, et al.：Monocyte chemoattractant protein 1 mediates retinal detachment induced photoreceptor apoptosis. Proc Natl Acad Sci USA 104：2425-2430, 2007.
46) Chong DY, Boehlke CS, Zheng QD, et al.：Interleukin-6 as a photoreceptor neuroprotectant in an experimental model of retinal detachment. Invest Ophthalmol Vis Sci 49：3193-3200, 2008.
47) Feeney L, Burns R, Mixon R.：Human subretinal fluid：its cellular and subcellular components. Arch Ophthalmol 93：62-69, 1975.
48) Johnson N, Foulds W：Observations on the retinal pigment epithelium and retinal macrophages in experimental retinal detachment. Br J Ophthalmol 61：564-572, 1977.
49) Hisatomi T, Sakamoto T, Sonoda KH, et al.：Clearance of apoptotic photoreceptors：elimination of apoptotic debris into the subretinal space and macrophage-mediated phagocytosis via phosphatidylserine receptor and integrin alphavbeta3. Am J Pathol 162：1869-1879, 2003.
50) Nakazawa T, Kayama M, Ryu M, et al.：Tumor Necrosis Factor-α Mediates Photoreceptor Death in a Rodent Model of Retinal Detachment. Invest Ophthalmol Vis Sci 52：1384-1391, 2011.
51) Ricker L, Kijlstra A, Kessels A, et al.：Interleukin and growth factor levels in subretinal fluid in rhegmatogenous retinal detachment：a case-control study. PLoS One 6：e19141,2011. doi：10.1371/journal. pone. 0019141.
52) Ricker L, Kijlstra A, Jager W, et al.：Chemokine levels in subretinal fluid obtained during scleral buckling surgery after rhegmatogenous retinal detachment. Invest Ophthalmol Vis Sci 51：4143-4150, 2010.
53) Limb GA, Chignell AH：Vitreous levels of intercellular adhesion molecule 1 (ICAM-1) as a risk indicator of proliferative vitreoretinopathy. Br J Ophthalmol 83：953-956, 1999.
54) Erickson P, Fisher S, Anderson D, et al.：Retinal detachment in the cat：the outer nuclear and outer plexiform layers. Invest Ophthalmol Vis Sci 24：927-942, 1983.
55) Cook B, Lewis G, Fisher S, et al.：Apoptotic photoreceptor degeneration in experimental retinal detachment. Invest Ophthalmol Vis Sci 36：990-996, 1995.
56) Zacks DN, Hänninen V, Pantcheva M, et al.：Caspase activation in an experimental model of retinal detachment. Invest Ophthalmol Vis Sci 44：1262-1267, 2003.
57) Trichonas G, Murakami Y, Thanos A, et al：Receptor interacting protein kinases mediate retinal detachment-induced photoreceptor necrosis and compensate for inhibition of apoptosis. Proc Natl Acad Sci USA 107：21695-21700, 2010.
58) Bianchi ME：DAMPs, PAMPs and alarmins：all we need to know about danger. J Leukoc Biol 81：1-5, 2006.
59) Arimura N, Ki-i Y, Hashiguchi T, et al.：Intraocular expression and release of high-mobility group box 1 protein in retinal detachment. Lab Invest 89：278-289, 2009.
60) Kawano H, Ito T, Yamada S, et al.：Toxic effects of extracellular histones and their neutralization by vitreous in retinal detachment. Lab Invest 94：569-585, 2014.
61) Kataoka K, Matsumoto H, Kaneko H, et al.：Macrophage- and RIP3-dependent inflammasome activation exacerbates retinal detachment-induced photoreceptor cell death. Cell death dis in press

（古崎浩子）

第2章

ケーススタディ

I 弁状裂孔による胞状網膜剝離

Point
- 弁状裂孔による胞状網膜剝離は，硝子体手術のよい適応である．
- MIVSで行うことにより，ポートへの硝子体嵌頓に伴う合併症が大幅に減少する．
- 広角眼底観察システムとシャンデリア照明の組み合わせにより良好な視認性を確保できる．

　弁状裂孔による胞状網膜剝離に対する硝子体手術は，原因となっている硝子体の牽引を術中に解除し，網膜を復位させるという，いわば「理に適った手術」であるが，生理的な硝子体と水晶体を失うという欠点がある．加えて20ゲージ（G）システムではポートに硝子体が嵌頓すること，さらにその状態で器具の出し入れを行うことにより術中に医原性裂孔が生じることなどがあり，単一裂孔の胞状網膜剝離に対する治療の第一選択としてはまだ受け入れられていなかった．近年，極小切開硝子体手術（micro-incision vitreous surgery：MIVS）の登場ならびにシャンデリア照明や広角眼底観察システムの普及で周辺硝子体や裂孔の処理が容易となったことにより合併症が減少し，MIVSは弁状裂孔による胞状網膜剝離に対して，より多く適用されるようになってきている．本項では，弁状裂孔による胞状網膜剝離に対するMIVSについて症例を呈示し，解説する．

1. 臨床ケース

症例
　51歳，男性．1週間前から左眼の飛蚊症を自覚し，4日前より左方の視野が少しずつ欠損してきていることに気付き近医を受診したところ，左眼網膜剝離を指摘され紹介受診となった．眼科検診において特に異常を指摘されたことはなく，眼科の加療歴もなかった．また，今回のエピソードの前に眼球打撲などの既往はなく，全身的な疾患もなかった．

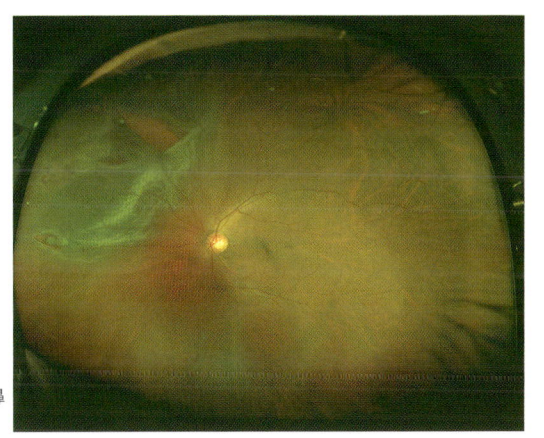

図1 初診時の左眼眼底写真
51歳，男性．鼻側に複数の弁状網膜裂孔を認め，鼻側網膜は剥離している．

1. 所見

　視力は右 0.2(1.0×-1.50 D ◯ cyl-1.00 D Ax125°)，左 0.2(1.0×-0.75 D ◯ cyl-1.50 D Ax80°)で，眼圧は右 19 mmHg，左 12 mmHg であった．細隙灯顕微鏡検査において，両眼ともに前眼部所見に特記すべきことはなく水晶体の混濁はほとんどみられなかった．左眼硝子体には網膜色素上皮細胞の散布と考えられる tobacco dust がみられた．眼底検査において右眼網膜には特記すべき異常はなかった．左眼は後部硝子体剥離が生じており，鼻側網膜には深さが異なる複数の弁状裂孔を伴う網膜剥離がみられた．網膜剥離の範囲は2象限にわたり，後極側は視神経孔頭まで達していたが黄斑部には及んでいなかった(図1)．すみやかな手術加療が必要と考え，当科初診日に入院し硝子体手術を施行した．水晶体は温存した．なお，網膜剥離の進行を予防する目的で，手術まで網膜剥離・裂孔部位が最下方になるように右側臥位で安静を指示した．

2. 実際の治療

　25Gシステムおよび広角眼底観察システムを用いて MIVS を行った．まず，経結膜にサージカル輪部から 3.5 mm の位置にトロカールを刺入，カニューラを設置し4ポートを作製した(⇒動画-1)．灌流圧は 30 mmHg，硝子体カッターのカットレートは 5,000 cpm，最高吸引圧は 650 mmHg で core vitrectomy を行いながら，既存の裂孔を確認した(図2a)．硝子体切除時に網膜剥離の範囲が広がらないように，剥離していない網膜側から硝子体切除を行った(図2b)．剥離網膜部では網膜の誤吸引を行わないようにフットペダルで吸引圧をコントロールし，少しずつ硝子体切除を行った．周辺部では4ポート目にシャンデリアを設置し，広角眼底観察システム下で術者が強膜を圧迫することにより剥離網膜の可動性を下げ，硝子体を切除した(図2c)．特に弁状裂孔の周辺側の硝子体に対しては可能な限り残存硝子体が少量になるように硝子体を切除した．既存裂孔すべてに対して，眼内ジアテルミーでマーキングを行った(図2d)．液・空気置換で網膜を気圧伸展させ，既存の網膜裂孔のなかで最も後極に位置する裂孔から網膜下液をバックフラッシュニードルにより内部排液を行った(図2e)．網膜剥離の後極側にはわずかに網膜下液が残

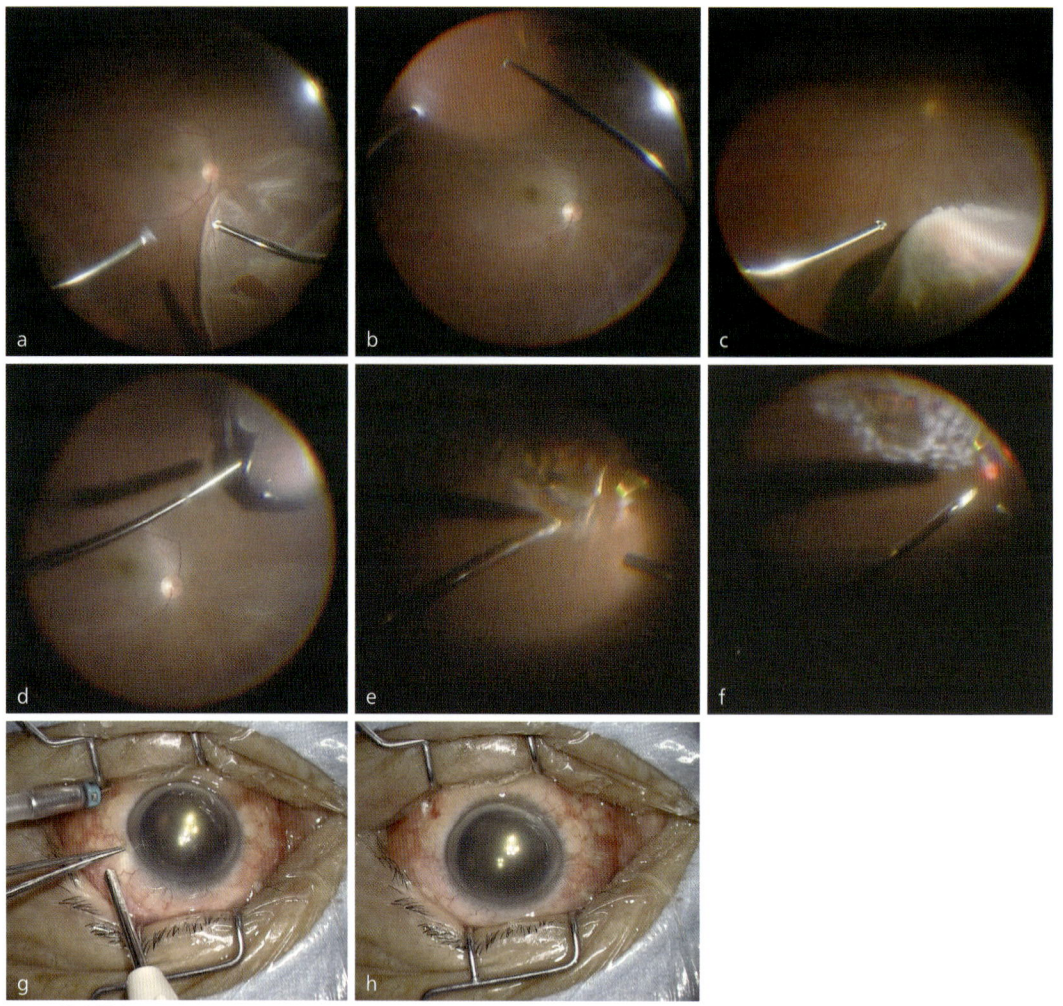

図2 術中写真

a：core vitrectomy を行いながら，既存裂孔を確認した．b：網膜非剝離部位の処置．剝離していない網膜側から硝子体切除を行った．c：強膜を圧迫し剝離網膜の可動性を下げ，周辺硝子体を切除した．この時，灌流圧は 25〜30 mmHg とわずかに低目に設定した．d：液・空気置換前に既存裂孔全てに対してジアテルミーによるマーキングを行った．e：既存の網膜裂孔からバックフラッシュニードルにより網膜下液の内部排液を行った．f：網膜を気圧伸展し網膜を復位させた後に，既存網膜裂孔に対してその周囲を 4-5 列で囲むように光凝固を施行した．g：ジアテルミーを用いてポートを閉鎖した．強膜および結膜の縫合を行うことなく，ポートの閉鎖が得られた．h：手術終了時．結膜の切開，縫合なく手術を終了した．

存していたが，強膜を圧迫しライトガイド付きレーザーで既存のすべての網膜裂孔に対して光凝固を施行した（図 2f）．術終了時に硝子体内の六フッ化硫黄（SF_6）濃度が 20% になるように，ポートより硝子体内の空気が抜け眼圧が高くなっていないことを確認しながら約 1.0 mL 注入した．結膜あるいは強膜縫合は行わず，ジアテルミーでポートを焼灼すること（図 2g）で自己閉鎖が得られたことを確認し手術を終了した（図 2h）．

3. 術後経過

術終了直後から伏臥位またはうつむき姿勢での安静を 3 日目まで指示し，その後はガスがなくなるまで仰臥位のみ不可とした．術翌日には後極網膜下液は消失し，網膜は復位していた．術後ガスが硝子体内に残存している間はガス白内障がみられたが，その後ガス

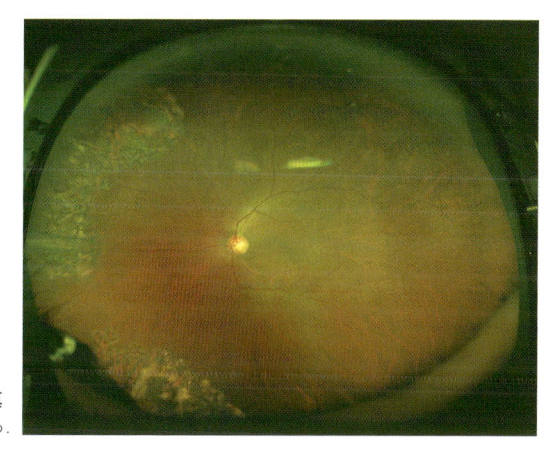

図3　術後の左眼眼底写真
網膜の復位が得られている.

の消失とともに自然消退した. 術後左眼視力は, 0.2(1.0×-1.50 D ◯ cyl-1.50 D Ax80°)となり, 術後経過観察中に網膜再剥離や高眼圧などの術後合併症はみられなかった(図3).

II. 解説

1. 弁状裂孔による胞状網膜剝離に対するMIVSの有用性

　硝子体手術の技術と安全性が向上した今日では, 弁状裂孔による胞状網膜剥離に対してはバックリング手術よりも硝子体手術のほうが有利な点が多々ある. すなわち, 弁状裂孔による網膜剥離では丈の高い胞状剥離を呈することが多い. これらの症例に対してバックリング手術を行う場合, 剥離の丈が高いと裂孔の凝固や裂孔の位置の同定が容易ではない. しかも基本的には網膜下液の排液が必要となるが, 剥離の丈が高いと排液される網膜下液量が多くなることから術中眼球が虚脱しやすく, ビーエスエスプラス®あるいは空気による眼圧調整が必要になる. 一方, 硝子体手術では弁状裂孔の原因となっている裂孔部位に付着した硝子体を顕微鏡下で視認することができるので, それを直接切除し牽引を恒久的に解除することが可能である.

　しかし, 20 Gシステムではポートに硝子体が嵌頓することがあり, その状態で器具の出し入れを行うことにより術中に医原性裂孔が生じたり, 術後に嵌頓した硝子体の牽引により新裂孔が生じることがあるので, 常にポート付近の硝子体の牽引に注意を払う必要があった. 一方, MIVSではカニューラシステムが硝子体のポートへの嵌頓を防ぐことができるので, 当初よりポートに関与する合併症が少ない長所はあった. しかし, 当初は切除効率や器具の剛性という点で従来の20 Gシステムに比較して劣っており, 特に周辺硝子体の十分な切除が重要である網膜剥離などの疾患に対してはむしろ難易度の高い術式となっていた. この問題を克服させたのが器具の剛性の向上, 広角眼底観察システムとシャンデリア照明である. 現在のMIVSにおける器具の剛性は術者が自由に眼球を動かすことが可能な程向上し, 20 Gシステムと変わらない感覚で手術が行える. シャンデリア照明を用いることにより, 術者はライトガイドを保持する必要がなくなり, 術者自らが眼内

照明で周辺部硝子体を切除することができる．この眼内照明は従来の顕微鏡照明で行うよりはるかに良好な視認性で周辺部硝子体を観察することができる．さらに広角眼底観察システム組み合わせることにより，眼球を動かすことなく十分な眼内照明のもとで，最周辺部まで硝子体と網膜の位置関係を鮮明に観察しながら，5,000 cpm以上の高速カッターで硝子体を切除することができるようになり，従来の20 Gよりも安全，確実に硝子体の処理をすることが可能となった．一方でシャンデリアによる光障害，温存した結膜上からの強膜圧迫による疼痛，十分に深い圧迫が得られないなどのMIVSとは別のデメリットも発生する．

2. 手術時期について

　弁状裂孔による網膜剥離は急速に進行し，丈の高い胞状網膜剥離となりやすい．弁状裂孔を生じてから数日，早ければ一日で黄斑剥離に進行することもあるので，視機能の予後を考え同日に手術を行った．上方の弁状裂孔による網膜剥離では，重力の関係から胞状になりやすく，下方のものよりも早く進行し，また裂孔が大きいほど早く進行する傾向がみられる．そのため本症例では，手術までの時間は網膜剥離の進行を抑え，網膜下液の吸収を促進させる意味で，できるだけ安静を保ち，黄斑が剥離し歪視が残らないように，なるべく黄斑剥離を起こさないような体位とした．

3. 術式

1) ポート作製

　今回，ポートは結膜切開を行わずに結膜上から30〜45°の角度をつけてトロカールを刺入し，カニューラを設置し作製したが，必ずしも結膜無切開にこだわる必要はない．眼瞼の大きさや結膜囊の深さを参考にする．トロカールの刺入は強膜を圧迫しながら刺入するほうが長く曲線的な強膜創になるので自己閉鎖が得られやすい．灌流をオンにする前にインフュージョンポートの先端が必ず毛様体を貫いて硝子体腔内に出ていることを眼外からライトガイドを用いて確認しなければならず，脈絡膜剥離などでその先端が確認できなければ，長いカニューラを用いるか，対側からトロカールなどでカウンターを当てて完全挿入する．

2) 硝子体切除

　弁状裂孔による網膜剥離ではその成因を考えると，後部硝子体剥離は基本的にすでに生じていることがほとんどであるので，後部硝子体剥離の作製を行う必要はない．しかし，網膜表面にはしばしば薄い硝子体皮質が残存しているので，一度後極全体をトリアムシノロンアセトニド（TA，マキュエイド®）で可視化し，アーケード近くで軽く吸引したりdiamond dusted membrane eraserで払ってみると薄い膜となって取れることがある．

　網膜剥離の範囲を広げないように網膜全体の状態に常に留意しながら硝子体切除を行わなければならない．剥離網膜側から手術を行うと，粘稠な網膜下液が抜けた後は網膜の可動性が高くなるので，硝子体切除が行いにくくなる．したがって，本症例では剥離網膜に

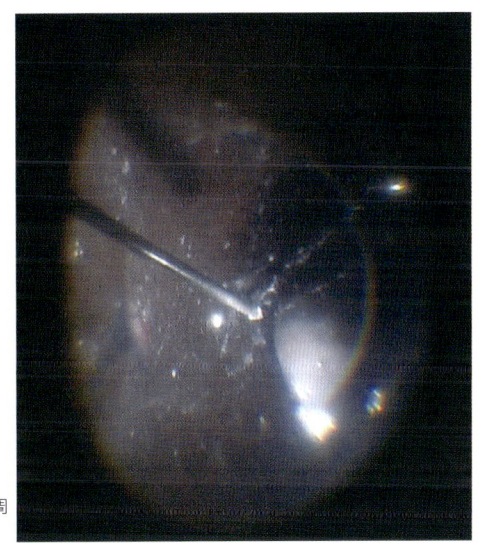

図4 トリアムシノロンアセトニドによる硝子体可視化
硝子体ゲルをトリアムシノロンアセトニドで可視化し，周辺部硝子体を切除している．

牽引がかからないように，剥離していない網膜側から硝子体切除を進めた．シャンデリア照明を用いる際には必ずしも4ポート作製する必要はなく，3ポートでも入れ替えて用いることができる．シャンデリア照明は不要な時はこまめに消し網膜への光障害を予防し，また，水晶体に接触しないような注意が必要である．強膜を適度に圧迫することにより，周辺部の良好な視認性のみならず，剥離網膜の可動性を抑えることができ，網膜の誤吸引を避けることができる．この際にTAを用いて硝子体を十分に視認しながらこの操作を行うと可能な限り少量になるまで周辺部硝子体をshavingすることができる（図4）．

3）液体パーフルオロカーボン

特に黄斑近傍まで網膜剥離が及んでいる症例では手術の早い段階で後極部に液体パーフルオロカーボン（perfluorocarbon liquid：PFCL）を注入して手術を行うことにより，硝子体切除中の黄斑の剥離を防ぐことができる．また，PFCLを使用することで全周からの牽引を抑え，網膜の可動性を抑えることができるので安全に硝子体を切除できる．ただし，通常の網膜剥離に対する硝子体手術においては保険適用外である．

4）液・空気置換

液・空気置換を行うと，眼内照明の乱反射などのために，眼内の視認性が悪くなり，裂孔の位置，大きさがわかりにくくなる．そのため，液・空気置換の前に，眼内ジアテルミーを用いてすべての裂孔縁にマーキングを行った．空気灌流に切り替え，灌流圧を30〜35 mmHgに設定しバックフラッシュニードルを用いて原因裂孔より網膜下液の吸引を行い，置換が終わったらすみやかに25 mmHgに下げた．トロカールから空気がリークしている場合，空気灌流圧の設定が高いと器具を抜いた際に流入する空気の量が多くなり，術後に視野欠損を生じる可能性が高くなるので注意が必要である．原因裂孔からの排液を行う際には頭位や眼位を傾けて原因裂孔を最も深い位置にもっていくとよい．また，黄斑近傍まで剥離が及んでいる場合には，完全な液・空気置換を行うことにより，網膜下

液が重力の関係で後極に貯留し，黄斑が剥離する可能性がある．網膜下液は多少残存しても術後速やかに吸収されるので，黄斑近傍まで剥離が及んでいる場合には完全な液・空気置換を行わないほうがよい．

5）眼内レーザー・タンポナーデ

裂孔後極に網膜下液が残存していても，術者が強膜を圧迫することでレーザー凝固斑を得ることが可能となる．ライトガイド付きのレーザーあるいはシャンデリア照明を用いて，裂孔周囲に4-5列で光凝固を行う．タンポナーデとしては，通常SF_6を用いる．上方の単一の弁状裂孔であれば空気でも問題ない．

6）自己閉鎖

術終了時にカニューラを抜いた後にも自己閉鎖が得られず，空気がポートより出てくるようであれば，ジアテルミーでポートを結膜上から焼灼することにより簡便に閉鎖を得ることができる．これらの手技により網膜剥離に対するMIVSにおいては基本的に結膜や強膜の切開および縫合を行うことなく自己閉鎖が得られる．それでもポートからの漏出がみられる場合には8-0バイクリルで結膜上よりポートを縫合する．この際，ポートを鑷子で圧迫することにより結膜を通して観察しやすくなる．

7）術後体位制限

胞状網膜剥離に対する硝子体手術術後，網膜下液が残存していると，ガスにより網膜が下方に押されるために，網膜が下方にずれることがあると報告されている．それを避けるためには裂孔の位置にかかわらず特に術直後にはうつむき姿勢をとるのがよい．

弁状裂孔による胞状網膜剥離では，MIVSによる硝子体手術は，多くの利点がある．しかし，網膜が再剥離した場合には早々に全剥離・増殖硝子体網膜症に繋がる．術後の核白内障は若年者でも長い年月の間に発生し，生理的な硝子体まで失うことから，安易にすべての網膜剥離症例に対してMIVSを選択するのではなく，小さな単一の弁状裂孔による胞状網膜剥離に対しては局所のバックルで十分加療できるので，術前に十分に硝子体の状態や裂孔の深さ，位置などを観察した上で症例に応じた術式を選択すべきであろう．

参考文献

1) Peyman GA, Cheema R, Conway MD, et al.：Triamcinolone acetonide as an aid to visualization of the vitreous and the posterior hyaloid during pars plana vitrectomy. Retina 20：554-555, 2000
2) Shimada H, Nakashizuka H, Hattori T, et al.：Thermal injury caused by chandelier fiber probe. Am J Ophthalmol 143：167-169, 2007
3) D'Amico DJ：Clinical practice. Primary retinal detachment. N Engl J Med 359：2346-2354, 2008
4) Brazitikos PD：The expanding role of primary pars plana vitrectomy in the treatment of rhegmatogenous noncomplicated retinal detachment. Semin Ophthalmol 15：65-77, 2000
5) Shiragami C, Shiraga F, Yamaji, H et al.：Unintentional Displacement of the Retina after Standard Vitrectomy for Rhegmatogenous Retinal Detachment. Ophthalmology 117：86-92, 2010

〈岩瀬　剛〉

II 格子状変性の裂孔による網膜剝離

Point
- 格子状変性境界には強い網膜硝子体癒着があることに留意する.
- 硝子体基底部と格子状変性間の硝子体を十分に切除することが必要である.
- 格子状変性がある眼の硝子体手術では,手術の早期からその部分に注意を払う必要がある.
- サイレントな格子状変性についても十分な処理を行う.

I. 臨床ケース

症例

54歳,女性.前日朝起床時より右眼に多数の黒点浮遊を自覚した.黒点は減少することはなく,夕方には右眼下方に視野欠損を自覚するようになった.その後も次第に視野欠損の拡大を感じ,翌朝には右眼下半分がほとんど見えないことに気づいた.近医受診し,右眼網膜剝離を指摘され紹介受診となった.

1. 所見

当院初診時,視力は右眼0.04(矯正不能),左眼は矯正1.0で,眼圧は右12 mmHg,左13 mmHgであった.両眼とも前房には異常所見なく水晶体には軽度白内障を認めた.右眼前部硝子体中に少量の色素塊(tobacco dust)浮遊が見られた.右眼眼底は上方に丈の高い網膜剝離を生じており,剝離網膜の頂点近くに格子状変性があり,その後極側〜側面に接して原因裂孔と考えられる裂孔を認めた(図1).剝離網膜が風船状となって中心窩にかかっていたが,光干渉断層計(OCT)を施行したところ,中心窩網膜にも剝離が及んでいた(図2).左眼眼底には特記すべき異常はなく,格子状変性もなかった.当科初診日に即日入院のうえ,右眼に対して同日に硝子体手術を施行した.

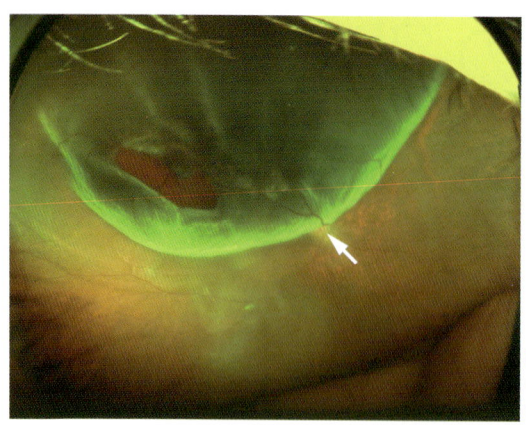

図1　術前眼底写真
術前超広角走査レーザー検眼鏡（Optos®）像．矢印は視神経乳頭で，黄斑部は大半が網膜剥離に隠れている．

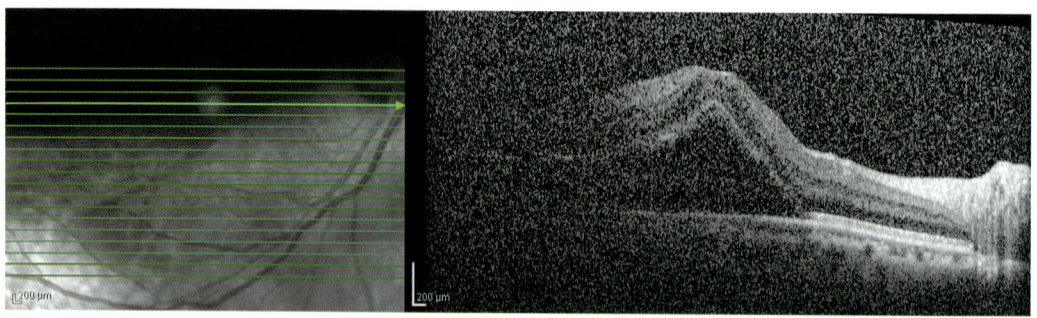

図2　術前OCT
剥離網膜に隠れ黄斑部上方は撮影不能だが，視神経乳頭下縁レベルでかろうじて撮影できた．中心窩まで剥離が及んでいることが確認された．眼底検査で中心窩まで剥離がおよんでいないように見えてもOCTレベルではすでにそこまで拡大していることがあったり，黄斑円孔が隠れていることがあったりするので，眼底観察で中心窩がオンでもオフでもOCT検査，できればvolume scanにて検査をしておくのがよい．

2. 実際の治療

　広角眼底観察システムに強膜インデントを適宜行いながら，25ゲージシステムを用いて手術を行った．
　球後麻酔し，25ゲージ4ポートを作製した．後部硝子体剥離（posterior vitreous detachment：PVD）はすでに生じており，広角眼底観察システム下で硝子体カッターにて硝子体切除を進めた．いったん眼内灌流を止め，軽くカッティングして硝子体の絡みを切離し，眼圧をわずかに低下させた後，トリアムシノロンアセトニド（TA）を注入した．眼内灌流を再開し黄斑部の観察を行った．カッターで軽く吸引するとTAの残留はほとんどなく，黄斑部には硝子体皮質はほとんど残存していなかった．黄斑部の確認後さらに硝子体切除をすすめていった．剥離の丈が高い状態であったが，原因裂孔周辺側の牽引硝子体をカッターで切除した後に裂孔周囲の硝子体切除を進めていると，原因裂孔から網膜下液が硝子体腔内に吸い出され，剥離丈が減少した．シャンデリア照明下に術者インデントを行い網膜の可動性を抑えて，原因裂孔に隣接する格子状変性周りの硝子体shavingを十分に行った．途中再度TAを用いて硝子体を可視化し，格子状変性の周辺側の硝子体を網膜より剥離切除した（図3）．その他の周辺部網膜についても広角眼底観察システム下で周辺部硝子

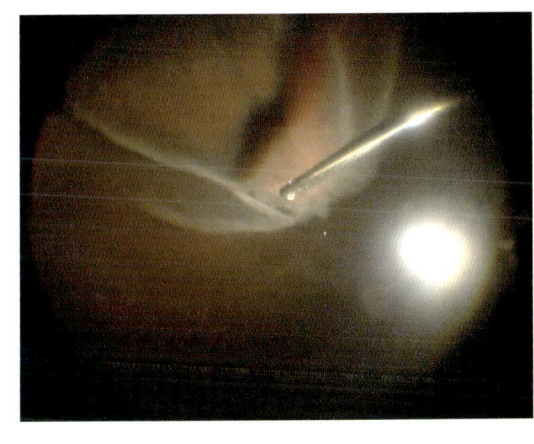

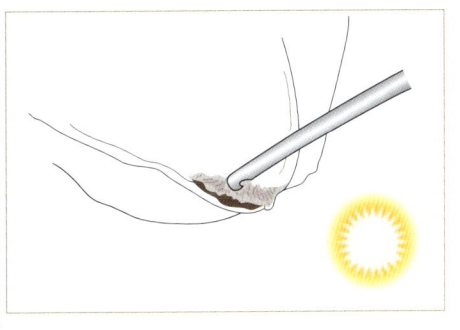

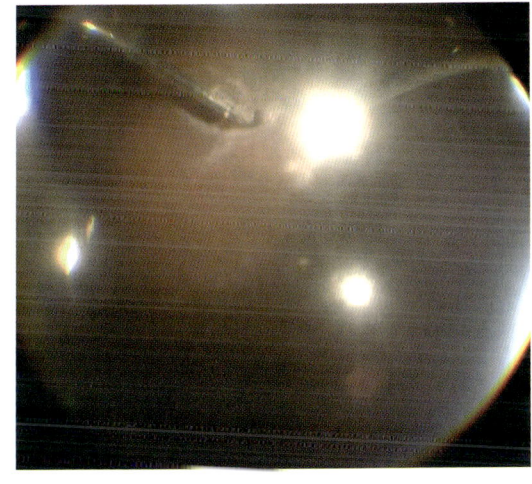

図3 術中写真(1)
格子状変性と鋸状縁の間の硝子体を丁寧に切除した.

図4 術中写真(2)
空気置換しながら原因裂孔から網膜下液を排出した.

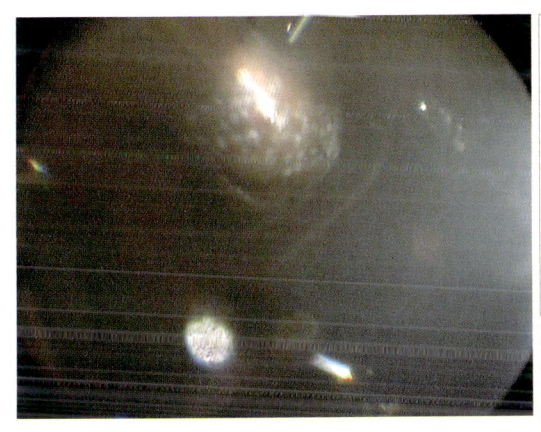

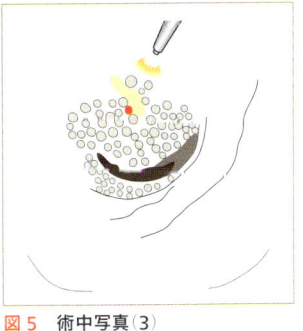

図5 術中写真(3)
変性も含んで十分な領域を囲むように光凝固を施行した. 自身で強膜圧迫し, ライトガイド付きレーザーを用いている.

体切除しながらよく観察し, 最周辺部に至るまで異常がないことを確認した. 眼をやや上方に傾け, 原因裂孔が最下点となるようにし, 液・空気置換して網膜を気圧伸展しながら, 原因裂孔より網膜下液を吸引除去した(図4). 空気置換後, 裂孔および隣接する格子状変性周辺に眼内光凝固を施行した(図5). SF_6 ガスタンポナーデで手術終了した.

II 格子状変性の裂孔による網膜剥離　39

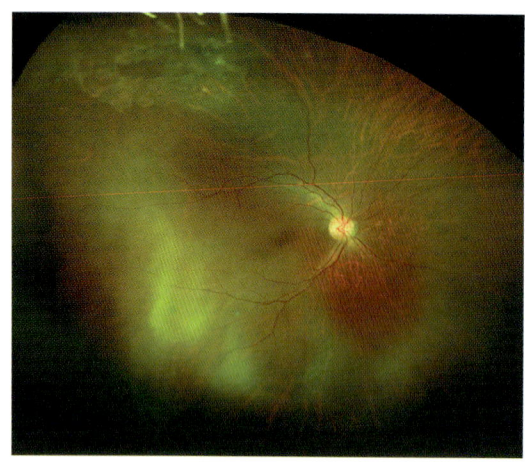

図6　術後眼底写真
術後2週のOptos®像．網膜剥離は良好に復位し網膜下液の残存は認めない（Optos®撮影に際して耳側〜下方に白色混濁様のアーチファクトが写っているが，OCT確認で同部位の網膜も復位良好であった）．光凝固斑も大部分が瘢痕化している．

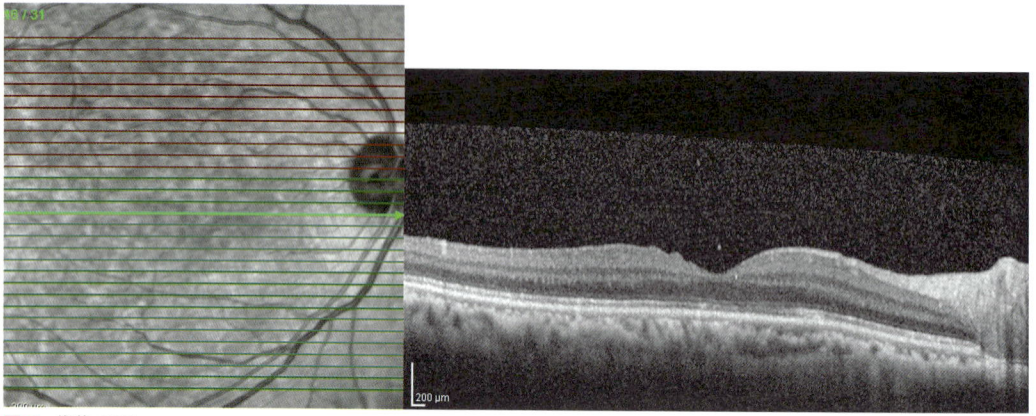

図7　術後OCT
術後2週のOCT．中心窩網膜は良好に復位しているが，ellipsoid zone は粗造となっている．interdigitation zone はみられない．一度網膜剥離が生じた部位では，このように異常を残すことが多い．

3. 術後経過

　術後は手術終了直後より伏臥位安静を指示した．眼圧は正常範囲内で推移し，眼内の炎症所見も特記すべき所見は見られなかった．術翌日には網膜復位し，時間経過とともにガス量は減少していき眼底観察可能範囲も拡大していったが，網膜下液の残存はなかった．術後4日目にはガス量が50％程度になり，昼間は坐位・夜間は伏臥位または側臥位とした．術後7日目にOCT施行し，OCT観察レベルでも中心窩網膜下液が消失していることを確認した．裂孔および格子状変性の周囲に施行した白色光凝固斑も，退色し瘢痕になりはじめていることが確認され，術後10日目に退院となった．術後2週で右眼視力は矯正0.5であった．眼底検査では網膜は良好に復位していたが（図6），OCTでは網膜下液の残存はないものの，視細胞内節外節境界線にはわずかな乱れが残った（図7）．

II. 解説

1. 格子状変性の概念と臨床上の問題点

　網膜格子状変性は，1930年にGoninによって「鮮やかな白色格子病変」として記されて以来，数々の報告がなされており，現在に至るまで網膜剥離の原因となりうる代表的な網膜硝子体変性としてよく知られている．多くは鋸状縁に平行となる方向に伸びる楕円形ないし円形の境界明瞭な病変であり，網膜内層の菲薄化と，変性直上に液化硝子体を伴うことがその特徴である．また，変性部境界に強固な網膜硝子体癒着を生じており，このことが網膜裂孔・網膜剥離の発生に重要な要因となりうる．その名の通り（そしてまた当初の報告のように），変性部に網膜血管がほぼ白線の格子模様となってみられることが外観上の特徴であり色素沈着を伴うこともある（図8）が，必ずしもこの格子模様や色素沈着が明らかでない場合もある　全人口の6〜10.7%に存在するとされ，そのうち34〜50%は両眼性に認められると言われており，単一眼内でも複数存在することも多い．格子状変性を有する眼が網膜剥離を生じるリスクは10年の経過観察で最大1.4%と，格子状変性の多くが網膜剥離をきたすわけではない．しかし，片眼に網膜剥離を発症した場合そのリスクが上昇し，格子状変性がある僚眼は，その後3〜10年の観察期間中に6〜15%の眼で網膜剥離を発症するとされる．このことは，後発眼の発症までの時間経過によって後部硝子体剥離などの硝子体の変化が進み，変性にかかる硝子体牽引が強まることも関係すると考えられている．つまり，格子状変性が直接網膜剥離をきたすというより，変性と周囲の硝子体との関係が，網膜剥離を発症するか否かにおいては重要な要素である．格子状変性に関連して発症する網膜剥離は，網膜剥離全体のうちおよそ20%程度であり，それ以外は格子状変性と関係なく生じる．ただし，発症に寄与していないものまで合わせると，網膜剥離眼に格子状変性を伴うことはよくあり，既報ではばらつきがあるものの網膜剥離眼のうち20〜65%で格子状変性を認めるとされている．これらもともとサイレントであった格子状変性が，硝子体手術にて生じる網膜硝子体癒着の状態変化によって，新たな網膜剥離の発症や再発の原因とならないよう注意が必要である．

　格子状変性から網膜剥離をきたす経緯には大きく2種類に分けられる．すなわち，変性部内に生じる萎縮円孔から網膜剥離をきたすものと，変性部境界の網膜硝子体癒着に牽引が生じて変性部境界に網膜裂孔を生じることから網膜剥離を発症するものとである（図9）．萎縮円孔は格子状変性によく発生し，格子状変性眼の最大30%に単数または複数の萎縮円孔が生じる．しかし，この萎縮円孔から網膜剥離を発症するリスクは0.274%とも言われており，決して高いものではない．円孔から網膜剥離を生じる過程においても，変性部周辺の硝子体牽引の強弱が発症を左右する要素として考えられている．

　変性部境界の網膜硝子体癒着は強く，この部位に後部硝子体剥離が及ぶなど牽引がかかると，格子状変性の縁に網膜裂孔が生じる．硝子体基底部に向かって牽引が生じることから，多くは変性の後極側か側面に裂孔が生じることが多い．格子状変性による網膜剥離症例の多く（64〜83%）はこの牽引裂孔によるものとされており，臨床でも遭遇する機会は多い．

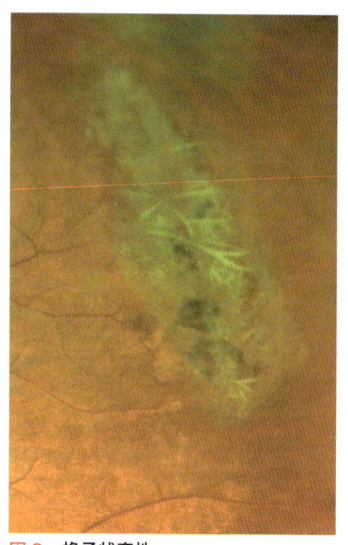

図8 格子状変性
格子状変性のOptos®像．特徴的な網膜血管の白色格子状模様と色素沈着を伴う．

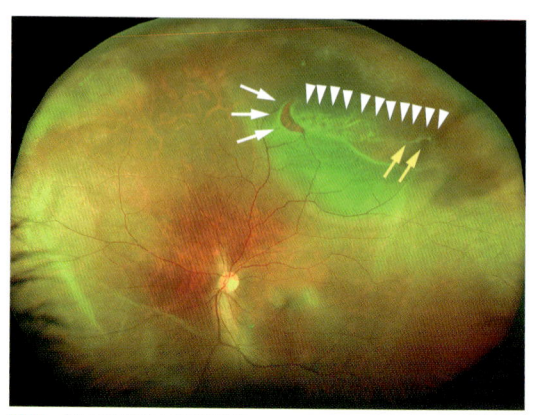

図9 格子状変性と網膜剥離
網膜格子状変性に伴う網膜剥離症例のOptos®像．格子状変性（白矢頭）の上方端に裂孔（白矢印）と格子状変性内に萎縮円孔（黄矢印）を2か所伴う．

　格子状変性に関連する網膜剥離としては，硝子体手術の適応となるのは，後者の牽引裂孔を生じたものであることが多い．また，もともとサイレントであった格子状変性が硝子体手術によって問題を生じることもある．これらの観点から硝子体手術に際して格子状変性に要する注意点・対処法について述べる．

2. 硝子体手術に際しての格子状変性の注意点

　前述のように格子状変性は，網膜剥離眼の比較的多数に潜在的にあるいは原因病変として存在している．術前眼底検査で確認されなくても術中周辺部網膜観察において見つけられる場合もあり，その存在の可能性を念頭においてよく観察することが大切である．格子状変性境界の硝子体処理が不十分であると，術後に強い牽引が生じて，新たな網膜裂孔・網膜剥離を生じるリスクが高くなる．原因裂孔となっている部位は無論のこと，網膜剥離と関連なく以前から存在している格子状変性についても，適切に処理することが必要である．硝子体の状態が術後に変化し，牽引の状態も変わることを念頭におき，格子状変性周辺の硝子体を十分切除することと，その周囲への適切な光凝固の施行が対応のポイントとなる．

1）格子状変性周辺の硝子体切除

　特に変性の鋸状縁側，硝子体基底部と変性部の間に走行する硝子体索が十分に取り除かれていないと，この部位に術後に強い牽引を生じて裂孔の再開・再剥離を形成することになる．網膜剥離内の比較的深い位置にある格子状変性では，鋸状縁と格子状変性間の硝子体を原則的にはPVDを起こして切除する（どうしても無理であればshavingにとどめることもある）．網膜剥離のない部位での格子状変性では無理をして硝子体を網膜から剥離せず，

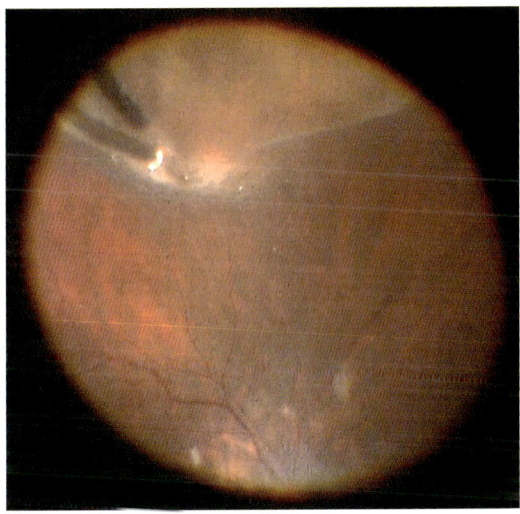

図10 格子状変性周囲の硝子体切除
硝子体手術中認めた格子状変性の硝子体切除．インデントして鋸状縁側の硝子体をしっかりと切除するが，剥離のない部位では無理をせずにshavingにとどめてもよい．

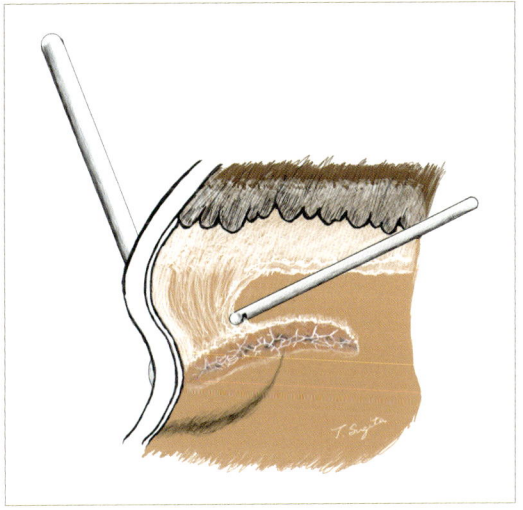

図11 格子状変性周辺側の硝子体切除イメージ
硝子体基底部-変性巣間に走行する硝子体の連続を断ち切るイメージで行う．

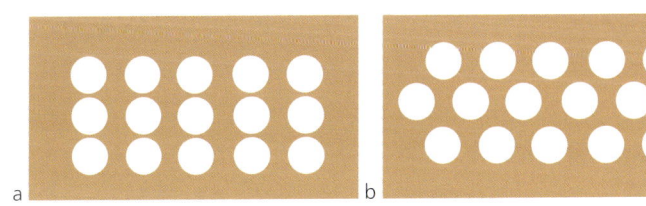

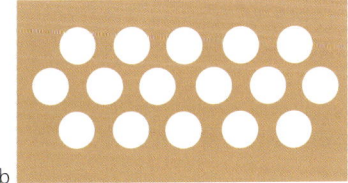

図12 光凝固イメージ
aのようにスポットが連続するのではなく，bのように互い違いになるようにして変性巣・裂孔を囲むようにする．

shavingにとどめてよい（図10）．いずれの場合も，硝子体基底部と変性の間の硝子体の連絡を断ち切る状態をイメージし，この部分の硝子体をしっかりと切除することが特に大切である（図11）．インデントしながら硝子体基底部と格子状変性の間にカッターを入れて，格子状変性に平行に，変性の全長にわたり硝子体線維が切断されたことを確認する．弁状裂孔の場合は，うまく切断されると裂孔のフラップが動かなくなるので，これが判断の目安となる．格子状変性巣の両端から円周方向に伸びる硝子体線維も術後の牽引になり得るのであわせて丁寧に切除する．

2）光凝固

網膜裂孔の形成において格子状変性内部よりもその境界部が特に脆弱であることを意識し，光凝固は格子状変性境界や裂孔端ぎりぎりに施行するのではなく，十分な幅をもって凝固斑が変性をくるむようにする（図12）．25ゲージでは周辺側は4-5列，後極側3列位のスポットで囲む．下方の裂孔であれば周辺側5-6列，後極側4列位で囲む．格子状変性周辺に十分に施行すれば，変性内部の光凝固は通常不要である．スモールゲージのレーザープローブでは凝固斑が小さく強めに出やすいことに留意し，過剰凝固に注意する．プローブを網膜に近づけ過ぎないよう，間を少し開けるイメージで行うと，スポットサイズ・位置・強さをコントロールしやすい．凝固すべき部位とレーザープローブの位置関係

II 格子状変性の裂孔による網膜剥離

をうまくコントロールするには術者インデントしながら施行するのがよく，ライトガイド付きレーザープローブを用いるのがよい（シャンデリア照明下でも施行できるが，プローブの影になったり照明の光軸がずれたりして，見にくいことがしばしばある．ライトガイド付きプローブを用いるほうが，レーザーと同軸の照明が得られる利点が大きく，手技が容易であることが多い）．網膜剥離のない部分は液・空気置換前に行い，網膜剥離のあった部分ではインデントしながらでも光凝固のスポットが出ないことが多いので，一般に空気置換し網膜を復位させてから光凝固を施行する．この際，裂孔や格子状変性部位は通常空気置換後も観察・同定可能であるが，変性部の模様が薄い場合や症例によっては視認性が悪くなる場合もある．極小切開硝子体手術では眼内ジアテルミーがポートの硝子体に引っかかり難いというメリットがあり，空気置換前に眼内ジアテルミーでマークしておくことが無難である．

3）格子状変性眼でのPVD作製における注意点

　硝子体手術術中に格子状変性を認めればこれらの処置を行うわけであるが，そもそも格子状変性を伴う眼の手術では，PVDを起こすという手術の早い段階から，裂孔を生じやすいという点に注意する必要がある．PVDを作製・拡大させていく際，不用意に範囲を広げていくと，変性部のエッジに沿って巨大な裂孔を生じるリスクがある．よく観察して変性部位を確認し，その近くでは無理に後極側から後部硝子体剥離を広げることは避けたい．網膜の挙動に注意しつつ，変性部の鋸状縁側から硝子体のshavingを進め，変性部およびその周囲の硝子体をできるだけ除去した後，変性部周囲網膜に光凝固を実施する．格子状変性に原因裂孔がある場合や，術中に裂孔や網膜剥離を生じてしまった場合も，同様にできるだけ変性部周囲の硝子体を切除するが，網膜の動揺にはより注意が必要となる．

　硝子体手術では，格子状変性自体に問題を生じているいないにかかわらず，術中に十分な注意を持って変性部およびその周囲に処理をする必要がある．これは網膜剥離にとどまらず，黄斑上膜や黄斑円孔に対する硝子体手術においても同様である．周辺部に格子状変性があることに注意せず硝子体手術に臨んだ場合，不用意なcore vitrectomyで後部硝子体剥離を進めて一気に変性部に裂孔を生じ，多発裂孔・巨大裂孔に対する硝子体手術となってしまう危険もありうる．網膜剥離症例では無論のこと，その他の疾患でも，硝子体手術術前・術中に十分な眼底観察を行い，格子状変性の存在の有無や位置関係をよく確認しながら手術を進めるようにしたい．

参考文献

1) Gonin J：Remarques et commentaires sur 240 cas de décollement rétinien traités pour la plupart opératoirement. Ann Ocul 167：361-382, 1930
2) Byer NE：Lattice degeneration of the retina. Surv Ophthalmol 23：213-48, 1979
3) Lewis H：Peripheral retinal degenerations and the risk of retinal detachment. Am J Ophthalmol 136：155-60, 2003
4) Sodhi A, Leung LS, Do DV, et al.：Recent trends in the management of rhegmatogenous retinal detachment. Surv Ophthalmol 853：50-67, 2008
5) Mitry D, Fleck BW, Wright AF, et al.：Pathogenesis of rhegmatogenous retinal detachment：predisposing anatomy and cell biology. Retina 30：1561-72, 2010

〈杉田　糾〉

III 巨大裂孔網膜剝離

Point
- 強度近視による巨大裂孔網膜剝離は，硝子体手術のよい適応である．
- 手術では液体パーフルオロカーボン(PFCL)が必須であり，広角眼底観察システムとシャンデリア照明もあれば重宝する．
- PFCL をシリコーンオイル(SO)に直接置換することが，合併症予防に繋がる．
- 若年者の水晶体温存例では SO は早めに抜去する(最短 2 週間で抜去可能)．

I. 臨床ケース

症例
22 歳，女性．左眼視力低下を主訴に受診．

1. 所見
左眼水晶体後囊下混濁と上鼻側 180 度の巨大裂孔(giant retinal tears：GRT)を認めた(図 1)．左眼矯正視力は 0.7 であった．

2. 実際の治療
眼内レンズ手術を併用した水晶体温存 25 ゲージ硝子体手術を施行(図 2)．

3. 術後経過
網膜は復位し，視力は矯正 1.2 に回復した．本症例は両眼性であり，左眼手術の 9 か月後に，右眼は 300 度の巨大裂孔網膜剝離をきたした．両眼とも早期に初回硝子体手術を行い，2 週間後にシリコーンオイル(silicon oil：SO)抜去を行った．術後視力は 1.0 以上を維持している(図 3)．

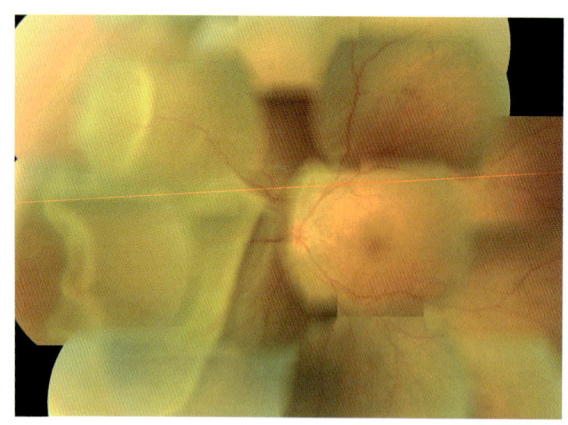

図1 巨大裂孔網膜剥離の術前パノラマ眼底写真

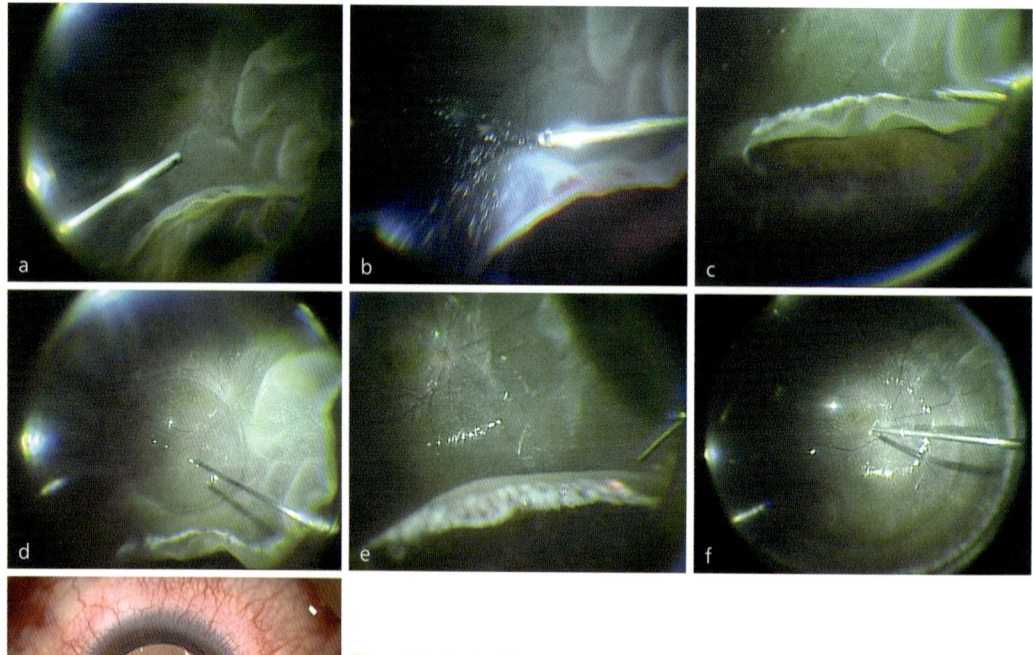

図2 巨大裂孔網膜剥離の術中写真
a：25ゲージ硝子体手術を開始．上方に大きな裂孔が確認できる．b：トリアムシノロンアセトニドを用い硝子体を可視化し，特に裂孔縁の硝子体を十分に郭清する．c：マーキングのために裂孔縁はジアテルミーで凝固する．d：液体パーフルオロカーボン（PFCL）を用いて，網膜を伸展．e：眼内光凝固を2-3列で施行．視認性が悪ければ圧迫し，よく確認する．f：完全な光凝固の後，PFCLとシリコーンオイル（SO）を直接置換．SOは2週間で抜去した．g：術終了直前の前眼部写真．本症例では，後嚢下の水晶体混濁を認めたため，同時手術を行った．

II. 解説

1. 疾患概念と治療方針

　GRTは円周方向90度以上の大きさの網膜裂孔と定義される（図4）．裂孔の生じる部位としては，赤道部格子状変性，硝子体基底部後縁，鋸状縁，毛様体突起部など，その形成過程により多岐にわたる．強度近視に伴い硝子体液化が進み硝子体基底部後縁に生じる

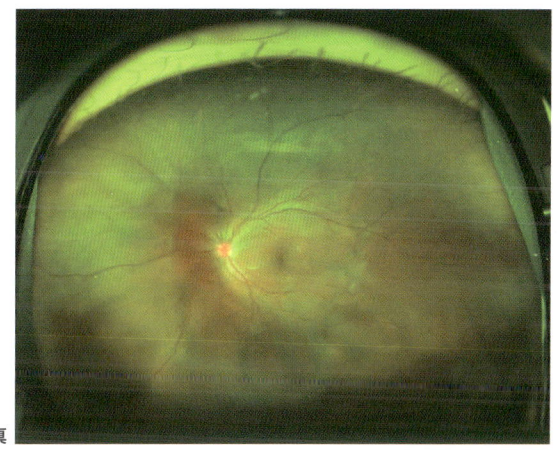

図3 巨大裂孔網膜剝離の術後広角眼底写真

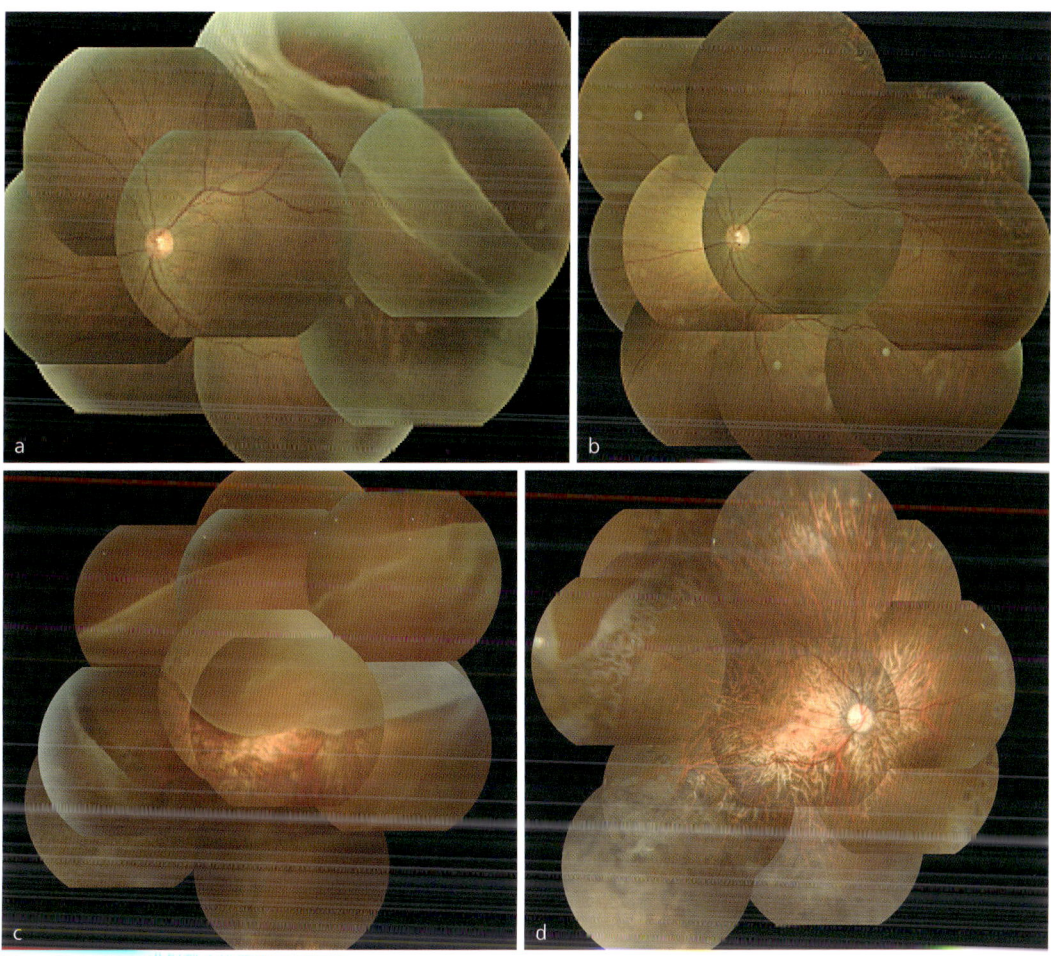

図4 巨大裂孔網膜剝離の術前後眼底写真
a, b：60歳, 男性, 上耳側90度の巨大裂孔網膜剝離例. 巨大裂孔は認めるものの, 黄斑部は剝離しておらず, 術前の左眼視力は矯正1.0であった(a). 同時手術を行い網膜復位は得られ, 視力は保たれた(b).
c, d：24歳, 男性, 上方150度の巨大裂孔網膜剝離例. 網膜は上方から翻転し, 黄斑と新神経乳頭の透見が困難であり, 術前の左眼視力は矯正0.2であった(c). 同時手術を行い, 網膜復位は得られたが, 強度近視眼であり網膜後極を含め近視性変化が強く視力はほぼ不変であった(d).

III 巨大裂孔網膜剝離 47

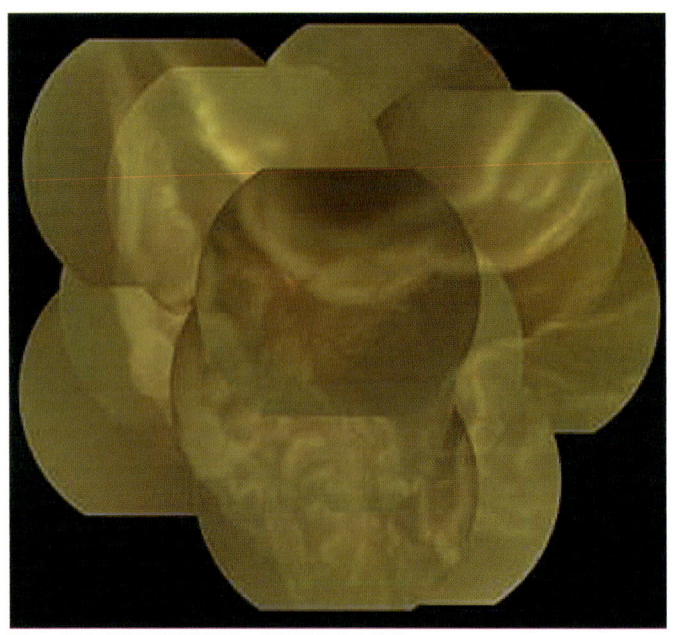

図5　巨大裂孔網膜剝離術後の増殖硝子体網膜症
45歳，男性．鼻側150度の巨大裂孔網膜剝離例．20ゲージ硝子体手術を施行し，ガス置換で終了．術後網膜皺襞を認めたものの，視力は0.3から1.2まで回復．その後，外来受診は途絶え，手術12か月後に，半年前からの視力低下を主訴に再受診．固定皺襞を伴う網膜全剝離（PVR）を認め，視力は光覚弁．再手術の希望はされず経過観察となった．

GRTは頻度が高く，また300度を超えるものもある．

　GRT手術は，歴史的にも網膜剝離の手術で最も難しい手術の一つであった．その理由は，翻転した網膜を元の位置に戻すことが技術的に困難であったからである．さらに，一般にGRTでは網膜色素上皮（retinal pigment epithelium：RPE）層が硝子体腔に広く露出し，RPEの硝子体拡散が進み増殖硝子体網膜症（proliferative vitreoretinopathy：PVR）を併発しやすいことも，その難治性を高めたと言える．1980年代に入り，液体パーフルオロカーボン（perfulorocarbon liquid：PFCL）が臨床導入されてからは，それまでの30〜40％の復位率が，80％ほどまで高まった．さらに，昨今の極小切開硝子体手術（micro-incision vitreous surgery：MIVS）での超高速回転カッターもとても安全な硝子体処理を可能にしており，その復位率は9割を超え，GRTはもはや根治可能な疾患と位置付けられる．強度近視によるGRTは，硝子体手術の最もよい適応であろう．しかしながら，頻度は少ないが，若年男性の鋸状縁GRTなど硝子体液化が進んでおらず網膜翻転も見られないものは，基本的には適切なバックリングで治癒する可能性が高く，不用意に硝子体手術を行い医原性PVRを招いてはならない．

2. 手術手技

　MIVSでのGRT手術手技の手順を示す．硝子体手術に際しては周辺部の処理が非常にデリケートで重要なため，水晶体再建術を併施することが多い．しかしながら，GRTであっても水晶体温存硝子体手術は可能であるため，特に若年者で水晶体混濁を伴わない場

合は留意し温存に努めたい．GRT手術で必須なものは前述したようにPFCLのみであるが，広角眼底観察システムと眼内シャンデリア照明もGRT手術には非常に有用であり是非使いたい．その際，そのどちらが欠けてもお互いの長所を生かせないため，必ずセットで使用する．また，広角眼底観察システムでは，その立体感が通常のフローティングレンズに比べ約1/4まで低下するため，水晶体損傷や周辺部の網膜色素上皮層の損傷にも十分に注意したい．さらに，網膜皺襞または滑落(retinal folds or slippage)を抑制する観点からも，PFCLをSOに直接置換することが重要である．PFCLとSOの扱いに関しては，別項(4章X⇒p.294)を参照されたい．GRTは歴史的にも難治であった時代が長く最近まで続き，かつ稀な疾患であるため，強膜輪状締結併施とSO抜去時期に関しては未だ議論の余地がある．しかしながら，筆者の経験上，精神発達遅滞者，アトピー性皮膚炎併発例やPVR併発例などの難治例でない限り，強膜輪状締結も不要，かつ初回手術から2週間でSO除去可能と考えられる．25ゲージはPFCL・SO置換が可能な最小径シャフトのMIVSアプローチであり，GRT手術の第一選択としてもバランスもよく，最適であろう．

3. 合併症

　細かいものも含めれば，GRT手術では実にその50％になんらかの術後合併症が生じる．網膜皺襞または滑落，網膜下PFCL，黄斑パッカー，囊胞様黄斑浮腫，PVRなど，その種類は多彩で枚挙にいとまがない．低灌流圧でPFCLを丁寧に扱ったり，PFCL・SO置換を行うなど手技により，できるだけ合併症の回避に努めたい．最も避けたいのがPVRでの再剝離(図5)であり，早期の再手術が重要であるため，術後早期には頻回に経過観察する．

参考文献

1) Chang S, Lincoff H, Zimmerman NJ, Fuchs W：Giant retinal tears. Surgical techniques and results using perfluorocarbon liquids. Arch Ophthalmol 107：761-766, 1989
2) Kunikata H, Abe T, Nishida K：Successful outcomes of 25-and 23-gauge vitrectomies for giant retinal tear detachments. Ophthalmic Surg Lasers Imaging 42：487-492, 2011
3) Lee SY, Ong SG, Wong DW, et al.：Giant retinal tear management：an Asian experience. Eye 23：601-605, 2009

〈國方彦志〉

IV アトピー性皮膚炎に合併した毛様体無色素上皮剥離を伴う網膜剥離

Point

- 毛様体皺襞部裂孔の存在の可能性を念頭におく．
- 毛様体皺襞部裂孔は術前の極大散瞳下での細隙灯顕微鏡下での診断を原則とする．
- 硝子体基底部裂孔の場合は通常の網膜剥離と同様の扱いとなるが，術後の残存硝子体皮質を基盤とした増殖性変化の発症が高率である．
- 毛様体皺襞部裂孔による網膜剥離の場合，超音波水晶体乳化吸引術＋眼内レンズ挿入術＋硝子体手術による治療では，虹彩血管新生を伴う眼球癆に発展することが稀ではない．
- 毛様体皺襞部裂孔による網膜剥離において，強膜バックリング手術による網膜復位後に白内障が進行した場合，白内障手術は低灌流圧手術のほうが安全である．

I. 臨床ケース

症例

20歳，男性．6か月ほど前から右眼の視力低下を自覚し，過去に白内障を指摘されていたため通院せずに様子を見ていた．2週間前より急速に右眼の視力低下が悪化し，眼科を受診したところ右眼の白内障の進行と網膜剥離の発症を指摘され，紹介受診となった．基礎疾患として幼少時より顔面皮膚を含むアトピー性皮膚炎があり，搔痒時は顔を叩いていた．

1. 所見

右眼視力は 0.02（0.1×sph−4.00 D ⌒ cyl−3.50 D Ax15°），眼圧は 6 mmHg であった．右眼は前房中に細胞を多数認め，前房フレアも中等度～高度であった．右眼水晶体は高度の後囊下混濁に加え，前囊下混濁も中等度であり，散瞳も不良で眼底の透見は高度に妨げられていた．右眼眼底検査ではかろうじて視神経乳頭が観察され，網膜皺襞と網膜剥離を認め

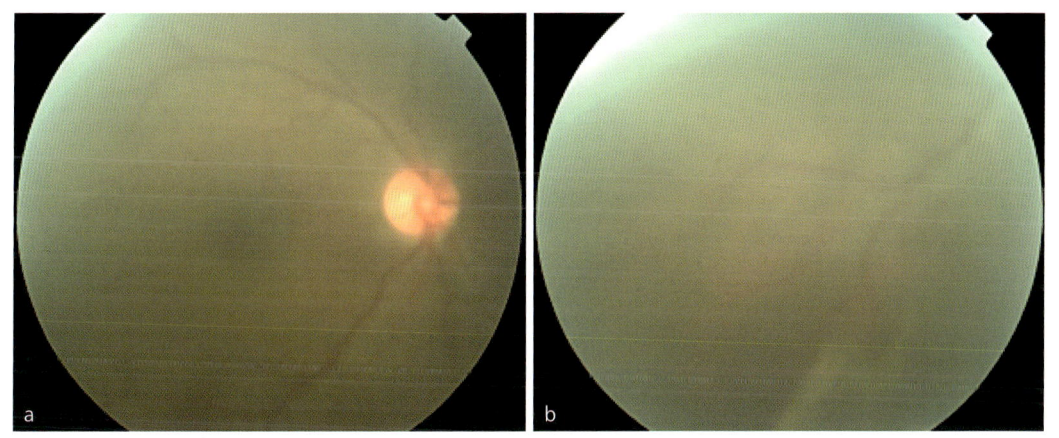

図1　症例の初診時眼底写真
a：視神経乳頭は不鮮明ながらも観察可能である．b：下方には網膜皺襞と網膜剥離が確認された．

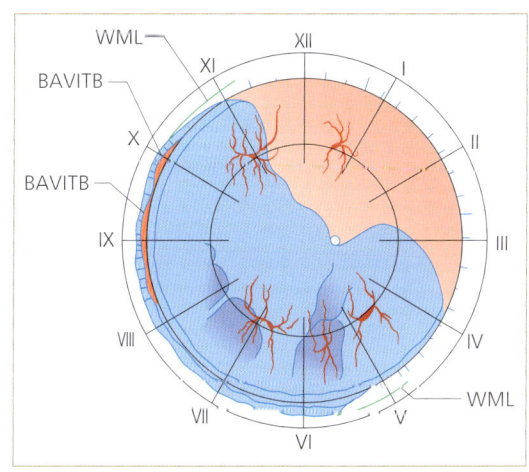

図2　症例の術中眼底観察所見（スケッチ）
耳側硝子体基底部前縁に広範な毛様体扁平部無色素上皮裂孔を認めた．WML：白色正中線（white mid-line），BAVITB：硝子体基底部前縁裂孔（breaks at anterior vitreous base borders）

たが原因裂孔などの詳細は観察できなかった（図1）．

2. 実際の治療

　結膜を全周切開して，4直筋に#1-0絹糸をかけて制御した．直筋間の4象限に，直筋の中ほどで直筋付着部と概ね同じ程度の深さから後方に8.5 mmの長さで幅約3 mmにわたって強膜トンネルを作製した．その後，角膜輪部から3 mmの位置に25Gトロカールカニューラ（クロージャバルブ付き）を設置し，3ポートを作製した．硝子体カッターのカットレート2,500 cpmに吸引圧を300 mmHgとして経毛様体扁平部水晶体切除を行った．水晶体後嚢は大きく切除したが前嚢は切除せずに残し，カッター吸引で水晶体上皮も可及的に吸引除去した．次に広角観察システムを用いてカッターのカットレート6,000 cpm，吸引圧250 mmHgとして硝子体ゲルを切除したが，硝子体ゲルは網膜から分離しており一見後部硝子体剥離が起こった状態になっていた．強膜を圧迫しながら周辺硝子体ゲルをshavingすると，耳側硝子体基底部前縁に毛様体扁平部無色素上皮裂孔を認めた（図2）．毛様体無色素上皮剥離は白色正中線で止まっており，それより前方はバックフラッシュニー

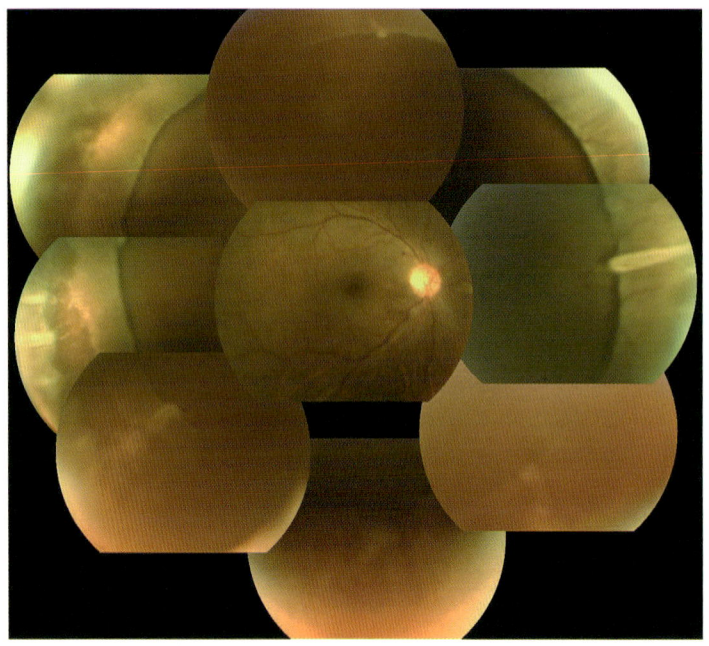

図3 症例の術後眼底写真
強膜バックル上に網膜の子午線方向の皺を残したが網膜は復位した.

ドルで吸引・擦過して調べても無色素上皮剝離・裂孔は認められなかった．トリアムシノロンアセトニドを用いて硝子体を可視化し，硝子体基底部周辺の硝子体は可能な限りトリミングした．後極に薄い硝子体皮質が残存しており，バックフラッシュニードルと硝子体鑷子を用いて可及的に赤道部まで剝離した．液体パーフルオロカーボン（perfluorocarbon liquid：PFCL）を視神経乳頭上からゆっくり注入し，周辺の硝子体基底部裂孔から排液して網膜を伸展・復位させた．液・空気置換を行って硝子体腔を空気で全置換した後，少量の眼内灌流液で網膜表面を洗浄し，PFCL を観察可能な限り完全に除去した．裂孔縁および毛様体扁平部無色素上皮剝離があった部位を円周方向に十分にカバーするように鋸状縁に沿った網膜に 2〜3 列の眼内レーザー網膜光凝固を施行した．幅 8 mm のシリコーンタイヤ（MIRA 社製 #278）を先に作製した強膜トンネルを通し，2 時の位置で #6-0 ナイロン糸でタイヤの端々を連結して輪状締結とした．術野をオゾン水で洗浄後，結膜を #8-0 吸収糸で縫合した．

3. 術後経過

患者には一晩の下向き姿勢を指示し，翌日には網膜は復位していたので体位制限を解除した．術後前房に軽度のフィブリン析出と一過性の軽度の眼圧上昇を認めたが，ステロイド点眼・抗菌薬点眼・散瞳剤点眼を使用して様子をみたところ軽快した．

手術後 2 か月で，網膜は復位を維持しており，前房炎症は軽度の前房フレアを残すものの軽快し，眼圧は 13 mmHg，矯正視力 0.3×sph＋7.50 D ○－0.50 D Ax180° となった（図3）．強膜バックルによる眼球形態変化がおおよそ安定すると考えられる術後 3 か月目頃に眼内レンズの二次挿入を行う予定としている．

II. 解説

1. 毛様体皺襞部裂孔の診断

　アトピー性皮膚炎に伴う網膜剥離の治療において毛様体皺襞部裂孔を見落として治療すると，虹彩新生血管を合併した回復不能な低眼圧に陥り，ついには眼球癆に発展することがあるため，毛様体皺襞部裂孔の精度の高い診断が重要である．

　本書の後述の方法（3 章 VII-E ⇒ p.219）によって，極大散瞳下で水晶体と虹彩縁の隙間から観察するか，超音波生体顕微鏡（ultrasound biomicroscopy：UBM）を用いて観察すると検出精度が高い毛様体皺襞部裂孔の診断が可能である．しかし，散瞳が不良なうえに UBM がない場合には，術前に毛様体皺襞部裂孔の診断は不可能であるため，手術中に精査することになる．

　毛様体皺襞部裂孔は Zinn 小帯を介して水晶体嚢に連なって水晶体嚢の外側に位置するため，裂孔の開口を水晶体嚢を通し直接確認することは通常はできない．そのため白内障手術を行っても極大散瞳が得られない状況下では，毛様体皺襞部裂孔の診断精度は改善されないのが通例である．しかし，毛様体皺襞部裂孔による網膜剥離があった場合には前房と網膜下腔は連続しているため，白内障手術により網膜下灌流が起こり，急性の網膜剥離の拡大や水晶体組織片の網膜下への術中迷入が起こり得る．したがって，これらの事象が白内障手術直後に観察されれば，毛様体皺襞部裂孔の存在の傍証となり得る．

　さらに，筆者の経験によるものであるが，毛様体扁平部の無色素上皮剥離は，ごく一部の強度近視に伴う網膜剥離を例外として，白色正中線より前方に進展している場合には毛様体皺襞部裂孔がその先に存在しているのが原則である．したがって，毛様体扁平部無色素上皮剥離の白色正中線より前方への広がりの有無を詳細に観察することは有用な情報をもたらすが，周辺部眼底の観察に強膜圧迫を併用すると剥離した無色素上皮に毛様体色素上皮が容易に圧着されて検出が困難になることが稀ではないため，強膜圧迫の程度を調節して観察したり，あるいは圧迫の斜面での無色素上皮の状態を観察したりして，疑わしい場合にはバックフラッシュニードルなどで軽度の吸引を加えたり軽く擦過したりして無色素上皮の剥離の有無を確認する必要がある．急性の機械的外力では毛様体無色素上皮と毛様体色素上皮は分離することがないため，無色素上皮剥離があればそれはおおもとの病態を検出していると考えてよいと思われる．

　また，毛様体皺襞部裂孔がある場合，裂孔縁の毛様体無色素上皮縁に布がほつれたような白っぽい組織の乱れが観察できることもあり，裂孔発見の手掛かりとなることがある．

　以上のような方途で，毛様体皺襞部裂孔が強く疑われれば，その部位の虹彩を虹彩鈎や虹彩リトラクターで拡張して水晶体縁と虹彩縁の隙間から顕微鏡下で観察すれば，毛様体皺襞部裂孔の開口を直接観察することが原則的には可能である．

2. 硝子体基底部裂孔のみの場合の治療方針

　毛様体扁平部白色正中線よりも後極側の裂孔を原因裂孔とする網膜剥離の場合は，水晶体の扱いも含めて通常の裂孔原性網膜剥離と同様な治療が可能である．しかし，アトピー

性皮膚炎に合併した硝子体基底部裂孔網膜剝離の場合，硝子体手術中に一見硝子体が網膜と分離しているように見えても，外傷性網膜剝離に見られるようないわゆる硝子体分離の状態になっており，網膜表面全体に薄い硝子体皮質が残存していることがほとんどである．この薄い硝子体皮質は硝子体カッターの吸引で視神経乳頭近傍より剝離除去できることは稀で，後極からバックフラッシュニードルや硝子体剪刀の縁などで丹念に擦過して周辺に向かって剝離を広げていくと，赤道部より周辺では硝子体カッターの吸引で効率よく剝離できるようになることが多い．ところどころで網膜血管に強く癒着していることがあり，そのような部位では無理に牽引すると網膜血管から出血したり網膜裂孔を形成したりすることもあるので硝子体剪刀を用いて分離したほうが安全な場合も少なくない．この硝子体皮質剝離は 25 G 硝子体手術でも可能であるが，20 G 硝子体器具（筆者はこの剝離目的の専用器具を用いている）のほうが先端の曲がった形状が可能なため安定して行える印象がある．20 G 手術で行う場合，後部硝子体剝離が完成されていないと硝子体切除の際に網膜の誤吸引が生じやすいので，効率は悪くなるが，筆者はカットレートを 6,000 cpm に上げ吸引圧を 150 mmHg 程度に下げて硝子体切除を行っている．

筆者は，網膜再剝離の抑制と術後の体位制限の軽減を狙って幅 8 mm のシリコーンタイヤによる輪状締結術を併用することが原則なため，この皮質剝離は網膜固定皺襞がない限りは赤道部より少し周辺まで行って，それより周辺側は硝子体皮質の剝離の難度が高い場合には医原性裂孔の形成を恐れて深追いしないようにしている．網膜が剝離していない部位の残存硝子体皮質剝離は可能ではあるが，わずかな手のぶれで網膜脈絡膜に容易に圧痕ができるため，硝子体カッターの吸引で剝離できないほとんどの場合は原則として放置している．

アトピー性皮膚炎に合併した硝子体基底部裂孔網膜剝離の再剝離症例では，初回手術の術者の経験・技術レベルによらず，この薄い硝子体皮質は広範に残存することが通例であるため，原則として初回手術での完全な除去は困難と考えている．その結果，手術後に増殖性変化が残存硝子体皮質を基盤として生じ，水平方向の牽引により網膜裂孔の再開放や網膜凝固斑縁の裂孔形成から網膜再剝離を来していることが多い．

トリアムシノロンアセトニドを用いて手術しても後極の残存硝子体皮質の可視化は十分でないことも多く，十分な硝子体皮質の除去ができたという自信が持てない場合は，後極に意図的網膜裂孔を作製しての眼内排液は避けて，PFCL を用いて網膜を伸展して周辺部の原因裂孔からの網膜下液排除を行い，網膜凝固斑を含めて強膜バックルに載せたほうが安全と考える．裂孔がすべて強膜バックルで処理できた場合は，巨大裂孔に対して PFCL-シリコーンオイル直接置換が必要となる場合以外は，空気によるタンポナーデで網膜復位が得られることがほとんどである．

筆者は，強膜バックリング併用の多用から，術後の眼内レンズ度数の計算の誤差を考慮して初回手術で同時には眼内レンズを入れずに，初回手術からしばらくして眼球形態が安定した頃に二次的に眼内レンズを挿入することを好んでいる．視力に影響するような網膜前増殖組織の形成が認められた場合には，眼内レンズ挿入手術と同時に硝子体手術を行って剝離除去する．

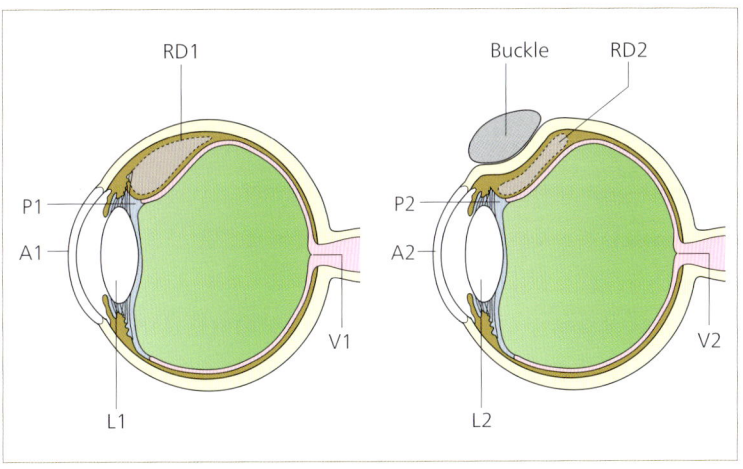

図4 毛様体皺襞部裂孔網膜剥離の術前後の各部体積
A：前房体積，P：後房体積，L：水晶体体積，V：硝子体体積，RD：網膜剥離体積，
Buckle：バックルによる強膜内陥量，1：術前，2：術後

3. 毛様体皺襞部裂孔がある場合の治療方針

1) 経強膜手術による毛様体皺襞部裂孔網膜剥離の治療

　術前に毛様体皺襞部裂孔が診断され，その他の網膜裂孔も観察可能な場合は，水晶体や既に挿入されている眼内レンズを温存して強膜バックリング手術で解剖学的網膜復位を得ることが可能である．

　毛様体皺襞部裂孔は硝子体の外側に存在するため，前房体積をA，後房体積をP，水晶体体積をL，硝子体体積をV，網膜剥離体積をRD，バックルによる強膜内陥量をBuckleとで表すと，術前(1)と術後(2)での全ての体積の総和は等しくなるために，

$$A1 + L1 + P1 + V1 + RD1 = A2 + L2 + P2 + V2 + RD2 + Buckle$$

が成り立つ（図4）．移項して

$$RD2 = (A1 - A2) + (L1 - L2) + (P1 - P2) + (V1 - V2) + RD1 - Buckle$$

となり，前房および後房体積は術前後での変化分は少ないと仮定する．即ち

$$A1 \fallingdotseq A2 \quad P1 \fallingdotseq P2$$

と近似し，

$$V1 - V2 = V(r) \geqq 0$$

および

$$L1 - L2 = \delta L \geqq 0$$

と置くと

$$RD2 \fallingdotseq \delta L + V(r) + (RD1 - Buckle)$$

と近似される．もし，バックルによる強膜内陥量(Buckle)を術前網膜剥離体積(RD1)に比べて十分大きくでき，水晶体手術を併用しなければRD2≒0となり，網膜復位が得られることになる．実際には時間とともに硝子体が収縮してV(r)≧0となるためRD2≧0と

なりいずれは網膜再剥離するため，毛様体扁平部無色素上皮剥離の範囲を円周方向に十分にカバーするような広範囲にわたって鋸状縁に沿った網膜に隙間のない網膜凝固斑を置き，網膜再剥離までの間に網脈絡膜癒着が生じることを狙う．

毛様体皺襞部裂孔網膜剥離の治療の場合では，理論的には毛様体皺襞部裂孔の位置によらず強膜バックルの位置を任意に設定しても治療可能であるが，その他の硝子体基底部裂孔や網膜裂孔がある場合は，これらの裂孔は毛様体皺襞部裂孔とは違って硝子体液化腔内に開放する裂孔であるため，強膜バックル上に載せる必要がある．

網膜再剥離までの時間を稼ぐためにバックルによる強膜内陥量（Buckle）を網膜中心動脈の疎通を妨げない範囲でできる限り大きくすることが不可欠であるが，そのためには術中の網膜下液排除を可能な限り完全に行う必要がある．毛様体皺襞部裂孔は水晶体の脇で前房に向かって開口しているため，前房穿刺を行うと毛様体皺襞部裂孔を介して網膜下液が前房に誘導され，術中にほぼ完全な網膜下液排除を安全に行うことが可能である．

以上の治療理論には多くの近似や仮定があるが，筆者が過去にこの理論に基づいて治療した毛様体皺襞部裂孔網膜剥離は全例が術後6か月以上の経過観察期間で網膜復位を維持していたため，基本的には病態と大きな乖離はないと考えている．

2）硝子体手術による毛様体皺襞部裂孔網膜剥離の治療

硝子体切除を行うと上述の理論が使えないため，別の治療理論に基づいて治療を行う必要がある．水晶体嚢を温存した場合，毛様体皺襞部裂孔の閉鎖が得られにくく網膜の一次復位が得られないことが稀ではないことが知られていることから，硝子体手術を選択する場合には，水晶体は水晶体嚢を含めて完全に切除し，毛様体皺襞部裂孔縁を牽引する組織がない状態にして網膜復位手技を行うのが一般的である．

毛様体皺襞部裂孔に伴って白色正中線よりも前方に毛様体無色素上皮剥離が及んでいる部位にポートを作製する場合には，ポート作製時に剥離無色素上皮下にトロカールカニューラが入りやすく，硝子体腔側にカニューラが確実に貫通していることを確認しないと無色素上皮下～網膜下灌流を来しやすいので十分な注意を要する．

毛様体扁平部無色素上皮は1層の上皮であることも関係して，この部への網膜凝固手技では組織壊死から有効な裂孔閉鎖ができないという意見がある．そのため，硝子体基底部裂孔網膜剥離の場合と同様に，円周方向に毛様体扁平部無色素上皮剥離の範囲を十分カバーする範囲の鋸状縁に沿った網膜に2-3列の凝固斑を置いて，凝固領域の両端から後極に剥離が進展しないようにする．

毛様体皺襞部裂孔網膜剥離に特有の問題として，一般的な裂孔原性網膜剥離の治療として普及している超音波水晶体乳化吸引術＋眼内レンズ挿入術＋硝子体手術による治療後に低眼圧になり，気体注入などにも反応せず，虹彩血管新生を急速に来して眼球癆に短期間に移行する症例が稀ではないことが挙げられる．このような症例群では周辺部網膜は一見復位しているように見えても色調が不良で，これが低眼圧に伴う変化なのか網膜復位が不完全なのかは確認されておらず，解剖学的な状態も不明のままである．硝子体手術による再手術を行うと眼底のかなり広い範囲に網膜前膜が確認されることが多いが，これを剥離除去してシリコーンオイルを注入して経過を長期間観察しても眼圧が正常化することは稀

で，再手術の際に強膜バックリングを併用しても現時点では予後は改善されていない．この現象は極小切開硝子体手術に関してはわが国で代表的な施設においても経験されていることから，単に技術的な未熟による可能性は低いと考えられ，むしろ毛様体皺襞部裂孔網膜剝離に本質的に関連した問題と推察されるが，この眼球癆に至る病態の詳細やその原因は現時点では不明である．そのため，この問題が解決されるまで筆者は毛様体皺襞部裂孔網膜剝離の治療法として一般的な超音波水晶体乳化吸引術＋眼内レンズ挿入術＋硝子体手術による治療は推奨できないと考えている．

毛様体皺襞部裂孔網膜剝離に対する水晶体の完全切除を併用した硝子体手術による治療において，強膜バックリングの併用の重要性を主張する見解もあるが，残存硝子体皮質を基盤とした増殖性変化に伴う網膜凝固斑周囲の裂孔形成・網膜再剝離などの機転に対しては有利に働くとは推測されても，必要性に関する明確な証拠は示されていない．毛様体皺襞部裂孔は現在なお一般には診断率が低い病態と考えられ，それが治療成績の正確な評価の障壁になっていると考えられるため，最適な治療法の決定には精度の高い毛様体皺襞部裂孔診断に基づく今後の検討が必要と思われる．

3）毛様体皺襞部裂孔網膜剝離における水晶体囊温存術式

経強膜手術によって毛様体皺襞部裂孔網膜剝離を治療する場合は，水晶体および眼内レンズを保存したまま解剖学的網膜復位を得ることが可能である．しかしながら水晶体を温存して網膜復位を得た後に白内障が進行して超音波水晶体乳化吸引術＋眼内レンズ挿入術を行う場合，高灌流圧下での白内障手術では手術中に毛様体皺襞部裂孔を介した網膜下灌流が起こって毛様体皺襞部裂孔が機能的に再開放して凝固斑を越えて網膜再剝離を来すことがある．筆者が経験した症例では，白内障手術直後から水晶体後囊の裏面に多量の色素の集簇が観察され，前房フレアも高値を示した．白内障手術直後より低眼圧を示し，周辺部網膜は色調が不良ではあるものの網膜再剝離も明瞭でないことから，経過観察を行っていたところが，短期間で虹彩血管新生を生じて急速に前眼球癆に移行した．同様の症例は他施設でも経験されており，詳細な病態のメカニズムは解明されていないが，毛様体皺襞部裂孔網膜剝離の網膜復位術後に白内障手術を行う場合，前房内灌流圧は低めに保ったほうが安全であると考える．

一方，術前に毛様体皺襞部裂孔が発見された場合，先に超音波水晶体乳化吸引術＋眼内レンズ挿入術を行い，その後に経強膜手術で網膜復位を得ることも可能である．毛様体皺襞部裂孔がある場合，眼内レンズは囊外固定になると毛様体皺襞部裂孔から網膜下に眼内レンズが迷入した症例の報告もあることから囊内固定が原則である．網膜復位手術に先だって白内障手術を行った場合には灌流液の網膜下灌流が起こりやすく，網膜剝離の急性の拡大やそれに伴う水晶体組織の網膜下灌流が実際に報告されており，特に水晶体組織が網膜下に迷入した部位は絶対暗点に陥るという報告がある（図5）．さらに，白内障手術後の経強膜手術は正確な眼内レンズ度数の決定が困難で，最終的な屈折誤差が大きくなることから，術前に眼底検査が可能な症例では前述のように経強膜手術を先に行って，凝固瘢痕形成後に低灌流圧白内障手術を施行したほうが視機能の上では有利と考えられる．

硝子体手術による治療の場合は，一般に水晶体囊の保存は網膜復位率を低下させる可

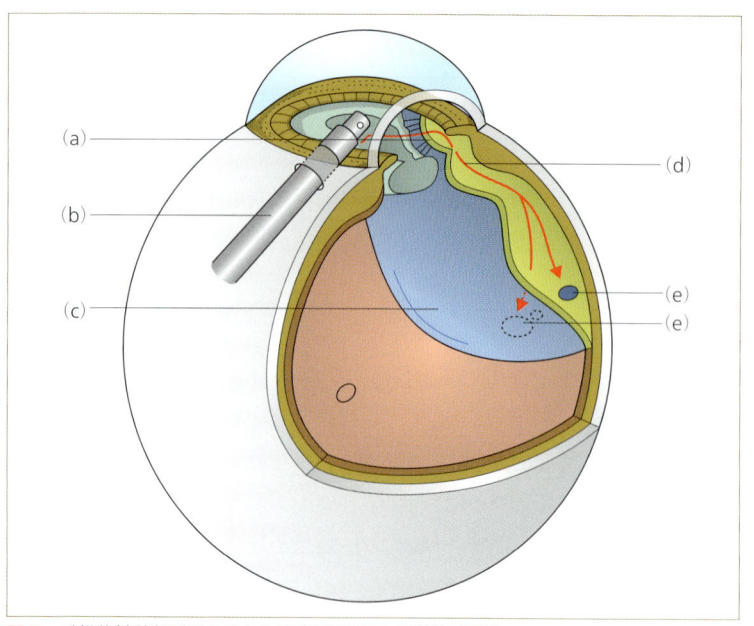

図 5　毛様体皺襞部裂孔を介した白内障手術時の網膜下灌流
白内障手術時に既存の毛様体皺襞部裂孔を介して剝離毛様体無色素上皮下，さらには網膜下に灌流液が流れ，時に水晶体片が網膜下に迷入する．(a)毛様体皺襞部裂孔，(b)白内障手術器械，(c)網膜剝離，(d)毛様体無色素上皮・網膜下への灌流液の浸入，(e)網膜下に迷入した水晶体片．

能性が高いが，水晶体前後囊の中央を切除して円環状に残し，さらにその一か所を切断してＣ字形に残して網膜復位を得た毛様体皺襞部裂孔網膜剝離の報告があり，全例に水晶体の完全切除が必要とは言えず術式の改善の余地は残されていると思われる．

また，毛様体皺襞部裂孔の近傍に硝子体基底部裂孔が合併している場合，毛様体皺襞部裂孔が見落とされて経強膜手術あるいは硝子体手術で治療されていても毛様体扁平部無色素上皮剝離が硝子体基底部裂孔より後極には及ばない症例がしばしば経験される．この現象を説明する仮説として毛様体皺襞部裂孔から無色素上皮下に浸入した眼内液が硝子体基底部裂孔から硝子体腔に抜けて，その結果，網膜剝離に至らないことが推測される．このことを利用すれば毛様体皺襞部裂孔の後方の硝子体基底部に意図的裂孔を作製すれば水晶体囊を残したまま解剖学的網膜復位を得ることは可能なはずであり，実際に施行した症例では網膜復位を得ているが，この術式の有効性の評価はさらなる検討が必要である．

呈示した症例では，毛様体皺襞部裂孔を認めた場合は水晶体囊を含めて水晶体を全切除する予定であったため，仮に毛様体皺襞部裂孔があった場合でも網膜下灌流の危険が少ない経毛様体扁平部水晶体切除を選択したが，先にも述べた通り白色正中線よりも前方に毛様体無色素上皮剝離が及んでいる場合はポート作製時に剝離無色素上皮下にトロカールカニューラが入りやすく，無色素上皮下～網膜下灌流を来しやすい．白内障手術時には一時的に後眼部の視認性が低下するため，網膜下灌流が生じると鋸状縁剝離を伴う剝離網膜は水晶体後面に接近して網膜穿孔や網膜の誤切除が起こりやすくなると考えられ，特に十分な注意を払う必要がある．

アトピー性皮膚炎患者では皮疹に MRSA（Methicillin-resistant *Staphylococcus aureus*）が存在することも多く，眼内レンズの縫着や強膜固定を行った場合には，眼内レンズの縫着糸や固定部分の感染には長期にわたる配慮が必要である．

参考文献

1) 桜井真彦：4．特殊な網膜剝離　アトピー性網膜剝離の手術では，どのようにすれば確実な復位が得られるか教えてください．専門医のための眼科診療クオリファイ 17，裂孔原性網膜剝離-How to treat．中山書店，pp236-243，2013
2) 三木大二郎：アトピー網膜剝離．田野保雄，大路正人（編），眼科プラクティス 30．理に適った網膜復位術．文光堂，pp299-301，2009．
3) Tanaka S, Takeuchi S, Ideta H：Ultrasound biomicroscopy for detection of breaks and detachment of the ciliary epithelium. Am J Ophthalmol 128：466-471，1999
4) 忍足和浩：Ⅲ 特殊な網膜剝離　アトピー性皮膚炎に伴う網膜剝離に対する硝子体手術．イラストでみる今日の眼科手術 16．網膜硝子体手術 PVR と特殊例，樋田哲夫編，メジカルビュー社，pp98-101，2000．
5) 田中住美，島田麻恵，堀　貞夫，他：硝子体手術既往のある増殖硝子体網膜症における残存硝子体皮質．臨眼 63：311-314，2009．

（田中住美）

V 黄斑円孔網膜剥離

Point
- 後部硝子体剥離が生じていない症例もあるので，その有無についてトリアムシノロンアセトニドなどを用いて確認し，生じていない場合は確実に作製する．
- 網膜上に付着している硝子体皮質や網膜前膜についても確実に除去する．
- 内境界膜は染色を用いてアーケードを越えるあたりまで取り残しがないように除去する．
- 再手術となる可能性も視野に入れて治療戦略を考える．

I. 臨床ケース

症例

72歳，女性．両眼とも強度近視で2年前に右眼の黄斑円孔の診断で紹介受診し，硝子体手術を施行し円孔の閉鎖を得た．当時，左眼に関しても黄斑部に近視性網脈絡膜萎縮と網膜分離症を認めたが，以前から矯正視力0.03程度で推移し手術は希望しなかった（図1）．今回，左眼の視力低下で近医受診し，左眼の網膜剥離の診断で再び紹介受診となった．

1. 所見

右視力は矯正1.0，左視力は矯正0.02で，眼圧は右10 mmHg，左10 mmHgであった．右眼は前回手術後の経過は問題なく，眼内レンズが挿入されている．左眼は軽度の白内障を認め検眼鏡的に黄斑円孔とそれに伴う網膜剥離を認めた．剥離は後極を中心に耳側中間周辺部まで至っていたが鼻側には及んでいなかった．また30年前に下方の周辺部裂孔に対して光凝固治療の既往があったが今回の剥離による裂孔の再開は認めなかった（図2）．2年前初診時のIOLマスターによる眼軸測定によれば右は31.74 mm，左は30.8 mmであった．光干渉断層計（OCT）所見では2年前は網膜分離と黄斑前膜があり，今回はそれ

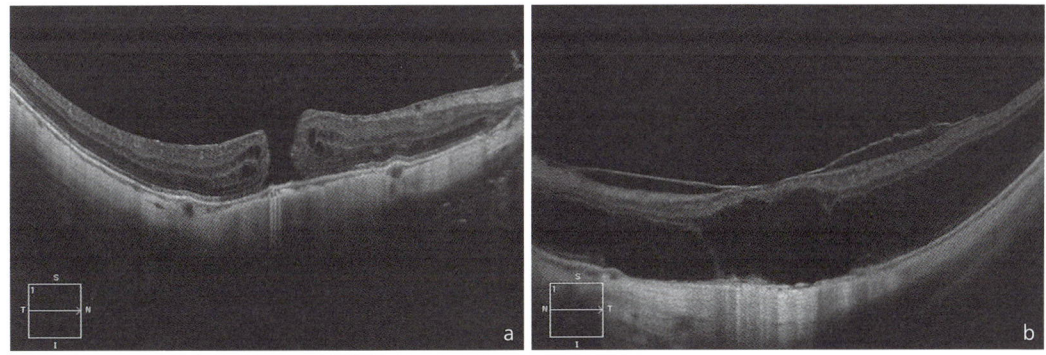

図1 右眼黄斑円孔発症時のOCT
a：右眼．b：左眼黄斑部には網膜分離と肥厚した後部硝子体皮質を認める．

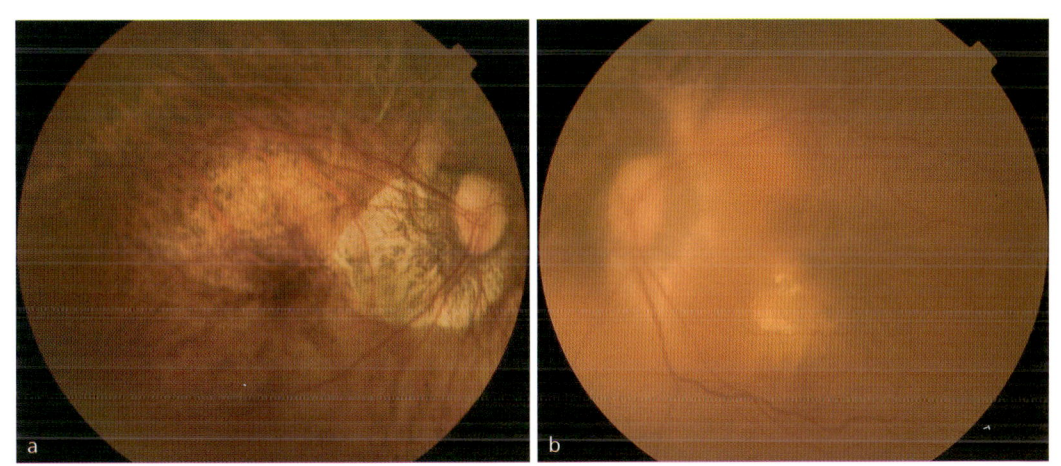

図2 左眼黄斑円孔網膜剝離発症時の眼底写真
a：右眼は復位して矯正視力1.0．b：左眼は黄斑円孔網膜剝離を認める．

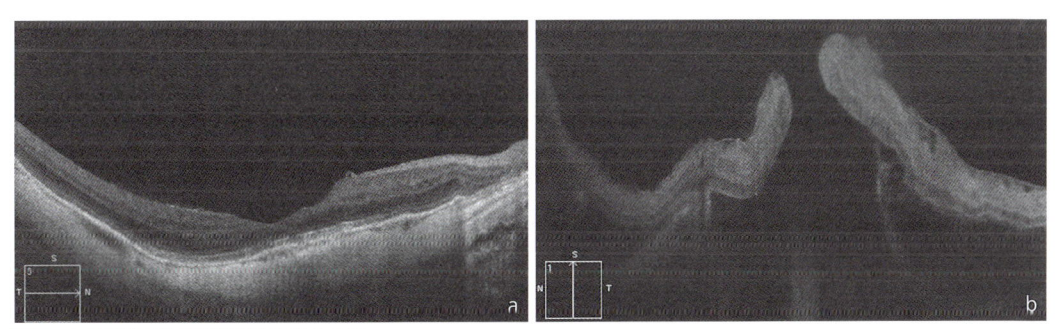

図3 左眼黄斑円孔網膜剝離発症時のOCT
a：右眼．b：左眼．肥厚した後部硝子体皮質は剝離し，黄斑上膜または内境界膜が収縮している．

に加え黄斑円孔と網膜剝離を認めた(図3)．硝子体手術目的で入院となった．

2. 実際の治療 (⇒動画-2)

　左眼に対して25G経結膜小切開硝子体手術を施行した．まず耳下側の輪部から3.5mmの位置にインフュージョンカニューラ設置用のトロカールを刺入した．スリットナイフで耳側角膜切開創を作製し，鼻上側にVランスで作製した角膜ポートからチストームを用

V 黄斑円孔網膜剝離　61

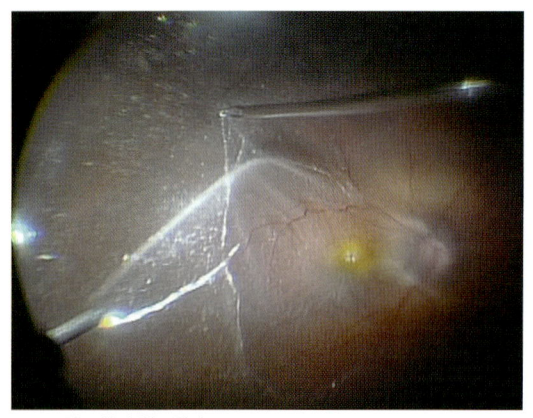

図4 硝子体皮質の除去
硝子体鉗子を用いて黄斑周囲の網膜に癒着する硝子体皮質を除去.

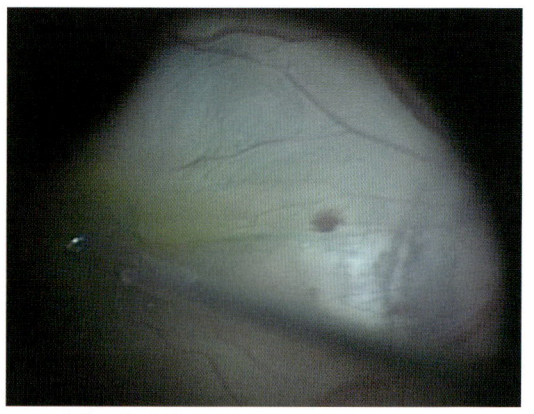

図5 内境界膜の剝離
インドシアニングリーンを用いて内境界膜を染色し乳頭から耳側の方向へ剝離.

いてCCC（continuous curvilinear capsulorrhexis）を作製し，超音波乳化吸引術によって水晶体を摘出した．その後インフュージョンカニューラを設置し灌流を開始した後，イルミネーションプローブ，硝子体カッターおよびシャンデリア照明用に新たに3か所のトロカールを設置した．広角観察システム下にコアの硝子体を吸引切除したのちトリアムシノロンアセトニド（TA）で硝子体を可視化し後部硝子体ゲルの剝離が既に生じていることを確認した．網膜表面に硝子体皮質の残存が確認されたため，それをカッター，硝子体鑷子およびバックフラッシュニードルを用いて中間周辺部まで除去した（図4）．鉤を用いて結膜上から眼球を圧迫しながら最周辺部の硝子体も切除した．接触型の拡大用コンタクトレンズで後極部を観察し鑷子を用いて黄斑部の前膜を除去した．次に黄斑部をブリリアントブルーG（BBG）で染色して内境界膜剝離を試みたが染色が不十分であったため10倍希釈のインドシアニングリーン（ICG）を用いて染色しアーケード内の内境界膜を可能な限り剝離した（図5）．その後眼内レンズを挿入し眼内を空気で置換した．インフュージョンカニューラ以外のトロカールを除去し眼内を20％のSF$_6$で置換した後，インフュージョンカニューラを除去して手術を終了した．

3. 術後経過

術翌日の前眼部所見では軽度の前房炎症と血性の角膜後面沈着物を認めた．眼底は硝子体腔が長期滞留ガスによってほぼ全置換され，ガス越しに観察される眼底所見も特に異常はみられなかった．術後数日は眼圧が5 mmHg前後と低眼圧であったが術後10日程度でガスが半分程度吸収されたころには10 mmHg以上に回復した．術後12日目にはOCTで円孔の閉鎖を確認した．その間，伏臥位の保持も良好で以後も経過良好で退院となった．術後1か月においても円孔の閉鎖は維持しており（図6），左眼の矯正視力は0.1，眼圧は13 mmHg．網膜の再剝離等の合併症を認めていない．

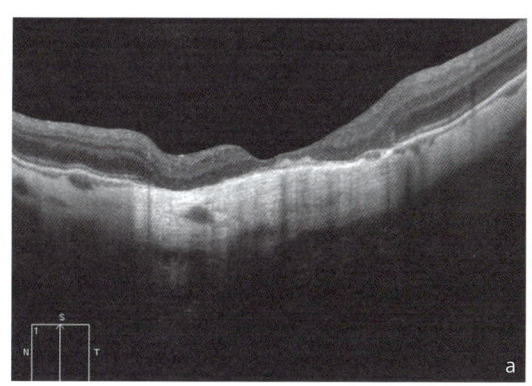

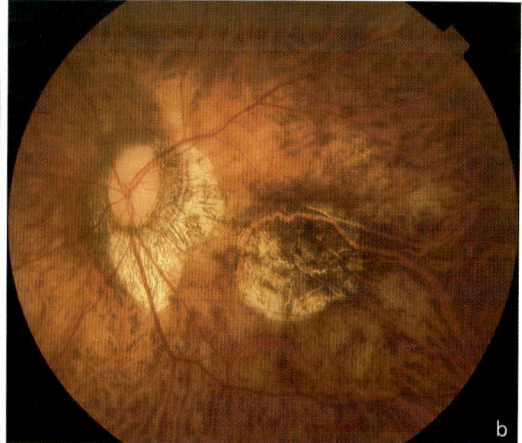

図6　左眼術後のOCTと眼底写真
黄斑円孔は閉鎖し網膜分離も消失している．矯正視力は0.1．

II.　解説

1. 疾患概念と治療方針

　黄斑円孔網膜剥離の初回復位率は通常の裂孔原性網膜剥離よりも劣り，円孔の閉鎖率となればさらに低くなる．黄斑円孔網膜剥離ではほとんどの場合，長眼軸による強度近視を伴っている．また後部ぶどう腫を伴うことも多く，硝子体皮質や黄斑前膜による牽引力の垂直成分が大きくなることで剥離を引き起こすとされることから，網膜の復位にはその牽引を最大限除去するためにも，より完全な硝子体皮質の除去と内境界膜剥離が望まれる．

　近年，手術成績は向上しているが，それでも初回復位率は通常の裂孔原性網膜剥離には及ばないため，常に手術後の非復位症例に対する治療の戦略も最初から念頭におきながら治療方針をたてることが望まれる．

2. 硝子体手術の時期

　通常の裂孔原性網膜剥離においても放置すれば増殖硝子体網膜症に進行し網膜の復位率は低下すると考えられ，黄斑円孔においても発症初期に手術したほうが円孔の閉鎖率も視力予後も良好である．黄斑円孔網膜剥離についても発症直後は網膜上での増殖組織の形成などが進行していないため網膜の伸展性もより期待できると考えられるので，発症後早期の手術が望まれる．

　呈示症例においても近医で定期的に経過観察されており黄斑円孔，黄斑円孔網膜剥離ともに比較的早期に診断されて手術加療できたことにより手術後の経過も良好であったと考えられる．一方で発症後すでにある程度時間が経過しており増殖性変化もみられるような症例に関しては，ただちに手術を行わずとも1週間程度の期間の猶予をみて手術予定をたてればよい．

3. 術式

　長眼軸を伴う黄斑円孔網膜剝離の手術では，通常の硝子体手術に比して駆逐性出血の危険性が高いため，強膜創からの灌流液の漏出が少なく眼内圧がより安定するクロージャーバルブを備えたトロカールを用いた経結膜極小切開硝子体手術(micro-incision vitreous surgery：MIVS)が適している．光学系としては広範囲に及ぶ剝離の全体像を捉えることが可能でありMIVSとも相性がよい広角眼底観察システムを用いることが望まれる．

　まずコアの硝子体を切除したらTAを硝子体腔内に注入し後部硝子体剝離の有無を確認する．胞状剝離がみられても，後部硝子体剝離が生じていない場合もあるので硝子体カッターで吸引して確実に周辺部まで後部硝子体剝離を作製する．次に周辺部の硝子体切除にとりかかる．周辺部の硝子体切除に際してはシャンデリア照明を設置しておけば広角眼底観察システム下に術者自身で鈎を用いて結膜の上から強膜を圧迫して陥凹の深さや高さを調節し，眼球を微妙に回旋しながら照明の方向も調節しつつ効率よく硝子体を切除できる．TAは網膜上に残存する硝子体皮質や黄斑前膜も可視化できるので，それらがみられれば接触型のコンタクトレンズで観察しながら硝子体鉗子を用いて除去する(図4)．内境界膜剝離については強度近視眼での内境界膜は染色しても正視眼に比べて視認しづらいことが多いので，BBGを用いても剝離が困難な場合はICGを用いたほうが視認性がよい(図5)．

　また強度近視眼での内境界膜はところどころで断裂して断片化している場合は容易に比較的剝離できるが，剝離している網膜から正常な内境界膜を剝離する場合は多少困難を伴う．その主因として内境界膜を把持して引っ張ると網膜も一緒に引っ張られることと，網膜が剝離しているために観察部位のフォーカスがすぐにずれてしまうことがあげられる．それらの影響を軽減するためには，血管アーケードの視神経乳頭に近い位置から内境界膜剝離を開始し，常に視神経乳頭から遠位の方向に剝離を進めるようにすれば視神経乳頭の位置は固定されているので内境界膜を剝離するために引っ張る力も有効に作用するし，視神経乳頭近くでは剝離による網膜の上下の可動範囲も比較的小さくなるのでフォーカスのずれも小さくなる．

　剝離を発症してから長期間経過している症例や黄斑円孔の径が大きく術前より円孔の閉鎖があまり期待できないような症例については，diamond dusted membrane scrapers (DDMS™，Synergetic社)を用いて黄斑周囲の網膜を黄斑に向かって伸展する．また初回手術で黄斑周囲の内境界膜が十分に確認できるのであれば，近年その有効性が報告されているインバーティッドフラップ法の施行が推奨される．液・ガス置換では長眼軸のためバックフラッシュニードルの先が網膜に届きづらいことがあるので先の長いタイプのバックフラッシュニードルが有効である．タンポナーデ物質は伏臥位安静が保持できるならば20% SF_6 または13% C_3F_8 を用いる．

4. 硝子体手術後の術後合併症

　黄斑円孔網膜剝離で最も問題となる術後合併症は再剝離であり，それに対する再治療の選択肢としては黄斑プロンベの設置，シリコーンオイル(silicone oil：SO)の注入および強

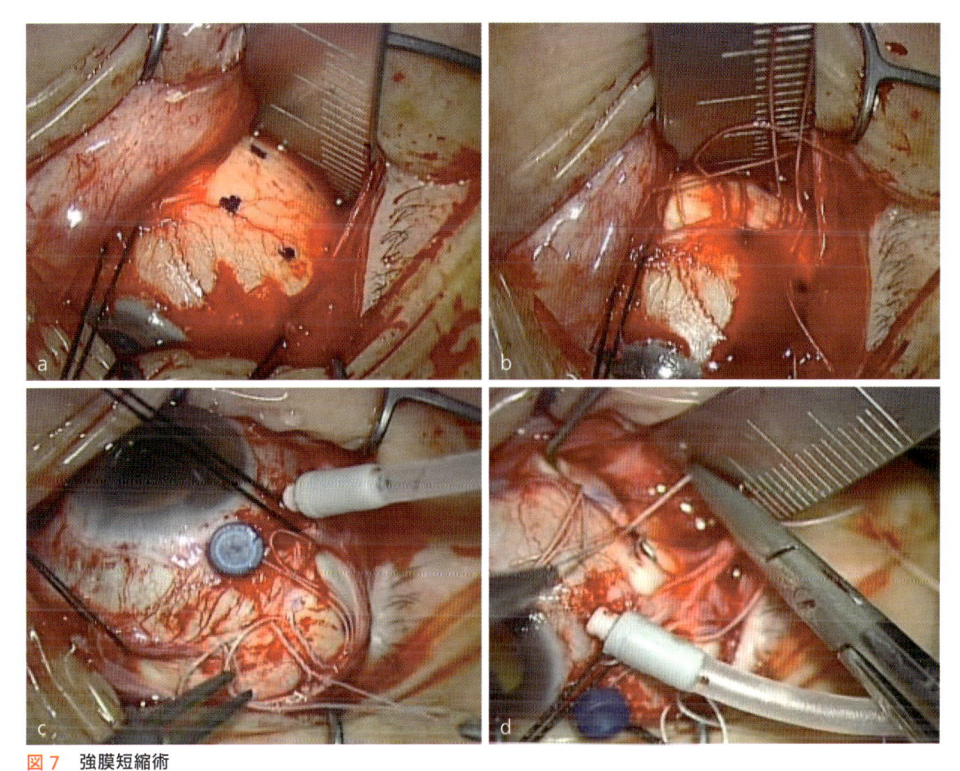

図7 強膜短縮術
a：上耳側の術野を露出し筋付着部とその後方10 mmの強膜上にマーキング．b：強膜マットレス縫合を3か所設置．c：同様に下耳側の強膜野にも3か所のマットレス縫合を設置．d：マットレス縫合糸の間を鈎で内陥しながら通糸部位が接する位置で結紮．

膜短縮術があげられる．しかしながら，どの術式が最も確実という定見はなく再治療に難渋することも少なくない．黄斑プロンベの設置については以前から高い復位率が報告されている術式である．黄斑直下へのプロンベ先端の正確な設置により前後方向の牽引を軽減することは，黄斑円孔網膜剥離の病態を考えると理にかなっており，検討に値する．しかしながらプロンベの位置決めなどに熟練を要すると考えられ，症例がそれほど多いわけではない上に，初回手術の成績もよくなってくるとますます本術式を経験する機会が少なくなることや，術後の強い偏視の訴えなどもあり，広く普及するには至っていないと見受けられる．SO注入に関しては長期間のタンポナーデ効果を期待できるが円孔の閉鎖を確認できない限りSOを抜去した時に網膜の復位が維持できるかどうかの確証はないため積極的には使いづらい面がある．

　強膜短縮については，強膜を内陥させる術式が一般的であるが強膜を半層切除して切除した両端を縫い縮める方法とマットレス縫合を設置してそのまま強膜を内陥して縫い縮める方法がある．強膜を半層切除する方法のほうがより大きな短縮効果が得られると考えられるが，耳側2象限に及ぶ半層切除には外直筋の切腱を要するためやや侵襲は大きくなる．マットレス縫合を設置し縫い縮める方法については，短縮効果はやや劣るものの簡便で低侵襲で術後成績も良好である．

　本項では後者の術式について記載する．

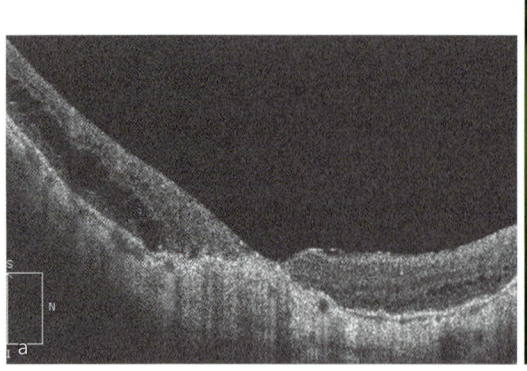

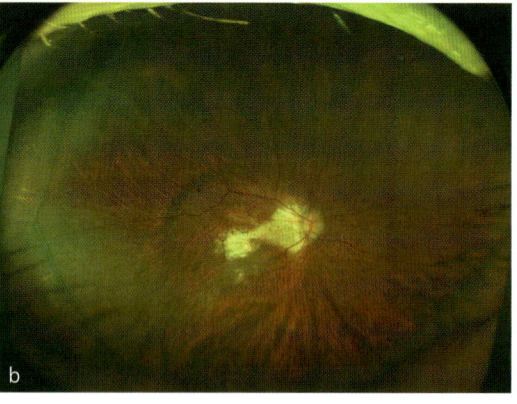

図8　強膜短縮術後の OCT と眼底写真
a：黄斑円孔の閉鎖は不完全であるが網膜は復位している．矯正視力は 0.2．b：耳側の陥凹は術後 20 か月においても保たれている．

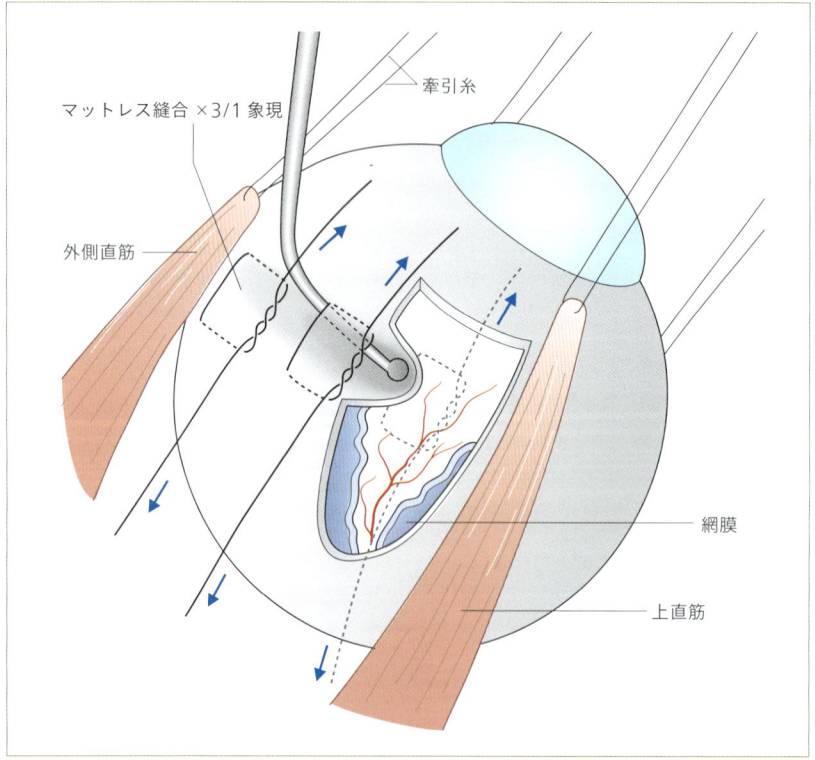

図9　強膜短縮術のシェーマ

　　まず結膜を輪部で切開し各直筋に制御糸をかける．耳上側と耳下側の術野をそれぞれ露出させ，筋付着部のラインとその後方 8 mm の位置に 5-0 ポリエステル糸でマットレス縫合を各象限に均等になるように 3 か所ずつ計 6 か所に設置する．その後灌流圧を 10 mmHg 程度に下げて斜視鈎などで通糸部位の間の強膜をゆっくりと内陥させながら通糸部位同士が接するところまで強膜を内陥させて糸を結紮する（図7～9）．内陥操作中の眼圧の急な変動は駆逐性出血の原因となるので注意が必要である．この術式においては理論

的に内陥する部位の耳側網膜の剝離があるほうが効果はより確実である．したがって剝離が後極に限局する場合には耳側に人工的に剝離を広げたほうがより効果的であると考えられるが，すでに裂孔閉鎖などの目的で耳側象限に光凝固を施行しているような症例で本法が無効と考えられる症例では黄斑プロンベの設置を検討するほうがよいかもしれない．

参考文献

1) Kuriyama S：Efficacy of inverted internal limiting membrane flap technique for the treatment of macular hole in high myopia. Am J Ophthalmol 156：125-131, 2013.
2) Ando F：Anatomical and visual outcomes after episcleral macular buckling compared with those after pars plana vitrectomy for retinal detachment caused by macular hole in highly myopic eyes. Retina 27：37-44, 2007
3) Fujikawa M：Scleral imbrication combined with vitrectomy and gas tamponade for refractory macular hole retinal detachment associated with high myopia. Retina(in press), 2014.

〔川村　肇〕

VI 未熟児網膜症による網膜剥離

Point
- 早期手術と白色瞳孔(網膜全剥離)に対する手術に大別できる.
- 網膜剥離の病態を理解し手術が奏効するポイントを押さえる.
- 成人と異なり増殖膜や硝子体を完全に取り除くことは困難である.
- 過剰な操作を避け網膜に裂孔を作らないようにする.
- 強膜創の作製や器具の出し入れに注意を払う.

I. 臨床ケース

症例 1

3か月,男児.在胎週数25週,体重683gで出生した.修正29週に眼底検査を行ったところ,網膜血管の形成はzone Iよりやや伸びた程度(posterior zone II)であった.修正33週に両眼にリッジを形成し,後極部の網膜血管の拡張・蛇行(plus disease)を認めたため,レーザー治療を受けた.一時的にplus disease所見は改善したが,両眼とも耳側周辺に線維血管増殖膜が形成され,左眼は増殖膜が増生し牽引性網膜剥離が出現した.手術のために転院した.

1. 所見

両眼とも角膜,水晶体は透明で前房は形成していた.右眼眼底は後極部網膜血管の拡張と蛇行を認めた.全周周辺部にレーザー凝固斑があり,耳側半周に硝子体中に立ち上がった線状の増殖膜の形成を認めた(図1a).左眼眼底は,耳側周辺部のリッジに形成された増殖膜が水晶体に向かって牽引され,黄斑部を含む網膜剥離(stage 4B)がみられた.牽引乳頭の所見とともに,黄斑部から耳側にかけて網膜下出血を認めた.増殖膜周囲には血管の増生が顕著であり,周囲に限局した硝子体出血がみられた.超音波Bモード検査でも左眼耳側の網膜剥離は顕著であった.全身麻酔下でフルオレセイン蛍光眼底造影検査を

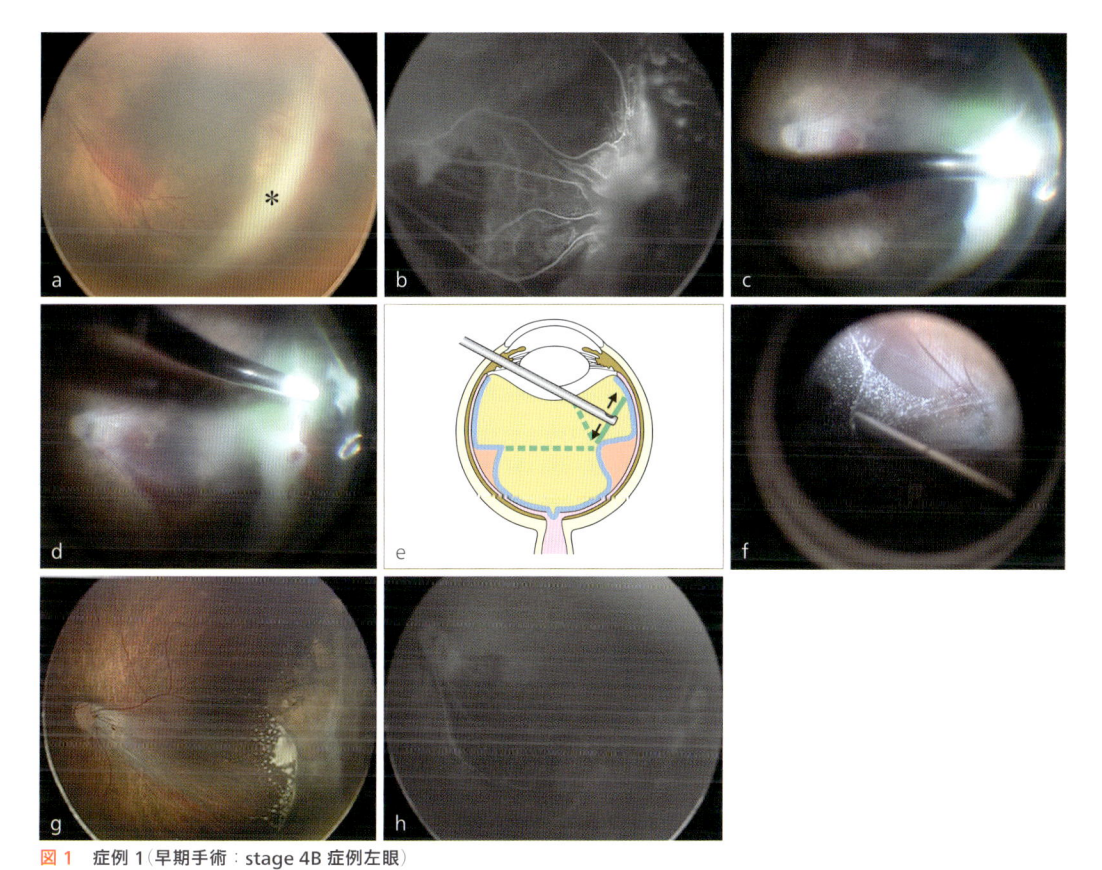

図1　症例1（早期手術：stage 4B 症例左眼）
a，b：術前所見．眼底写真（a）で線維血管増殖膜（＊）が水晶体に向かって網膜を牽引し，黄斑剝離を併発していることがわかる．蛍光眼底造影検査（b）では線維血管増殖膜からの蛍光漏出が顕著であった．c〜e：術中所見1（リッジから毛様体につながる硝子体膜の切除）．広角眼底観察システム下で硝子体カッターを用いて輪状に硝子体膜を切除した（c）．トラフが開放され周辺部からの牽引が減少した（d）．eはその模式図．f：術中所見2（網膜表面の硝子体膜の除去）．コンタクトレンズ下でトリアムシノロンアセトニドを使用し硝子体膜を可視化した．g，h：術後所見．眼底写真（g）で網膜剝離は消失し，黄斑部への牽引は収束した．蛍光眼底造影検査（h）では新生血管からの蛍光漏出は停止した．

行ったところ，右眼の線維血管増殖膜，ならびに左眼の増殖膜と網膜剝離から新生血管の活動性を示す顕著な蛍光漏出がみられた（図1b）．

2．実際の治療

左眼はフルオレセイン蛍光眼底造影検査に引き続き，23ゲージシステムを用いて硝子体手術を行った．右眼には2日後にベバシズマブ（アバスチン®）0.02 mLを硝子体に投与した．

1）左眼に対する硝子体手術

外眥切開を行った後，角膜輪部に沿って耳側と鼻側の2か所で結膜を切開した．角膜輪部から1 mm後方で23ゲージのVランスを用いて3ポートを作製した．トロカールは使用せず，インフュージョンカニューラは水晶体を温存する目的で，日下氏インフュージョンカニューラ®小児用23 G（MEテクニカ社）を用いた．広角眼底観察システムReSight®（カールツァイス社）を用いて眼底を観察したところ，耳側半周に形成された増殖膜は，毛様体および水晶体裏面方向に牽引されているのが明らかだった．まず毛様体に向かう硝子体

の牽引を解除するため，硝子体カッターを用いて，硝子体の索状組織を鼻側下方から耳側に向かって切断していった．しかし，増殖膜が周辺に寄り過ぎており，広角眼底観察システムでの術野の確保が困難と判断し，時計で2時間の範囲の硝子体索状組織を切断したところで，水晶体を切除した．術野が確保されたため，硝子体索状組織の切断を継続し，周辺部に向かう牽引を解除した（図1c〜e ⇒ 動画-3）．ついで，水晶体に向かう硝子体ゲルを切除し，次に増殖膜をカッターで切除した．さらにトリアムシノロンアセトニド（TA，マキュエイド®）を用いて後極部の硝子体膜を可視化し，硝子体鉗子を用いて除去した（図1f）．残存していた水晶体嚢を切除し，強膜創を8-0バイクリル®で縫合した．眼圧を調整するために30G針を用いて灌流液を追加した．外眥切開も8-0バイクリル®で縫合し，手術を終了した．

3. 術後経過

左眼は翌日より網膜剝離が顕著に軽減した．術後一過性に硝子体出血があったが，2週間で吸収し，網膜剝離は治癒した（図1g）．両眼とも，術後3週目のフルオレセイン蛍光眼底造影検査では，治療前に見られた旺盛な蛍光漏出は消失した（図1h）．

症例2

6か月，女児．在胎22週，536gで出生した．両眼とも網膜血管の発育はposterior zone IIまでであった．修正31週で両眼とも未熟児網膜症を発症し，左眼，右眼の順で硝子体出血を認めたが，境界線の形成ははっきりしなかった．その後，境界線が明瞭になるとともに，硝子体出血が増強したので，aggressive posterior retinopathy of prematurity（AP-ROP）と診断され，両眼にレーザー凝固を受けた．しかし，硝子体出血の増悪，網膜剝離を併発し，両眼とも硝子体出血が吸収するとともに白色瞳孔を伴う網膜全剝離（stage 5）となった．手術のために転院した．

1. 所見

両眼とも浅前房，角膜浮腫を認めた．水晶体の後方に白色増殖膜を認め，超音波Bモード検査では網膜は全剝離であり，いわゆるclosed-funnelの所見であった（図2a, b）．

2. 実際の治療

右眼および左眼に対し，23ゲージシステムを用いて水晶体切除併用硝子体手術を行った．ただし，インフュージョンカニューラは25ゲージを用いた．

1）両眼に対する硝子体手術

2日の間隔をあけ右眼，左眼の順で手術を行った．両眼とも外眥切開，結膜切開を行った後，角膜輪部にサイドポートを作製し，25ゲージのインフュージョンカニューラを挿入し，先端が抜けないようにチューブを8-0バイクリル®で強膜に固定した．さらに，トロカールを使用せずに23ゲージのVランスを角膜輪部から1mmの位置に刺入し，ポー

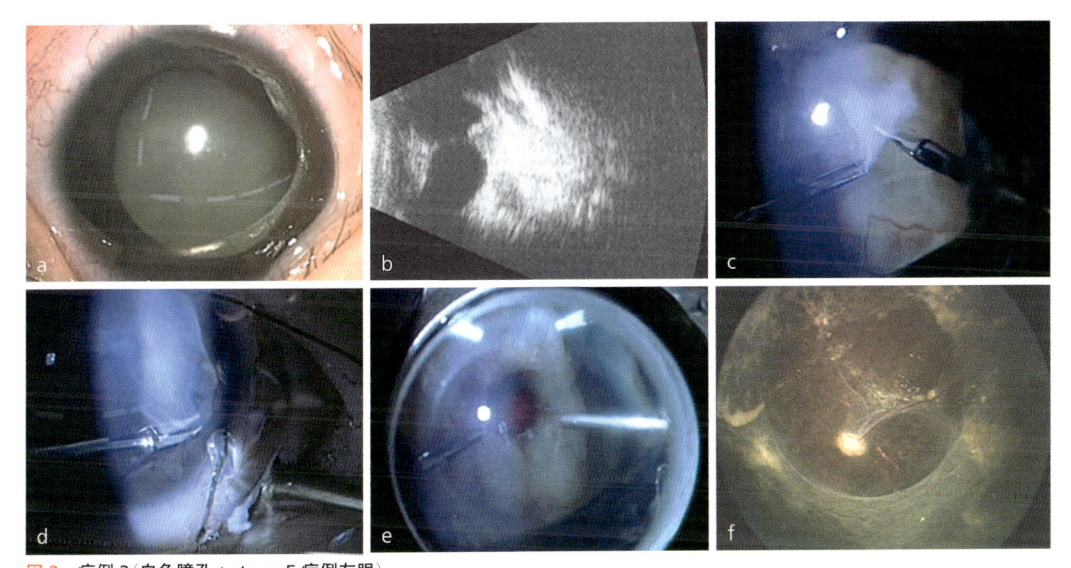

図2　症例2（白色瞳孔：stage 5 症例左眼）
a, b：白色瞳孔を形成し（a），超音波Bモードでは全剝離，closed-funnelを呈する（b）．c〜e：術中所見．白色瞳孔を形成する増殖膜を双手法で切開した（c）．強膜圧迫子で眼球を圧迫しながらトラフを覆う増殖組織を硝子体剪刀で切開した（d）．顕微鏡照明で観察可能であるが，スリット照明を使うと網膜と増殖膜を区別しやすい．後極側の膜除去にはコンタクトレンズ下でシャンデリア照明を入れると操作がしやすい（e）．f：術後の眼底所見．鼻側に牽引が残存しているが，網膜は復位した．

トを作製した．まず，硝子体カッターで水晶体を切除し，グリスハーバー®アイリスリトラクター（Alcon社）を挿入して瞳孔を広げたうえで，顕微鏡照明とスリット照明を併用して増殖膜の切除を行った．はじめにVランスで増殖膜の中央に切開を加え，鑷子と硝子体剪刀を用いて放射状に切開した．増殖膜を剝離網膜から分離し，剪刀や硝子体カッターで切除した（図2c）．次に網膜剝離の谷間（トラフ trough）を覆っている増殖膜を切開または切除した（図2d）．さらに角膜輪部より1 mmの位置でシャンデリア照明（Eckardt TwinLight Chandelier®，DORC社）を挿入し，コンタクトレンズ下で粘弾性物質を少しずつ注入し，網膜を広げるとともに双手法で増殖膜を切除した．最後に硝子体腔に粘弾性物質を注入して眼球の虚脱を防ぎ，創を縫合し手術を終了した．

3. 術後経過

右眼は術中に網膜に裂孔が生じ，術後はopen-funnelを保ったが，網膜は復位しなかった．左眼は鼻側に牽引が残存したが網膜は復位した（図2f）．術後1か月より左眼は眼圧が上昇したが，ラタノプロスト・チモロールマレイン酸塩（ザラカム®）とドルゾラミド塩酸塩（トルソプト®）の投与によって正常化した．左眼は光覚があり，人の顔に反応を示すが，右眼は反応がみられない．

II. 解説

1. 網膜剝離の基本形態と手術の考え方

　未熟児網膜症では網膜血管の形成不全により眼虚血が亢進すると，有血管部と無血管部の境界にいわゆるリッジ(ridge)が形成される．さらにリッジから新生血管(線維血管増殖膜)が生じ，硝子体が器質化し網膜が牽引されると網膜剝離となる(図 3a)．網膜剝離の基本形態は，4 方向に向かう硝子体の牽引，すなわち ① リッジから毛様体，② リッジから水晶体裏面，③ リッジからリッジ，④ リッジから視神経乳頭に向かう牽引で構成されている．この 4 方向への牽引が増大し，硝子体が虚脱するにしたがい，網膜は全剝離となり，増殖膜は水晶体の裏面に引き寄せられて白色瞳孔を形成する(図 3b)．

　網膜剝離の進行度は国際分類により stage 4A(部分的な網膜剝離で黄斑部に波及していないもの)，stage 4B(部分的な網膜剝離で黄斑部に波及したもの)，stage 5(白色瞳孔を伴う網膜全剝離)に分類される．早期手術とは stage 4A，あるいは 4B の比較的早期をさす．stage 4B のうち，リッジの周辺側のトラフが癒着し閉鎖した症例は治癒率や視力予後が悪いので stage 5 症例とともに進行例とみなされる．

2. 早期手術

1) 手術の準備

　早期手術では硝子体による網膜への牽引を除去し，網膜剝離の進行を止めることが基本である．増殖膜を切除することに主眼を置くのではなく，牽引の主体である器質化した硝子体を切断するにとどめてよい．原則としてこの操作だけで網膜を復位させることができる．硝子体の切断は 23 や 25 ゲージ硝子体カッターで行うことも可能である．硝子体剪刀や鑷子を用いた膜除去を併施する場合は，23 ゲージシステムのほうが扱いやすい．

　水晶体を温存することが望ましいが，AP-ROP などの重症例では積極的に水晶体を除去したほうが病変の鎮静化が得られやすい．代わりに血管内皮増殖因子(vascular endothelial growth factor：VEGF)阻害薬を手術直前に投与する方法もある．ただし VEGF 阻害薬は増殖膜の牽引を増加させる危険性があり，stage 4B のように進行した網膜剝離眼には使用しないほうがよい．また，手術の直前にフルオレセインによる蛍光眼底造影検査を行うと，蛍光色素が網膜血管から漏出し硝子体が染色(可視化)され，視認性が向上する．

　患児は体の大きさが小さく低体重であり，成人のように術野を確保することは容易ではない．瞼裂が狭いので外眥切開は必須である．灌流液が強膜創から眼外に漏れると，その重みで頭位が変わるので，手台を取りつけて頭との隙間に水受けを作るとよい．

　3 ポートを作製する場合，角膜輪部から 1 ないし 1.5 mm 強膜側で作製する．水晶体を温存する場合は V ランスの刺入方向を後方に向け，水晶体を傷つけないように注意する(図 3a)．インフュージョンカニューラは，抜けにくく先端が水晶体に当たらないよう工夫したものが望ましい．眼球が小さいので成人用のトロカールは原則として使わない．

　広角眼底観察システムは術野の確保に有用である．ただし，瞼裂が狭く前置レンズを下

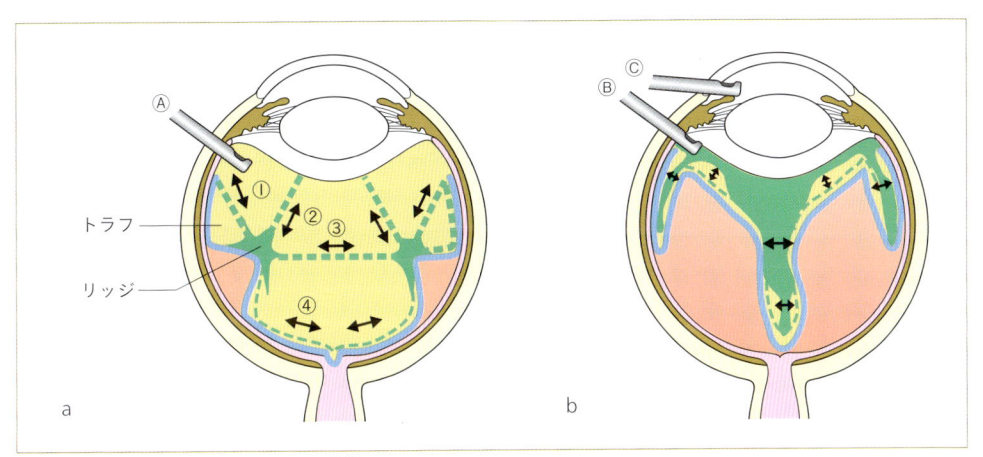

図3　網膜剝離の基本形態と強膜創の作製
a：網膜剝離の早期像．硝子体による網膜の牽引は，①リッジから毛様体，②リッジから水晶体裏面，③リッジからリッジ，④リッジから視神経乳頭に向かう牽引（各矢印）に大別できる．強膜創の作製は角膜輪部より1〜1.5 mmの部位にVランスを刺入する（Ⓐ）．水晶体を温存する場合は刺入方向を後方に向け水晶体を傷つけないように注意する．b：白色瞳孔を呈する網膜全剝離像．増殖膜が拡大，硝子体が虚脱し網膜は水晶体に引き寄せられ，トラフは増殖膜によって閉鎖している．増殖膜が水晶体に接し，網膜も毛様体に寄っているため，強膜創の作製時に網膜裂孔を形成しやすい（Ⓑ）．裂孔形成を避けるために前房側からアプローチしてもよい（Ⓒ）．

まで下げることは難しい．また，前置レンズを入れたままでは，トロカールがないと眼内照明や硝子体カッターを眼内に挿入するのは容易でない．無暗に挿入すると水晶体温存症例では水晶体に接触する危険性がある．顕微鏡下で強膜創を確認してから器具を挿入し，助手に前置レンズを入れさせるとよい．助手が不慣れな場合に自分で前置レンズの出し入れをしたければ，強膜創にトロカールを挿入する方法もある．ワン・ステップでトロカールを挿入すると，眼球が変形し網膜を損傷する危険性があるので強膜創をすこし大き目にしてからトロカールを挿入するとよい．器具の出し入れの際にはトロカールが一緒に抜けないように助手にトロカールを支えさせる．この方法は再手術症例や水晶体切除症例などで，最周辺部の膜処理の必要がない症例では有効である．

　眼球を回旋させて周辺部を見ることは難しい．術野が確保できない場合には水晶体を切除する．水晶体は硝子体カッターで切除することができる．水晶体囊は続発緑内障を予防するためにできる限り除去すべきだが，細かい操作は手術の最後に行ってもよい．

2）硝子体切除の実際

　眼内照明下に硝子体カッターで硝子体ゲルを切除する．水晶体温存症例では水晶体を傷つけないように硝子体カッターの吸引口を水晶体裏面とは違う方向に向ける．

　前述のように，剝離した網膜には，①リッジから毛様体，②リッジから水晶体裏面，③リッジからリッジ，④リッジから視神経乳頭へ向かう牽引がかかっている（図3a）．特に①〜③は硝子体の索状組織として観察できる．これを硝子体カッターで切断し，牽引を解除する．できるかぎり，①→②→③→④の順で行うとよい．リッジと毛様体をつなぐ牽引をはじめに解除すると，増殖膜は後極側に偏位するのであとの操作が容易となる（図1c〜e）．逆に，②，③を先行すると，リッジから毛様体への牽引を解除するのが難しくなり，黄斑部への牽引が残存しやすい．

成人と異なり硝子体剥離を起こすことは容易ではないし，必ずしも必要ではない．後極部付近では膜剥離によって硝子体剥離を起こすことは可能であるが，網膜が剥離している領域では難しい．膜剥離には TA を用いて硝子体膜を可視化するとよい(図 1f)．網膜を損傷する危険性があれば膜剥離は控えたほうがよい．リッジより周辺の無血管帯では通常硝子体剥離はおこらない．

　増殖膜を切除したほうが網膜への牽引が減少するので，症例によっては増殖膜を切除してもよい．ただし，誤って網膜を損傷しないようにする．網膜を損傷せずに増殖膜を一塊として切除することは容易でない．セグメンテーションの要領で断続的に増殖膜に割を加える程度にとどめるほうが無難である．これだけでも増殖膜は縮小し，その効果は大きい．増殖膜の処理には広角眼底観察システムよりもコンタクトレンズのほうが視認性が高く安全である．成人用のコンタクトレンズは大きすぎて使用できない．専用のレンズ(小角膜用レンズ，HOYA 社)とフレームが必要である．コンタクトレンズを使う前にレンズフレームを縫い付けておく．

　十分に牽引が解除できたら創を閉鎖する．タンポナーデ物質は灌流液でよい．縫合時に低眼圧であれば 30 ゲージ針を用いて灌流液を追加し眼圧を調整する．ただし，強膜が薄いので穿刺した針孔から灌流液が漏れて眼圧が保ちにくい．代わりに粘弾性物質を注入するか，手術の最後に空気置換を行ってもよい．無水晶体眼では空気置換後には前房が空気で圧迫されやすいので，角膜と虹彩の癒着が起きないか気を付ける．

3. 白色瞳孔症例に対する手術

1）手術の考え方

　進行した症例では硝子体は変性し，増殖膜と一塊となっており，網膜との癒着も強い(図 3b)．このような症例では網膜への牽引を解除するために増殖膜を切除することが手術の主眼である．ただし，増殖膜の切除の際に網膜裂孔を形成しやすく，いったん網膜裂孔を生じると網膜復位を得ることが難しい．できる限り裂孔を作らないようにしなければならないが，かといって増殖膜の除去が不十分であると復位が得られない．また，網膜が復位しても長期経過ののちに残存した増殖膜の牽引によって網膜が再剥離することがあり，短期的な結果だけで膜除去が十分であったかを評価をするのは難しい．どれだけ，どのように膜を除去するのが有効であるかを見極める必要があり，ラーニング・カーブの大きい手術である．

2）硝子体手術の実際

　3 ポートの作製の要領は早期手術と同様である．ただし，網膜が増殖膜によって牽引され毛様体に寄っているため網膜裂孔を形成しやすい(図 3b)．3 ポートの作製や器具の出し入れには十分注意をしなければならない．インフュージョンプラグは前房保持針を角膜輪部に挿入するとよい．器具の出し入れのためのポートも角膜輪部に作製してもよいが，手術中に角膜が混濁しやすい．虹彩の裏面をぎりぎり通過するようにするとよい(図 3b)．

　増殖膜の切除は ① 瞳孔領 → ② トラフ → ③ 後極側，の順で行うとよい．① ② は通常

の顕微鏡照明で行ってよいが，スリット照明を活用すると視認性が高まり，増殖膜と網膜を区別しやすい(図2c, d)．基本操作は双手法による増殖膜の切除であり，鋸状縁裂孔を形成しやすいので丁寧に行う．②のトラフの開放は，術野を出しにくく注意を要する操作であるが網膜を伸展させるために重要である．できるかぎり散瞳させる必要があり，アイリスリトラクター®は有用である．双手法で増殖膜を把持したほうが切除はしやすいが，助手による強膜圧迫が必要である．ただし，不用意に圧迫すると鋸状縁裂孔ができやすい．術者が片手で圧迫し，もう片手で剪刀や硝子体カッターを把持して増殖膜を切開してもよい．しかし，網膜と増殖膜との癒着の強い症例では片手での操作が難しいことも多い．この場合は小切開にこだわらずに，20 G のポートを作製し電動式硝子体剪刀(membrane peeler cutter：MPC)や 20 G の水平剪刀などに切り替える方法もある．

トラフが開放されれば，リッジよりも後極側の増殖膜を切除するが，網膜との癒着が軽い(いわゆる open-funnel の状態)場合には，粘弾性物質を注入するだけでもよい．closed-funnel では眼内照明を用いて片手で増殖膜を剝離除去するか，シャンデリア照明を設置して双手法で増殖膜を切除する．粘弾性物質の注入は眼球の虚脱を防ぐためであり，過剰にならないように注意する．

4. 再手術

術後に網膜が復位しない原因は，増殖膜が十分に取れていないか(術後炎症による再増殖のこともある)，術中に網膜裂孔を形成したかのどちらかである．増殖膜が残っていると判断した場合は再手術を行う．この場合，周辺のトラフの開放が不十分であるか，視神経乳頭付近の増殖膜による癒着が復位の妨げとなっていることが多い．ただし再手術時には既に網膜は過剰に伸展され，残った増殖膜は網膜に固着しており，網膜裂孔を形成する危険性が高く，操作は容易ではない．

網膜裂孔を形成した場合には，できる限り増殖膜を除去し網膜が伸びるようにする．空気灌流と眼内レーザー凝固によって強制復位させ，10～15％の C_3F_8 ガス置換で長期間のガスタンポナーデをする．後極側の網膜に裂孔を形成した場合には，空気灌流の際に空気が網膜下に迷入しやすく，網膜の復位は困難である．成人と異なり，シリコーンオイル注入は術後に著しい再増殖が惹起されることがあるためよい適応ではないが，代わりに液体パーフルオロカーボンを一時的に留置すれば炎症や再増殖は抑えられやすい．

参考文献

1) Azuma N, Ishikawa K, Hata Y, et al：Early vitreous surgery for aggressive posterior retinopathy of prematurity. Am J Ophthalmol 146：636-43, 2006
2) Kusaka S, Shima C, Wada K, et al：Efficacy of intravitreal injection of bevacizumab for severe retinopathy of prematurity：a pilot study. Br J Ophthalmol 92：1450-5, 2008
3) Kondo H, Arita N, Osato M, et al：Late recurrence of retinal detachment following successful vitreous surgery for stages 4B and 5 retinopathy of prematurity. Am J Ophthalmol 147：661-666, 2009
4) Kobayashi Y, Yokoi T, Yokoi T, et al：Fluorescein staining of the vitreous during vitrectomy for retinopathy of prematurity. Retina 31：1717-9, 2011
5) Imaizumi A, Kusaka S, Noguchi H, et al：Efficacy of short-term postoperative perfluoro-n-octane tamponade for pediatric complex retinal detachment. Am J Ophthalmol 157：384-389, 2014

〈近藤寛之〉

VII 角膜混濁を有する網膜剝離

Point
- 代用角膜を用いる方法のほか，眼内内視鏡併用硝子体手術にて，網膜剝離治療を優先させてから，角膜移植を行う選択肢あり．
- 角膜透明部を利用して広角眼底観察システムでの観察が可能なこともある．
- 各観察系の特長を活かして，多システム併用硝子体手術を行う．
- 内視鏡が必須な症例の手術を安全に行うには，日頃から内視鏡操作に慣れておく必要がある．

I. 臨床ケース

症例

22歳，男性．全身疾患なし．特記する既往歴，家族歴なし．1か月前，旅行先で，ロケット花火が眼鏡をかけていた右眼を直撃．地元救急外来にて多発強角膜裂傷と診断され，強膜・角膜縫合を施行された．CTにて眼内異物は認められなかった．帰宅後，自宅近医にて入院，経過観察されていたが，受傷2週間後，浅前房，水晶体膨化を認めたため，水晶体摘出術を施行された．受傷1か月後，網膜剝離疑いにて当院紹介受診となった．

1. 所見

右眼視力は眼前手動弁(矯正不能)，左眼視力は矯正1.2．右眼圧は角膜表面不整のため測定困難であるが，低眼圧．

細隙灯顕微鏡にて，右眼角膜浮腫，混濁，表面不整を認めるも，明らかな毛様虹彩炎，前房出血，フィブリン析出，感染徴候は認めなかった．多発強角膜裂傷はすべて縫合され，房水などの漏出は認めなかった(図1)．1時から4時部位の虹彩は欠損しており，無水晶体眼の状態であった．

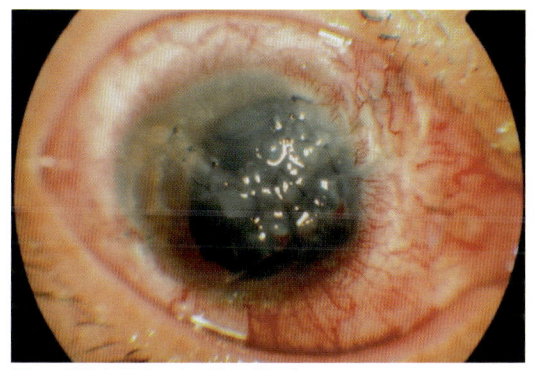

図1 当院初診時の右眼前眼部写真
角膜浮腫，混濁，表面不整を認めるも，明らかな炎症所見，感染徴候は認めなかった．多発強角膜裂傷はすべて縫合され，房水等の漏出は認めなかった．
〔Morishita S, Kita M, Yoshitake S, et al.：23-gauge vitrectomy assisted by combined endoscopy and a wide-angle viewing system for retinal detachment with severe penetrating corneal injury：a case report. Clin Ophthalmol 5：1767-1770, 2011 より〕

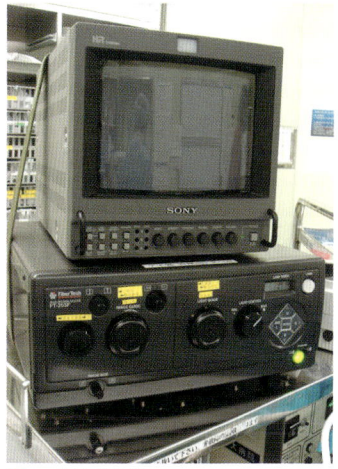

図2 眼内内視鏡システム
内視鏡使用時は，顕微鏡から眼を離して専用モニターを見て操作する．

　角膜混濁，硝子体混濁のため，右眼眼底透見不能であったが，超音波Bモード検査にて，網膜剝離を疑わせる結果であった．X線，CTで眼内異物を疑わせる所見はなかった．ERGは，右眼subnormal，左眼正常であった．

　左眼は，前眼部，中間透光体，眼底いずれも正常で，交感性眼炎を疑わせる所見も認めなかった．

2. 実際の治療

　右眼に，眼内内視鏡(図2)と広角眼底観察システムを併用した23G経結膜硝子体手術を施行した．強膜裂傷も多発で，広範囲な結膜強膜癒着を認めたため輪状締結は併用しないこととした．

　まず，20G microvitreoretinal bladeで作製した輪部創より，前房・前部硝子体腔に粘弾性物質を注入し(図3a)，同創より挿入した内視鏡にて眼内を観察した．大量の残存水晶体皮質やヘモグロビン色素の抜けた硝子体出血と思われる所見が認められたが，後極網膜に剝離がないことがうかがわれた．

　強膜創を避けて，内視鏡観察下に，輪部から3.5 mmに，3ポートおよび下方にツインシャンデリアを設置した．内視鏡下に残存水晶体皮質を除去後，比較的角膜混濁の少ない下耳側部を通して，広角眼底観察システム下に中央に位置する硝子体混濁を除去した(図3b)．周辺の硝子体混濁除去は，内視鏡下に強膜圧迫なしで行った(図3c)．下方1象限に網膜剝離，5時から6時の部位に多発網膜裂孔，強膜創に嵌入する硝子体を内視鏡下に確認した(図3d)．

　内視鏡下に硝子体嵌入除去，液・空気置換，原因裂孔からの網膜下液排出，網膜冷凍凝固，レーザーを行い網膜を復位させ，SF$_6$をガス注入した．

　術中，液・気体の漏出や出血などの合併症は認めなかった．

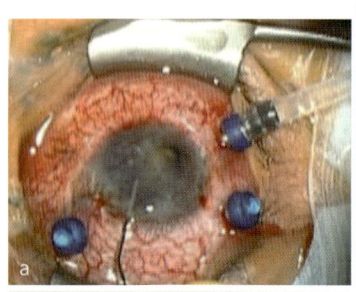

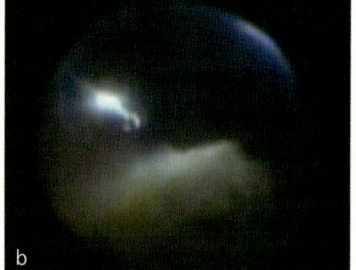

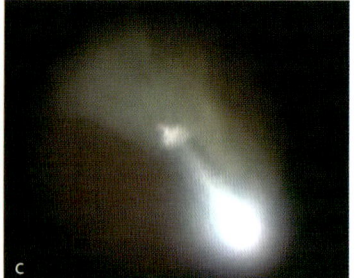

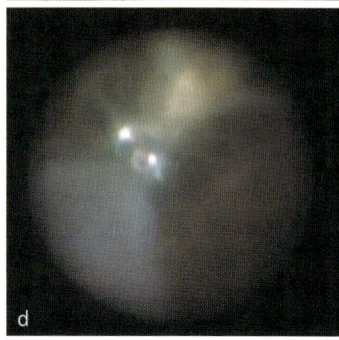

図3　右眼の術中写真
a：20 G microvitreoretinal blade で作製した輪部創より，前房・前部硝子体腔に粘弾性物質を注入し，同創より挿入した内視鏡にて眼内を観察した．b：内視鏡下に残存水晶体皮質を除去後，比較的角膜混濁の少ない下耳側部を通して，広角眼底観察システム下に中央に位置する硝子体混濁を除去した．c：周辺の硝子体混濁除去は，内視鏡下に強膜圧迫なしで行った．d：強膜創に嵌入した硝子体と網膜剥離を認めた．内視鏡下に硝子体牽引を除去している．
〔Morishita S, Kita M, Yoshitake S, et al.：23-gauge vitrectomy assisted by combined endoscopy and a wide-angle viewing system for retinal detachment with severe penetrating corneal injury：a case report. Clin Ophthalmol 5：1767-1770, 2011 より〕

3. 術後経過

　術後合併症は認めず，右眼眼圧は正常に復し，矯正視力は 0.01 まで回復した．

　硝子体手術 5 か月後に，他院にて右眼全層角膜移植を施行（図4）．これにより，眼底検査，光干渉断層計（OCT）検査が可能となったが，右眼矯正視力は 0.02 にとどまった．OCT にて後極の網膜の菲薄化，層構造の高度傷害が認められ（図5），これが視力不良の原因と思われた．

　硝子体手術 10 か月後において，右眼網膜は復位し，角膜の透明性は保たれている．左眼に交感性眼炎の徴候は認めない．

II.　解説

1. 疾患概念と治療方針

　角膜混濁を有する眼の手術の際は，経瞳孔的に，眼底の視認性が不良であることが多く，手術操作は困難を極める．一般には，人工角膜を用いて硝子体手術を行い（図6），引き続き角膜移植を施行する方法が有効とされている．しかし，同時手術は，手技的にも煩雑で，駆逐性出血や角膜移植拒絶反応などの合併症の危惧もある．そこで，網膜剥離の存在が疑われ，可及的処置を要する場合においては，まず眼内内視鏡を用いた硝子体手術を行い，その後，あらためて角膜移植を行う方法が有効であると，近年報告されている．

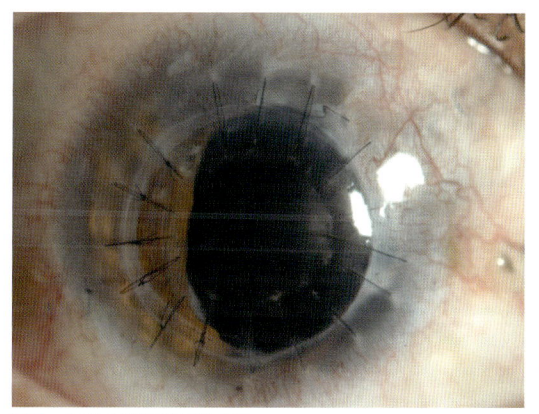

図4 右眼の術後前眼部写真
硝子体手術5か月後に，他院にて右眼全層角膜移植を施行された．〔Morishita S, Kita M, Yoshitake S, et al.：23-gauge vitrectomy assisted by combined endoscopy and a wide-angle viewing system for retinal detachment with severe penetrating corneal injury：a case report. Clin Ophthalmol 5：1767-1770, 2011 より〕

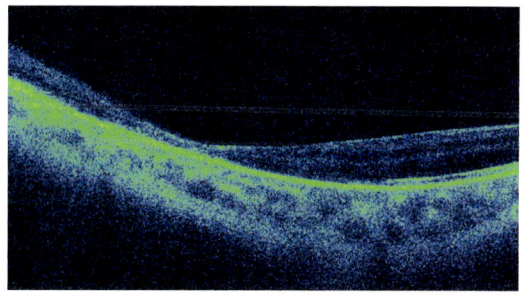

図5 受傷後8か月の右眼のOCT像
後極の網膜の菲薄化，層構造の高度傷害が認められる．
〔Morishita S, Kita M, Yoshitake S, et al.：23-gauge vitrectomy assisted by combined endoscopy and a wide-angle viewing system for retinal detachment with severe penetrating corneal injury：a case report. Clin Ophthalmol 5：1767-1770, 2011 より〕

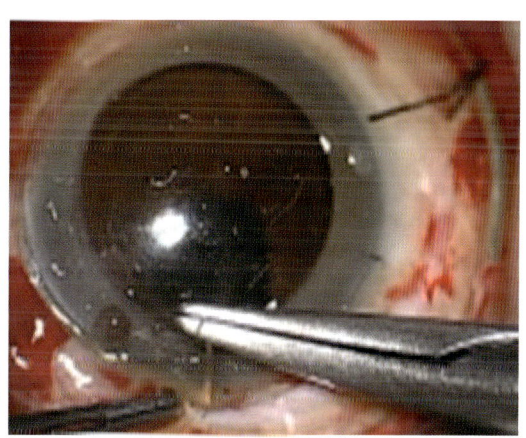

図6 人工角膜縫着
角膜混濁を有する網膜剝離の症例では，一般には，人工角膜を用いて硝子体手術を行い，引き続き角膜移植を施行する方法が有効とされている．

2. 硝子体手術の時期

　開放性眼外傷の緊急処置の柱は，眼構造の再建と感染予防である．このため，救急で創の縫合と抗菌薬投与が行われる．眼内異物がある場合は，感染対策の点からも，可及的に摘出手術を行う必要があるため，必ずX線，CTなどを行い，眼内異物の有無を確認しておく．
　硝子体出血や網膜剝離に対する手術時期については，いまだ意見の分かれるところである．早期の二次手術は，創からの液漏出，術中出血，術中眼圧低下などの危険性があるため，従来は，受傷後約2週に手術を行うことが多かった．しかし，近年，可能な限り一期的手術を行うとする意見，増殖変化を生じない時期にとの意味合いから受傷後数日～1週間で二次的手術を行うとする意見など，より早期の手術をよしとする報告が散見される．これには，小切開硝子体手術の普及，広角観察系や眼内内視鏡など眼内観察系の進歩

表1 眼内内視鏡の主な利点

1. 角膜，瞳孔，水晶体，眼内レンズなどの状態に左右されない
2. 最周辺部の観察・操作に強膜圧迫の必要がない
3. 像が大きく見える
4. 最周辺部全周の確認をして手術終了可能

など，より侵襲の少ない硝子体手術が可能になった背景が関係している．

本症例は，前医より，受傷後約1か月で当院紹介となった．本症例の視力予後不良の原因は，外傷による循環障害が最も疑わしく，早期二次的手術が予後を変化させた可能性は低いと思われるが，網膜剝離を疑っての紹介時期としては遅めである．

3. 術式

本症例では，経瞳孔的眼底視認性不良のため，内視鏡を使った硝子体手術を行った．
眼内内視鏡には**表1**のような主な利点がある．

1）角膜，瞳孔，水晶体，眼内レンズなどの状態に左右されない

内視鏡は，照明系と観察系が一体となった装置であるため，ライトファイバーで照らしている部分をイメージファイバーで直接観察することができる．つまり角膜，瞳孔，中間透光体の状態に関係なく眼内の状態を観察，さらに操作を加えることが可能である．

2）最周辺部の観察・操作に強膜圧迫の必要がない

広角眼底観察システムを使用しても，経瞳孔的に，手術顕微鏡下に観察できる範囲には限度がある．そのため，最周辺部の観察や処理を行う際には，強膜圧迫をして，観察視野内にもちこんで，操作を加えるのが一般的である．内視鏡を用いれば，強膜圧迫をしなくても，最周辺部までの観察や操作が可能であり，術中疼痛や術後炎症の軽減化，より早い視機能獲得が期待できる．

3）像が大きく見える

広角眼底観察システムは文字どおり広角であるが，その分，像は小さく，微細な変化を観察するには不向きである．一方，内視鏡は，病変に近づくことによって像の拡大が可能であるため，小さな病変の発見や処理に適している．

4）最周辺部全周の確認をして手術終了することが可能である

手術終了時に内視鏡を用いて，最周辺部を全周観察することによって，医原性網膜裂孔や既存網膜裂孔の見落としをなくすことが可能で，これは再手術のリスク軽減につながる．

本症例のように高度な角膜裂傷を有する時には，経瞳孔的な眼底観察や眼内操作は困難を極める．また，外傷によって病変を生じやすい周辺部の観察・処理のために強膜圧迫を行うと，創の離開，出血を起こすリスクもある．このような症例では，内視鏡で眼内を直

接観察することで状況を把握し，操作を加えることが有利である．内視鏡を用いれば，周辺処理にも強膜圧迫の必要はない．眼内異物を有する症例では，異物存在部位以外にも網膜裂孔が存在しうることを念頭に，術中精査する．

　内視鏡手術には，ラーニング・カーブがあるため，本症例のように，内視鏡なしでは手術操作が困難な症例に，いきなり内視鏡を使うことは容易ではない．安全な内視鏡手術を行うためには，日頃から，内視鏡操作に慣れておくことが大切である．

　硝子体出血や混濁のために内視鏡での眼底視認性が不良な時には，トロカールなどから，まず粘弾性物質を少量注入してから，内視鏡を挿入することで，観察が可能となることがある．

　また，非接触型広角観察システムも，角膜の透明性が保たれている部位を上手に利用すれば，倒像システムであるため，後極部を中心にかなりの範囲が透見可能である．角膜混濁を有する網膜剝離症例では，内視鏡と広角観察システムのそれぞれの特徴を活かして，両システム併用手術を行うことが勧められる．

4. 硝子体手術の術後合併症

　角膜混濁を有する症例では，術後も前眼部，眼底の視認性が不良である．再剝離のリスクを念頭に，倒像鏡眼底検査に加えて，超音波Bモード検査やERGを行い迅速な対応を行うことが大切である．

　また，開放性眼外傷による角膜混濁の際には，感染性眼内炎や交感性眼炎にも注意が必要である．

参考文献

1) Morishita S, Kita M, Yoshitake S, et al：23-gauge vitrectomy assisted by combined endoscopy and a wide-angle viewing system for retinal detachment with severe penetrating corneal injury：a case report. Clin Ophthalmol 5：1767-1770, 2011
2) Eckardt C. A new temporary keratoprosthesis for pars plan vitrectomy. Retina 7：34-37, 1987
3) Garcia-Valenzuela E, Blair NP, Shapiro MJ, et al. Outcome of vitreoretinal surgery and penetrating keratoplasty using temporary keratoprosthesis. Retina 19：424-429, 1999
4) Ben nun J. Cornea sparing by endoscopically guided vitreoretinal surgery. Ophthalmology 108：1465-1470, 2001
5) 樋口暁子，喜多美穂里，有澤章子，他：外傷性眼内異物の検討：眼科臨床医報 96：978-980, 2002

〈喜多美穂里〉

VIII 眼球破裂に伴う網膜剝離

Point
- 二次的硝子体手術の時期は，増殖硝子体網膜症発症前，つまり，一次縫合と同時か縫合後3〜4日以内に行う．
- 硝子体手術時には，破裂の病態を推測しながら網膜を探索する．
- 確実な網膜復位のために，網膜上や網膜下の増殖膜，出血，硝子体の徹底的な切除を行う．
- 良好な視力回復のために，網膜皺襞を残さないような処理が重要である．
- 内視鏡は，複雑な破裂の病態に応用を効かせることができるので有用である．

I. 臨床ケース

症例

　15歳，男子．学校のグランドで走っているときに滑って転倒し，木の切り株に左眼を強打し受傷した．同日近医受診し，眼窩CTで左眼窩内壁，下壁骨折と，左眼球虚脱がみられ，眼球破裂の疑いにて入院した．前医初診時，矯正視力左光覚弁(+)，眼圧2 mmHgであった．全身麻酔下に手術が施行された．結膜を切開し，強膜を露出すると，強膜裂傷が6時の筋付着部から鼻側の輪部付近を通り，上直筋の筋付着部まで達していた．また，水晶体脱出(図1a：黄矢印)，虹彩・ぶどう膜脱出(図1a：青矢印)がみられたため，水晶体摘出，脱出ぶどう膜を切除し，8-0ナイロンで強膜縫合が施行された(図2)．
　二次的硝子体手術の目的で，受傷3日目に当院紹介受診となった．

1. 所見

　当院初診時の右視力は矯正1.0，左視力は光覚弁(矯正不能)，眼圧は右17 mmHg，左5 mmHg，細隙灯顕微鏡検査では，左角膜Descemet膜皺襞，前房出血がみられ，眼底は

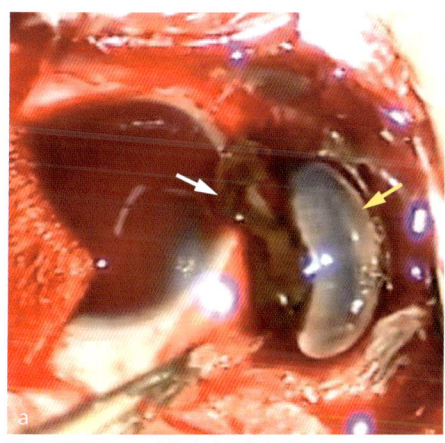

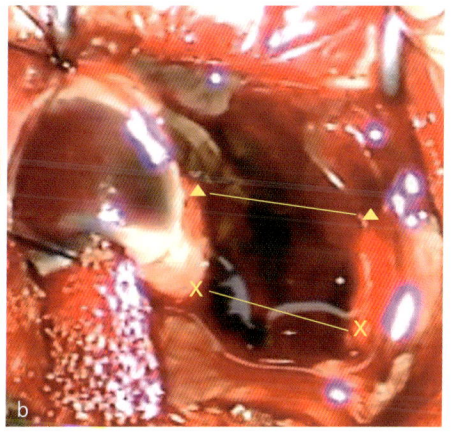

図1 前医での一次縫合時の術中所見
a：左眼鼻側の7時から11時までの強膜裂傷から，水晶体脱出（黄矢印），虹彩・脈絡膜脱出（白矢印）がみられた．b：水晶体摘出後の所見．脈絡膜脱出，硝子体脱出がみられる．大きく離開した強膜創のそれぞれ対応する点（×，▲）同士を合わせて縫合する．

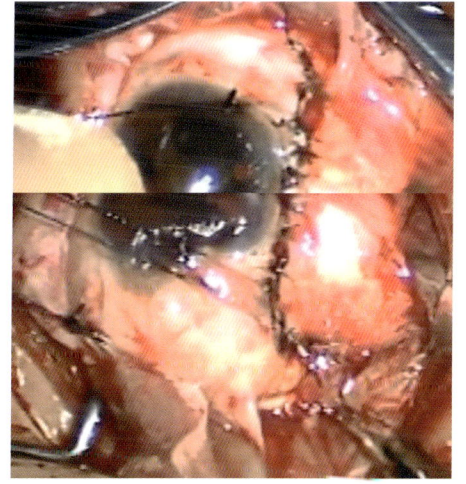

図2 前医での強膜縫合終了時の術中所見
強膜縫合は，創の形状から対応する点が容易に推測できる点同士を何点か先に8-0ナイロンで合わせてから，その間を埋めていくように縫合する．脱出した網膜やぶどう膜など眼内組織を縫い込まないように強膜のみ縫合するのが望ましい．この図では眼内組織が創に嵌頓しているところは望ましくない．

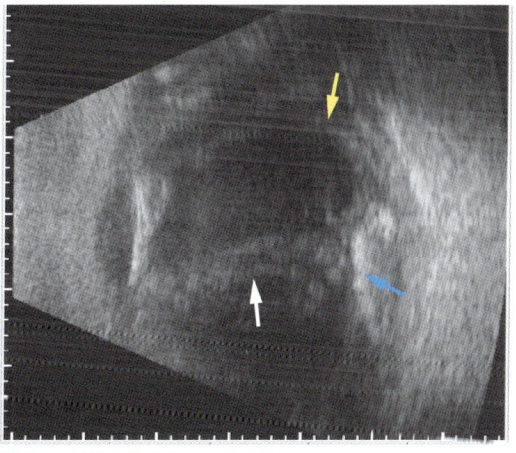

図3 一次縫合後のBモードエコー
二次的硝子体手術の前のBモードエコーを行うことで，どのようにアプローチしらいいか貴重な情報が得られる．網膜剥離（黄矢印）と網膜下出血（青矢印）が観察できる．硝子体腔には，高輝度の線状組織がみられ，一見，漏斗状になった網膜剥離と考えられた．しかし，術中観察すると，網膜剥離は漏斗状ではなかったため，この高輝度のものは硝子体出血と考えられる（白矢印）．

透見不能であった．Bモード超音波断層像では，剥離した網膜（図3：黄矢印）と，網膜下出血塊（図3：青矢印）がみられた．また，硝子体腔に高輝度の線状物（図3：白矢印）がみられ，漏斗状の網膜剥離と考えられた．当院初診時，受傷から3日経っていたため，同日緊急で全身麻酔による二次的硝子体手術を施行した．

VIII 眼球破裂に伴う網膜剥離

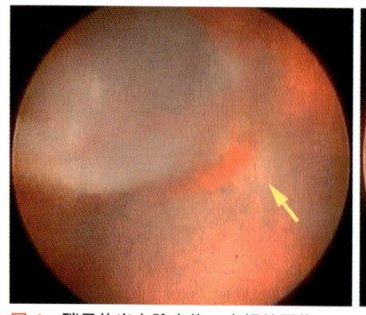

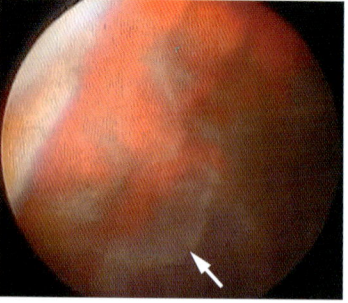

図4 硝子体出血除去後の内視鏡画像
硝子体出血をある程度除去した後の眼内の状況を写した内視鏡画像．大量の網膜下出血と網膜皺襞，毛様体扁平部剝離（白矢印）がみられる．黄矢印：視神経乳頭

2. 実際の治療

1）前房内の出血の除去

　23ゲージの内視鏡を使用する可能性があったため，23ゲージのバルブ付きトロカールシステムを角膜輪部に設置した．眼球破裂では，脈絡膜剝離，毛様体剝離などを生じている場合が多く，通常の毛様体扁平部にトロカールを設置しても硝子体腔に出ない可能性があるためである．前房内の出血塊の切除は，水晶体脱出後であり水晶体の存在に注意を払う必要がなかったため，前房側から虹彩と出血塊との区別を意識しながら出血を除去していった．カッターは使用せず，硝子体鑷子で少しずつちぎるようにして切除した．ある程度出血を除去した後で，奥につながるスペースがみられたので，内視鏡を入れて観察した．硝子体出血と網膜下出血，脈絡膜剝離を認めた．また，毛様体扁平部は鋸状縁で断裂し，毛様体剝離がみられた．

　広角眼底観察システムを用いて眼底の観察を試みたが，外傷による角膜混濁，角膜Descemet膜皺襞により視認性がよくなく，詳細な観察が困難であったため，眼内内視鏡をそのまま使用することとした．

2）網膜下出血の除去

　硝子体出血を網膜と区別しながらカッターで可能な限り切除した．ある程度除去した後に内視鏡で眼内を観察すると，図4のようであった．網膜下には相当量の出血が存在し，網膜は下方の鋸状縁に裂孔を形成していたが，この段階において脈絡膜にくっついていた．まず，網膜下へのアプローチのために，癒着している耳側から下方にかけての網膜を硝子体鑷子で鋸状縁付近にて剝がした（図5a, b）．しかし，これだけでは網膜下出血を取り除くためのスペースは確保されなかったため（図5c），まだ裂孔を形成していない下方から鼻側の鋸状縁網膜にも切開を入れた（図5d, e）．約180度以上の下方網膜をフリーな状態とすると，網膜下へのアプローチに余裕が出た．網膜を翻転しながら，溶解した網膜下出血や出血塊（図5f, g），網膜下のフィブリンや増殖膜（図5h）を可能な限り除去した．

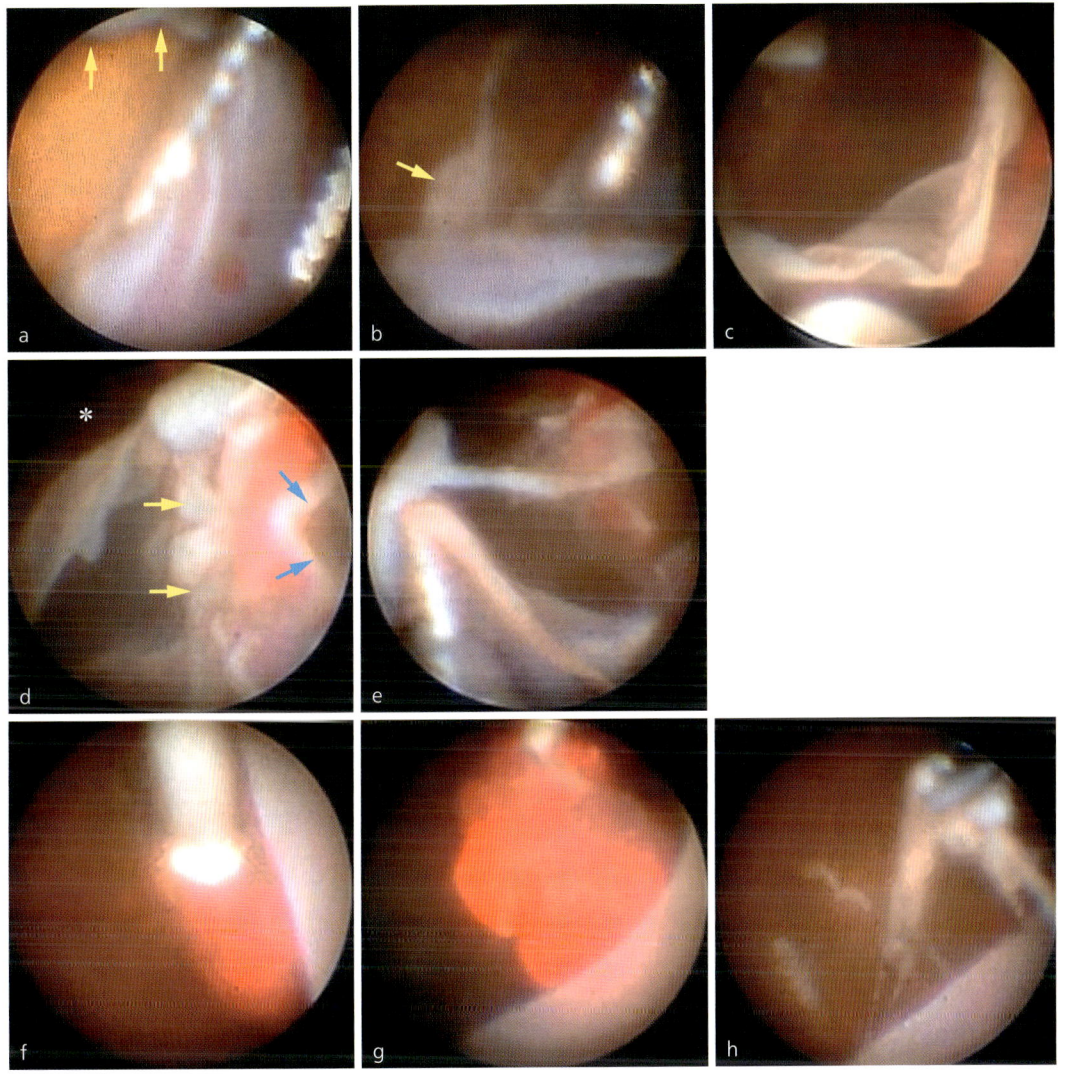

図5 術中内視鏡写真(1)
a〜c：癒着していた周辺部網膜の剥離．a：いったん生じた網膜裂孔は，脈絡膜に癒着していたので，それを硝子体鑷子で剥がした．矢印：鋸状縁付近の網膜．b：剥がした網膜は後極側に翻転して落としていく．矢印：断裂した脈絡膜．c：耳側から下方の約 90 度で網膜を剥がしたが，後極部の網膜下の出血処理をするにはスペースは十分ではない．d, e：意図的網膜切開．d：網膜下へのアプローチのために，下方から鼻側にかけて，鋸状縁付近の網膜に切開を加えた．黄矢印：鋸状縁，青矢印：毛様体裂孔，＊：脈絡膜．e：硝子体鑷子にて慎重に網膜を剥がした．ここでは鑷子を用いているが，剪刀を用いるほうがよい．f：網膜下出血塊を拾いに行く．g：カッターの吸引で出血塊を引っ張り上げ，網膜を誤切除しないようにカッターと網膜の間に十分な距離を保った状態で出血塊を切除する．h：網膜下のフィブリンや増殖膜も徹底的に除去する．

3）残存網膜下出血・増殖の確認

　一通り出血除去を試みた後に，液体パーフルオロカーボン（perfluorocarbon liquid：PFCL）を後極部網膜上に滴下し，網膜を伸展，復位させてみると網膜下に出血の残存があることが確認できた（図6a）．PFCL をある程度除去してからバックフラッシュニードルで網膜下出血を吸引した（図6b）．

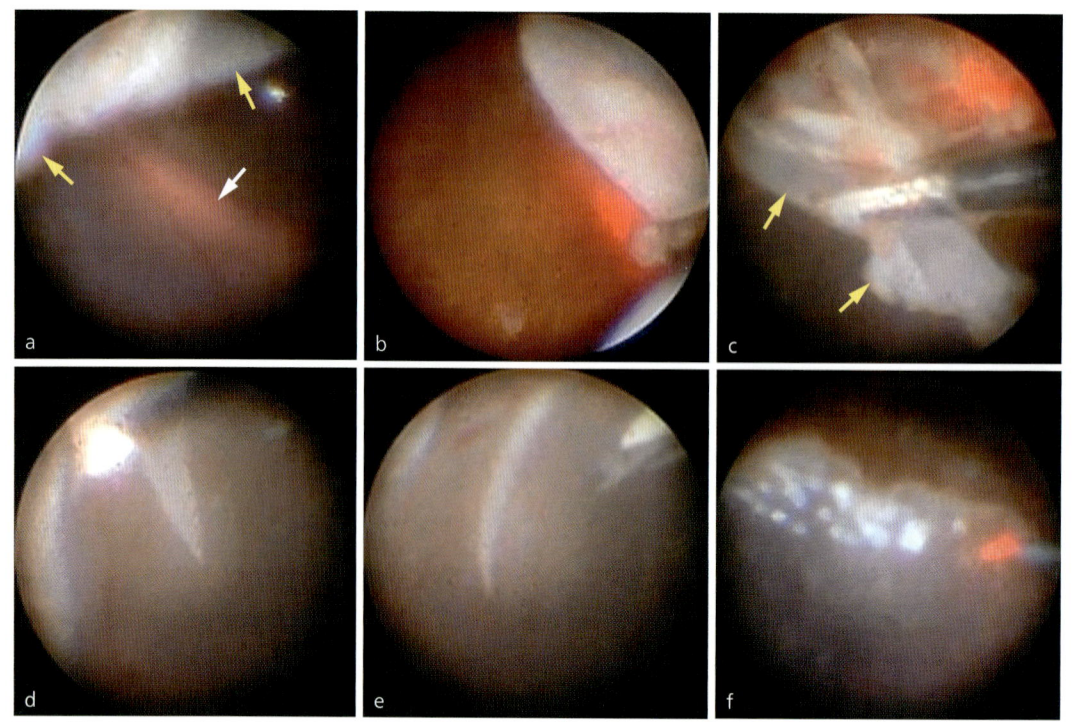

図6 術中内視鏡写真（2）
a：網膜下の出血や増殖膜を可能な限り切除した後に，液体パーフルオロカーボン（PFCL）を網膜上に乗せて復位させてみると，出血の残存（白矢印）や網膜皺襞がわかる．黄矢印までPFCLで復位させた．b：もう一度網膜を翻転し，網膜下出血を吸引した．c：周辺部網膜の硝子体切除．PFCLで後極部網膜を固定した上で，周辺部網膜に付着した残存硝子体を徹底的に切除した．黄矢印までPFCLを入れてある．d：PFCLで網膜を復位させた後に残る網膜皺襞．e：ダイアモンドイレーサーで皺を伸ばす．しかし，増殖膜による牽引が原因の場合には，増殖膜上・網膜下の増殖膜をもう一度徹底的に取り直す．f：剝離した網膜をPFCLですべて復位させたら，残っている網膜の縁に眼内レーザーを行う．

4）周辺部硝子体・増殖膜の切除

　次に，周辺部硝子体を徹底的に切除するために，PFCLを網膜上に置いて重しのように網膜を固定した状態で操作を行った．網膜断端に付着している硝子体，出血などを丁寧に除去（図6c）すると，最後は灌流液の水流でヒラヒラと網膜がなびくようになった．これは残存硝子体や増殖膜は完全に除去できているサインであり，網膜はきれいに復位しやすくなる．網膜復位後に一部網膜に皺が寄っているところがあったため（図6d），ダイヤモンドイレーサーで円周方向に引っ張り，皺を伸ばした（図6e）．網膜をPFCLで復位させた後に，網膜の縁に眼内レーザーを行った（図6f）．最終的には，黄斑部を始めすべての網膜は皺襞がほとんど残ることなく復位した（図7）．次に，PFCL・シリコーンオイル（silicone oil：SO）直接置換を行い，手術を終了した．

3. 術後経過

　術後はうつむき姿勢を保持し，SOによる網膜の伸展状態を維持した．網膜剝離などの合併症もみられなかったため，術後14日目に退院となった．退院時の左矯正視力は0.04，左眼圧は6 mmHgであった．

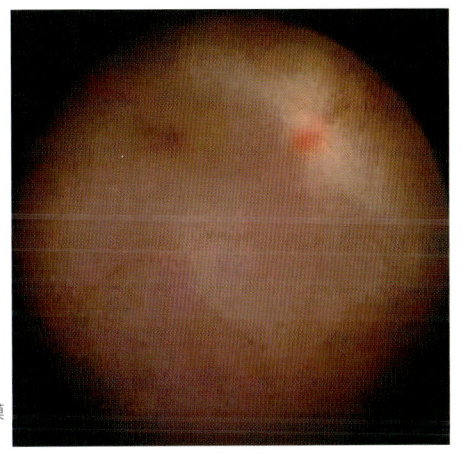

図7 手術終了時の眼底
網膜上・網膜下の出血，増殖膜はすべて除去できたため，黄斑部網膜は皺襞なく復位した．

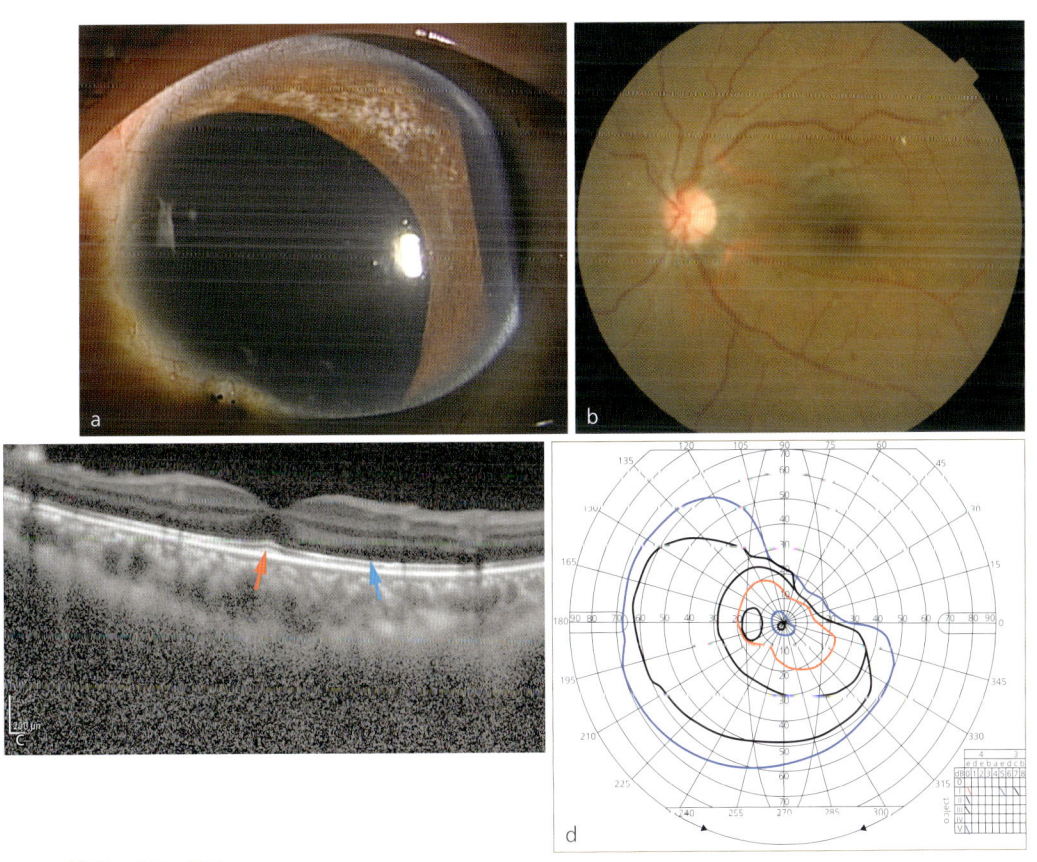

図8 受傷後6か月の所見
a：前眼部は，人工的無水晶体眼，6時から11時までの虹彩欠損がみられた．b：黄斑部網膜は皺襞なく，きれいに伸びた状態で復位した．c：光干渉断層計では中心窩の陥凹がしっかり出て，ellipsoid zone（青矢印），COST line（赤矢印）の回復がみられた．d：Goldmann動的量的視野検査所見．中心窩の下耳側の網膜色素上皮層の傷害が原因となっているためか，上鼻側の視野欠損がみられた．しかし，中心は I/3-c の指標が識別可能であった．

　　　受傷約4か月の時点でSOの乳化を生じたので，5か月目にSO抜去術を施行した．受傷6か月後の最終経過観察時の左矯正視力は0.9，左眼圧15 mmHgであった．前眼部は角膜透明で，人工的無水晶体眼，強膜創の部位に一致した虹彩欠損がみられた（図8a）．

眼底は網膜皺襞なく復位していた（図 8b）．光干渉断層計では黄斑部網膜は復位し，ellipsoid zone は回復し，COST line も認められた（図 8c）．視野は左上耳側が狭くなったものの大部分の視野は保たれた（図 8d）．

II. 解説

1. 発症機序から考える病態 （図 9, 10）

今回提示した症例は比較的軽症であったが，重症例では毛様体剝離，脈絡膜剝離などが起こる．そのような症例では，解剖学的な理解に基づいた網膜へのアプローチが必要である．

破裂では，高度に上昇した眼内圧が強膜裂傷部位から開放されるときに，眼内組織も一緒に脱出することで眼内組織に損傷を与える．眼球が受けた圧力が弱い場合（図 9）には，創からの硝子体の脱出とともに対側の鋸状縁断裂が生じる．また，水晶体脱臼や網膜下出血，脈絡膜下出血などが起こりうる．一方，外力が非常に大きい場合（図 10）には，虹彩，水晶体，硝子体が勢いよく脱出する．脱出した硝子体とともに 360°の鋸状縁断裂，剝離した網膜の創への嵌頓，脈絡膜剝離，毛様体剝離が起こりうる．

受傷状況から眼への圧力の大きさを推測し，現在起こっている病態を予測した上で B モードエコー画像を見ると，クシャクシャになった眼内組織の病態が理解できることが多い．また，その予測に基づくと，硝子体術中に出血塊をかき分け網膜を探し当てることが容易になる．

2. 二次的硝子体手術の時期

一次縫合後の二次的硝子体手術をいつ行うかについては，2 週間後という意見から一次縫合と同時に行う，など術者により分かれる．筆者は以前，一次縫合創がしっかりとくっつき灌流液が漏れない時期に，という理由で，一次縫合から 5〜6 日，場合によっては 1 週間強のところで二次的硝子体手術を行っていた．しかし，その間に外傷による炎症や出血などにより増殖性変化が進行し，出血は器質化し，網膜との区別がつかなくなるという欠点があった．現在は一次縫合と同時に，もしくは，前医での縫合後の場合には，2，3 日後に硝子体手術を行っている．増殖性変化がまだ起こっていないため重症な網膜剝離に硝子体出血，網膜下出血を合併しているような感じで手術もやりやすく，また，もしも縫合創から灌流液が漏れる場合には縫合を追加して water-tight にすればよい．眼内の出血を初回硝子体手術時にできるだけ除去し，除去後のスペースに SO を詰めておけば，たとえ術後に再出血が起こったとしても，次回の手術時に網膜の同定ははるかに容易になる．したがって，現在はできるだけ早期の硝子体手術を心掛けている．

3. 一期的な硝子体手術のための water-tight な強膜縫合

一次縫合と同時に硝子体手術を行うには，強膜創が water-tight になっている必要があるが，眼球破裂では強膜が鈍的に裂けている．つまりメスで全層をスパッと切ったような

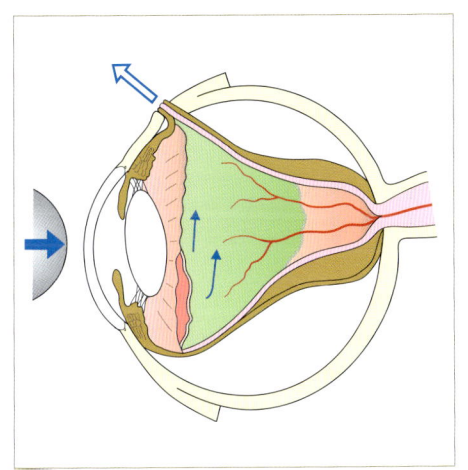

図9　眼球破裂の発症機序（外力が小さい場合）
外力が小さい場合，創から脱出した硝子体に牽引され，鋸状縁断裂が起こる．水晶体脱臼や網膜下出血，脈絡膜下出血なども生じる．
〔浅見　哲，寺崎浩子：網膜硝子体手術手技 16．開放性眼外傷(1)分類と病態．臨眼 62：450-455, 2008 より〕

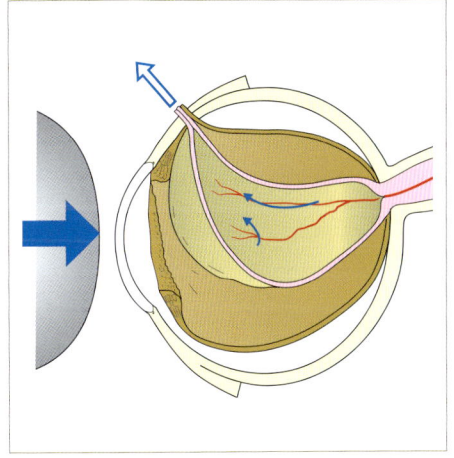

図10　眼球破裂の発症機序（外力が大きい場合）
外力が大きい場合，虹彩，水晶体，硝子体の脱出が起こる．脱出硝子体とともに全周の鋸状縁断裂，創への網膜嵌頓，脈絡膜剝離，毛様体剝離などが起こる．
〔浅見　哲，寺崎浩子：網膜硝子体手術手技 16．開放性眼外傷(1)分類と病態．臨眼 62：450-455, 2008 より〕

きれいな切り口にならずに，不規則な創になっている場合が多い．強膜創は基本的に 8-0 ナイロンで縫合し，リークが止まらない場合には 10-0 ナイロンで隙間を埋めるようにするとリークが止まることが多い．しかし，不規則に薄くなった強膜を角針で縫うと，針のエッジの構造上，角針が強膜を切るようにできているので，強膜の穴とナイロン糸のサイズの不一致により針穴から漏出しやすい．そのような時には，10-0 丸針ナイロンを使用すると針穴はほとんど開かないのでリークは止まりやすい．

4. 硝子体手術のための B モードエコー

　二次的硝子体手術の際には，出血塊の中から網膜を同定する必要がある．術前に強膜創の位置や外力の大きさなどから，どの組織まで剝がれ，どの方向に向いているのか眼内の状況を推測し，それを裏付けるために B モードエコーで病態を確認しておくと，網膜を見つけるためにどの方向からアプローチしたらよいのか，事前の計画が立てやすくなる．

5. 良好な視力獲得のために

　多量の網膜下出血や周辺部網膜の牽引，創への嵌頓により，後極部網膜は高度な隆起，皺襞を形成していることが多い．確実な網膜の復位と術後良好な視力を得るには，徹底した網膜上，網膜下の出血や増殖膜の除去と，網膜周辺部の残存硝子体の徹底的な除去により，黄斑部網膜を皺襞が生じないように脈絡膜に接着させることが重要である．しかし，網膜裂孔が小さい場合には網膜を十分に翻転できず網膜下出血の除去が困難となる．そのような場合には，周辺部の網膜切開を加えて網膜下へのアプローチを容易にし，出血塊を除去することが必要である．また，周辺部網膜に付着した硝子体を徹底的に除去する際に

網膜上にPFCLを置いて重し代わりにして，操作をしやすくすることも1つのコツである．

6. 内視鏡手術

　眼球破裂では内視鏡が威力を発揮する場面が多い．破裂では，角膜裂傷やDescemet膜皺襞で視認性が悪く，広角眼底観察システムによる広角観察でも詳細な観察が困難であることが多い．また，周辺部に大量の出血が残存していると，顕微鏡による前方からの観察では出血の裏側は陰になり見にくい．一方，内視鏡では水平方向からの観察になるため，出血や虹彩の裏側や毛様体の観察が容易であり非常に有用である．さらには，剝離し漏斗状になった網膜が出血の中に埋もれて限られたスペースしか確保できない状況においても，その隙間に内視鏡を入れてその奥に広がる硝子体腔や網膜下腔の確認をすることができる．

　内視鏡の欠点としては，広角観察に比べ観察範囲が狭く操作には慣れが必要であること，25ゲージ，27ゲージと口径が小さくなれば解像度は落ちることである．筆者は，23ゲージのソリッドファイバーカテーテル AS-611 23 G®（ファイバーテック社）を使用しているが，10Kという高解像度の画像が得られる．本項のように静止画にすると，画像が非常に粗く見えるが，動きのある中で見ると手術の遂行に不自由は感じていない．また，画像処理装置 iSボード®（ファイバーテック社）をファイバーと本体の間に接続すると画像がさらにきれいになる．

　いずれにしても，内視鏡を使うと破裂のさまざまな状況に対応することが可能となるため，普段からその操作に習熟しておく必要がある．

参考文献

1) 浅見　哲，寺崎浩子：網膜硝子体手術手技16．開放性眼外傷(1)分類と病態．臨眼62：450-455，2008
2) Terasaki H, Miyake Y：Circumferential retinal giant tear in globe rupture treated with vitrectomy using liquid perfluorocarbon. Ann Ophthalmol 30：218-222, 1998

（浅見　哲）

IX 炎症性網膜剝離（ARN）

Point
- 網膜剝離を生じる前に手術を行うことが望まれる．
- 薬剤による抗ヘルペス治療と抗炎症治療は必須である．
- MIVSであっても，輪状締結を併設することを躊躇しない．
- 眼内光凝固は，網膜壊死部には必要ない．
- シリコーンオイルを用いた場合は，早期に抜去すべきである．

I. 臨床ケース

症例

67歳，女性．2か月前に汎発性帯状疱疹に罹患しバラシクロビル塩酸塩3,000 mg/日の内服治療を受けて軽快するも，1か月前から両眼の視力低下を自覚した．前医にて両眼の桐沢型ぶどう膜炎と診断され，入院のうえ抗ヘルペス薬としてアシクロビル470 mg（10 mg/kg）の点滴とステロイド（プレドニゾロン60 mg）の内服加療を20日間受けた．1週間前に眼底の出血および滲出性変化が軽快し，炎症が軽減したため退院となった．退院時の矯正視力は，右0.8，左0.5であり，バラシクロビル塩酸塩3,000 mg/日の内服は継続投与されていた．昨日より右眼の急激な視力低下を自覚したため前医を受診し，右眼の網膜剝離を指摘され紹介受診となった．なお，基礎疾患として5年前から慢性リンパ性白血病に罹患し，血液内科で治療継続中である．

1. 所見

右視力は光覚弁（矯正不能），左視力は矯正1.0で，眼圧は右8 mmHg，左12 mmHgであった．両眼ともに前房および硝子体中に炎症細胞を多数認め，硝子体混濁が著明であった．右眼眼底は網膜全剝離を生じ，色素沈着を伴う網膜壊死領域に多発裂孔を認め，後極部に増殖膜を伴う増殖硝子体網膜症を発症していた（Carney分類IV期）（図1）．左眼眼底は

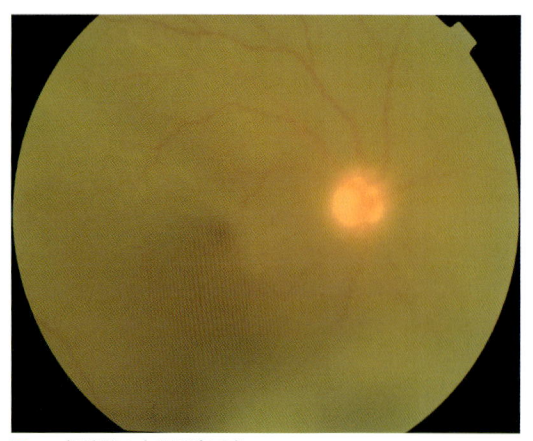

図1 初診時の右眼眼底写真
強い硝子体混濁と黄斑部を含む網膜剥離を認める．

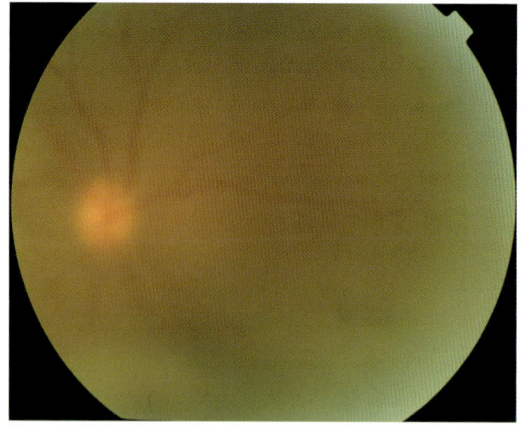

図2 初診時の左眼眼底写真
強い硝子体混濁は右眼と同程度であるが，網膜裂孔や網膜剥離を認めていない．

色素沈着を伴う網膜壊死領域に強い硝子体混濁ならびに網膜硝子体牽引を認めるものの網膜裂孔は認めず網膜剥離は生じてはいなかった（Carney 分類 III 期）（図2）．当科初診日に即日入院のうえ，網膜剥離を生じている右眼に対して同日に硝子体手術を施行した．手術開始時に，前房水を採取して PCR（polymerase chain reaction）検査を行った．一方，左眼も矯正視力は良好であったが，硝子体中に炎症細胞が多数存在し周辺部の強い硝子体混濁を認めたため，1 週間後に硝子体手術を施行することとした．

2. 実際の治療

両眼ともに 23 ゲージシステムを用いて手術を行った．極小切開硝子体手術（micro-incision vitreous surgery：MIVS）は経結膜小切開硝子体手術であるが，本症例では結膜を角膜輪部に沿って 360 度切開を行った．

1）右眼に対する硝子体手術

右眼に対する手術では，すでに増殖硝子体網膜症を生じていたため，5-0 ダクロン糸を用いて 4 象限にマットレス仮縫合を設置した後に，3 ポートを作製した．硝子体カッターのカットレートを 1,000 cpm に，吸引圧は 450 mmHg として，経毛様体扁平部水晶体切除を行った．硝子体カッターで水晶体後嚢は大きめに切開し，前嚢は切開せずに水晶体上皮細胞を可及的にすべて吸引除去した．次にカットレートを 2,500 mmHg へ上げて，広角観察システムを用いて硝子体混濁を切除しながら，全象限の網膜裂孔を確認した（図3，4）．色素沈着を伴う網膜壊死部より後極側ではトリアムシノロンアセトニド（TA）を用いて確実に後部硝子体剥離を作製し，網膜壊死部に残存癒着した硝子体は可能な限り少量になるまでトリミングした．観察系を広角眼底観察システムから拡大コンタクトレンズへ変更し，後極部の増殖膜は硝子体鉗子を用いて剥離した（図5）．

増殖膜の処理をすべて終えてから液・空気置換で網膜を気圧伸展させて，網膜下液は既存の網膜裂孔から内部排液し，色素沈着を伴う網膜壊死部の後極部に眼内光凝固を施行し

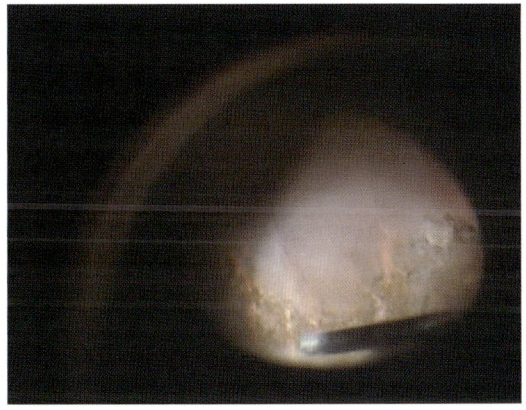

図3 右眼の術中写真①
中間周辺部にまで至る色素沈着を伴う網膜壊死と後極側に網膜剥離を認める.

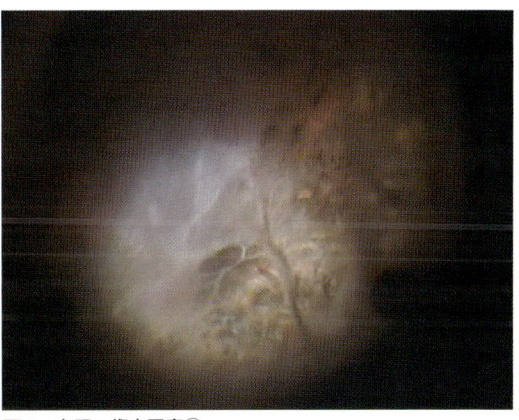

図4 右眼の術中写真②
色素沈着を伴う網膜壊死部に複数の網膜裂孔を認める.

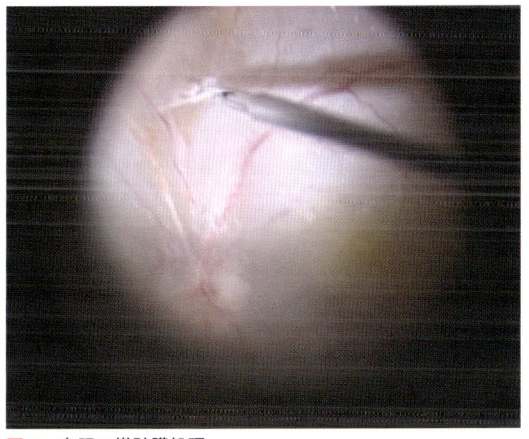

図5 右眼の増殖膜処理
後極には増殖膜が形成されており, 拡大コンタクトレンズ下で増殖膜処理を行う.

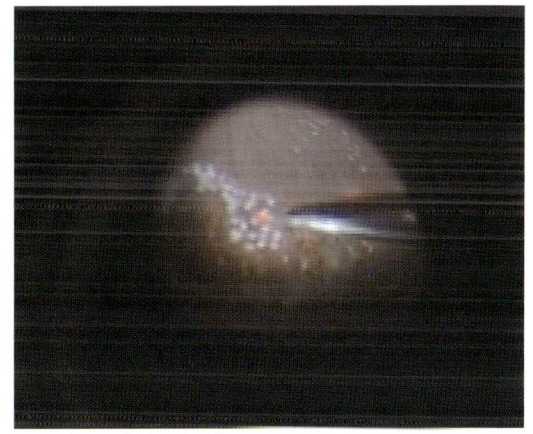

図6 右眼の術中眼内光凝固
網膜を気圧伸展させた後に, 色素沈着を伴う網膜壊死より後極側の健常部に光凝固を施行する.

た(図6). 色素沈着を伴う網膜壊死部の残存硝子体による術後の網膜牽引を相殺するために, 幅広の(Mira社製 #287)シリコーンタイヤで輪状締結を加えて, 1,000センチストークス(cSt)のシリコーンオイル(silicone oil:SO)タンポナーデを施行して手術を終了した.

2) 左眼に対する硝子体手術

　右眼の術後経過が良好であったため, 1週間後に左眼の硝子体手術を23ゲージシステムで施行した. 術前診察で, 網膜裂孔や網膜剥離を認めなかったが色素沈着を伴う網膜壊死部が存在したので, 輪状締結を予定して4象限に幅3 mmの強膜トンネルを作製した. その後, 右眼の手術と同様に経毛様体扁平部水晶体切除を施行し, 硝子体混濁を除去した. 網膜壊死部に残存癒着した硝子体を硝子体カッターで切除していると, 網膜壊死部に術中網膜裂孔が複数個所に形成されて周辺部に網膜剥離を生じてきた(図7). TAを塗布して硝子体基底部近傍まで後部硝子体を剥離し, 最周辺部まで硝子体をトリミングした(図8). 液・空気置換で網膜を気圧伸展させて, 網膜下液は術中形成した網膜裂孔から可

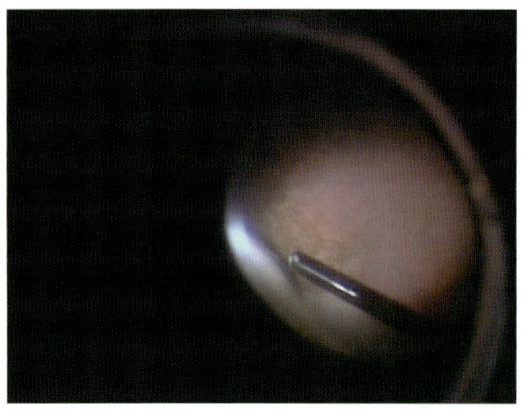

図7 左眼の術中写真
MIVSで硝子体剥離を作製していく途中で，色素沈着を伴う網膜壊死部に網膜裂孔が形成されて周辺部網膜に剥離を生じてきている．

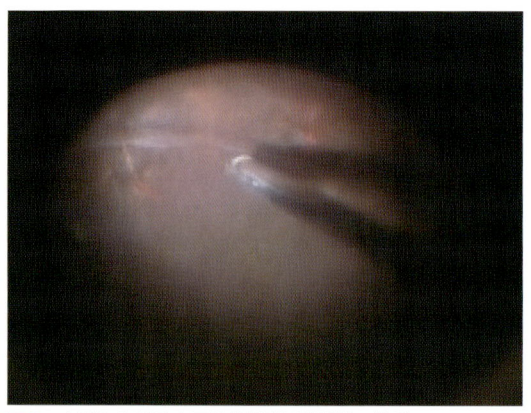

図8 左眼における人工的後部硝子体剥離の作製
網膜裂孔や網膜剥離を生じていない病期であれば，色素沈着を伴う網膜壊死部の後部硝子体剥離も作製可能である．

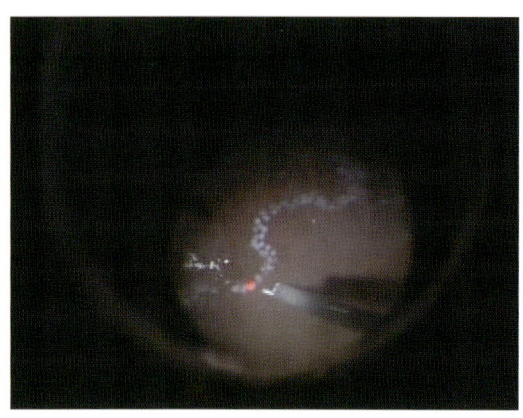

図9 左眼の術中眼内光凝固
術中に生じた網膜壊死部の網膜裂孔には光凝固は不要で，右眼と同様に健常部にのみ光凝固を施行する．

能な限り内部排液し，右眼の場合と同様に色素沈着を伴う網膜壊死部の後極部に眼内光凝固を施行した(図9)．硝子体基底部の硝子体収縮によって術後に網膜新裂孔が形成されるのを予防する目的で，シリコーンバンド(Mira社製#240)を強膜トンネルに通してシリコーンスリーブ(Mira社製#270)で輪状締結し，20% SF_6 ガスタンポナーデで手術を終了した．

3. 術後経過

両眼ともに術後数日間は瞳孔領に軽度のフィブリン析出を認めたが，その後に自然消失した．伏臥位安静は，左眼の手術後3日目まで指示し，その後は左眼の硝子体内からガスが消失するまで仰臥位のみ不可とした．術前から継続してバラシクロビル塩酸塩3,000 mg/日とプレドニゾロン30 mg/日の内服を術後も投与した．バラシクロビル塩酸塩は3週間で終了，プレドニゾロンも3週間で漸減して，炎症所見がなくなったので終了した．

術後2か月で右眼のSOを抜去し，同時に黄斑前膜の除去と眼内レンズ二次挿入を施行した．左眼も炎症の鎮静化と網膜復位を得ていたので，術後2か月で眼内レンズ二次挿入を行った．眼内レンズは，両眼ともに水晶体前嚢と虹彩の間に挿入した．

右眼は色素沈着を伴う網膜壊死の領域が広範囲で，網膜多発裂孔に伴う網膜色素上皮の露呈している面積が広いために，術後低眼圧が持続した．しかし術後約2か月で角膜のDescemet膜皺襞も消失し，低眼圧黄斑症を発症することなく良好に経過した．この間，レボフロキサシン，ベタメタゾン，ブロムフェナクナトリウムの点眼を処方し，バラシクロビル塩酸塩やプレドニゾロンの内服は不要であった．

　術後1年において，右視力は矯正0.3，左視力は矯正0.9で，眼圧は右7 mmHg，左10 mmHgであった．術後経過観察中に，眼内炎症の再発，網膜新裂孔に伴う網膜再剝離，黄斑前膜の再発，黄斑浮腫の発症などの術後合併症は認めなかった．

II. 解説

1. 疾患概念と治療方針

　ヘルペスウイルスによる急性網膜壊死(acute retinal necrosis：ARN)では，炎症の程度は異なるものの両眼性であることが多い．Carney分類のように，出血や滲出性変化の強い壊死性網膜炎から，硝子体混濁の増強を経て，色素沈着を伴う網膜壊死部の病的網膜硝子体癒着に牽引が加わり，同部位に多発性網膜裂孔が形成されて網膜剝離に至る経過をたどる（表1）．網膜剝離を生じる可能性は約50％との報告もある．眼内炎症性疾患であるので，炎症原因の検索ならびに原因に対する的確な薬剤選択は重要である．

　本症例では，すでに前医から抗ヘルペス治療を受けていたため検出できなかったが，まず治療開始前に前房水を採取してPCRを行うことは確定診断として大切である．しかし，出血や滲出性変化の強い壊死性網膜炎はARNの特徴的な眼底所見であるので，PCRの結果が出る前に治療方針を立てることも可能な疾患である．

2. 硝子体手術の時期

　抗ヘルペス治療と抗炎症治療で滲出性変化がなくなり網膜壊死部に色素沈着を伴ってきても，硝子体混濁が増強するようであれば手術に踏み切るべきである．本症例の左眼が，この時期に相当し，網膜剝離が生じていないので人工的後部硝子体剝離も硝子体基底部近傍まで施行可能である．右眼の病期になると，網膜多発裂孔に伴う広範な網膜剝離が生じることが多く，色素沈着を伴う網膜壊死部の病的網膜硝子体癒着を外すことはきわめて困難となる（図10）．ARNに伴う網膜剝離に対する手術成績が必ずしも良好でない理由は，色素沈着を伴う網膜壊死部の残存硝子体が術後に収縮して新裂孔を次々と形成して再剝離や増殖硝子体網膜症を生じるからである．このような結果を踏まえて，網膜剝離を生じる前の病期を見極めて手術を予定すべきと考える．

　ARNは両眼性のことが多く，本症例のように抗ヘルペス治療と抗炎症治療で完全に消炎することなく進行した場合は，両眼の硝子体手術が必要となることがある．Carney分類のIII期からIV期への増悪は非常に早く，両眼の手術間隔が短くならざるをえない．このため，先に硝子体手術を施行した眼にはSOタンポナーデが必要になる．

表1 急性網膜壊死のstage分類

Stage I　：壊死性網膜炎
Stage II　：硝子体混濁と器質化
Stage III ：網膜壊死部の色素沈着と硝子体による牽引
Stage IV ：網膜剥離

（Carney分類より一部改変）

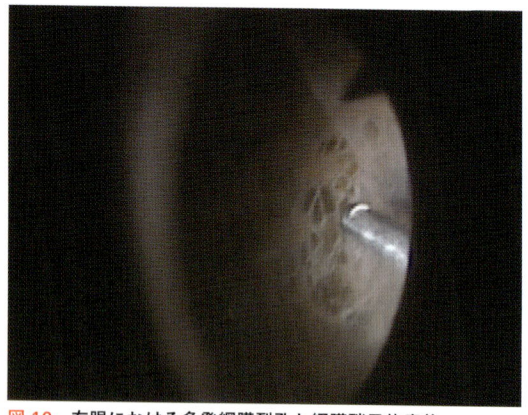

図10　右眼における多発網膜裂孔と網膜硝子体癒着
網膜剥離をすでに生じたIV期になると，色素沈着を伴う網膜壊死部に存在する網膜裂孔周囲の網膜硝子体癒着は強固で，硝子体剥離を作製することはきわめて困難である．

3. 術式

　炎症性網膜剥離症例では初回手術から周辺部までの徹底的な硝子体の切除が必要であるので，水晶体処理を併用したほうがよい．眼内炎症の特に強いARNでは，低侵襲であるMIVSを用いることは有効と考える．しかし，MIVSを用いてもフィブリン析出，瞳孔ブロック，水晶体嚢混濁，再剥離，増殖硝子体網膜症などが危惧され，術後の瞳孔管理や眼底視認性の点から水晶体前嚢を残す経毛様体扁平部水晶体切除も考慮すべきと考える．MIVSでは水晶体切除の際に硝子体カッターの切除効率の低下が危惧されるが，カットレートを下げれば経毛様体扁平部水晶体切除を十分に施行できる．眼内レンズは，眼内炎症が完全に鎮静化する時期を待って二次挿入を行うことが望ましい．

　本症例の左眼のように，術前に網膜剥離を生じていない場合でも硝子体切除中に網膜壊死部に網膜裂孔を形成することが多い．ARN症例では，網膜裂孔は網膜炎症部位に生じるので，眼内光凝固などの裂孔閉鎖処置をしなくても，硝子体の牽引を徹底的に除去しておけば創傷治癒機転で裂孔の自然閉鎖が期待できる．タンポナーデとしては，20% SF_6や12% C_3F_8によるガスタンポナーデでよいが，先に述べたように両眼の手術が必要な症例ではSOを用いることもある．網膜壊死部の後極側にのみ光凝固を行った理由としては，色素沈着を伴う網膜壊死部と健常部との境界部で術後に萎縮性網膜裂孔が形成されることがあり，これを予防するために施行した．術前に網膜剥離を生じている場合では，色素沈着を伴う網膜壊死部の硝子体を完全に剥離することが困難であることが多く，幅広のシリコーンタイヤで輪状締結を併設しておいたほうがよいと考える．また，SOタンポナーデを施行した場合は，SOと房水の境界部に増殖膜を形成することが多い．炎症性疾患の場合は，このような術後の増殖性変化が特に強く生じるので，網膜復位と消炎を認めたならば可及的すみやかにSOを抜去する必要がある．SO抜去時には，黄斑パッカーなどの増殖膜の存在を確認して，必要であれば増殖膜の処理も施行する．

4. 硝子体手術の術後合併症

　再剝離や増殖硝子体網膜症，慢性低眼圧が問題となる．色素沈着を伴う網膜壊死部の残存硝子体が術後に収縮して新裂孔を次々と形成して再剝離や増殖硝子体網膜症を生じた場合，その治療は非常に難治となる．初回手術時に，幅広のシリコーンタイヤで輪状締結をすでに施行していたにもかかわらず再剝離を生じた場合，新しい網膜裂孔が生じる網膜壊死部の網膜切除を必要とすることもある．

　慢性低眼圧の原因としては，前部増殖硝子体網膜症による毛様体機能低下，多発性網膜裂孔によって生じた網膜色素上皮の広範囲におよぶ露呈が考えられる．前者の原因に関しては，網膜剝離の再発を伴うこともあるので再手術の適応である．一方，後者の場合は，網目状に網膜血管を残して網膜壊死部がすべて網膜裂孔となることもあり，適切な対処法はない．本症例でも，網膜復位と眼内炎症の消失を得られたが，術前状態が重篤であった右眼の眼圧は経過観察中 10 mmHg 未満で推移した．

　炎症性網膜剝離の症例に対する硝子体手術では，術後に強い炎症反応を生じることはほぼ必発である．そのため，炎症の原因治療を術前術後に的確に行いつつ，低侵襲手術である MIVS をセットアップし，初回手術時に術後増殖の足場となる硝子体を徹底的に切除すること，硝子体の処理が不完全にならざるをえない症例では輪状締結の併施を厭わないこと，などの心得が何より肝要である．

参考文献

1) Carney MD, Peyman GA, Goldberg MF, et al.：Acute retinal necrosis. Retina 6：85-94, 1986
2) Tibbetts MD, Shah CP, Young LH, et al.：Treatment of acute retinal necrosis. Ophthalmology 117：818-824, 2010
3) Hillenkamp J, Nolle B, Bruns C, et al.：Acute retinal necrosis：clinical features, early vitrectomy, and outcomes. Ophthalmology 116：1971-1975, 2009
4) Lewis H, Burke JM, Abrams GW, et al.：Perisilicone proliferation after vitrectomy for proliferative vitreoretinopathy. Ophthalmology 95：583-591, 1988

〈前野貴俊〉

X 増殖硝子体網膜症

Point
- 輪状締結を併用するなら，硝子体手術の前にしたほうがよい．
- 経毛様体扁平部水晶体切除のほうがメリットが多い．
- IOL は二次挿入を予定する．
- シャンデリア光源を用いた双手法が必要となることが多い．
- 後部硝子体剥離，前部硝子体の徹底的郭清が必須．
- 後極の ILM 剥離をしておいたほうがよい．
- シリコーンオイルタンポナーデを用いることが多い．

I. 臨床ケース

症例

38歳，男性．20歳頃より統合失調症．施設職員によると，右眼は4年ほど前に網膜剥離を発症し，見えていないとのこと．数か月前から左眼も見え方が悪そうだと疑われていたが，約1か月前に歩くのを怖がることに施設職員が気付き，さらに視力低下していると考え，近医紹介．左眼，眼内増殖を伴う網膜剥離を疑い，当科紹介となった．

1. 所見

検査協力が得られず視力測定不能だが，右眼は光覚＋/−，左眼は手動弁〜指数弁程度．眼圧は，右5 mmHg，左3 mmHg．右眼は成熟白内障，眼底透見不能．左眼は中等度の白内障，眼底は網膜全剥離のようで，上方および下方に網膜固定皺襞を複数個所認めるが，開瞼などの検査協力が得られないので，詳細不明．超音波Bモードも施行したところ，両眼とも網膜全剥離の所見が得られた(図1)．右眼は既に光覚を失っている(あるいはその直前)ので手術適応はなく，左眼のみ手術適応があると判断した．初診時は施設職員が

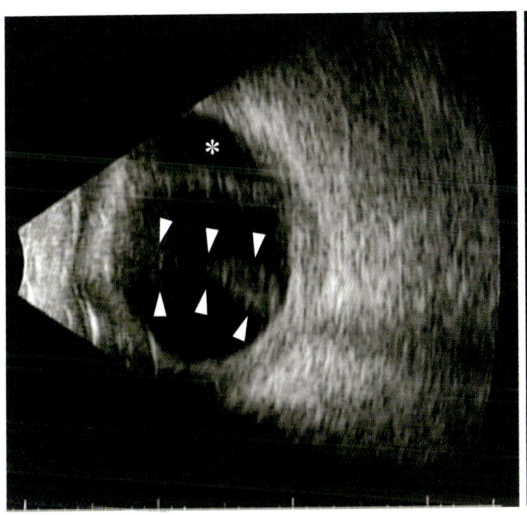

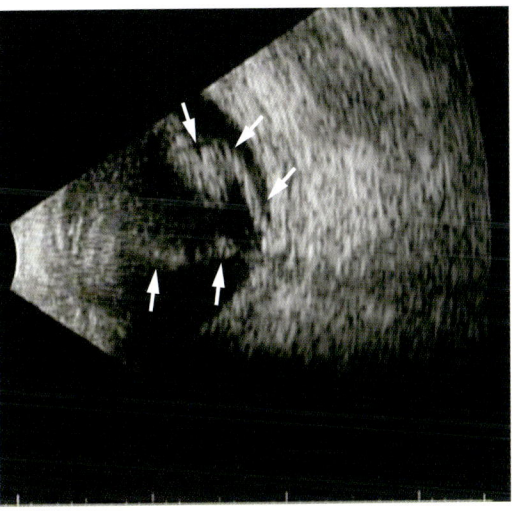

図1 初診時の超音波Bモード
両眼とも網膜全剝離の像がみられる．今回手術をする左眼（右図）は，剝離した網膜が漏斗状になっているが（矢印），視神経乳頭上で完全に閉じていないので，open funnel のステージである．右眼は closed funnel の状態（矢頭）で，脈絡膜剝離（＊）を伴っている．

付き添うのみで，手術意思決定ができないため，放置すると両眼失明することを伝え，両親と相談の上，手術希望があれば再診して頂くこととした．

2. 実際の治療

家族の手術同意取得や，精神科入院手続きのため，約1か月後に硝子体手術を施行することになった．術式プランニングは，唯一眼であること，術後姿勢保持ができないこと，詳細な診察が困難なことなどの理由から，シリコーンタンポナーデを予定した．また，診察・手術の困難性から，視機能改善より復位率を重視し，結膜切開をほとんど行わないという極小切開硝子体手術（micro-incision vitreous surgery：MIVS）の利点は半減するが，初回から輪状締結，水晶体切除を予定した．また，剝離期間が長く，低眼圧も呈しているので，脈絡膜剝離を伴っていることを想定し，トロカールは斜めに刺入せず，垂直に刺入し，灌流は先端が硝子体腔に出ていることが確実に確認されるまで開かないこととした．

1）実際の手術（⇒ 動画-4）

全身麻酔下で施行．まず，低眼圧に対し，前房内に人工房水（ビーエスエスプラス®）注入し，結膜全周切開の後，#240 シリコーンバンドによる輪状締結を施行．直筋付着部より 5 mm 後方の位置で，クレセントナイフを用いて4象限に幅2 mm 弱の強膜トンネルを作製し，#240 シリコーンバンドを通した後，耳上側で #270 シリコーンスリーブで固定した．#240 シリコーンバンドの締め込み具合は，正常眼圧下でわずかに（#240 シリコーンバンドの厚みの 1/2〜2/3 程度の）強膜内陥が得られる程度とする．灌流ポート設置のため耳下側にトロカールを挿入するも，先端が硝子体腔に出ているか，硝子体混濁と白内障のため確認が困難であったため，経毛様体扁平部水晶体切除を施行した．トロカールを通して 27 G 鋭針を水晶体嚢近くに進め，ビーエスエスプラス®を少量注入し，hydrodissection を

X 増殖硝子体網膜症　　99

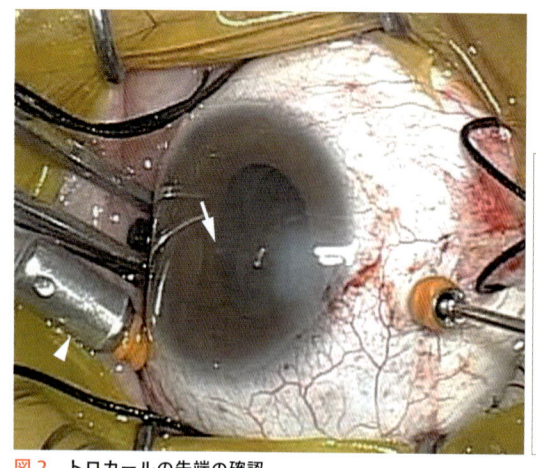

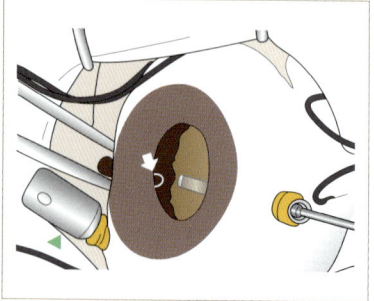

図2　トロカールの先端の確認
トロカールを鑷子で把持し，強膜内陥させたところ，先端が毛様体を貫いておらず，わずかに金属的な色合い（矢印）が見える．耳上側に暫定的に設置した灌流カニューラが見える（矢頭）．

行ったのち，23 G カッターで水晶体を切除吸引した．本症例は比較的若年であったため，23 G カッターのみで処理できたが，50 歳以上で核硬化が始まっている症例では，いったんトロカールを外し，フラグマトーム，もしくは，スリーブを外した白内障の超音波チップを強膜創から挿入し，核の乳化吸引を行う．

　核と epinucleus の切除は，カットレートを 200 cmp まで落として，吸引圧は最大の 600 mmHg で行った．前嚢を誤吸引・破嚢しないように，カッターポートは横向きにする．後嚢も早い段階で切除すると，水晶体の一部が硝子体腔に落下するので，処理が面倒になる．できるだけ嚢内で処理するようにし，最後に後嚢切除をした．水晶体皮質だけになれば，カッターを吸引モードにして，皮質を吸引除去．さらに吸引圧を 100 mmHg 程度に下げ，カッターポートを前嚢に向けて当て，箒で掃くようにして前嚢細胞を吸引除去した．

　セッティングを初期設定値〔2,500 cpm（当時の機種の最高値），600 mmHg〕に戻し，硝子体切除を行った．まず灌流ポート先端確認のため，直視下で強膜圧迫を行い，周辺部硝子体切除を行った．トロカールを鑷子で把持し，強膜内陥させたところ，やはり先端が毛様体を貫いていなかった（図2）．先端貫通が確認できた耳上側のトロカールに灌流チューブを接続し，先に徹底的な前部硝子体郭清を行うこととした．適宜トリアムシノロンアセトニド（TA，マキュエイド®）を吹き付けて残存硝子体を削って（shaving）いった．4 時から 6 時にかけて約 60°にわたる大きな鋸状縁断裂が認められ，原因裂孔であると判断した．硝子体基底部では硝子体を網膜から完全に除去することはできないので，可能な限り残存量を少なくすることを目指す．カッター先端からカッターポートまでの距離（約 0.2 mm）以下にするのが目安である．カッターオフにして硝子体を吸引してみて網膜がカッターポートに入ってこないうちは，残存量が未だ多いと判断する．本症例は幸いに前部増殖硝子体網膜症（anterior PVR：aPVR）に至っていなかったので，硝子体郭清のみで次の操作に移った．

　広角眼底観察システム（BIOM®，Oculus 社）を用いて眼底観察を行った．TA を用いて，PVD の有無を確認するとともに，網膜面上に残存する硝子体皮質の範囲を評価した．本症例では，PVD は部分的に生じているのみで，血管アーケード外側で止まっており，残

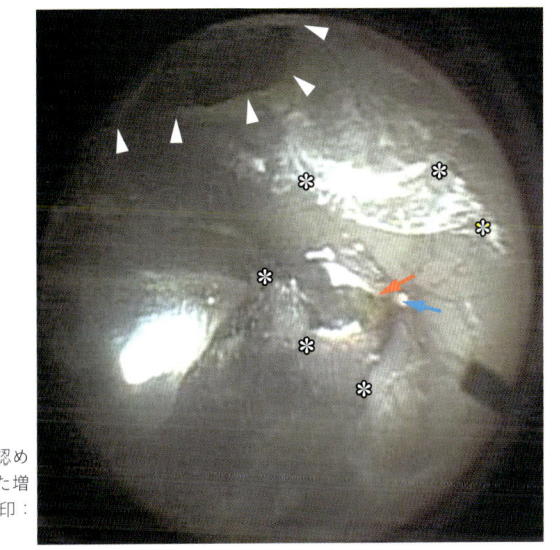

図3 術中眼底所見
4時から6時にかけて約60°にわたる大きな鋸状縁断裂が認められた(矢頭).赤道部〜中間周辺部に固定皺襞(＊)を伴った増殖膜が,網膜全面に複数検出された.赤矢印：黄斑,青矢印：視神経乳頭.

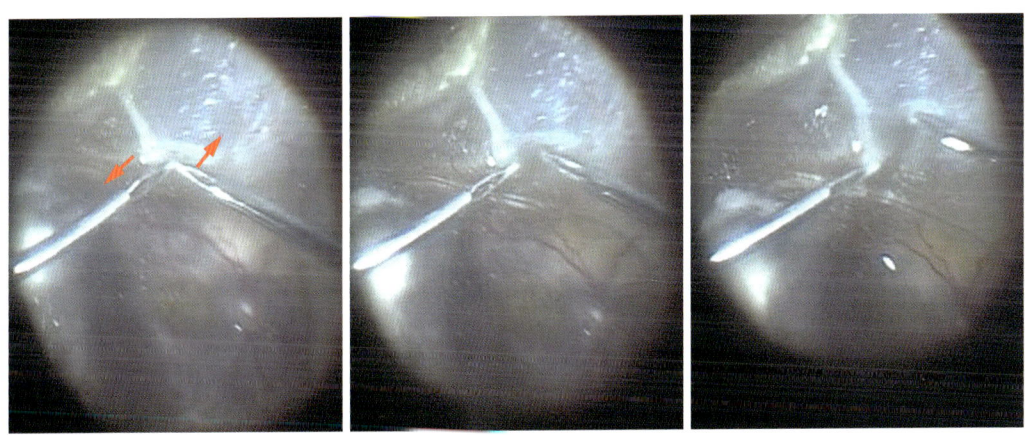

図4 2本の硝子体鑷子を用いた,双手法による膜剝離

存した硝子体皮質を足場に,赤道部〜中間周辺部に固定皺襞を伴った増殖膜が,網膜全面に複数検出された(図3).まず,硝子体鑷子や diamond dusted membrane scrapers(DDMS™)を用いて,後極の残存硝子体皮質の除去を行った.続いて液体パーフルオロカーボン(perfluorocarbon liquid：PFCL)を血管アーケード外側まで注入し,シャンデリア照明を設置し,硝子体鑷子と硝子体カッターあるいはDDMS™,もしくは2本の硝子体鑷子の組み合わせで,双手法による膜剝離(membrane peeling)を行った(図4).途中,角膜上皮浮腫による視認性低下が進行してきたので,約4mm径の角膜上皮剝離を行った(図5).その後,PFCLを追加し,硝子体基底部まで網膜復位させ,レーザー眼内光凝固で裂孔周囲を囲んだ.90°以内の裂孔であれば,slippageはほとんど問題とならないので,シリコーンオイル(silicone oil：SO)との直接置換はせず,PFCL抜去,耳上側血管アーケード外側に意図的裂孔を作製し,眼内排液しながら,液・空気置換を施行した.最後に空気・SO置換を行った.SOはVFCを用い,注入圧30mmHgで注入した.術後は手足を拘束する必要があったため,仰臥位で,ヘッドアップ30度とした.

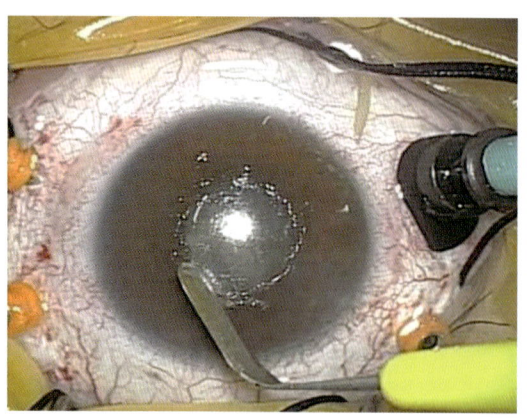

図5　角膜上皮剝離
角膜上皮浮腫による視認性低下が進行してきたので，クレセントナイフで約4mm径の上皮剝離を行った．

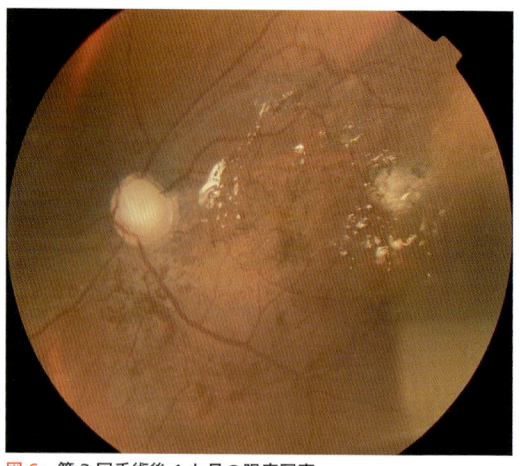

図6　第3回手術後1か月の眼底写真
シリコーンオイル下に網膜は復位している．この後，シリコーンオイル抜去を行うも，網膜復位は維持された．

3. 術後経過

　SOは硝子体腔の90％以上を満たしており，SO下に網膜復位を得た．約1か月半後にSO抜去を行った．灌流しながら，23GシステムのVFCを用い，650mmHgの吸引圧で能動的にSOを吸引した．灌流液に置換後，眼内をチェックしたが，網膜剝離は認められなかった．後極部網膜下に前回手術で使用したPFCLの粒が迷入していたので，耳上側縁で約1/2乳頭径の網膜切開を加え，バックフラッシュニードルで能動吸引したが，完全に抜去できなかった．39G針で網膜下に少量のビーエスエスプラス®を注入した後，新たなPFCLを網膜上に滴下し，網膜切開部より残存PFCLを押し出した．念のため網膜切開部を1列光凝固で囲んだ．また，IOLを前囊前に挿入した．術後1か月で経過良好であったため近医フォローアップとしたが受診しておらず，術後5か月目に1，2か月前より見え方が悪くなってきていたようだとのことで再診．後極部に黄斑パッカーが認められ，牽引により前回手術で作製した網膜切開部が裂孔となって，耳上側2象限に網膜剝離が進展していた．増殖膜除去と網膜光凝固を施行した．PFCLを注入し，網膜下液を周辺側に押しやったが，硝子体腔に流出してこなかったことより，周辺部には裂孔がないと判断した．SOタンポナーデで終了とした．SO下に網膜復位を得た（図6）ので早期のSO抜去を予定したが，家庭の事情もあり8か月後にSO抜去，術後網膜復位は維持された．経過を通じ視力測定は不可能であったが，生活態度は著明改善しているとのことである．

II.　解説

1. 疾患概念

　増殖硝子体網膜症（proliferative vitreoretinopathy：PVR）は，裂孔原性網膜剝離に加え，剝離した網膜前面，もしくは，前後面の両方に，細胞増殖を伴った膜状組織（増殖膜）が形成さ

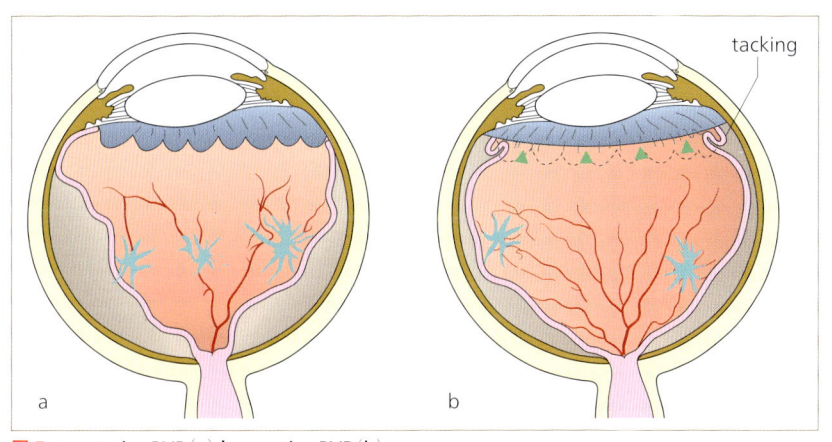

図 7　posterior PVR(a) と anterior PVR(b)
anterior PVR では，硝子体基底部の残存硝子体を足場に増殖膜が発達し，最周辺部網膜が折れ返って（tacking し），毛様体扁平部に接着している．鋸状縁が消失し，直線的な境界（矢頭）を呈する．

れている状態と定義できる．増殖糖尿病網膜症（proliferative diabetic retinopathy：PDR）と異なり，狭義 PVR に伴う増殖膜は一般に血管成分を含んでいない点が特徴である（広義 PVR は PDR に併発したものも含む）．後述するが，その違いを理解することは，手術による増殖膜処理の際に役立つ．

　いくつかの分類があるが，① およそ赤道部前方から後極までの網膜表面に増殖膜を形成する posterior PVR と，② 硝子体基底部の残存硝子体を足場に増殖膜が発達し，最周辺部網膜が折れ返って（tacking），毛様体扁平部に接着している anterior PVR の 2 つは区別しておく必要がある（図 7）．後者は極めて難治であり，眼球癆に至ることもある．

2. 発症・進展機序と発症予防・再発防止

　発症のメカニズムを理解することは，発症予防，再発防止に有効である．基本的に，① 網膜復位手術（強膜バックリング術＜硝子体手術）後に生じるものと，② 裂孔原性網膜剥離が長期にわたって放置されて生じるものがある．

　網膜前後面で増殖膜を構成する細胞は，網膜色素上皮（retinal pigment epithelium：RPE）が主体であり，それに加えて，線維芽細胞，マクロファージ（それらが複数合体した巨細胞），グリア細胞などが挙げられる．RPE は，網膜裂孔が生じると，裂孔を通じて硝子体腔に遊走する．通常の裂孔原性網膜剥離では，その数は限られており，増殖膜形成に至らないか，あるいは，薄い黄斑前膜を形成する程度で，PVR には至らない．しかし，網膜復位手術中に網膜冷凍凝固操作やレーザー光凝固操作で RPE を傷害すると，RPE が Bruch 膜から遊離し，網膜下腔〜硝子体腔へと散布される（バリア破綻に関しては後述）．また，網膜剥離が長期間存在すると，その間に少しずつ遊走する．

　網膜前面（硝子体表面も含む）もしくは後面に RPE などの細胞が生着しただけでは PVR に至らない．細胞増殖を促進する眼内環境が存在する場合に初めて，PVR に進展していく．増殖促進因子としては，各種サイトカイン，起炎症分子が挙げられる．これらの分子は，術前〜術中〜術後の出血，手術侵襲（冷凍凝固，レーザーや強膜圧迫），長期の網膜剥離によ

X　増殖硝子体網膜症　103

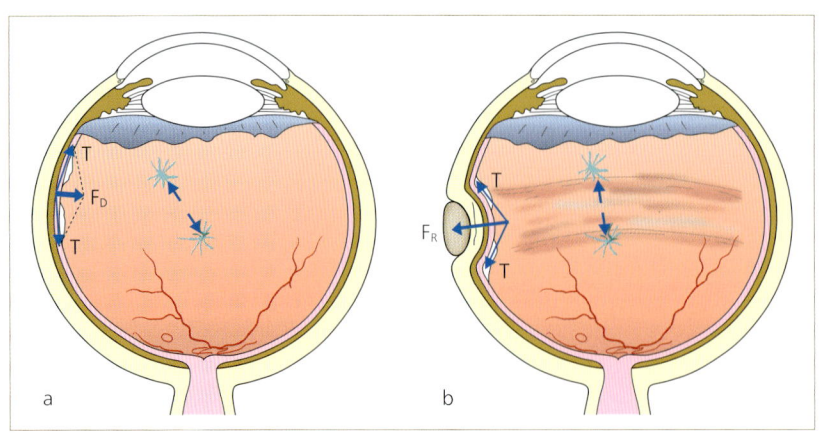

図8　強膜バックリングによる網膜復位力促進の原理
増殖膜収縮による接線方向の牽引力(T)は合成ベクトルとして網膜が剝離する方向にかかる(FD)が，強膜バックリング(部分バックルや輪状締結)で強膜が内に凸になると，網膜を復位させる方向に変わる(FR)．

る血液網膜関門(blood retinal barrier：BRB)の破綻や網膜虚血により上昇する．

　増殖した細胞は網膜前後面の細胞外マトリックスを巻き込むため，増殖膜が収縮してくると，網膜への牽引が生じる．初発例であれば，網膜剝離の進行，再発例であれば裂孔の再開，もしくは新裂孔の形成が生じ，PVRに至る．収縮力・牽引力は細胞数や細胞外マトリックス量に依存するので，PVRになるには，①最初に散布された細胞数が多いか，②増殖促進因子が大量に存在する，③残存硝子体が多いことが必要である．このような観点から考えると，発症予防・再発防止としては，①散布細胞数を最小限に抑える，②散布された細胞が生着しないようにする，③増殖促進因子を抑制する，④足場(硝子体)を少なくすることが挙げられる．

3. 治療方針

　硝子体手術による増殖膜除去が主目標となる．しかし，完全に増殖膜を除去するのは困難なことが多く，増殖膜収縮による接線方向の牽引力ベクトルを網膜が復位する方向に変える目的で部分バックリングや輪状締結を併用することが多い(図8)．バックリングを併用するか否かは，増殖膜の除去具合をみて術中に判断することになる場合もあるが，術前に手術プランニングをする段階で決めておくほうがベターである．増殖膜の範囲が広い症例，既に複数回の手術をしている症例，PVDが周辺まで進展させるのが難しそうな症例，本症例のように複数回の手術が困難な症例，年齢や身体的な制限で体位制限が取れない症例，などがバックリング併用の適応となる．

4. 硝子体手術の時期

　術後に生じたものは，可及的すみやかに再手術をするほうがよい．長期網膜剝離の場合も，悪循環〔剝離→虚血・低眼圧→増殖膜形成→剝離(増悪)→……〕が持続しているので，早めに手術したほうがよいが，放置された背景には本症例のように全身的な問題や年齢，家庭事情などがあるので，2週間～1か月以内の手術を目指す．

5. 術式

1）輪状締結術

　MIVSであるが，結膜全周切開を行い，#240のシリコーンバンドを巻く．位置は，PVDの後端，増殖膜の残存している深さなどを目安に設定するが，直筋付着部より4〜5 mm後方で設置するとほぼ適切な位置に来ることが多い．特に増殖の高度な部分，網膜切開や切除を予定している部分があれば，#220や#506 Gといったグルーブ（溝）付きのバックル材を用いると，#240バンドと併用が容易である．

　硝子体の各ポートを設置する前に，輪状締結するほうが眼球の回転もよく，術野が確保でき，手術時間を短縮できる．また，軽く強膜圧迫した状態になるので，後の増殖膜処理や硝子体shavingがやりやすくなる．

2）脈絡膜上液排液

　長期網膜剝離の場合，脈絡膜剝離を伴っていることが多い．硝子体トロカールを完全に挿入せず，脈絡膜内に留めて，トロカールから排液する．そのため，バルブ付きでないトロカールを用意する．

3）水晶体切除

　有水晶体眼の場合，経前房で超音波乳化吸引（phacoemulsification and aspiration：PEA）を行うか，経毛様体扁平部でカッターもしくはフラグマトームで水晶体乳化吸引してから切除する（pars plana lensectomy：PPL）か，のいずれかを選択する．核硬化が進行している高齢者はPEAのほうが容易で安全と思われるが，PPLが可能であればそのほうが利点が多い．40歳以下であればカッターのみで切除可能であるし，60歳以下であればフラグマトームを用いて容易に乳化吸引可能である．PPLの利点は，①前房操作がないので，術中前房が安定していることや縮瞳が生じにくい，②術後も炎症が比較的軽度で，虹彩後癒着が生じにくい，③後囊を切除するので，後述するWieger's ligamentで後囊に接着している前部硝子体を完全に外すことができる，点である．

4）硝子体切除

　初回手術（長期剝離に伴うもの）の場合は，一般の裂孔原性網膜剝離と同様，裂孔の高さまではPVDが起こっていることが多いが，強度近視に生じた黄斑円孔網膜剝離の遷延例などでは，大きな硝子体ポケットがあるだけで，後部硝子体皮質がべったりと残存している場合もある．TAを用いて，残存硝子体および硝子体皮質を検出し，確実に除去することが重要である．硝子体の残存が再発の主要原因となる．再手術例でも，硝子体皮質が残存していることがあるので，丹念な検索が重要である．コツとしては，いったん液・空気置換を行い，空気灌流下で網膜面にTAを吹き付けると，よく染まり（付着し），残存硝子体の検出感度が上がる．

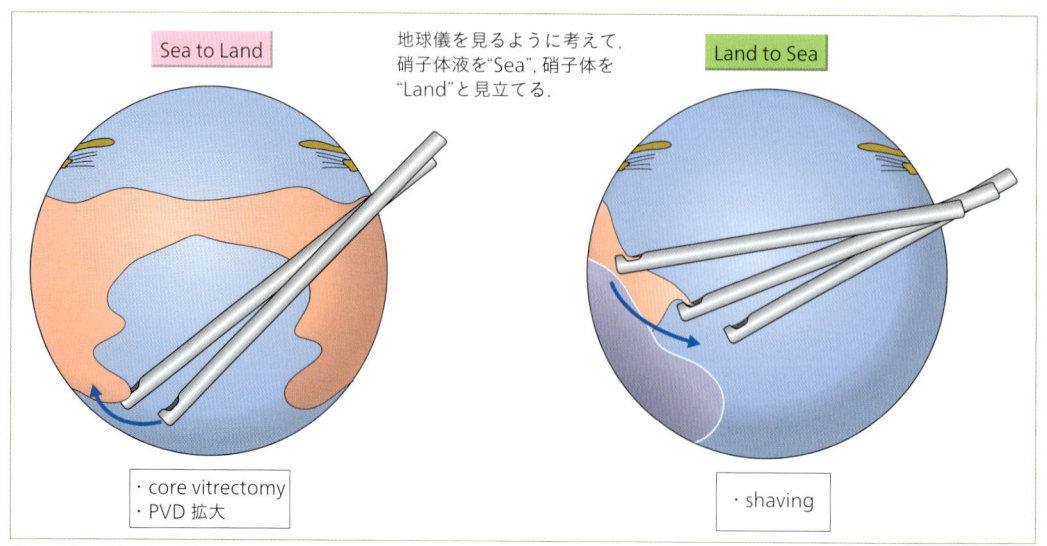

図9 硝子体切除の方向
一般に硝子体切除は，硝子体の断端がある後極部から周辺部に向かう Sea-to-Land の方向で進めるが，前部硝子体の shaving 時には，毛様体扁平部から硝子体腔中心へカッター先端を動かす Land-to-Sea 方向にカッターを動かすほうが，網膜の誤吸引・誤切除を避けることができる．

5）前部硝子体郭清

前述したように，PVR 手術成功の秘訣の1つは，いかに徹底的な前部硝子体郭清ができるかである．そのためには硝子体の解剖を知っておく必要がある．前部硝子体は Wieger's ligament で後嚢と，硝子体基底部で網膜・毛様体と強固に接着している．それ以外の部分での接着は比較的弱く，カッターの吸引のみで分離が得られる．Wieger's ligament での接着も強めの吸引で外すことができるが，病的に癒着している場合は後嚢切除で解除できる．よって，もっとも難しいのが硝子体基底部での処理である．

硝子体基底部では，網膜が多層化しており，硝子体線維がその層間に織り込まれるようになっているので，後部硝子体剥離のように完全に分離することは不可能である．したがって，可能な限り残存量を少なくする，shaving のテクニックが必要となる．一般に硝子体切除は，Sea-to-Land の方向で進めるが（図9），前部硝子体の shaving 時には，Land-to-Sea 方向にカッターを動かすほうが，網膜の誤吸引・誤切除を避けることができる．

残存硝子体量が少なくなるに従って，吸引圧を 400 mmHg，200 mmHg，さらには 100 mmHg まで下げていく．灌流圧も高いままだと誤吸引の要因になるので，10 mmHg 程度まで下げる．最後は吸引とカットを交互にしていく．まず吸引だけにして網膜がカッターポートに入ってこなければ，カッターに切り替えて切除する．網膜が吸引口に入って来るギリギリまで，こまめに繰り返す．

本症例は幸いに anterior PVR に至っていなかったので，硝子体郭清のみで終了したが，網膜剥離術後の PVR では anterior PVR に進展していることが多い．一見正常の鋸状縁のように見えるが，実は硝子体基底部の後端が前端まで引き上げられ（tacking），鋸状縁のように見えていることが多い（図7）．鋸状縁はその名の如くギザギザの形状〔oral bay（湾）とも

呼ばれる〕をしているのだが，吊り上げられた網膜はほぼ一直線であることで区別がつく．anterior PVR に至っていて，鋸状縁が増殖膜に覆われている場合は，収縮し変性した前部硝子体を，硝子体鑷子を用い双手法で丹念に牽引を解除してやる必要がある．そうすると次第に網膜が後ろに戻り，本来の鋸状縁が現れてくる．全周にわたって鋸状縁が確認できるまで処理をしなければならない．複数回の手術を受け，硬く器質化した増殖膜が形成されている症例では，網膜切開，網膜切除をせざるを得ない場合もある．

6）増殖膜処理

　PDR と異なり，PVR に伴う増殖膜は一般に血管成分を含んでいないため，剪刀を用いた膜分層（membrane delamination）を行うことはあまりない．PDR に代表される線維血管増殖膜（fibrovascular membrane）では網膜との癒着が血管に沿っており，微小な柱状の epicenter と呼ばれる点状で癒着しているのに対し，PVR では面状である．したがって，基本操作は硝子体鑷子による膜剝離である．癒着が強い部分では，下記の双手法を用いることで，網膜裂孔形成を最小限に抑えることができる．TA やインドシアニングリーン（ICG）による可視化や，DDMS™ などの器具を用いると有用である．

7）双手法（bimanual technique）

　癒着の強固な部位では，把持する増殖膜の量を少なくするなどして，膜剝離に伴う網膜への牽引を最小限にする．しかし，どうしても癒着の強い部分では，網膜切開・網膜切除が必要になってくる．両手で増殖膜を把持して割いていくと，網膜にも亀裂が入ることがあるが，それは網膜切開と同じ扱いで対処していく．広角眼底観察システム・シャンデリア照明下か，顕微鏡直視下かのいずれかで行うが，いずれも助手に強膜圧迫してもらい膜剝離を行うことになる．広角眼底観察システムは，観察範囲が広く，全体を把握しながら操作できる利点がある．一方，直視下は遠近感（立体視）に勝っているので，微細なコントロールを要する操作に向いている．直視下で行う時は，斜照明や，絞りを絞った照明で行うほうが見やすい．

8）液体パーフルオロカーボン（PFCL）

　通常の裂孔原性網膜剝離の周辺部硝子体処理時に用いるのと同様に，硝子体カッターによる切除の時に，網膜がカッターポートに寄ってくるのを抑えることができ，誤吸引，誤切除を避けることができる．その他，本症例の再手術時（3回目）に用いたように，周辺部裂孔の有無を確認するのに用いることができる．後極部から周辺部に向かって網膜下液を押し上げてくと，もし裂孔があれば，そこから硝子体腔に網膜下液が流出してくるのが見えたり，網膜下液が抜けて網膜が復位するので，判断できる．また，下記に示すように，剝離網膜での内境界膜剝離の際にも有用である．

9）内境界膜（ILM）剝離

　本症例でもみられたように，PVR は眼内への細胞散布と増殖因子蓄積があるので，術後高頻度に黄斑パッカー・続発性黄斑上膜が生じる．その予防として，初回手術時に

ILM(inner limiting membrane)剝離をしておくほうがよいと考える．ブリリアントブルーG(BBG)などで染色して行う．後極部が剝離している場合は，上述のようにPFCLを使用するか，双手法(鑷子2本か，鑷子とDDMS™の組み合わせ)で剝離する．PFCLを用いる際は，PFCLを注入する前に，ほんの一部剝離をしておき，きっかけを作っておいたほうが楽である．DDMS™を用いる際は，決してILMが剝離された網膜を擦らないよう，十分に注意する(DDMS™で擦過すると最表層＝神経線維層がボロボロになる)．強度近視で網脈絡膜萎縮のため眼底のコントラストが付きにくい場合は，ICG染色を用いることもあるが，毒性には注意を要する．

10）タンポナーデ

基本的には長期滞留ガス(14% C_3F_8)を用いる．本症例のように術後姿勢保持のできない精神疾患・整形外科疾患患者や小児，また，唯一眼で術直後よりある程度の視力を確保すべき症例は，SOを用いる．また，再剝離を繰り返し，炎症状態が持続している症例，患者の社会復帰が急がれる症例にも，SOを用いる．ただし，SOを用いた場合は，乳化による眼圧上昇，角膜接触に伴う帯状角膜症などの合併症や，抜去のため必ず再手術を必要とする点など，デメリットを十分に考慮するべきである．

11）術後姿勢

裂孔が下にならないような姿勢を取らせる．後極部に裂孔がない場合は，仰向きでもよい．また，裂孔の位置から判断して可能ならば，30分以上同じ姿勢を取らないよう指示する．*in vitro*実験では，RPEの細胞浮遊液をシャーレに注ぎ，静置しておくと，シャーレ面に接着する細胞細胞数は時間とともに増加し，1時間程度で最大値に達する(unpublished data)ことから，このようなことが言える．

6. 術後合併症

手術侵襲も大きく，手術時間も長くなるので，フィブリン析出など術後炎症が強く出ることが多い．ステロイドの眼軟膏を3〜4回/日で投与する．また，術終了時にステロイドの結膜下やテノン囊下投与を行っておく．虹彩後癒着予防のため，1日2回のミドリンP®点眼も行なう．大量のフィブリン析出や眼内液混濁(高度フレア)が生じた場合は，増殖基盤となるのを防止する目的で，組織プラスミノーゲン活性化因子(t-PA，25 μg/0.1 mL)の前房内投与と1時間後の前房洗浄，液・空気置換を行う〔t-PA投与によって生じたフィブリン分解産物(FDP)は強い化学走性を持つ起炎症物質であるため〕．術直後は毛様体機能低下による低眼圧，術後数日で反動的な眼圧上昇が生じることもある．点眼・内服で対応するが，眼内液が濃厚な場合は，27G針での前房穿刺や硝子体タップを施行して，増殖因子の減量も試みる．

術後数週〜数か月の間は再増殖，再剝離に十分に注意する．

〈瓶井資弘〉

XI 前部増殖硝子体網膜症

Point
- 増殖硝子体網膜症の重症型である．
- 前部硝子体での炎症，細胞増殖が起こる病態，すなわち複数回の網膜剥離手術と長期の伏臥位，前部ぶどう膜炎などで生じやすい．
- 毛様体機能不全から低眼圧，眼球癆に至る一歩手前の段階である．
- 増殖膜剥離は丁寧にしっかりと，場合によっては網膜切開，輪状締結術も行う．
- 術後，強い炎症が出るので，ステロイド，非ステロイド系消炎剤の投与により消炎をしっかり行う．

I. 臨床ケース

症例

67歳，女性．2か月前に他院で左眼の増殖糖尿病網膜症に対して硝子体手術および白内障手術を受けた．同院で術後の定期的な診察時に網膜剥離，増殖硝子体網膜症が発見された．当時，黄斑は未剥離で同院の硝子体術者が海外出張中で早期に手術ができないとのことで当院を紹介され，3日後に受診した．前医での手術の目的，内容等は紹介状に記載なく，詳細不明だった．

1. 所見

右眼矯正視力は1.0．左眼矯正視力は0.04．眼圧は右眼16 mmHg．左眼14 mmHgであった．両眼とも眼内レンズ挿入眼．右眼底は汎網膜光凝固が施行されており，軽度の黄斑皺襞を認めるものの糖尿病網膜症の状態は安定していると思われた．左眼は網膜全剥離，後極部に多数の裂孔を伴う増殖硝子体網膜症の状態であった（図1，2）．既に黄斑部が剥離している状態であったので，受診当日に手術を行う程の緊急性はないと考え，受診2日後の定期手術日に左眼に対する硝子体手術を予定した．

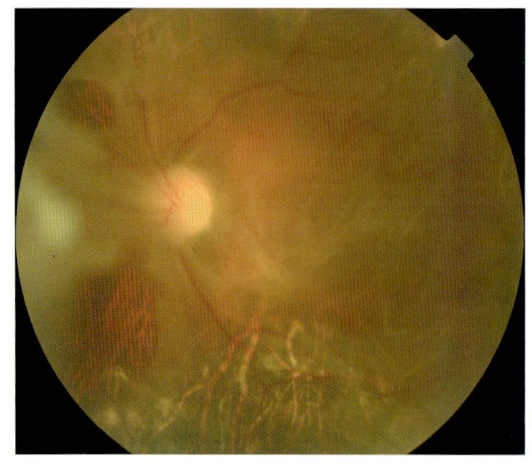

図1　当科初診時の左眼底像
網膜全剥離で固定皺襞，後極部に多発裂孔を認めた．

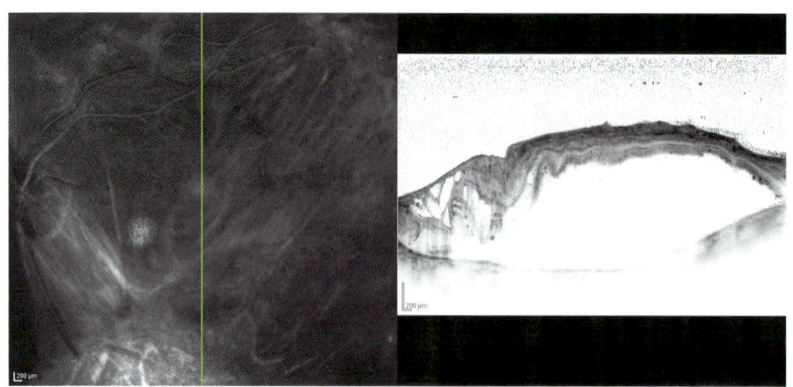

図2　初診時の左眼OCT像
黄斑剥離，下方に皺襞を認めた．

2. 手術手技

　局所麻酔下で23ゲージシステムを用いて硝子体手術を行った．3ポートを2ステップ法を用いて設置した後，眼底の視認性をよくするために白濁していた前囊を切除した（⇒ 動画-5）．なお，2ステップ法とはVランスで作製した強膜創に先端が鈍なインサーターに装填されたカニューラを同部に刺入する方法である．これに対して1ステップ法とは先端が鋭なトロカールに装填されたカニューラを一気に刺入する方法である．

　前囊混濁は術中の眼底観察には広角眼底観察システムを用いれば支障ない程度のものであったが，術後の外来での眼底観察を容易にする意図もあり，前房を粘弾性物質で満たした後，池田氏前囊鑷子と八重式前囊剪刀を用いて切除した（図3a, b）．前房の粘弾性物質を23ゲージ双手法で除去し，カニューラは術中の低眼圧や空気灌流時に網膜の乾燥を生じにくいクロージャーバルブ付きを用いた．広角眼底観察システム（Resight®）で眼底を観察したところ，網膜は全剥離，視神経乳頭から上方にかけて強い固定皺襞を伴った増殖膜（図3c），特に下方の網膜周辺部に強い前方への牽引を認めた（図3d）．剥離網膜上には収縮した残存硝子体，増殖膜が形成されており，全体的に網膜が収縮している状態であっ

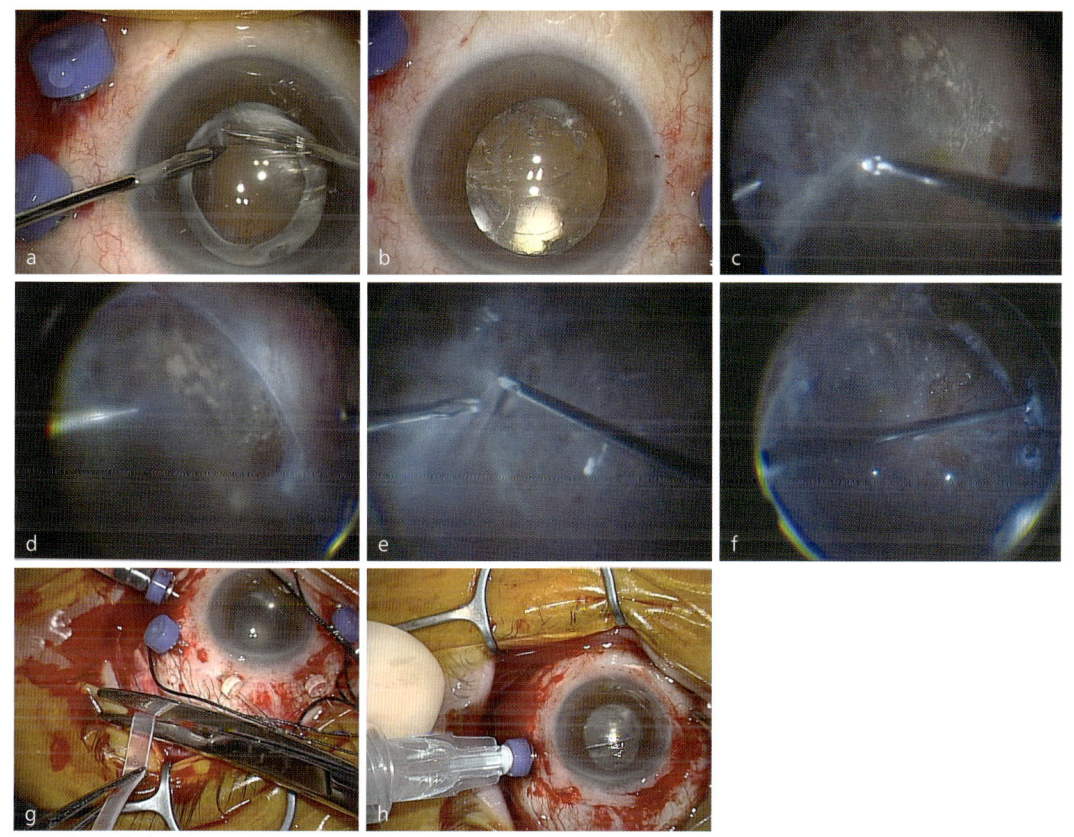

図3　左眼の術中写真
a：3ポート設置後に前嚢の混濁を池田氏前嚢鑷子（左），八重式前嚢剪刀（右）を用いて切除した．b：前嚢の混濁を切除直後の前眼部所見．この後，前房内の粘弾性物質を洗浄，除去した．c：硝子体手術開始直後，広角眼底観察システム（Resight®）下での眼底所見．視神経乳頭から耳側の網膜上に増殖膜と多発裂孔を認めた．d：硝子体手術開始直後の下方網膜の所見．視神経乳頭から下方周辺部にかけて著明な増殖膜と硝子体網膜牽引を認めた．e：双手法を用いて網膜上の増殖膜を剝離した．f：液体パーフルオロカーボン下で鼻側周辺部網膜に retinectomy を行った．g：#240 シリコーンバンドで輪状締結術を行った．h：VFI 針を介してシリコーンオイルを眼内に注入した．既に2ポートを8-0バイクリルで縫合，閉鎖している．

た．周辺部の硝子体はほとんど切除されていない状態であったことから，前医で行われた最初の手術は糖尿病黄斑症に対する硝子体手術ではないかと推察された．

27ゲージのツインライトシャンデリアを設置し，日下式ILM鑷子を用いて双手法で網膜上の残存硝子体，増殖膜を後極側から丁寧に剝離した（図3e）．全周の周辺部に残存した硝子体は術者自らが強膜圧迫し，硝子体カッターを用いて可能な限り切除した．少量のトリアムシノロンアセトニドを網膜上に噴霧し残存硝子体を確認しながら網膜上膜剝離を試みたが，完全な剝離は困難であった．次に液体パーフルオロカーボン（perfluorocarbon liquid：PFCL）を眼内に注入し，後極部網膜を復位させた状態で膜剝離操作を行った．

膜剝離操作はまず後極部に対して行い，次に周辺部網膜に対して行った．周辺部，特に下方では硝子体の牽引によって網膜が前方に牽引されている状態であった．PFCLで後極部網膜を復位させておくことで周辺部網膜上の増殖膜剝離を行う際に後方網膜が押さえられた状態で行えるので，膜剝離操作はやや容易となった．しかし，完全な膜剝離はやはり困難で，網膜はすでに収縮した状態であったため，このままでは網膜復位は困難と判断

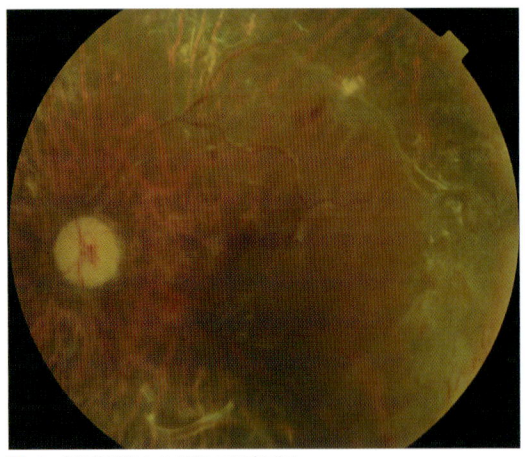

図4　初回手術 1 か月後の眼底所見
シリコーンオイル下で網膜は復位し，左眼矯正視力は 0.1 とやや改善した．

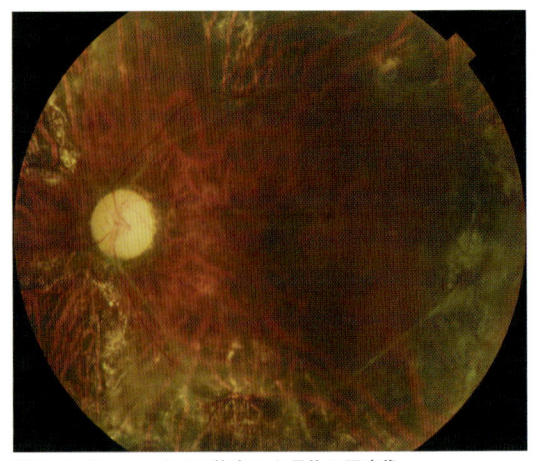

図5　シリコーンオイル抜去 2 か月後の眼底像
網膜は復位し，左眼矯正視力 0.1 を維持している．

し，上方を除く約 270 度の retinotomy，retinectomy を行った（図 3f）．次に結膜を全周切開し，#240 シリコーンバンドを用いて輪状締結術を行った．シリコーンバンドは 4 直筋の中間，赤道部にゴルフ刀を用いて強膜トンネルを作製する方法で設置した．

次に液・空気置換を行い，PFCL 抜去，空気灌流下で網膜を復位させた状態で裂孔周囲に網膜光凝固を行った．シリコーンバンドは軽度の隆起を生じる程度の締め具合で十分効果が期待できること，締めすぎると循環障害や高度の近視化を生じる可能性があので，20 mmHg 圧の空気灌流下でシリコーンバンドの隆起を確認して締め具合を調整した（図 3 g）．

最後にシリコーンオイル（silicone oil：SO，1,000cs）を viscous fluid injector（硝子体手術装置に接続し，シリンジに気圧をかけて SO を注入できる装置）を用い，23 ゲージの SO 注入用針（VFI needle）を介して眼内に注入した（図 3h）．眼内レンズ挿入眼であったため，下方の iridectomy は行わず，レンズ下面まで SO を注入した．最後に強膜創は 8-0 バイクリルでしっかりと縫合し，結膜を全周縫合，結膜下にデキサメタゾン（デカドロン®）を 0.3 mL 注射し，手術を終了した．

術後は抗菌剤点眼，ベタメタゾン点眼，非ステロイド性消炎剤の点眼を処方した．術後の炎症は比較的軽度で，術後 2 日目にフィブリン析出を前房に認めたが，術後 1 週までに消失した．SO 下で網膜は復位した（図 4）．術後約 1 か月で SO 抜去を行った．術前の左眼視力は 0.1 で術前より改善した．術中，一部の網膜上に発生していた増殖膜を剝離，液空気置換を行い，硝子体腔を空気で満たした状態で手術を終了した．

SO 抜去後も網膜は復位した状態を保っており（図 5），術後 3 か月での左眼矯正視力は 0.1 であった．状態は安定していたため，患者の希望もあり，近医へ紹介した．

II. 解説

1. 疾患概念と治療方針

　増殖硝子体網膜症とは裂孔原性網膜剥離が重症化した状態で，網膜剥離に対する手術不成功の最大の要因である．裂孔原性網膜剥離に対する手術後，発生後長期を経た裂孔原性網膜剥離，血液網膜柵が障害された状態（外傷，糖尿病網膜症，内眼炎など）で発生しやすい．グリア細胞，網膜色素上皮細胞などの増殖能を持つ細胞が網膜の上下で増殖し，増殖膜を形成することで網膜に皺，固定皺襞などが形成される．重症例では funnel-shaped 網膜剥離となり，視神経乳頭が透見できなくなる．重力のために増殖する細胞は下方に沈着するので，増殖性変化は下方網膜で強い傾向がある．

　前部増殖硝子体網膜症は網膜周辺部〜毛様体付近でこの増殖が発生し，硝子体網膜牽引が生じた状態を指す．複数回に及ぶ硝子体手術に加えて長期に伏臥位を行うことで，網膜色素上皮細胞，炎症細胞などが前部硝子体に集まり，そこで増殖することにより発症することが多い．また，前部ぶどう膜炎で発生することもある．今回の症例では前医での硝子体手術で周辺の硝子体が郭清されておらず，網膜症の活動性を過小評価したため術中の網膜光凝固も不十分となり，術後の増殖性変化が進行したのではないかと推定している．虹彩面に対して平行かつ円周方向，すなわちループ状に牽引が発生する場合，周辺部網膜を前方に吊り上げる方向に牽引が発生する場合があるが，多くはそれらが混在する．また，毛様体への牽引が強くなると毛様体による房水産生能が低下し，低眼圧となる．また，虹彩外反，虹彩の後方への牽引，瞳孔散大などの所見が顕著となる．

　治療法として強膜バックリング法，硝子体手術がある．軽度の増殖硝子体網膜症では強膜バックリング法のみで網膜復位が得られる症例もあるが，前部増殖硝子体網膜症のように重症化した症例の多くでは硝子体手術の適応となる

2. 手術の時期

　経過観察を行っても病態が自然寛解することはなく，薬物療法は無効なので早期に手術を行うべきである．ただし，増殖硝子体網膜症は黄斑剥離を来している場合がほとんどで，しかも剥離期間も長期に及んでいるケースが多いので，裂孔原性網膜剥離の新鮮例ほど手術を急ぐ必要はない．また，重症例では手術が長時間に及ぶ可能性があるので，術者の技量，患者の全身状態，年齢等を考慮し，全身麻酔を選択すべきケースもある．その場合は麻酔科医師，手術室との調整も必要となる．手術適応を判断する際には滲出性網膜剥離との鑑別が重要であるが，滲出性網膜剥離では一般的に増殖性変化は生じないし，網膜下液に可動性があるといった特徴があるので鑑別は比較的容易である．

3. 術式

　前部増殖硝子体網膜症は前述の通り，硝子体基底部での増殖性変化が生じた状態を指すが，同部の硝子体と網膜〜毛様体の接着は強固で，機械的に両者を分離することは不可能である．実際の手術では硝子体カッター，硝子体鉗子，硝子体剪刀などを用いて，できる

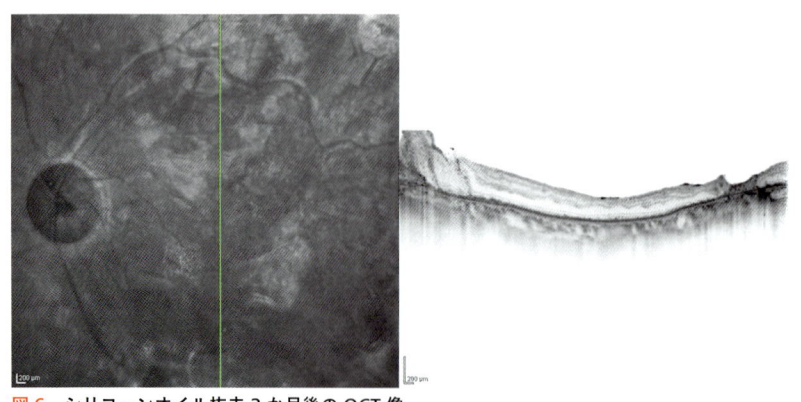

図 6 シリコーンオイル抜去 2 か月後の OCT 像
網膜の構造は比較的よく保たれている．

限り増殖膜を剝離，切断するが，網膜〜毛様体への牽引を完全に解除することはしばしば困難である．したがって，輪状締結術を併用することでこの牽引を眼外から相殺することが必要となる．本症例では途中で輪状締結術を施行したが，これを要する可能性が高いと判断される状態なら，3 ポートを設置する前にシリコーンバンドを巻いておき，最後に空気灌流下で締め具合を調整する方が容易である．

　水晶体は手術操作の妨げとなるので原則摘出するほうがよい．軽症例なら通常の白内障手術を行い，後囊下の前部硝子体をしっかり切除しておけば眼内レンズを挿入することも可能である．しかし，周辺部の水晶体囊下の硝子体を完全に剝離することは困難であり，同部に残存した硝子体や増殖膜の収縮が発生すると病態を悪化させることになるので，重症例では水晶体囊を含め摘出するほうがよい．

　増殖膜切除は双手法で行うほうがより効率的に行えるが，双手法ではしばしば増殖膜や硝子体を鑷子で強く引っ張り過ぎ，裂孔形成や鋸状縁断裂を生じる危険性があるので，手術操作は丁寧に，優しく行うべきである．状態によっては本症例のように PFCL を硝子体腔に注入すると，後極部網膜が押さえられ，周辺部網膜上の膜剝離操作が容易となり，有用である．また，網膜の収縮度合がわかるので retinotomy が必要かどうかも判断できる．retinotomy，retinectomy は増殖膜剝離を十分に行っても網膜の伸展不良で復位が期待できない場合に行う．通常，必要最低限と思われる範囲より，思い切って大きめに行うほうがよい結果に結びつくことが多いように感じている．最後に SO，あるいは C_3F_8 などの長期滞留ガスを術後タンポナーデとして用いる．

4. 硝子体手術の術後合併症

　手術侵襲が大きな手術となるので，術後の強い炎症，フィブリン析出などによる瞳孔ブロック，虹彩後癒着，眼圧上昇などが比較的高頻度に起こる．また，網膜再剝離の頻度は高い．報告によって異なるが増殖硝子体網膜症の初回復位率は 50〜80％程度で，通常の網膜剝離よりはるかに低い．また，前部増殖硝子体網膜症は一般の増殖硝子体網膜症より重症で，毛様体に対する牽引性変化が強いので術後の炎症がより強く起こる傾向がある．

また，毛様体機能不全から低眼圧症，眼球癆に至る場合もあり，注意が必要である．初回手術でしっかりと周辺部の硝子体〜増殖膜を可能な限り切除し，術後の消炎もしっかりと行うなどの注意が必要である．

参考文献

1) Constable IJ, Nagpal M：Proliferative Vitreoretinopathy. Retina 5 th ed. pp1810-1825, Saunders, St. Louis, 2012.

〔日下俊次〕

XII 家族性滲出性硝子体網膜症 (FEVR)の手術症例(小児重症例)

> **Point**
> - 増殖性の変化を伴う場合には，積極的に輪状締結術を併用する．
> - 網膜の復位のためには，網膜下索，網膜上増殖膜の徹底的な切除が必要である．
> - 網膜下索摘出の際には，意図的裂孔が広がらないように牽引する．
> - 周辺部の無血管野の網膜硝子体の癒着は強固であるため，双手法で切除する．
> - 僚眼に無血管野，新生血管などの異常があれば，予防的に網膜光凝固術を行う．

I. 臨床ケース

症例

10歳，男児．2週間前に右眼を隠したら偶然見にくいことに気づき前医受診し，右眼の増殖硝子体網膜症を指摘され，当院に紹介された．もともと右眼は耳側への黄斑牽引と牽引乳頭，内斜視，弱視として経過観察を行われており，最近の右眼矯正視力は0.6であった．出生時の状況は，満期産で成長や分娩時に特に異常はなかった．

1. 所見

右眼視力は，20 cm手動弁(矯正不能)，左眼視力は矯正1.3．眼圧は右眼19 mmHg，左眼20 mmHgであった．右眼は，網膜が全剥離し漏斗状となり，網膜下索(subretinal band：SRB)が輪状に何本も存在していた(図1a：黄矢頭)．また，下耳側には拡張した血管が鋸状縁まで達していた(図1a：白矢印)．蛍光眼底造影検査では，右眼は下耳側の鋸状縁まで達する拡張した血管がはっきりと描出され，耳側の広い範囲で灌流が途絶えていた．また上方から鼻側にかけて周辺部の無灌流領域が見られた(図2a)．以上の所見から，2週間前から起こったものではなく，かなり長期間にわたる網膜剥離があったものの，弱視があったため発見が遅れたと考えられた．左眼も耳側血管の走行異常があり，視神経-黄斑間距離

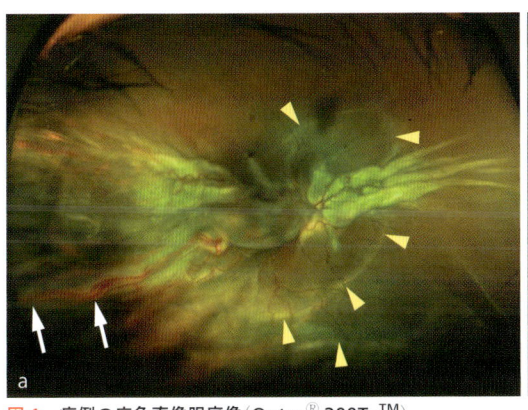

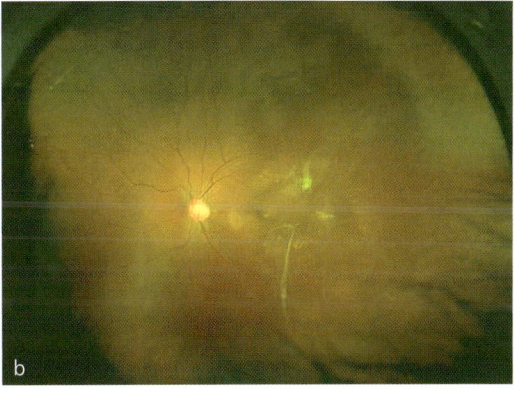

図1　症例の広角直像眼底像（Optos® 200Tx™）
a：右眼眼底画像．全剥離した網膜は一部分漏斗状となり，視神経乳頭の観察はできない状態である．また，網膜下索（SRB：黄色矢頭）が何本か円周方向に走っているのが観察できる．下耳側には拡張した血管が鋸状縁近くまで伸びていた（白矢印）．
b：左眼眼底画像．耳側の血管はアーケード血管ほどの長さしかなく，V字型の血管走行異常がみられた．

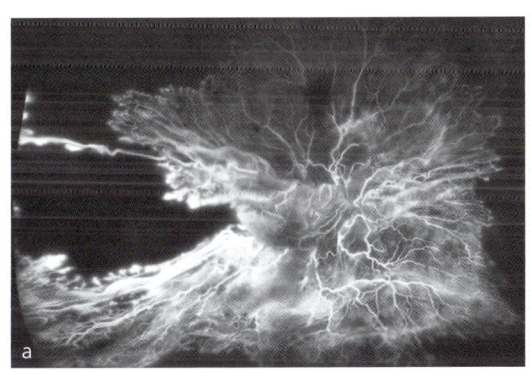

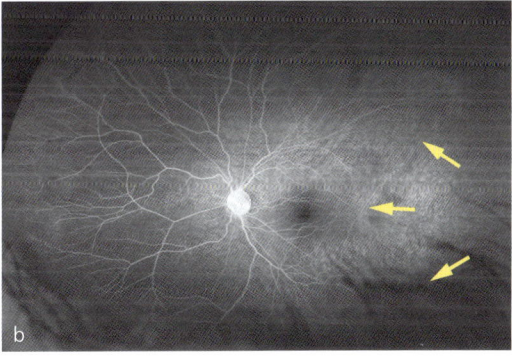

図2　症例の蛍光眼底画像（直像）
a：右眼の画像．耳側には広範囲の無血管野が存在し，下耳側の拡張した血管がはっきりと描出された．また，造影後期にはこの血管からの旺盛な蛍光漏出がみられた．b：左眼の画像　耳側には広範囲の無血管領域が存在した．

の約2倍の長さしかなく（図1b, 2b），軽度の硝子体混濁があった．Bモードエコー画像は，剥離した後極部網膜は漏斗状となり（図3：黄矢頭），その前方には高輝度の組織（図3：白矢印）がみられ，これはナプキンリングと考えられた．

2. 実際の治療

1）輪状締結術の併用

　索状物を伴う増殖硝子体網膜症であったため，輪状締結術を併用した．毛様体扁平部のポートを作製する前に，輪状締結を置いた．赤道部に#40サークルバンド®（MIRA社）を4-0ズブラミッドで縫着し，全周に巻いた．バンドが重なる象限では，バンド同士をズブラミッドで結紮した（図4）．

2）硝子体切除

　次に，25ゲージトロカールで4ポートを作製し，下鼻側にはシャンデリア照明を設置

XII　家族性滲出性硝子体網膜症（FEVR）の手術症例（小児重症例）　117

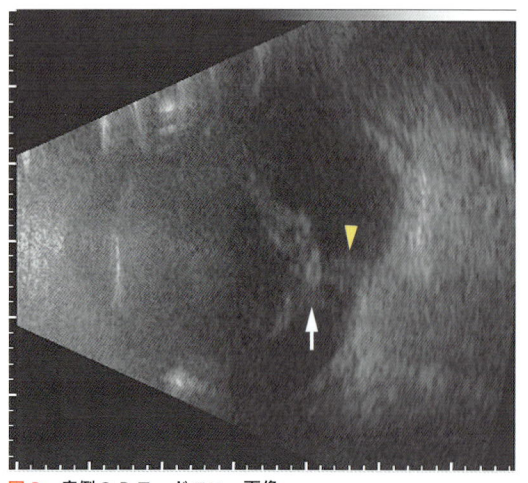

図3 症例のBモードエコー画像
後極部網膜は漏斗状になり(黄矢頭)、硝子体のスペースがなかった。また、漏斗状網膜の前方には高輝度の組織がみられた(白矢印)。これはナプキンリング、つまり、網膜を漏斗状に引き絞っているリング状のSRBと考えられた。

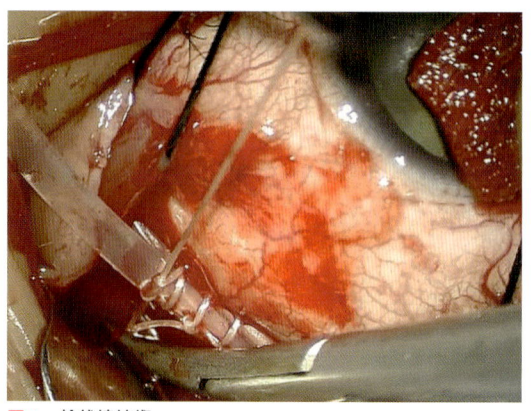

図4 輪状締結術
赤道部に#40 サークルバンド®(MIRA社)を4-0 ズブラミッドで縫着し、全周に巻いた。

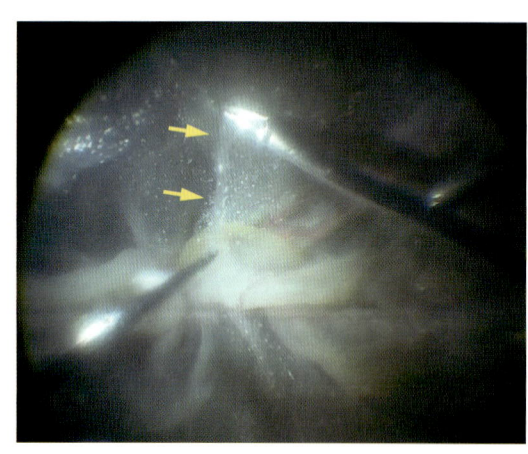

図5 強固に癒着した網膜上の硝子体の切除
硝子体(矢印)は赤道部よりも周辺部では強固に癒着し剝離できなかったので、シャンデリア照明下に硝子体鑷子で引っ張り、硝子体剪刀で削ぎ落すように切除した。

した。硝子体切除を開始し、core vitrectomyを施行した。硝子体をトリアムシノロンアセトニド(マキュエイド®)で染色し、硝子体鑷子で硝子体を牽引すると、中間周辺部までしか硝子体剝離を起こすことができなかった。そのため、硝子体鑷子で硝子体を牽引しながら剪刀で削ぎ落とすようにしてできるだけ切除した(図5)。

3) 網膜下索の切除

次に、SRB除去のために上方網膜の赤道部よりもやや後極寄りに眼内ジアテルミー凝固を行った。網膜下鑷子は20ゲージであるので、トロカールの横に19ゲージVランスでもう一つポートを作製した。網膜下鑷子を凝固部位から意図的裂孔を作製して網膜下に挿入し(図6a)、網膜を通して観察されるSRBを把持し、ゆっくりと引きずり出した(図6b)。この際に、裂孔よりも遠い部位が異常に引っ張られる可能性もあるため、広い範囲を観察し、牽引がかかり過ぎていないかよく観察することが重要である。また、SRBを

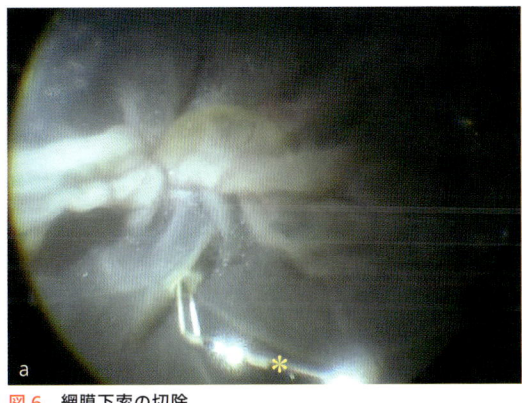

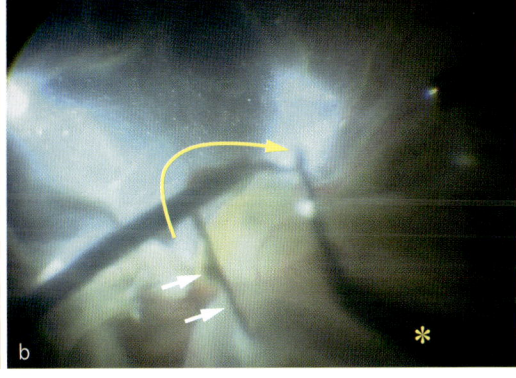

図6 網膜下索の切除
a：SRB の近くに行ったジアテルミー凝固部位から 20 ゲージ網膜下鑷子(＊)を入れる．
b：網膜下鑷子(＊)の牽引で摘出されてきた SRB(白矢印)．意図的裂孔に過度の牽引がかからないように，硝子体鑷子，または，ライトガイドのシャフトを滑車のように使って SRB の牽引の向きを変えて引っ張っている(黄矢印)．

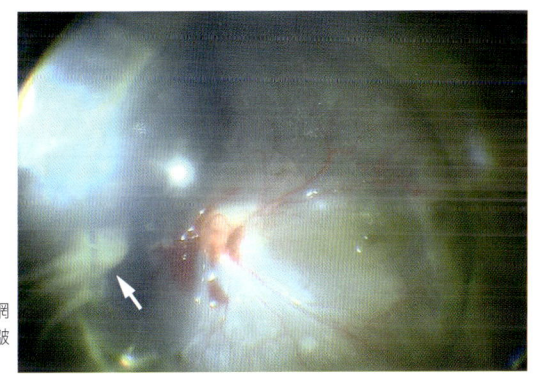

図7 液体パーフルオロカーボンによる残存網膜下索の確認
SRB をある程度除去した後に，液体パーフルオロカーボンを網膜上に置き，残存 SRB の有無を調べた．鼻側(矢印)に網膜皺襞がみられたので，再び SRB を除去した．

引き出してくる過程で，意図的裂孔と SRB，SRB を引っ張る方向の位置関係によっては，裂孔に負担がかかり拡大する可能性がある．そのため，SRB と裂孔が一直線になるような方向に鑷子で牽引する．SRB の牽引の向きが適切にできない場合には，図6b のように左手の鑷子，または，ライトガイドのシャフトを滑車のように使って向きを変えて引っ張る方法もある．また，SRB が非常に長く，引っ張るスペースがない場合には，何回か持ち替えたり，スパゲッティを巻き取るように鑷子を回転させたりするのもよい．何本かの SRB を摘出後，視神経乳頭を確認しようとしたが，全く広がる感じではなかったため，網膜を透かして見たところ，SRB が視神経乳頭近傍を取り巻くように存在していた．このような SRB は，その形が，卓上のナプキンを束ねるリングに似ているため，ナプキンリングと呼ばれる．再度，網膜下に鑷子を入れ摘出しようとしたが，リング状になった SRB はなかなか切断できず，かなりの牽引を要した．

4）網膜の復位

ナプキンリングの除去で網膜の可動性も出てきたので，液体パーフルオロカーボン(perfluorocarbon liquid：PFCL)を注入し，網膜復位を試みた．後極部は広がったが，鼻側の網膜は依然として網膜皺襞があったため(図7)，SRB の残存によるものと考え，再度 SRB

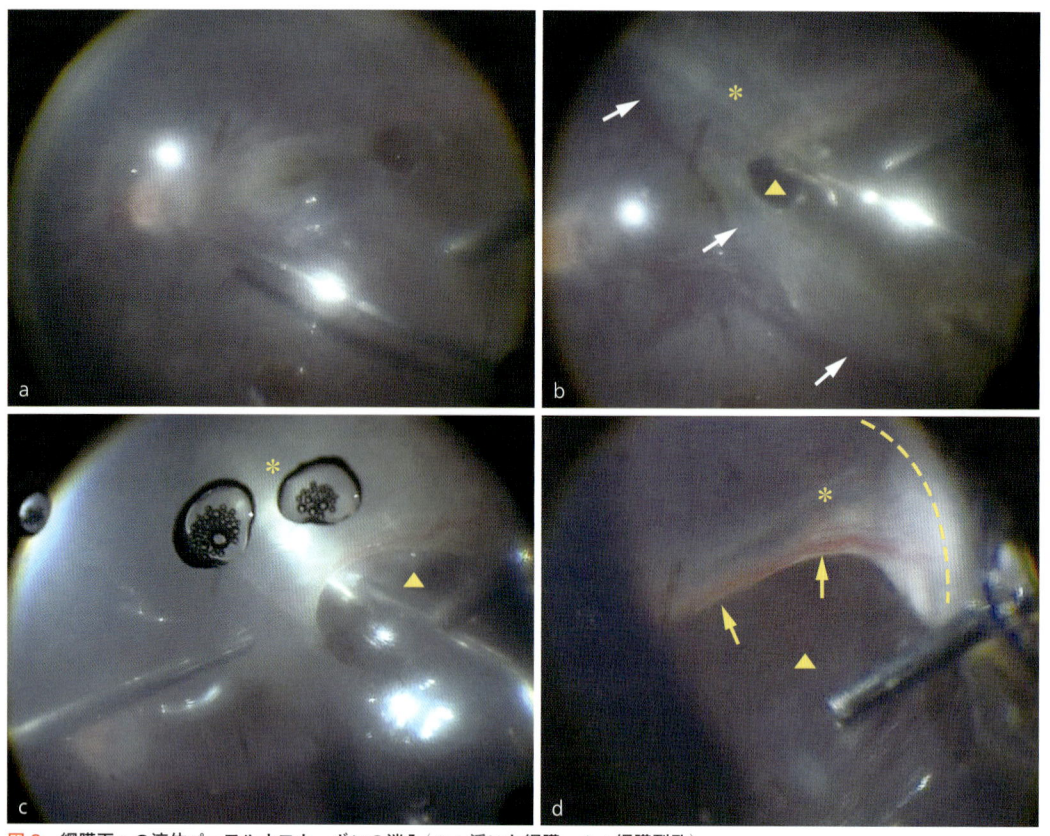

図8 網膜下への液体パーフルオロカーボンの迷入（＊：浮いた網膜, ▲：網膜裂孔）
a：すべての SRB の摘出後に，液体パーフルオロカーボン（PFCL）で網膜を復位させた．網膜は皺襞なく広がった．b：しかし，突然 PFCL が網膜下に回り網膜が浮き始めた．白矢印：復位した網膜と浮いてきた網膜の境界．c：気圧伸展網膜復位を行ったところ，空気は網膜下に入るばかりで復位しなかった．バックフラッシュニードルを網膜下に挿入し，復位を試みているところ．d：網膜裂孔はさらに拡大した．この裂孔は，術前 FA における無血管野に一致した部位に生じており，もともと脆弱だったと考えられた．網膜が浮いてきた原因としては，網膜異常血管（黄矢印）の緊張や，網膜短縮によるものと考えられた．点線は，網膜切開予定部位．

を除去した．改めて PFCL を注入していくと網膜はきれいに復位していった（図 8a）．ところが，耳側の網膜が突然浮いてきた（図 8b）．原因は，耳側に開いた裂孔から網膜下にPFCL が回ったことによると考えられた．網膜に可動性がないためとも考えられたが，SRB は可能な限り摘出できていたため，この時点では原因がわからなかった．次に，液・空気置換による気圧伸展網膜復位を試みたが，今度は網膜下に空気が入り（図 8c）裂孔も拡大した（図 8d）．網膜が復位しない原因を探すために眼底をもう一度よく観察したところ，牽引乳頭の原因となっていた下耳側の異常網膜血管がピンと張った状態となっており，網膜は元々足りない状態であったと考えられた．減張切開を加えるために眼内ジアテルミーで鋸状縁に近い部位で異常血管を含めて凝固し，硝子体剪刀にて切開すると（図 9），中間周辺部の網膜の緊張が軽減され，網膜は復位した．すべての網膜裂孔に眼内光凝固を施行し，シリコーンオイルを注入し，手術を終了した．

左眼の耳側の無血管野に対しては，手術室において双眼倒像鏡レーザーで網膜光凝固術を施行した．

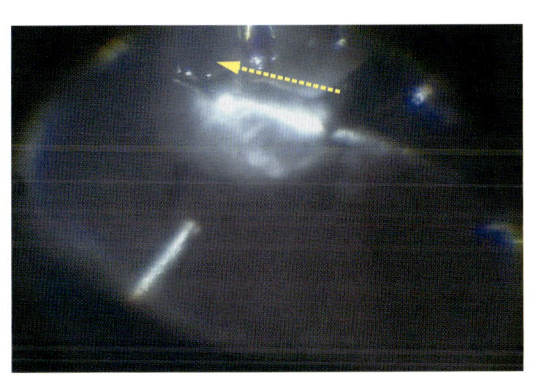

図9 網膜減張切開
下耳側の鋸状縁近くで(図8d 点線),異常血管を含めてあらかじめ眼内ジアテルミー凝固を行った.そして,硝子体剪刀で黄矢印の方向で減張切開を行うと,突っ張っていた後極側の網膜は奥に移動し,網膜は復位した.

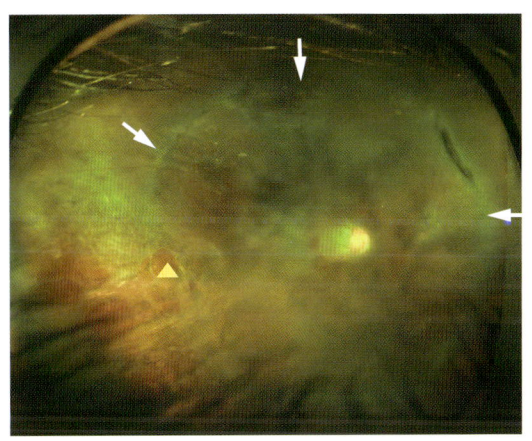

図10 術後の眼底写真
術後1か月の広角直像眼底写真(Optos® 200Tx™).シリコーンオイル下に網膜は復位し,矯正視力は0.08となった.矢印は輪状締結の隆起を示す.▲:図8と同一の網膜裂孔.

3. 術後経過

術後1か月で,網膜はシリコーンオイル下に復位し(図10),矯正視力は0.08であった.

II. 解説

1. 疾患概念

　家族性滲出性硝子体網膜症(familial exudative vitreoretinopathy:FEVR)は,両眼性の網膜硝子体変性疾患であり,周辺部の網膜血管の成長異常が特徴である.疾患形態は非常にバリエーションに富んでいる.軽症では自覚症状がなく,周辺部網膜の無血管野や網膜動静脈吻合,血管分岐,網膜硝子体の異常癒着,V字型網膜脈絡膜変性などの異常を特徴とする.重症例では,網膜血管新生,網膜内や網膜下の出血や滲出物の貯留,網膜上の新生血管膜の形成とその収縮による網膜皺襞,黄斑偏位,網膜剥離などが生じる.以上の臨床所見は,未熟児網膜症に酷似しており,小児例では必ず出生時の状況を問診する必要がある.
　FEVRは,1969年にCriswickとSchepensにより報告された疾患概念であり,常染色体優性遺伝,伴性劣性遺伝形式をとる.軽症の網脈絡膜変性から網膜剥離まで疾患の重症度は変化に富むため,重症度分類が試みられている.最初の分類はOliverらにより提唱された.3ステージに分類され,ステージ1は,網膜の変性,網膜硝子体間の牽引,ステージ2は新生血管の形成により網膜下滲出物と牽引が生じ,視神経乳頭,網膜血管が牽引された段階,ステージ3は網膜剥離,となっている.1998年にPendergastらは,FEVRの臨床所見が未熟児網膜症に似ていることに着目した5段階の新分類を提唱した.

この分類は，網膜剥離の黄斑への波及の有無や全剥離かどうかにより網膜剥離を3段階に細分化しており，また，網膜剥離の原因が主に滲出性か，牽引性かどうかも分類基準に組み込んでいる，という点で優れている．

2. 治療

FEVRは，症例により病態や重症度などバリエーションに富んでいるので，治療も適宜考えていかなければならない．周辺部網膜の無血管野のみの場合はひとまず慎重な経過観察を行い，それに網膜外の新生血管や滲出性の変化を伴う場合には，滲出を抑えたり将来的な裂孔の形成を防いだりすることを目的に，網膜光凝固術や冷凍凝固術が推奨される．しかし，一般的に光凝固などの処置を行っても，網膜下への滲出は続くことが多い．網膜剥離の場合は，周辺部の無血管野における強固な網膜硝子体癒着部位に起きる網膜裂孔が原因となる．小児例で裂孔が比較的周辺部にある場合には，バックリング＋輪状締結術を行う．また，本症例のようにすでに増殖硝子体網膜症になっている場合には，硝子体手術の適応となる．

参考文献

1) 牛田宏昭，浅見哲，寺崎浩子：網膜硝子体手術手技33-増殖性硝子体網膜症(2)．臨眼 63：1424-1429, 2009
2) Criswick VG, Schepens CL：Familial exudative vitreoretinopathy. Am J Ophthalmol 68：578-94, 1969
3) Gow J, Oliver GL：Familial exudative vitreoretinopathy. An expanded view. Arch Ophthalmol 86：150-5, 1971.
4) Canny CLB, Oliver GL：Fluorescein angiographic findings in familial exudative vitreoretinopathy. Arch Ophthalmol 94：1114-20, 1976.
5) Pendergast SD, Trese MT：Familial exudative vitreoretinopathy. Results of surgical management. Ophthalmology 105：1015-23, 1998.

〈浅見　哲〉

第3章

網膜剥離の診断

I 解剖

網膜剝離は網膜と硝子体が関与する疾患であるが，その治療においては，網膜と硝子体の解剖はもとより，眼球全体の解剖に精通していることが必要である．本項では，網膜剝離の治療において必要な解剖について解説する．

I. 眼球

眼球の平均的なサイズは，前後径が24 mm，水平径が23.5 mm，垂直径が23 mmであるが，屈折異常により特に前後径(眼軸長)は大きな個体差があり，強度遠視(小眼球)では15～17 mm，強度近視では30 mm以上になることがある(Michels RG, et al.：Retinal detachment, 1990)．眼軸長は硝子体手術で眼内操作を行う際に重要で，短眼軸の眼球の操作は器具で網膜を損傷しないように留意する必要がある一方，長眼軸の眼球では，眼球を圧迫しないと器具の先端が網膜に到達しないことがある．

一方で，眼球の赤道部周囲の長さは71～74 mm，角膜輪部から眼球赤道部までの強膜弧の長さは9～12 mm(鋸状縁から赤道部までは約5～6 mm)，角膜輪部から後極部までの強膜弧の長さは29～32 mm程度である．これらの値は硝子体手術に輪状締結を併用する場合や，バックリング手術の際に重要となる．

眼球では幾何学的赤道部(角膜中央と眼球後極から等距離にある円周)は，解剖学的赤道部と一致しない．解剖学的赤道部は鼻側で角膜輪部に近く，耳側では遠い．平均的な眼球の容量は約5 mLであるが，その中で硝子体の容量は約4 mLである．しかしこれは屈折異常の影響を強く受け，強度近視眼では硝子体の容量は8 mL以上に達することがある．これらの容量は，眼内にガスやシリコーンオイルなどのタンポナーデ物質を充填する際に必要なデータである．

II. 前眼部と毛様体 (図1)

1. 結膜, Tenon嚢と強膜

　結膜は角膜輪部から球結膜として眼球を覆い, 結膜円蓋部で翻転して瞼結膜となり, 眼瞼縁に至る. 結膜の下にはTenon嚢があるが, これは結膜と異なって眼球と外眼筋をすべて覆い, 後部は視神経の硬膜に至っている. Tenon嚢により眼球と外眼筋は眼窩内の他の組織と直接接触することはなく, 眼球はスムーズに運動することができる. Tenon嚢の下には眼球壁である強膜がある. 強膜は主に膠原線維で組成されている. 強膜は視神経乳頭周囲で最も厚く, その厚さは1～1.2 mm, 次に角膜輪部付近が厚く約0.8 mm, 最も薄い部分は直筋の付着部で約0.3 mm, その他は0.5～1.0 mm程度の厚さである. しかし強膜厚は個人差が大きく, 強度近視眼ではぶどう膜が透けて見えるほど強膜が薄い場合がある. 手術においては特に外眼筋付着部には不要に大きな力を加えないように留意する必要がある. 鈍的眼外傷などで眼球破裂が起こる場合は, 強膜の薄い直筋付着部から眼球後部へ強膜の亀裂が走っていることがある.

　輪状締結やバックル留置を行う場合には, まず角膜輪部で結膜とTenon嚢を切除し, さらに外眼筋を覆っているTenon嚢を丁寧に剝離し, そして強膜の厚さを目視で確認してから慎重に通糸を行う.

2. 前眼部と毛様体および硝子体基底部との関係 (図1)

　毛様体は皺襞部と扁平部に分かれ, 無色素上皮に覆われている. 無色素上皮は房水や硝子体内へ水分を産生している. 毛様体の後方は網膜に移行するが, 毛様体と網膜の境界を鋸状縁という. 鋸状縁には丸い凹凸が存在し, 歯状突起と呼ばれる. 歯状突起の数は17～34と個体差が大きい. 歯状突起は鼻側で明瞭であるが, 耳側では不明瞭である(図1, 2).

　毛様体皺襞部は, 角膜輪部から2.5 mm程度までの範囲に存在し, 毛様体扁平部は角膜輪部から2.5～6 mmくらいまでの範囲に存在する(図1b). 毛様体扁平部の幅は鼻側で約3 mm, 耳側で約4 mmと, 耳側は鼻側よりも幅が広い. そのため, 角膜輪部から鋸状縁までの距離は, 鼻側で5.7～6 mm程度, 耳側では6.5～7 mm程度と, 耳側で長い.

　硝子体は鋸状縁の前後で幅2～6 mmにわたって網膜と毛様体扁平部へ強固に癒着している. この部分を硝子体基底部と呼ぶ(図1a：青斜線部).

　毛様体や硝子体基底部は眼球内に存在し, 眼球外からは直接視認できない. しかし毛様体と網膜の境界(鋸状縁)の位置は, 近視眼, 遠視眼を問わず, 外直筋の付着部にほぼ一致している(図1a). ただし上直筋だけは鋸状縁よりも約1 mm後ろに起始部をもつ.

　硝子体手術時のポート作製や硝子体注射時の強膜穿刺は, 毛様体扁平部を経由しないと網膜を損傷する. しかしその一方で, 硝子体基底部にあたる部分の強膜を穿刺すると, 硝子体に牽引がかかって網膜裂孔を生じることがある. したがって強膜を穿刺する場合には, 毛様体皺襞部と扁平部の境界(図1a：点線)のすぐ後極寄りを穿刺するとよい. 具体的には, 成人の有水晶体眼で角膜輪部から3～4 mm程度, 無水晶体眼で3 mm程度後極の

1 解剖　125

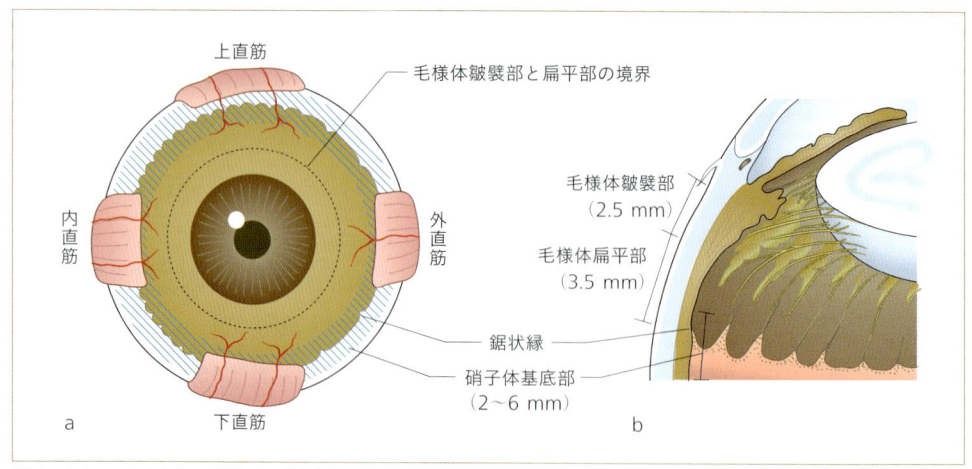

図1　前眼部と四直筋，毛様体の位置関係
毛様体は黄土色で，硝子体基底部は青の斜線で示した．毛様体扁平部の後縁（鋸状縁）は，角膜輪部からおよそ6～8 mmの位置にあり，四直筋の起始部にほぼ一致している．硝子体手術時のポートの設置や硝子体注射は，硝子体基底部や網膜を避けるように，毛様体皺襞部と扁平部の境界（点線）のすぐ後極寄りで施行する．

位置を穿刺する．ただし強度遠視眼（小眼球）では角膜輪部から1.5～2 mm程度後極の位置を穿刺し，新生児や乳児の硝子体手術では角膜輪部から0.5～1 mm程度後極の位置を穿刺する．なお小眼球や新生児では水晶体を損傷しないよう，針先を後眼部へ向けて（つまり垂直に近く立てた状態で）穿刺する．

III. 四直筋と前毛様動脈（図3a）

　眼球の四直筋の起始部は，内直筋が角膜輪部から最も近く5.5 mm，次いで下直筋が6.5 mm，外直筋が7 mm，上直筋が最も遠く（深く）7.5～8 mm程度であるが，個体差が大きい．しかし屈折異常の程度に関わらず，四直筋の起始部は眼球内の鋸状縁のラインにほぼ一致するので，手術時のよい指標となる（図1a）．四直筋のうち外直筋と内直筋は角膜輪部に平行に付着しているが，上直筋と下直筋の付着部は耳側で深く，鼻側で浅い．つまり角膜輪部に対して斜めに付着している（図1, 3）．
　それぞれの直筋内には前毛様動脈が走っており，外直筋には1本の前毛様動脈が，他の3直筋には2本の前毛様動脈が走っている（図1a）．網膜剥離や斜視手術の際に直筋を外すことがあるが，直筋を外すと前毛様動脈も切断されることになる．3本以上の直筋を外すと，術後に前眼部は虚血となり，血管新生緑内障や，ときには眼球癆に陥ることがあるので，直筋の切断は2本までにとどめる．

IV. 上斜筋と下斜筋（図3）

　外眼筋には前述の四直筋のほか，上斜筋と下斜筋がある．上斜筋は上直筋の後ろ数mmの位置から後方へ向かって向かって付着し，その幅は7～18 mmに達する．上斜筋の筋腹は上直筋の下を通って鼻側へ向かう．上斜筋の起始部の後ろには必ず渦静脈が存在する

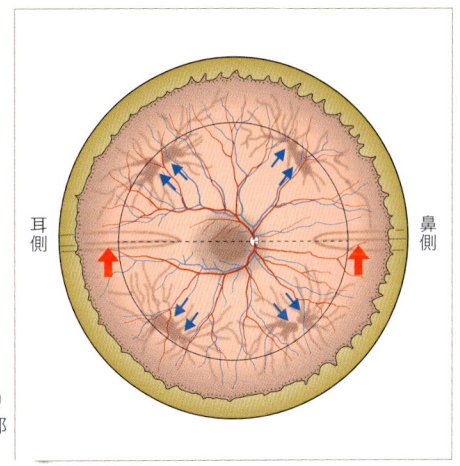

図2 眼底の渦静脈膨大部(青矢印)と長後毛様動脈(赤矢印)
実線は眼球赤道部,点線は水平子午線を示す.渦静脈膨大部と長後毛様動脈は,眼底のよいメルクマールとなる.

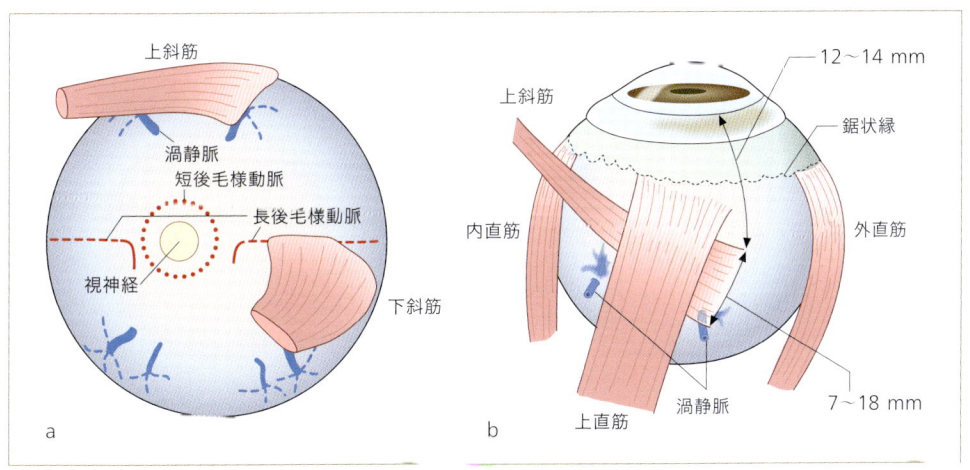

図3 斜筋と渦静脈および毛様動脈
a:眼球を後方から見たシェーマ.b:眼球を上方から見たシェーマ.10〜20本の短後毛様動脈は視神経(黄色)の周囲で強膜を貫いて脈絡膜を循環する.長後毛様動脈は視神経の3時方向と9時方向に2本あり,短後毛様動脈の外側数mmの位置で長後毛様神経とともに強膜に入り,内直筋と外直筋の下を前眼部まで水平に走行し,虹彩周囲の動脈輪に流入する(赤点線).上斜筋付着部の後縁付近には渦静脈が存在する.下斜筋は耳側の長後毛様動脈に沿って子午線方向に付着する.

ので,手術中に圧迫したり損傷したりしないように注意する(図3).

　上直筋耳側の起始部はやや深く,上斜筋の起始部に近い.そのため,上直筋に牽引糸を掛ける際には,上斜筋を損傷したり上斜筋の一部を巻き込む恐れがある.これを防ぐには,上斜筋の耳側から鼻側へ向かって鉤を進めるとよい.

　また,網膜裂孔は上方に位置することが多いので,手術時に上斜筋が障害となる場合がある.上斜筋の上からバックルを留置すると術後の眼球運動障害の原因となるので,この場合,上斜筋の中に入るように筋を後ろによけて糸をかけ,できるだけバックルを中に埋めこむようにする.それがどうしても難しいようならむしろ上斜筋を少し切断してからバックルを留置したほうがよい.上斜筋は幅が広いので,数mm程度であれば切断しても術後の眼球運動には問題を生じないことが多い.

　一方で,下斜筋は外直筋の後方約10 mmに始まり,長後毛様動脈に沿って子午線方向

I 解剖　127

に付着している（図3a）．下斜筋付着部の後縁は，視神経からわずか3〜4 mmの位置にある．下斜筋の筋腹は下直筋の外を通って眼球下方を鼻側へ向かう．下斜筋は黄斑バックル手術の際に重要であったが，硝子体手術が普及した近年では，網膜剥離手術における重要性はやや減少した．

V. 網脈絡膜の循環系

1. 毛様動脈

　眼球は内頸動脈から分岐した眼動脈によって栄養される．眼動脈は網膜中心動脈と毛様動脈に分岐し，網膜中心動脈は視神経の中央を経由して網膜を栄養する．一方，毛様動脈は，前毛様動脈と後毛様動脈に分かれ，脈絡膜や虹彩，毛様体を栄養している．

　毛様動脈のうち前毛様動脈は四直筋の中を走り，筋付着部で強膜を貫いて虹彩動脈輪に流入し，虹彩や毛様体を栄養する（図1a）．

　一方，後毛様動脈は短後毛様動脈と長後毛様動脈に分かれ，短後毛様動脈は短後毛様神経とともに視神経乳頭周囲の強膜を貫いて脈絡膜に入る（図3a）．長後毛様動脈は2本あり，長後毛様神経とともに視神経乳頭の左右3〜4 mmあたりで強膜内に入り，内直筋と外直筋の直下の上脈絡膜腔を水平に前眼部まで走り，角膜輪部近くで虹彩動脈輪に流入する．この長後毛様動脈と神経は，眼底において水平子午線のよい指標となる（図2：赤矢印）．

　眼球の水平子午線上での強膜切開やジアテルミー凝固は，これらの長後毛様動脈や神経を損傷する恐れがあるので行ってはならない．また，硝子体手術でポートを作製する際や硝子体内へ注射を行う場合，あるいは眼内レンズの縫着を行う際には，角膜輪部の3時と9時方向は避けて強膜を穿刺したほうがよい．

2. 渦静脈（図2, 3）

　脈絡膜を灌流した血液は渦静脈を通って眼外へ流出する．渦静脈は眼球の赤道部で4象限に分かれて強膜を斜めに貫き，赤道部やや後方から眼外へ流出する．眼底では，渦静脈膨大部は眼球赤道部のすぐ後極寄りに透見される（図2：青矢印）．渦静脈は通常4〜8本程度であるが，その本数，部位には個体差が大きい．その中で，上耳側象限にある渦静脈は，必ず上斜筋起始部の後ろに存在するので（図3），手術時に損傷したり圧迫したりしないように留意する．

　渦静脈は脈絡膜内にある木の根のような多数の分枝からの集合静脈で，血流が多い．したがって，強膜に通糸したり切開する際には，この渦静脈とその枝を避けて施行する．もし強膜を切開して比較的太い脈絡膜血管（渦静脈の枝）が見えた場合には，その箇所は縫合して別の場所を切開する．

VI. 硝子体と網膜

1. 硝子体の構造 （図4）

　硝子体は水晶体の後方から網膜内面に至る空間（硝子体腔）を占めるゲルで，その99％は水分である．前述したように，平均的な硝子体の容量は4 mLで，硝子体の水分は毛様体の無色素上皮により産生される．

　硝子体の生理的役割には不明な部分が多いが，透明な中間透光体として機能し，眼球を安定させ，水晶体や網膜へ酸素や栄養分を拡散する．硝子体は波長300～1,400 nmの光の約90％を透過させるが，それ以外の波長の光は吸収する．

　硝子体ゲルにはII型コラーゲン線維の網目構造があり，その中にヒアルロン酸の巨大分子が含まれている．ヒトの硝子体ヒアルロン酸の分子量は$2-4\times10^6$で，コイル状のヒアルロン酸には水分子が含まれている．硝子体のコラーゲン線維は，硝子体中央部で最も密度が低く，硝子体周辺部で高い．このコラーゲン線維の多い周辺部硝子体を硝子体皮質と呼ぶ．なお，コラーゲン線維の密度が最も高いのは，硝子体基底部である．

　若年者では硝子体ゲルは硝子体腔を充満し，硝子体ゲルと網膜は接している（図4a）．硝子体ゲルの前面は水晶体後面に沿って彎曲し，陥凹している．硝子体ゲルの前面はコラーゲン線維が多く，前部硝子体膜と呼ばれる．前部硝子体膜は水晶体後面と直径約9 mmのリング状に接着しており，Wieger靱帯と呼ばれる（図4a）．Wieger靱帯の内側で水晶体後嚢と前部硝子体膜の間隙はBerger腔と呼ばれ，Erggelet腔を経てCloquet管へつながっている．Cloquet管は硝子体中央を水晶体後極から視神経乳頭に向かって伸び，視神経乳頭上でMartegiani腔を形成している（図4a）．これらの管腔は，第一次硝子体の遺残である．

　若年者では硝子体手術時に後部硝子体剝離の作製が難しいことがある．硝子体カッターの吸引で人工的後部硝子体剝離の作製が困難な場合には，コンタクトレンズで視神経乳頭部を拡大し，硝子体ピックを用いて視神経乳頭から丁寧に後部硝子体を剝離する．

2. 硝子体の加齢変化 （図4b）

　若年者では硝子体ゲルが硝子体腔を満たしているが，加齢が進むとまず硝子体中央部で液化が始まる．20歳代では正常人の半数以上で25％以上のゲルが液化していたとの報告がある．

　液化した硝子体は後部硝子体膜と網膜の間に流れ込み，後部硝子体剝離が進行する．後部硝子体剝離は，かつては黄斑部網膜前に始まるとされていたが，Kishiらは，まず黄斑前の硝子体中に液化腔ができ（後部硝子体皮質前ポケット），続いてその液化腔のうすい後壁（黄斑前硝子体皮質）が中心窩を残して網膜から剝離していき，最後に中心窩部分の硝子体皮質が剝離することを発見した．現在ではこの過程が種々の網膜硝子体界面病変に関連していると考えられている．

　後部硝子体が網膜と最も強く癒着している部分は視神経乳頭辺縁と中心窩であるが，この部分の癒着が解除されると後部硝子体剝離が完成する（図4b）．後部硝子体剝離が完成

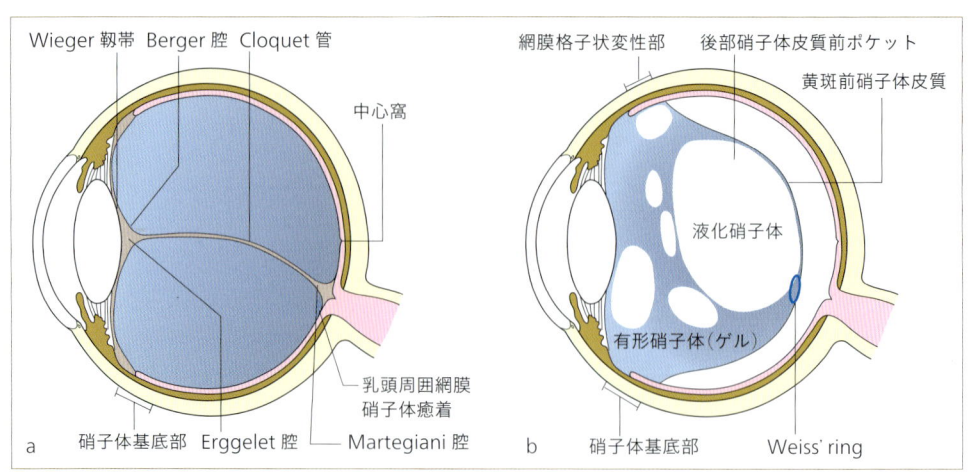

図4　若年者と中高年者の硝子体の構造
a：若年者の硝子体はすべて有形（ゲル）で，第一硝子体の遺残に由来する腔が存在する．硝子体ゲルは硝子体基底部と視神経乳頭周囲，そして中心窩で毛様体あるいは網膜と癒着している．b：中高年になると，硝子体の一部は液化する（白色部）．液化した硝子体は，硝子体後部と網膜の間に流れ込み，硝子体皮質と網膜は分離する（後部硝子体剥離）．後部硝子体皮質は視神経乳頭辺縁と癒着しているが，そこが剥離すると白色のリング状肥厚組織が後部硝子体膜に残る（Weiss' ring）．

すると，後部硝子体皮質にリング状の組織が観察される（Weiss' ring，図4b）．Weiss' ringは，後部硝子体膜が視神経乳頭辺縁に癒着していた部分の肥厚組織であるが，これは後部硝子体剥離が起こっていることを示す所見であり，臨床的には大きな飛蚊症の原因となる．

　硝子体中央部の液化（後部硝子体皮質前ポケット）が進行すると，このポケットの前面があたかも剥離した後部硝子体膜のように観察されることがある．しかしこの場合は，後部の硝子体皮質は視神経と癒着したままであるので，Weiss' ringはみられない．さらにWeiss' ringが存在しても硝子体ポケットの後壁（黄斑前硝子体皮質）が網膜上に残存していることがあり，これにより多くの病態が発生する．

　後部硝子体剥離が完成すると，硝子体ゲルは硝子体基底部や，網膜格子状変性部のみに癒着した状態となる（図4b）．この状態で眼球運動などにより硝子体ゲルが動けば，癒着が残る硝子体基底部や網膜格子状変性辺縁へ牽引力がかかり，網膜裂孔が形成され，網膜剥離を惹起する．この機序の詳細については，本章Ⅲ「疾患概念」の項を参照されたい（⇒ p.138）．

参考文献

1) Michels RG, Wilkinson CP, Rice TA（松井瑞夫，田野保雄，樋田哲夫，監訳）：マイケルス網膜剥離．pp 1-24，文光堂，1995．
2) Schepens CL, Hartnett ME, Hirose T：Schepens' retinal detachment and allied diseases. Second edition. pp 27-42, Butterworth-Heinemann, Boston, 2000.
3) 岸　章治：OCT眼底診断学　第2版．pp.15-18，エルゼビア・ジャパン，2010．

（國吉一樹）

II 眼底の観察とスケッチ

　光干渉断層計（OCT）や広角眼底カメラなどの新しい検査器機の普及によって，眼科診療スタイルは大きな変貌を遂げているが，倒像鏡を用いた眼底検査および前置レンズを用いた細隙灯顕微鏡検査は，現代でも裂孔原性網膜剥離診療の基本であることに変わりはない．

　裂孔原性網膜剥離の手術成績を向上させるためには，術前の眼底検査によって確実に裂孔を検出するだけでなく，眼内増殖変化の有無やその程度，硝子体ゲルの性状などを正確に観察する必要がある．これらの検査結果を総合的に判断し病態を把握できる実力が，網膜剥離手術の難易度の評価あるいは的確な術式選択に直結する．

1. 倒像鏡による眼底検査

　双眼倒像鏡は眼底を立体視できる優れた検査機器であるが，残念ながらわが国では十分に普及しているとは言い難い．これは，わが国の眼科初期トレーニングにおいて単眼倒像鏡を主体に教育する施設が多いことに起因している．筆者は研修医の時に双眼倒像鏡で眼底を観察する教育を受けたが，初期段階で双眼倒像鏡を使用すれば，その後も特に抵抗なく使用し続けられるものである．双眼倒像鏡の使用に習熟していることは，術前の眼底検査に有用なだけでなく，強膜バックリング手術を円滑に施行するうえでも極めて重要な技術となりうる．

1. 双眼倒像鏡の利点

　双眼倒像鏡には以下のような利点がある．

1）立体視が可能

　裂孔原性網膜剥離の病態を把握するには二次元的なイメージをとらえることが重要である．胞状の網膜剥離であれば，単眼倒像鏡でも十分に診断できるが，非常に扁平な網膜剥離は双眼倒像鏡でないと見逃すケースが多くある．また，一方でwhite without pressureなどの網膜の色調が変化した病変を単眼倒像鏡では網膜剥離と誤診したりすることも多

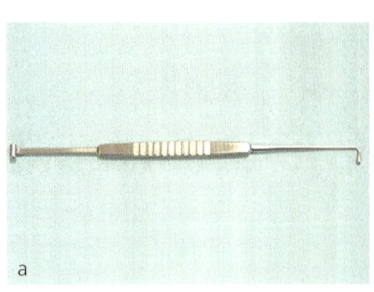

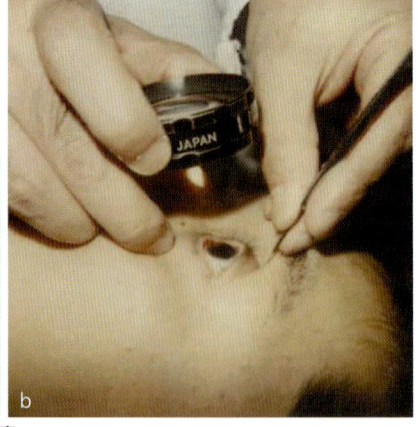

図1 強膜圧迫を併用した眼底最周辺部の観察
a：強膜圧迫子．b：双眼倒像鏡を使用する最大の利点は，強膜圧迫を行うことで，単眼倒像鏡では見ることのできない眼底最周辺部〜鋸状縁〜毛様体にかけての病変を観察できることである．

い．後部ぶどう腫内の限局性の牽引性網膜剥離はOCTを用いれば診断は容易であるが，双眼倒像鏡のみでもある程度の診断は可能である．

2）強膜圧迫を併用した眼底最周辺部の観察が可能

　双眼倒像鏡を使用する最大の利点は，強膜圧迫を行うことで，単眼倒像鏡では見ることのできない眼底最周辺部〜鋸状縁〜毛様体にかけての病変を観察できることである．強膜圧迫子には種々のものが市販されているが，筆者は棒状の機種を好んで使用している（図1a）．点眼麻酔後に眼瞼の上から眼球を圧迫するが，この時にあまり眼球を傾けすぎないようにすることがコツである（図1b）．硝子体手術を専門にしている眼科医は，術中に強膜圧迫をすることで，いろいろな病変を観察することができるが，一般の眼科医は双眼倒像鏡を使用しないと見ることができない．眼底最周辺部には，実に多彩な病変があるが，網膜剥離診療で見逃してはならないのが鋸状縁断裂，毛様体扁平部裂孔，毛様体皺襞部裂孔などである．これは通常，強膜圧迫を行わないと観察することができない．強膜圧迫子付きの3面鏡でもこれらの病変を検出することができるが，全周を短時間にスクリーニングする点では双眼倒像鏡にかなわない．

3）片手が自由に使える

　双眼倒像鏡による眼底検査では片手が自由に使えるので，強膜バックリング手術時の経強膜冷凍凝固や未熟児網膜症の診察に極めて有利である（図2）．単眼倒像鏡を使用した強膜バックリング手術では，助手に冷凍凝固プローブを持たせることになり，術者との呼吸が合わないと眼球に過度の侵襲を加えることになる．双眼倒像鏡を使えるかどうかで，強膜バックリング手術の技量は大きく違ってくるのも紛れもない事実である．最近，網膜剥離に対して硝子体手術を第一選択とする術者が増えているが，双眼倒像鏡に習熟していれば，強膜バックリング手術も多くの症例で有用な術式である．網膜剥離に対しては，強膜

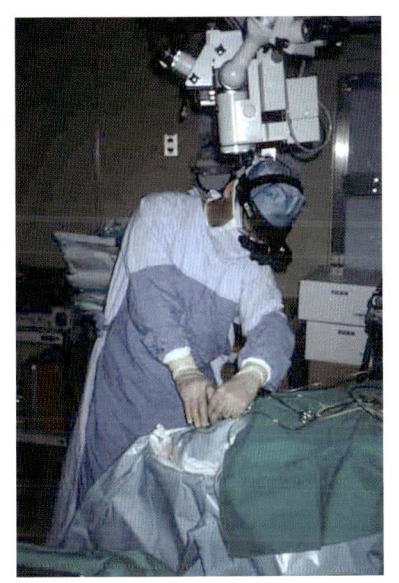

図2 強膜バックリング手術時の双眼倒像鏡による眼底観察
片手が自由に使えるので，強膜バックリング手術時の経強膜冷凍凝固や裂孔の位置決めに極めて有利である．

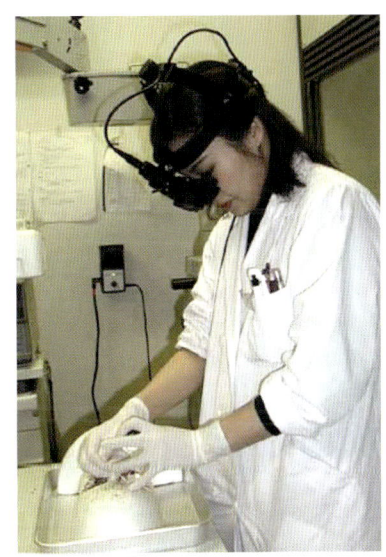

図4 双眼倒像鏡の習得法
豚眼を使用して強膜圧迫の練習を行っておけば，実際の臨床に応用しやすくなる．

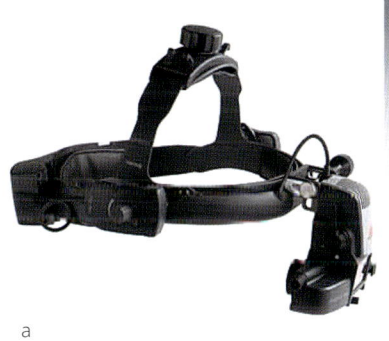

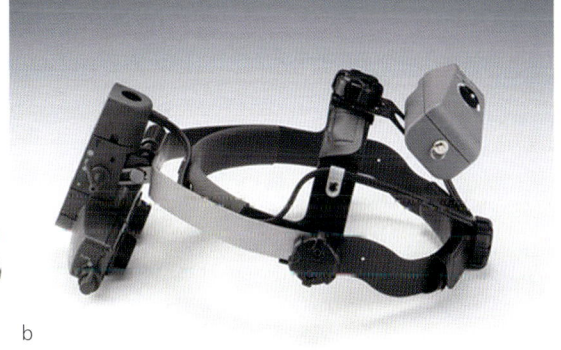

a　　　　　　　　　　　　　b

図3 バッテリー付きコードレス双眼倒像鏡
軽量バッテリーが額帯部分に装着されているコードレスの機種が普及しており，強膜バックリング手術時に有用である（a：Heine Optotechnik 社製，b：ノイツ社製）．

バックリング手術と硝子体手術の両方の技量を高め，症例によって適宜使い分けるべきであると筆者は考えている．

2. 双眼倒像鏡の習得方法

　最近では各社から非常に軽量で光源の明るい双眼倒像鏡が市販されている．また，軽量バッテリーが額帯部分に装着されているコードレスの機種（図3）も普及しており，強膜バックリング手術時のコードの絡みに悩まされることもなくなった．双眼倒像鏡による強膜圧迫は慣れないと確かに難しい手技であることに違いはないが，一度豚眼を用いて綿棒で強膜を圧迫して眼底最周辺部を観察するトレーニングをしておくと，強膜圧迫のイメージが掴めるので，臨床の現場で施行しやすくなる（図4）．

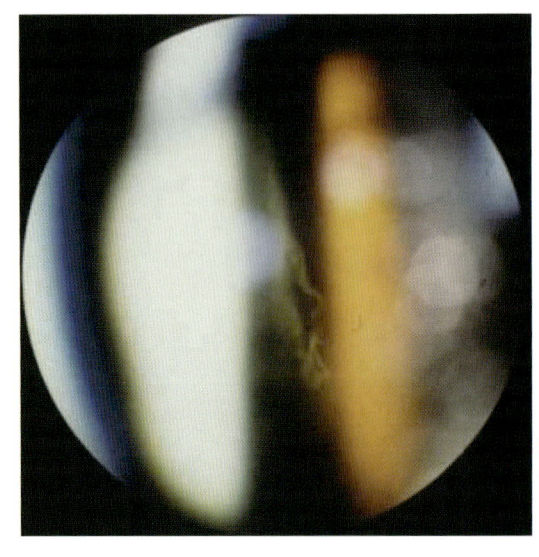

図5 前置レンズによる硝子体ゲルの観察
硝子体網膜ジストロフィに起因する網膜剥離では若年でも液化変性が著明で，ベール状の硝子体膜や硝子体索状物を伴うことが多い．

II. 前置レンズを用いた細隙灯顕微鏡検査

　倒像鏡による眼底検査に引き続き，前置レンズを用いた細隙灯顕微鏡検査は網膜剥離の診療に必須である．この検査によって，後部硝子体剥離の有無，裂孔部位の硝子体牽引の状態，硝子体変性の程度，tobacco dustの有無などを的確に把握できる．特に硝子体の液化・変性所見は，硝子体網膜ジストロフィ（家族性滲出性硝子体網膜症，Stickler症候群，Wagner病など）に起因する網膜剥離の診断に極めて重要である．通常，硝子体網膜ジストロフィは若年でも硝子体の液化変性が著明で，ベール状の硝子体膜や硝子体索状物を伴うことが多い（図5）．

III. 眼底スケッチの仕方

　眼底検査のトレーニング時には，正確な眼底チャートを書く習慣を身につけるべきである．眼底チャートは，American Academy of Ophthalmology（AAO）が推奨する規則（図6）に従って記載するのが一般的である．筆者らの施設では，慶大式簡易型の記載法を好んで使っている（図7）．最近は電子カルテの普及により，眼底チャートを書くというトレーニングが実践しにくくなっているが，できるだけ細かい病変まで正確に記載するよう心がけるべきである．電子カルテのシェーマ記載には，可能な限りAAOの規則に従った色の使い分けをすべきである．

　筆者は研修医時代から，患者を仰臥位にして，双眼倒像鏡で各方向から眼底を観察し，チャートを反転させて，見えたままを1象限ずつ色鉛筆で記載していき，血管の走行まで正確に記載するトレーニングを受けてきた（図8）．このことにより，実際の強膜バックリング手術時の眼底検査や経強膜冷凍凝固を施行する際の手技がイメージでき，円滑に手

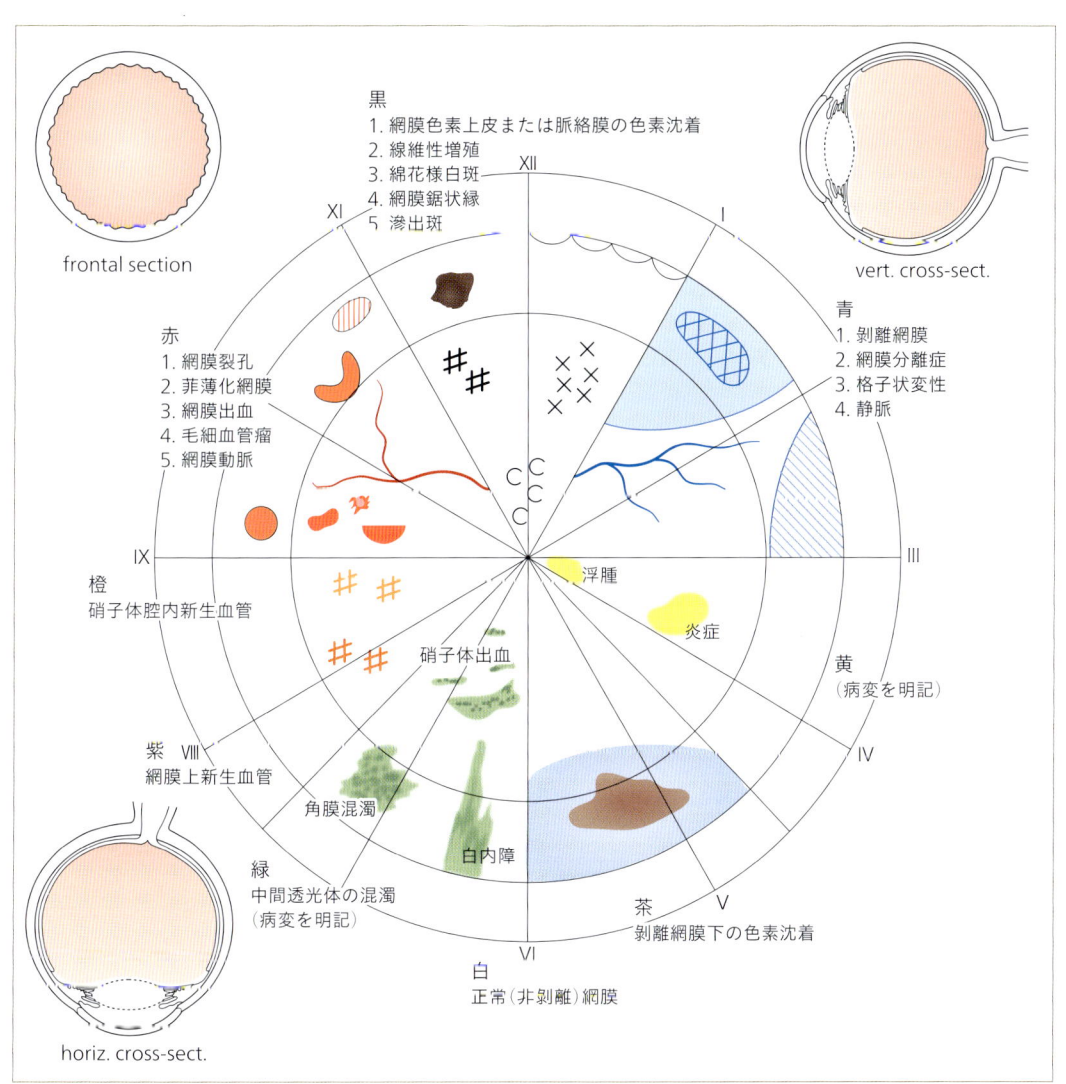

図6 American Academy of Ophthalmology が推奨する眼底チャートの書き方
各病変の書き方には色が決まっている.

術が施行できると考えられる.筆者が強膜バックリング手術を若い世代の先生に指導した経験では,まずこの仰臥位での双眼倒像鏡による眼底観察とそれに続く経強膜冷凍凝固,裂孔の位置決めが円滑に施行できないことが多かった.要するに普段から仰臥位での双眼倒像鏡による眼底検査に慣れていないのである.その結果,不必要な強膜圧迫や過剰な経強膜冷凍凝固などにより,硝子体腔内に多量の tobacco dust を散布させ(図 9a),黄斑パッカーなどの術後合併症を惹起していることが往々にしてある(図 9b).

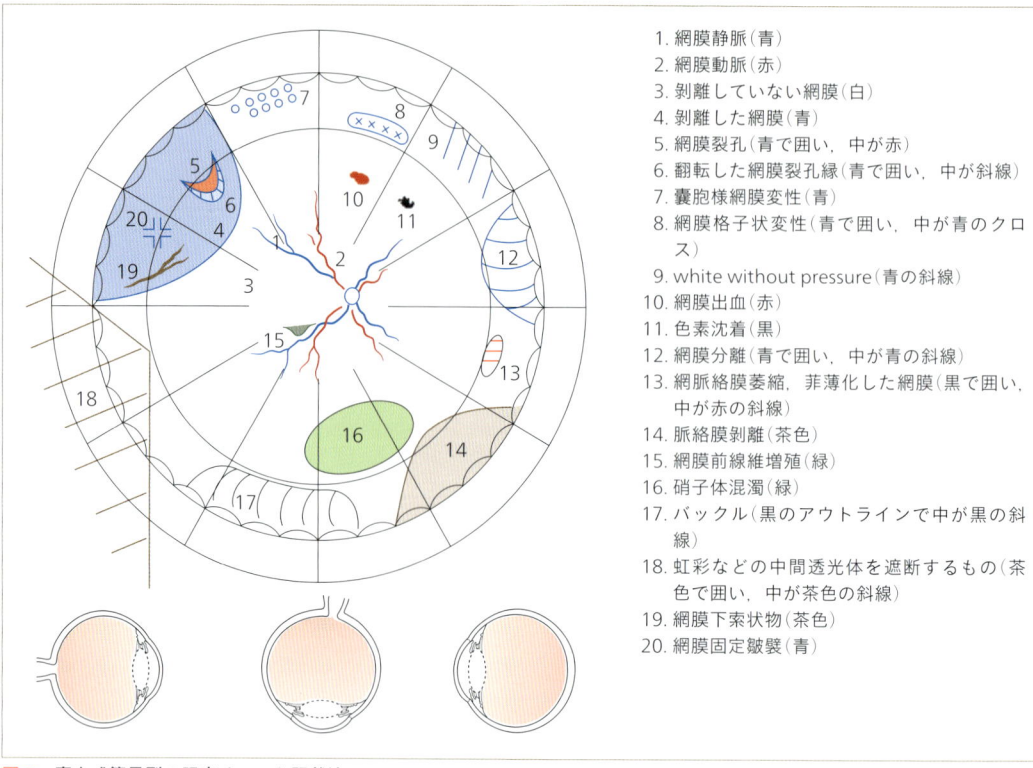

1. 網膜静脈（青）
2. 網膜動脈（赤）
3. 剥離していない網膜（白）
4. 剥離した網膜（青）
5. 網膜裂孔（青で囲い，中が赤）
6. 翻転した網膜裂孔縁（青で囲い，中が斜線）
7. 囊胞様網膜変性（青）
8. 網膜格子状変性（青で囲い，中が青のクロス）
9. white without pressure（青の斜線）
10. 網膜出血（赤）
11. 色素沈着（黒）
12. 網膜分離（青で囲い，中が青の斜線）
13. 網脈絡膜萎縮，菲薄化した網膜（黒で囲い，中が赤の斜線）
14. 脈絡膜剥離（茶色）
15. 網膜前線維増殖（緑）
16. 硝子体混濁（緑）
17. バックル（黒のアウトラインで中が黒の斜線）
18. 虹彩などの中間透光体を遮断するもの（茶色で囲い，中が茶色の斜線）
19. 網膜下索状物（茶色）
20. 網膜固定皺襞（青）

図7　慶大式簡易型の眼底チャート記載法
American Academy of Ophthalmology が推奨する眼底チャートの書き方を簡略化したもので，使用しやすい．

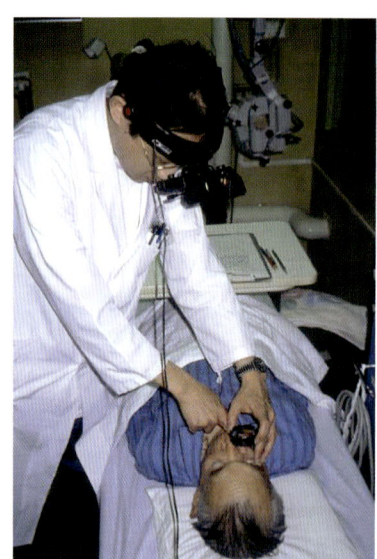

図8　仰臥位での眼底検査とチャートの記載
患者を仰臥位にして，双眼倒像鏡で各方向から眼底を観察し，チャートを反転させて，見えたままを1象限ずつ色鉛筆で記載する．

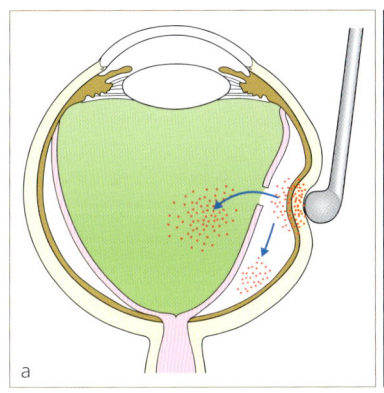

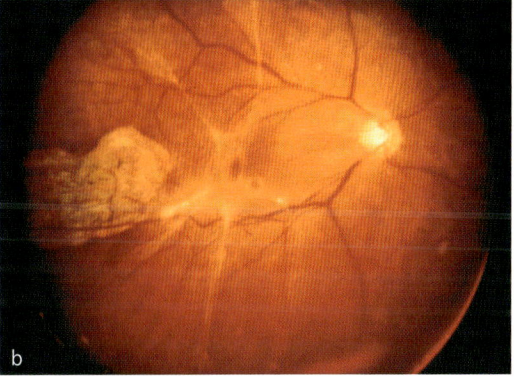

図9　強膜バックリング手術後の併発症
仰臥位での双眼倒像鏡による眼底検査に慣れていないと，不必要な強膜圧迫や過剰な経強膜冷凍凝固などにより，硝子体腔内に多量の tobacco dust を散布させ（a），黄斑パッカーなどの術後合併症を惹起しがちである（b）．

　近年の硝子体手術システムの進化により，以前は強膜バックリング手術を行っていた症例の多くが，硝子体手術で治療できるようになった．しかし硝子体手術がいくら進化しても強膜バックリング手術の適応となる網膜剥離症例がなくなるわけではないので，眼底検査，特に仰臥位での眼底検査の技量を高めることで，双方の手術に対応できるようにしておくべきである．

　また，近年の眼科検査器機の多様化により，眼底をじっくりと観察するトレーニングが若い世代を中心にやや疎かになっている気がする．OCT の普及により黄斑疾患の診断は確実にできるようになったが，眼底周辺部に病変を有する疾患の診断が甘くなっていることも危惧される．眼底検査は網膜硝子体疾患の診断・治療の基本であり，後極だけではなく，周辺部も確実に観察できる能力が重要であることを最後に強調したい

参考文献
1）池田恒彦：双眼倒像鏡．眼科手術 8：456-457, 1995.
2）桂弘：眼底所見のとり方．眼科手術 1：333-342, 1988.

〔池田恒彦〕

III 疾患概念

網膜裂孔および裂孔原性網膜剝離の発生・進行には硝子体の変化が関わっている．本項では① 硝子体の液化，② 後部硝子体剝離，③ 網膜裂孔の前駆病変である網膜赤道部変性と硝子体との関係について述べ，裂孔原性網膜剝離の疾患概念を解説する．

I. 硝子体液化

1. 硝子体の構造

硝子体は全眼球容積の約 4/5 を占める透明なゲル状組織で，体積は約 4 mL，重量は約 4 g である．硝子体の 99％は水で，0.9％の低分子物質（電解質，糖，アスコルビン酸など）と 0.1％の高分子物質（コラーゲン，ヒアルロン酸，可溶性蛋白）から構成されている．硝子体ゲルは，コラーゲン線維が架橋を作り網目状に交錯し，この網目にヒアルロン酸が絡みつき三次元構造を形成している（図1）．ヒアルロン酸はグルコサミンとグルクロン酸が繰り返し連続した 1 本の線状高分子である．この線状高分子は溶液中ではコイル状となり，水をコイル状の空間に保持する性質を有している（図2）．硝子体コラーゲン分子は α 鎖と呼ばれるポリペプチド鎖が 3 本，コイル状に回旋し，それぞれの α 鎖間に水素結合による架橋が形成され，3 重らせん鎖を形成している（図3）．コラーゲン分子は隣接するコラーゲン分子と束になり，コラーゲン線維を作る．

2. 硝子体の加齢性変化

加齢に伴いコラーゲン線維の架橋化が進み高分子化する．一方，ヒアルロン酸は脱重合し低分子化する．その結果，硝子体ゲル 3 次元構造の保水力が低下し，ゲルの液化が進行し，ゲル内にラクナ（lacuna）（図4）と呼ばれる液体の溜まった空隙が形成される．20 歳未満の症例では細隙灯顕微鏡を用いた硝子体検査でラクナを認めることは稀であるが，40 歳を過ぎるとほとんどの症例でラクナを認めるようになる．硝子体の液化は 4 歳を過ぎると観察され，眼球の発育が完了する 18 歳前後では硝子体容積の 20％が既に液化硝子体となる．加齢に伴い液化硝子体容積は増加し，ゲル硝子体容積は減少する．

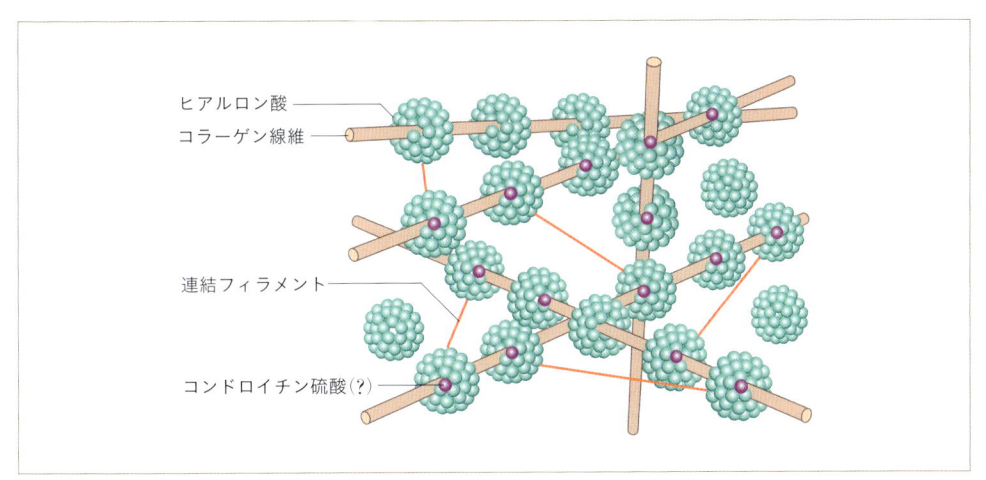

図1 硝子体3次元構造
硝子体ゲルは，コラーゲン線維が架橋を作り網目状に交錯し，この網目にヒアルロン酸が絡みつき3次元構造を形成している．
〔朝倉章了：硝子体におけるヒアルロン酸存在様式．組織化学的研究．日眼会誌 1985；89：179-191, 1985より〕

図2 ヒアルロン酸
ヒアルロン酸はグルコサミンとグルクロン酸が繰り返し，連続した1本の線状高分子を形成している．この線状高分子は溶液中ではコイル状となり，水をコイル状の空間に保持する性質を有している．

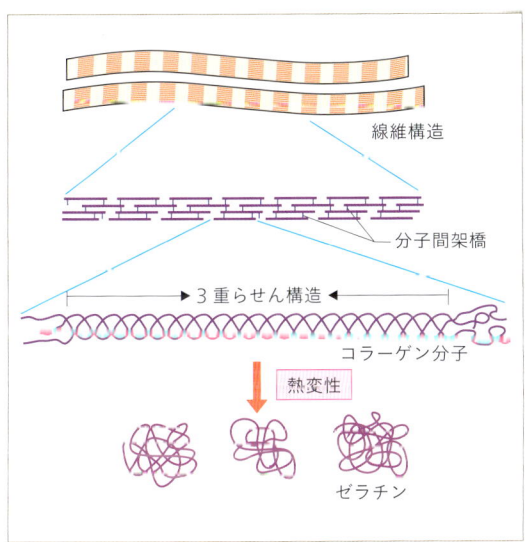

図3 硝子体コラーゲン
硝子体コラーゲン分子はα鎖と呼ばれるポリペプチド鎖が3本，コイル状に回旋し，それぞれのα鎖間に水素結合による架橋が形成され，3重らせん鎖を形成している．コラーゲン分子は隣接するコラーゲン分子と束になり，コラーゲン線維を作る．

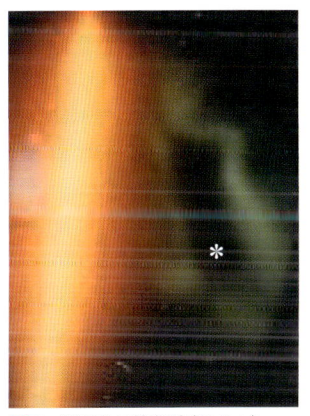

図4 硝子体の液化腔（ラクナ）
硝子体ゲル内に液化腔（ラクナ：＊）を認める．

III 疾患概念

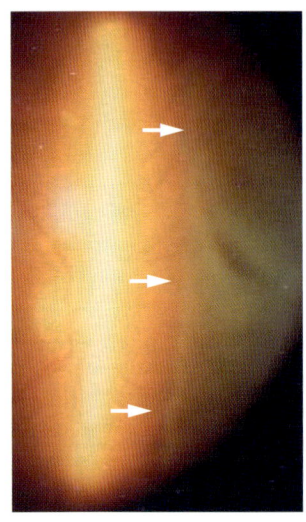

図5 後部硝子体剥離(PVD)
硝子体皮質(矢印)が網膜内境界膜から剥離している.

　後部硝子体剥離(posterior vitreous detachment：PVD)が生じ始める50歳代では，液化硝子体の割合は25％ほどにとどまっているものの，75歳以降では50％が液化硝子体となる.

II. 後部硝子体剥離

1. 発生頻度

　PVDは後極部から硝子体基底部までの硝子体皮質が網膜内境界膜から剥離する現象である(図5). Foos and Wheelerは剖検例の2,246眼を観察し，硝子体の液化の進行とPVD発生との間に強い関連性があることを報告した．髙橋は細隙灯顕微鏡と前置レンズを用いて硝子体を観察し，PVDは40歳頃から認められるようになり，加齢に伴いその頻度は増加し，80歳代では約80％の症例でPVDが認められると報告している(図6). また，Hikichi and Yoshidaは片眼にPVDが生じると，数年の間に高頻度で僚眼にPVDが生じることを報告している(図7).

2. 進行過程

　近年の光干渉断層計(OCT)の進歩により硝子体黄斑界面(vitreomacular interface：VMI)の微細な変化を捉えることが可能となり，PVDの進行過程が明らかとなった．Uchinoらの報告によると，まず中心窩耳側から耳側血管アーケード付近の硝子体皮質が網膜から剥離する．次に中心窩鼻側から視神経乳頭間の硝子体皮質が網膜から剥離する．この時期，中心窩に硝子体は接着し，その周囲ではPVDが生じる(vitreomacular adhesion：VMA). 中心窩への硝子体牽引が強まると，網膜嚢胞が形成され視機能低下が生じる(vitreomacular traction：VMT). 中心窩に接着していた硝子体が剥離し，次に視神経乳頭上の硝子体が剥離し，周辺部網膜へと硝子体剥離が進展することによりPVDが完成する(図8).
　VMIは黄斑円孔や黄斑前膜などの黄斑疾患の発生や進展に大きく関わっており，さら

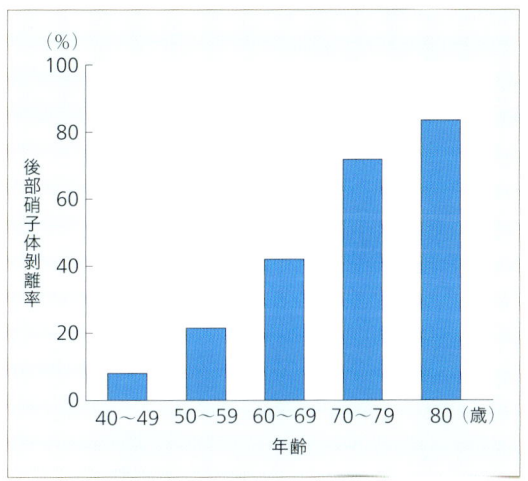

図6 後部硝子体剥離(PVD)の発生頻度
PVDは40歳頃から認められるようになり，加齢に伴いその頻度は増加する．80歳代では約80％の症例でPVDが認められる．
〔高橋正孝：経年性後部硝子体剥離，1,077正常眼の分析 臨眼 36：1137-1141, 1982 より〕

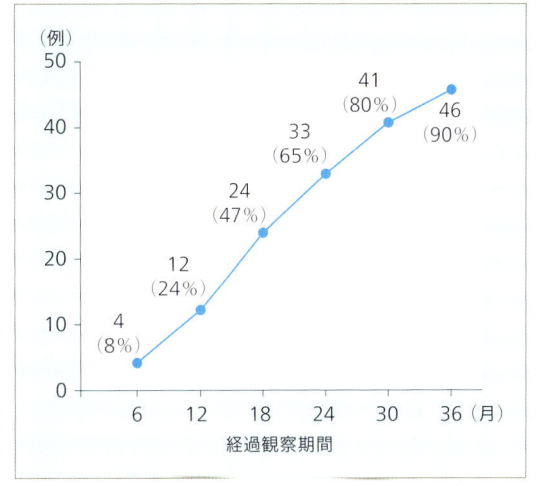

図7 僚眼の後部硝子体剥離(PVD)発生頻度の経時変化
片眼にPVDが生じると，僚眼にもPVDが生じやすい．
〔Hikichi T, Yoshida A：Time course of development of posterior vitreous detachment in the fellow eye after development in the first eye. Ophthalmology 111：1705-1707, 2004 より〕

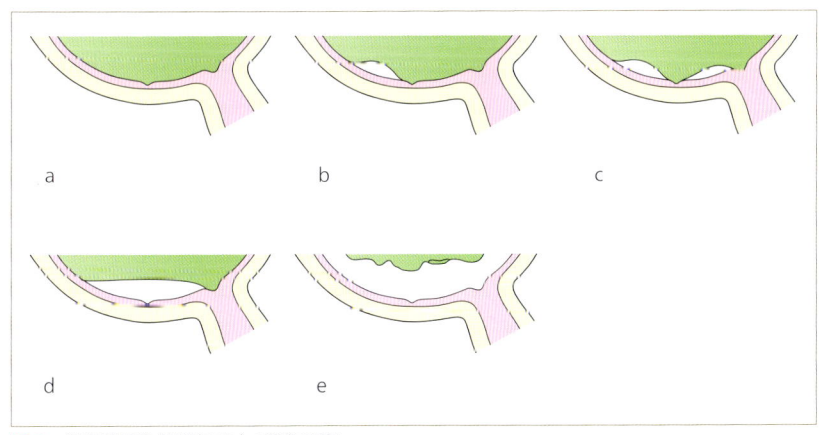

図8 後部硝子体剥離(PVD)の進行過程
後部硝子体が未剥離の状態(a)から，まず中心窩耳側から耳側血管アーケード付近の硝子体皮質が網膜から剥離する(b)．次に中心窩鼻側から視神経乳頭間の硝子体皮質が網膜から剥離する．中心窩に接触していた硝子体が剥離し(c)，次に視神経乳頭上の硝子体が剥離し(d)，周辺部網膜へと硝子体剥離が進展し，PVDが完成する(e)．
〔Uchino E, Uemura A, Ohba N：Initial stages of posterior vitreous detachment in healthy eyes of older persons evaluated by optical coherence tomography. Arch Ophthalmol. 119：1475-1479, 2001 より〕

にマイクロプラスミン製剤の登場により，VMAやVMTが治療のターゲットとなってきた．これらの背景から各研究での"言葉(用語)"の統一をはかり，共通の認識で研究が進められることを目的に，The International Vitreomacular Traction Study Groupは2013年にVMA，VMT，および黄斑円孔の定義，分類を見直した(表1)．VMAは傍中心窩領域の硝子体が網膜から剥離しているものの，中心窩周囲3mmの範囲では硝子体が未剥離で，かつ正常な黄斑網膜形態が維持されている状態と定義された．従来この所見は，全層黄斑円孔の僚眼で観察されることの多いstage 0 macular holeに相当する．VMAでは自覚症状

表1 The International Vitreomacular Traction Study Group による VMA，VMT の定義および分類

	VMA	VMT
定義	・傍中心窩領域の硝子体剝離 ・中心窩周囲 3 mm 領域の硝子体未剝離 ・正常な黄斑網膜形態	・傍中心窩領域の硝子体剝離 ・中心窩周囲 3 mm 領域の硝子体未剝離 ・中心窩網膜形態の異常：網膜囊胞・中心窩陥凹消失・神経網膜挙上・全層欠損には至っていない
分類	・硝子体と黄斑の接着範囲： focal（≦1,500 μm），broad（>1,500 μm） ・硝子体と黄斑の接着数： isolated，concurrent	・硝子体と黄斑の接着範囲： focal（≦1,500 μm），broad（>1,500 μm） ・硝子体と黄斑の接着数： isolated，concurrent

VMA：vitreomacular adhesion，VMT：vitreomacular traction.
(Duker JS, et al.：The International Vitreomacular Traction Study Group classification of vitreomacular adhesion, traction, and macular hole. Ophthalmology 120：2611-2619, 2013 より)

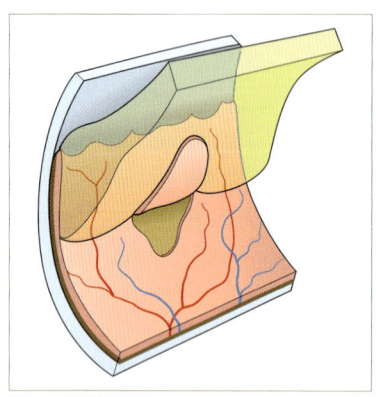

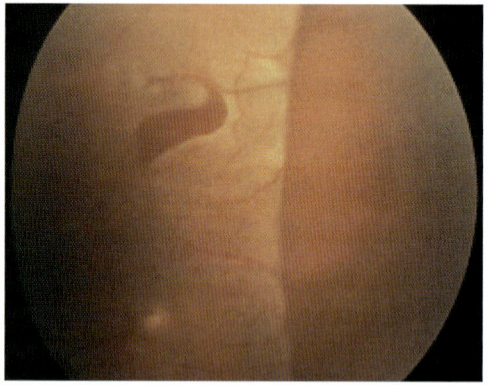

図9 馬蹄形裂孔
後部硝子体剝離（PVD）の進行により周辺部網膜が牽引され，馬蹄形網膜裂孔が発生する．網膜裂孔周辺側の網膜弁は硝子体皮質と接着し硝子体腔に立ち上がる．

はない．VMT は傍中心窩領域の硝子体が網膜から剝離しているが，中心窩周囲 3 mm の範囲では硝子体が未剝離で，かつ OCT 検査で網膜囊胞や中心窩陥凹の消失，神経網膜の挙上といった黄斑網膜の形態変化を伴うものの全層黄斑円孔には至っていない状態である．黄斑円孔の Gass 分類で記述されている検眼鏡検査で観察される中心窩周囲の黄色変化の有無を考慮する必要はない．全層黄斑円孔の僚眼であれば，従来は切迫黄斑円孔と診断されていた状態である．

3. 後部硝子体剝離と網膜裂孔

　PVD の進展過程で網膜と硝子体が接着している部位（硝子体基底部の後極縁やこれより後極部で網膜硝子体接着が強固な部位）への硝子体牽引がかかり，これが原因となり網膜裂孔が形成される（図9）．液化硝子体が網膜裂孔から網膜下に回り込み，網膜剝離が発生する（図10）．格子状変性巣内の萎縮円孔（図11）は PVD とは無関係に形成されるが，液化硝子体が萎縮円孔から網膜下に回り込むと網膜剝離が生じる．

　網膜と硝子体が強固に接着している部位は PVD の進展に伴い網膜裂孔が発生する可能性のある危険な領域である．筆者が網膜剝離の教科書として愛読した Schepens の『Retinal Detachment and allied Diseases』や Michels らの『Retinal Detachment』には網膜硝子体の

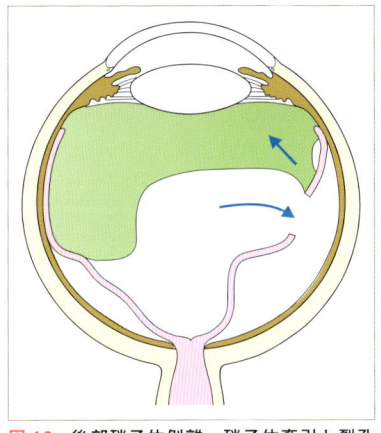

図10　後部硝子体剝離・硝子体牽引と裂孔原性網膜剝離
裂孔周辺部に硝子体牽引がかかり，網膜裂孔が開放する．液化硝子体が網膜裂孔から網膜下に回り込み，網膜剝離が発生，進行する．

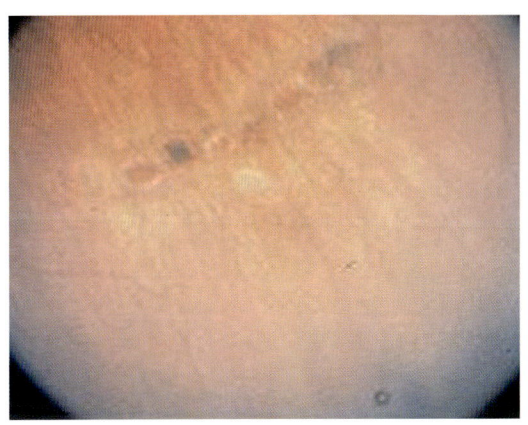

図11　網膜格子状変性
網膜格子状変性巣内に複数の萎縮円孔を認める．

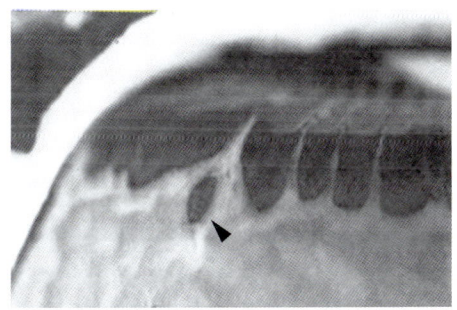

図12　ora bay（鋸状縁湾）
ora bay（矢頭）は毛様体扁平部の組織が鋸状縁の網膜側に島状に存在している状態で，PVD発生に伴いora bayの後極側に網膜裂孔が生じることがある．
〔Spencer WH（ed）：Ophthalmic Pathology. An Atlas and Textbook, WB Saunders Co. Philadelphia, 1985 より〕

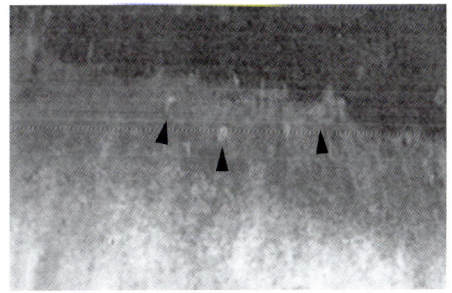

図13　retinal tufts
retinal tufts（矢頭）は鋸状縁近傍の周辺部網膜に認められる顆粒状，球状あるいは花弁状の小さな病変で，増殖したグリア細胞や変性した網膜細胞などから構成されている．網膜裂孔の前駆病変のひとつと考えられている．
〔Spencer WH（ed）：Ophthalmic Pathology. An Atlas and Textbook, WB Saunders Co. Philadelphia, 1985 より〕

接着が強固な領域を ① 発生期に形成された最周辺部網膜に認められるバリエーション，② 検眼鏡的には正常ながら，元来，接着が強固な部位，③ 網膜硝子体変性巣，の三つに分類している．

1）発生期に形成された最周辺部網膜に認められるバリエーション

（1）ora bay（鋸状縁湾）

　ora bay は毛様体扁平部の組織が鋸状縁の網膜側に島状に存在している状態で（図12），PVD発生に伴い ora bay の後極側に網膜裂孔が生じることがある．同部位は硝子体基底部の後極縁に相当し，PVDの進展に伴い硝子体基底部後極縁への硝子体牽引が増加し，ora bay の後極側に網膜裂孔が発生する．

Ⅲ　疾患概念　143

（2）retinal tufts

　retinal tufts は鋸状縁近傍の周辺部網膜に認められる顆粒状，球状あるいは花弁状の小さな病変で，増殖したグリア細胞や変性した網膜細胞などから構成されている．硝子体索が retinal tufts に接着していることが多く，PVD の発生とは無関係に retinal tufts が網膜裂孔となる場合がある（図 13）．PVD に続発した場合は通常，馬蹄形裂孔となるが，病変部網膜が硝子体皮質に付着した場合は，円孔となり，硝子体皮質に蓋（operculum）が観察される．

2）元来，網膜と硝子体の接着が強固な部位

　網膜血管近傍，硝子体基底部，視神経乳頭縁は前項で紹介した ora bay や retinal tufts とは異なり，検眼鏡的に正常な網膜所見を呈しているものの，元来，硝子体の接着が強固な部位である．

（1）網膜血管近傍

　網膜血管近傍の硝子体接着が強固なことは，avulsed retinal vessel（網膜血管が硝子体皮質に接着したまま PVD が進行することにより，血管が網膜から引き剥がされ，血管がテント状に硝子体腔に立ちあがっている）の症例があることから伺い知ることができる．avulsed retinal vessel が破綻すると硝子体出血が生じる．血管とともに周囲網膜も立ち上がれば網膜裂孔となる．

（2）硝子体基底部

　硝子体基底部前極縁は鋸状縁から水晶体側に位置し，前部硝子膜を形成している．硝子体基底部の後極縁は鋸状縁から 2〜3 mm 後極側に位置し，鼻側では耳側よりも後極側に伸びている．

　硝子体基底部後極縁には硝子体牽引が強くかかるため網膜裂孔が生じやすい．特に，PVD の完成により硝子体基底部後極縁の網膜には，眼球内に向かう硝子体牽引がかかるため，網膜裂孔発生のリスクが高まる．網膜裂孔は馬蹄形を呈し，裂孔周辺部側の網膜弁は硝子体基底部後極縁の硝子体皮質に接着していることが多い（図 9）．

（3）視神経乳頭縁

　視神経乳頭縁と硝子体は線維状組織で接着している．PVD の発生によりこの線維状組織の全部あるいは一部が網膜から剥離した後部硝子体皮質に接着し，硝子体腔を浮遊する（Weiss'ring）．飛蚊症の原因となる．

III. 網膜赤道部変性

1. 網膜格子状変性

　網膜格子状変性は赤道部変性の中で最も一般的な病変で，網膜裂孔の前駆病変として重要である．赤道部付近の円周方向に楕円形〜帯状の境界明瞭な病変で，病変の大きさや数は症例によりバリエーションが大きい（図 11）．網膜格子状変性と硝子体の接着は強固で，PVD の進行の際，網膜格子状変性巣への硝子体牽引により網膜裂孔が生じるリスクを

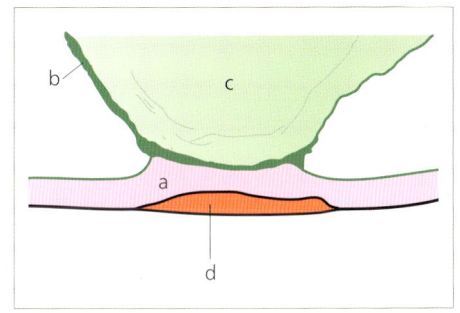

図14 網膜格子状変性と周囲の硝子体
網膜格子状変性(a)の後極側と周辺側の硝子体は網膜から剥離し膜様(b)となっている．網膜格子状変性巣上の硝子体は未剥離で高度に液化(c)している．網膜格子状変性巣に接着している後部硝子体皮質は厚く膜様となる．網膜格子状変性を硝子体が牽引するため，網膜裂孔がなくても網膜格子状変性巣下に限局するsubclinicalな網膜剥離(d)を認めることがある．

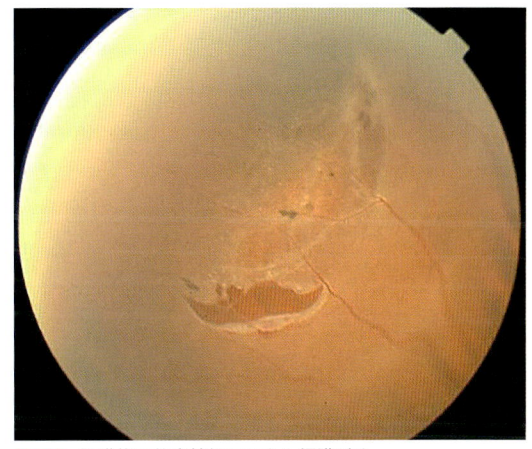

図15 網膜格子状変性縁にできた網膜裂孔
網膜格子状変性縁に硝子体牽引が強くかかり，網膜裂孔が形成される．

伴っている．網膜格子状変性巣では内境界膜が欠損しており，同部位上の硝子体は液化している．網膜格子状変性の境界部ではグリア組織が増殖し，液化腔と硝子体ゲルとの間に進展し，膜様組織を形成する．

図14に網膜格子状変性とその周囲の硝子体との関連に関する典型例をシェーマにした．網膜格子状変性の後極側と周辺側の硝子体は網膜から剥離しているが，網膜格子状変性巣上の硝子体は未剥離のままで，網膜格子状変性には硝子体牽引がかかっている．Manjunathらは網膜裂孔を伴わない症例においても，OCT検査で網膜格子状変性巣下に限局するsubclinicalな網膜剥離を認めることがあると報告している(Manjunath V, Taha M, Fujimoto JG, et al.：Retina 2011)．網膜格子状変性上の硝子体は高度に液化しラクナを形成している．網膜格子状変性の後極縁と周辺縁で接着している硝子体にはグリア組織が進展し，硝子体ゲルは凝集し，膜様となる．網膜格子状変性上に残存する硝子体皮質も網膜上膜を形成する．

1）萎縮円孔

網膜格子状変性巣内の網膜は神経細胞が脱落し菲薄化している．病巣内の網膜血管の異常なども報告されており，網膜格子状変性巣内に小さな円孔(萎縮円孔)が単独〜複数個生じることがある(図11)．その頻度は研究対象の違いなどから数％〜20％と差があるものの，加齢に伴い増加することが知られている．萎縮円孔は上方よりも下方象限に認められることが多く，下耳側象限が最も頻度が高い．若年者の裂孔原性網膜剥離の主要な原因裂孔である．萎縮円孔は加齢に伴い発生頻度が増加するものの，高齢者では萎縮円孔から網膜剥離が進展することは稀である．

2）馬蹄形裂孔

PVDに伴い網膜格子状変性に馬蹄形裂孔が生じる場所は，変性巣の円周方向縁と後極縁である．前述のとおり網膜格子状変性では硝子体の接着が強固である．後極から周辺部

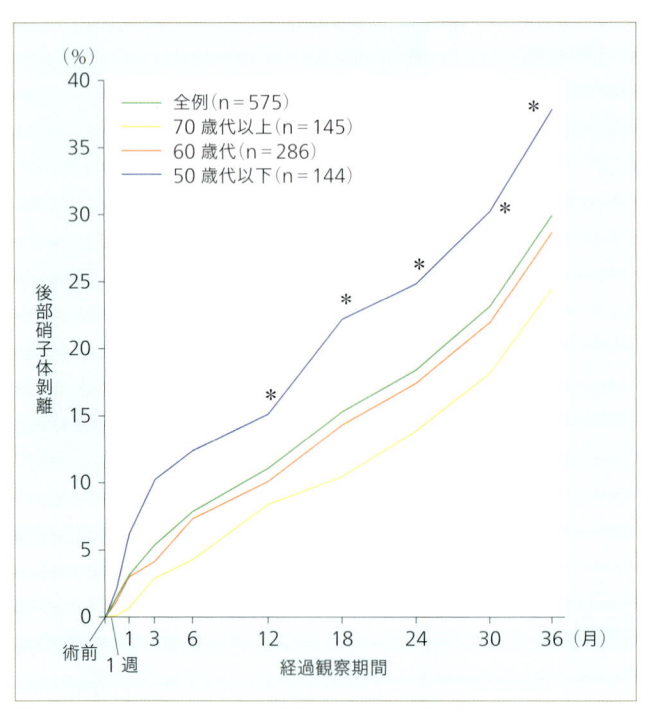

図16 水晶体超音波乳化吸引術後経過と後部硝子体剥離
白内障術後は経時的に後部硝子体剥離発生症例が増加する．＊：水晶体超音波乳化吸引術後に生じる PVD の累積率は 50 歳代では 70 歳代と比べ有意に高値であった．
〔Hikichi T：time course of development of posterior vitreous detachments after phacoemulsification surgery. Ophthalmology 119：2102-2107, 2012 より〕

に PVD が進展する過程で，網膜格子状変性巣の後極縁や円周方向縁に硝子体牽引が強くかかり，網膜裂孔が形成される（図15）．網膜格子状変性巣の円周方向縁に網膜裂孔が発生すると，変性巣周囲に接着した硝子体が変性巣網膜を持ち上げ，さらに PVD が周辺側に伸展しようとするため馬蹄形裂孔は周辺部網膜へと切り込みが深くなる．一方，網膜格子状変性の後極縁に裂孔ができると，裂孔周辺側の網膜格子状変性を硝子体が牽引し，周辺側の網膜を挙上するため，網膜裂孔は変性巣後極縁に沿って拡大する傾向がある．

裂孔原性網膜剥離患者が僚眼に網膜剥離を発症する頻度は，既往のない患者と比べ高い．網膜格子状変性は両眼に認めることが多く，患眼のみならず僚眼の観察も重要である．

PVD により網膜裂孔が形成されると，網膜裂孔の周辺側に接着する硝子体の牽引により網膜裂孔周辺側が立ち上がり裂孔が開放する．液化硝子体が網膜裂孔から網膜下に浸入し網膜剥離が発生，進行する．網膜裂孔への硝子体牽引の強さ，硝子体液化の度合い，および裂孔の位置や大きさが網膜剥離の進行速度に関与する．網膜と硝子体が強固に接着する部位は PVD に伴い網膜裂孔が発生しやすい領域である．片眼に PVD が生じると，僚眼にも早晩 PVD が生じる．飛蚊症や光視症の出現，悪化といった PVD 発生を示唆する症状が生じた際は，早急に眼科を受診し眼底検査を受けるよう患者教育を行うのが望まし

い．また，白内障手術後にはPVDが生じやすい(図16)．術後ケアのひとつとして，飛蚊症や光視症の出現時に眼底検査を受けるように説明することも大切である．

参考文献

1) Johnson MW：Posterior vitreous detachment：evolution and complications of its early stages. Am J Ophthalmol 149：371-382, 2010.
2) Stalmans P, Benz MS, Gandorfer A, et al.：Enzymatic vitreolysis with ocriplasmin for vitreomacular traction and macular holes. New Engl J Med 367：606-615, 2012.
3) Itakura H, Kishi S：Evolution of vitreomacular detachment in healthy subjects. JAMA Ophthalmol 2013；131：1348-1352.
4) Theodossiadis GP, Grigoropoulos VG, Theodoropoulou S, et al.：Spontaneous resolution of vitreomacular traction demonstrated by spectral-domain optical coherence tomography. Am J Ophthalmol 157：842-851, 2014.
5) Kakehashi A, Takezawa M, Akiba J：Classification of posterior vitreous detachment. Clin Ophthalmol 8：1-10, 2014.

〈引地泰一〉

IV 裂孔原性網膜剝離の進行度と緊急度

I. 裂孔原性網膜剝離の手術時期

　裂孔原性網膜剝離（rhegmatogenous retinal detachment：RRD）に外来で遭遇すると，スタッフが騒ぎ出す．それは，RRD は進行度によっては，即日入院，緊急手術など，外来病棟共にスタッフに無理を強いる可能性があるからである．RRD 手術は可及的すみやかに施行が原則である．しかしながら，RRD の進行度によっては，あまり無理をしなくてよい場合もある．焦らずに，翌日手術，今週中に手術，来週までには手術など，いろいろな手術時期パターンがあるので，その観点からも総合的な診察が大切である．患者の病歴や希望の聴取もとても重要であり，進行度とそれに見合う手術時期と視力予後を提示する．懇切丁寧に説明しても，患者の希望との相違があり同意が得られなければ，対応可能な別の施設に紹介することも考える必要がある．巨大裂孔網膜剝離（giant retinal tears：GRT，図1）に遭遇したが，手術執刀経験がない場合も然りである．

　GRT は RRD の中でも最も難しい手術として知られ，歴史的にもようやく近年徐々に克服されてきた．強度近視 GRT は 300 度以上の裂孔になることもあり，網膜色素上皮の露出も大きく，早期に増殖硝子体網膜症にも移行しやすいため，早期手術が望まれる．しかしながら，GRT 硝子体手術には，パーフルオロカーボンは必須，シャンデリア照明，広角眼底観察システムもあればよりよいものの，何より経験を積んだ硝子体専門医が必要であり，そうでなければ早期手術を行っても GRT の根治は難しいだろう．筆者らは，GRT 手術の難しさ，手術予後などを患者に説明し，当日中の夜間などの緊急手術は避け，体制を万全にして翌日などの予定定時手術として経験のある医師が手術を行っている．GRT 手術は，さまざまなデバイスが入手可能な現在では，体制を整えれば，極小切開硝子体手術で根治可能な疾患である．

　病院，医院，診療所など場所によっては，さまざまな事情がある．しかしながら，眼科医にとって視機能は，一般医における生命に等しい．RRD 患者に遭遇した場合，視機能保持・回復のため，医師，手術環境，時間を確保できる施設で，すみやかによい加療を受けられるように手配するべきである．

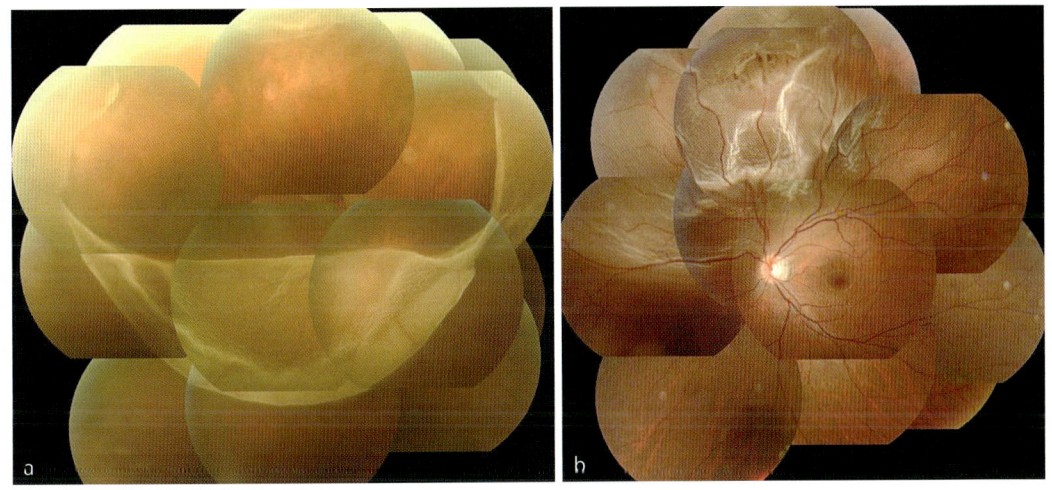

図1 裂孔原性網膜剥離パノラマ写真
a：44歳，男性．上方150度の巨大裂孔網膜剥離．右眼視力低下を主訴に受診．右眼視力は手動弁．早期に硝子体手術を行い，網膜復位は得られたが，術後視力は0.1ほどにとどまった．
b：20歳，女性．周辺部網膜変性からの若年性裂孔原性網膜剥離．左眼視力は1.0．強膜バックリングを予定定時手術として施行し，網膜復位が得られた．

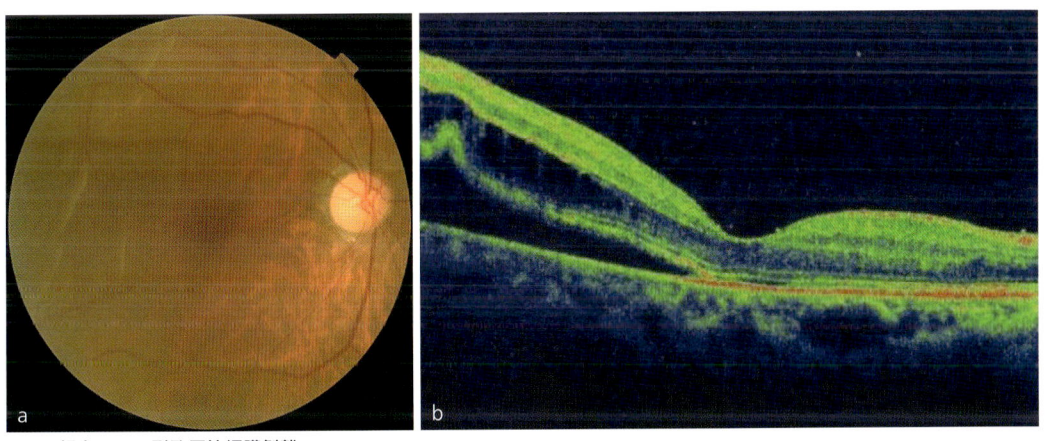

図2 視力1.0の裂孔原性網膜剥離
a：61歳，女性．後極の眼底写真．b：黄斑部水平断のOCT．症状からも急速に進行しており，網膜剥離は中心窩に迫ってきていることがわかる．極早期の手術を行い，視力は温存された．

II. 裂孔原性網膜剥離の進行度と緊急度

　　RRDで早期治療が推奨される理由は，もしも黄斑非剥離の状態から黄斑剥離へと移行すれば，視力回復に時間を要し視機能障害も遷延するからである．しかしながら，さほど急ぐ必要のない症例もある．後部硝子体剥離に伴う上方弁状裂孔由来の網膜剥離例は，短期間に急激に進行し全剥離に移行しやすいので，血管アーケード内に剥離が及んでいる場合（図2）や自覚的にも進行が速い場合，緊急手術の対象と考え当日か翌日以内に行いたい．硝子体手術後の再剥離も進行は極めて早く全剥離に移行するため，緊急手術で行う（図3）．また，周辺部に限局する網膜剥離でも，中高年であれば，進行が速いことが多く（図4），

IV　裂孔原性網膜剥離の進行度と緊急度　149

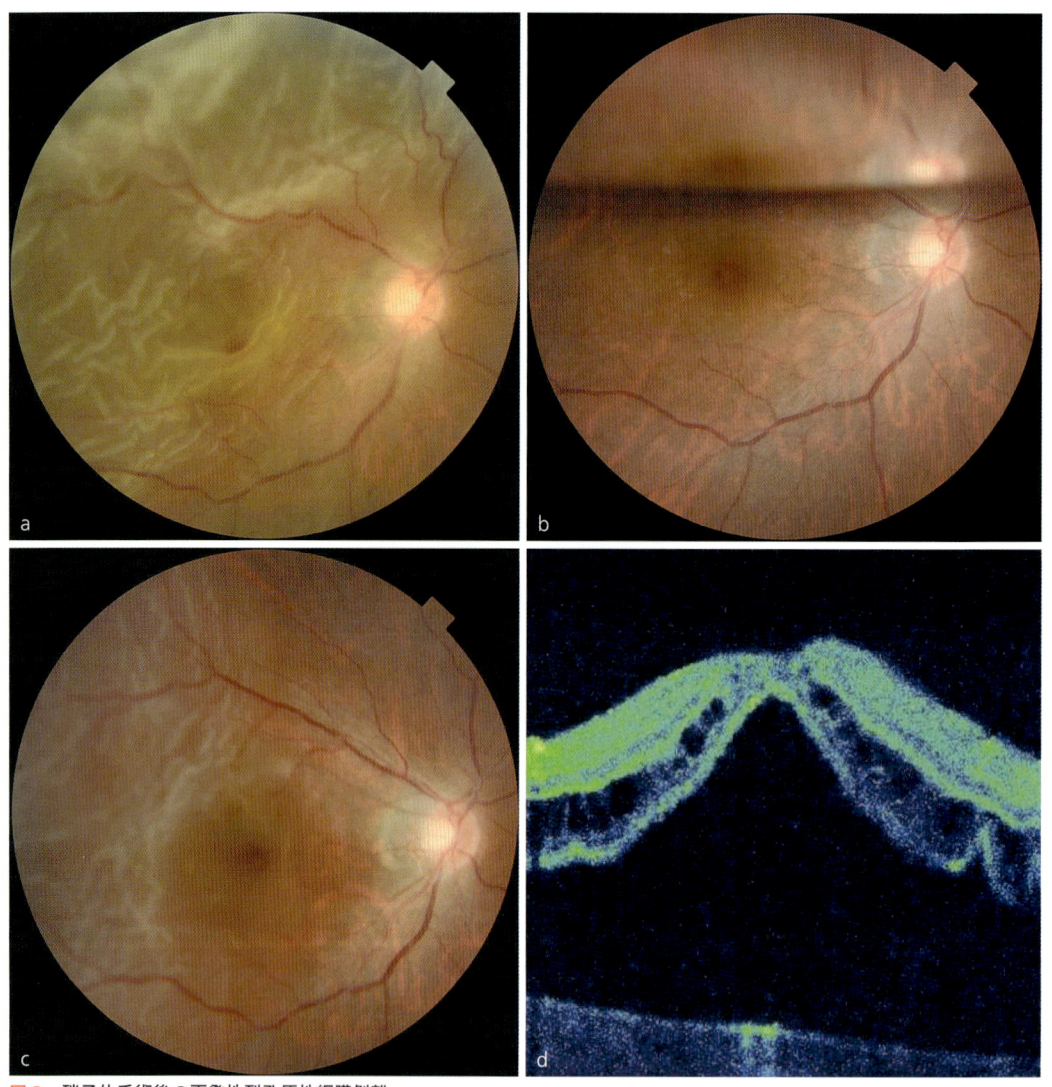

図3 硝子体手術後の再発性裂孔原性網膜剥離
57歳，女性．黄斑剥離を伴う裂孔原性網膜剥離の状態で，視力手動弁（a）．黄斑復位が得られ視力は0.2まで回復した（b）．その後，再剥離を来し，黄斑剥離の状態に再度移行した（c, d）．すみやかに再硝子体手術を行い復位が得られ，視力0.4まで回復した．

3～4日以内に準緊急的に治療したい．受診時すでに黄斑剥離に至っている症例は，術後復位が得られてもほとんどの症例で視機能障害が残る．よって，黄斑剥離例は手術を行うまでに時間的猶予が若干あると一般的には考えられている．しかしながら，視細胞アポトーシスは網膜が剥離してから徐々に始まり3日目でピークに至るとの動物モデルでの実験データがあり，黄斑剥離例でも3日以内の新鮮例はすみやかな治療（当日か翌日以内）が望ましいだろう．黄斑剥離が1週間以上経過してしまった症例は，既に視細胞アポトーシスのピークも過ぎ視細胞変性が進行しているため，復位しても視力回復乏しく予後不良と考えられる．よって，自覚と臨床所見から，明らかな陳旧例で進行性も否定される場合，患者と十分に相談しながら予定手術とするが，それでも2週間は越えないように手

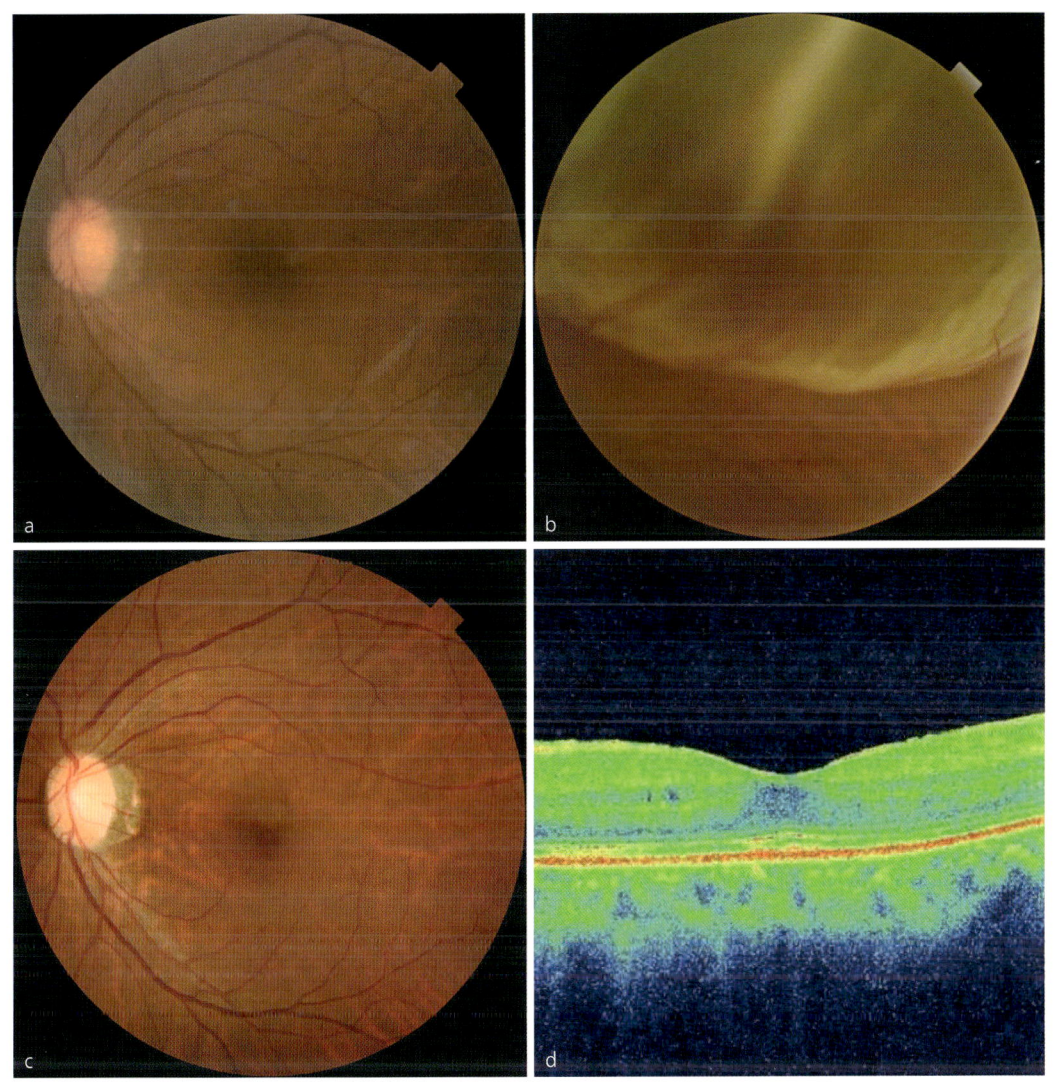

図4 手術待機中に進行した裂孔原性網膜剥離
56歳,女性.上鼻側の裂孔由来の限局性網膜剥離を認めるが,黄斑には剥離が及んでいないようにみられた.視力 0.7(a).3日後に黄斑剥離を伴う胞状網膜剥離に移行し(b),視力は 0.05 まで低下したため,当日緊急手術を施行.術後視力は 1.0 まで回復し(c),黄斑外層の形態も比較的良好であった(d).

術したい.今後,特に RRD 新鮮例の手術においては,さらなる視細胞アポトーシスを防止するために,周術期の視網膜細胞保護という概念が今後は現実味を帯びてくるかも知れない.

III. ウィークエンド手術

　医学の本質的な所ではないが,夜間の緊急 RRD 手術に関して,約 1,800 例をまとめた興味深い論文がある.夜間の緊急 RRD 手術は初回復位率を改善せず,しかも,硝子体手術専門医による手術でなければ結果を悪化させる.さらに,術後視力は硝子体手術専門医

による日中のルーチン手術のほうが最もよい傾向がある，との報告である．

　しっかりとプランした日中の手術は，やはりよい医療提供を可能にすることがわかる．金曜夜や土日の緊急手術は，硝子体手術専門医がいない場合，無理をせず経過をみるのも有りかもしれない．

参考文献

1) Kunikata H, Abe T, Nishida K：Successful outcomes of 25-and 23-gauge vitrectomies for giant retinal tear detachments. Ophthalmic Surg Lasers Imaging 42：487-492, 2011
2) Hisatomi T, Sakamoto T, Goto Y, et al：Critical role of photoreceptor apoptosis in functional damage after retinal detachment. Curr Eye Res 24：161-172, 2002
3) Nakazawa T, Kayama M, Ryu M, et al. Tumor necrosis factor-alpha mediates photoreceptor death in a rodent model of retinal detachment. Invest Ophthalmol Vis Sci 52：1384-1391, 2011
4) Kunikata H, Yasuda M, Aizawa N, Tanaka Y, Abe T, Nakazawa T. Intraocular concentrations of cytokines and chemokines in rhegmatogenous retinal detachment and the effect of intravitreal triamcinolone acetonide. Am J Ophthalmol 155：1028-1037 e1, 2013
5) Koch KR, Hermann MM, Kirchhof B, Fauser S. Success rates of retinal detachment surgery：routine versus emergency setting. Graefes Arch Clin Exp Ophthalmol 250：1731-1736, 2012

〔國方彥志〕

V 臨床所見

A 病歴聴取

　病歴聴取は，網膜剝離診療においても重要である．忙しい外来にかまけて，患者の話に時間を割くことを怠ってはならない．しかしながら，長時間は費せない場合も多く，ポイントを絞り，コンパクトに重要な病歴を聞き取りたい．裂孔が明らかであれば，裂孔原性網膜剝離（rhegmatogenous retinal detachment：RRD）として手術に向けて早期に動くべきだが，裂孔がはっきりしない場合は，いろいろな鑑別診断を踏まえて診断をつけていく（表1）．外傷歴があるのであれば，それに続発する RRD の可能性が高いし，家族歴があるのあれば，家族性滲出性硝子体網膜症（familial exudative vitreoretinopathy：FEVR）など遺伝性網膜剝

表1 網膜剝離の病歴聴取

		病歴	考えられる網膜剝離疾患
症状	眼症状	繰り返す突発性視覚障害	Eales 病
		発症寛解を繰り返す中心視力障害	中心性漿液性網脈絡膜症
		緩徐な中心視機能障害（歪視・大視症）	硝子体黄斑牽引症候群
		光視症あり	裂孔原性網膜剝離
		光視症なし	滲出性網膜剝離
	眼外症状	頭痛・感冒様症状	Vogt-小柳-原田病
性別	男性	片眼性・若年	Coats 病
		両眼性・遠視	uveal effusion
家族歴	優性遺伝・若年	牽引乳頭	家族性滲出性硝子体網膜症
		顔面奇形など骨形成不全	Stickler 症候群
		硝子体ベール	Wagner 症候群
既往歴		糖尿病	増殖糖尿病網膜症
		高血圧	高血圧性網膜症
		低出生体重児	未熟児網膜症
		手術（乳癌，肺癌など）	眼内腫瘍
		結核	Eales 病

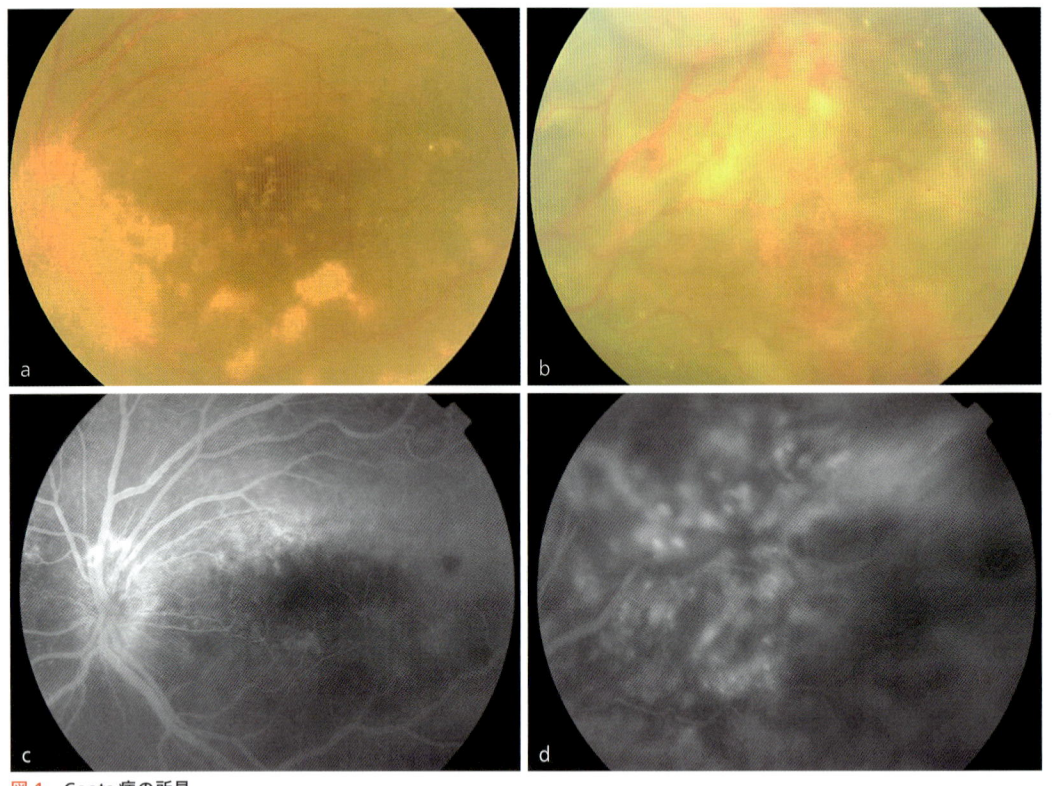

図1　Coats 病の所見
20歳，男性．左眼矯正視力0.01．a：後極の眼底写真，b：上耳側の眼底写真，c：後極のFA写真，d：上耳側のFA写真．後極にまで及ぶ漿液性網膜剥離を認める．黄色滲出斑も強く，特に上耳側の拡張した網膜毛細血管と血管瘤からのフルオレセイン漏出が目立つ．抗血管内皮増殖因子抗体療法や網膜冷凍凝固などを行うも，最終的に全網膜剥離に至り，硝子体手術を行った．

離の可能性も出てくる．このように，さまざまな病態を鑑みた病歴聴取が，すみやかな診断確定に繋がりやすい．ここでは非裂孔原性網膜剥離として，滲出性網膜剥離と牽引性網膜剥離について述べる．

I.　滲出性網膜剥離

　滲出性網膜剥離（exudative retinal detachment：ERD）は，網膜血管，網膜色素上皮，脈絡膜の炎症や機能障害によりバリア破綻をきたし，滲出液が網膜下に貯留するものである．漿液性網膜剥離（serous retinal detachment：SRD）とほぼ同義と考えてよい．これらの網膜剥離は，剥離面が平滑であり，網膜皺襞も認めない点など，網膜の形態的にもRRDとは異なる．また，前部硝子体での網膜色素上皮の飛散（tobacco dust）を認めず，体位変換により網膜下液が重力に従い容易に移動することが多い．RRDと異なり牽引もないため，光視症の既往も通常ない．診断確定には，フルオレセイン蛍光眼底造影（FA）が非常に重要であり，網膜血管関門や脈絡膜関門の障害が描出できる．前者の障害は，Coats病（図1），網膜静脈閉塞症，網膜細動脈瘤，網膜血管腫などがある．また，後者の障害は，中心性漿液性脈絡網膜症（図2），uveal effusion（図3），脈絡膜腫瘍（図4），Vogt-小柳-原田病，加齢

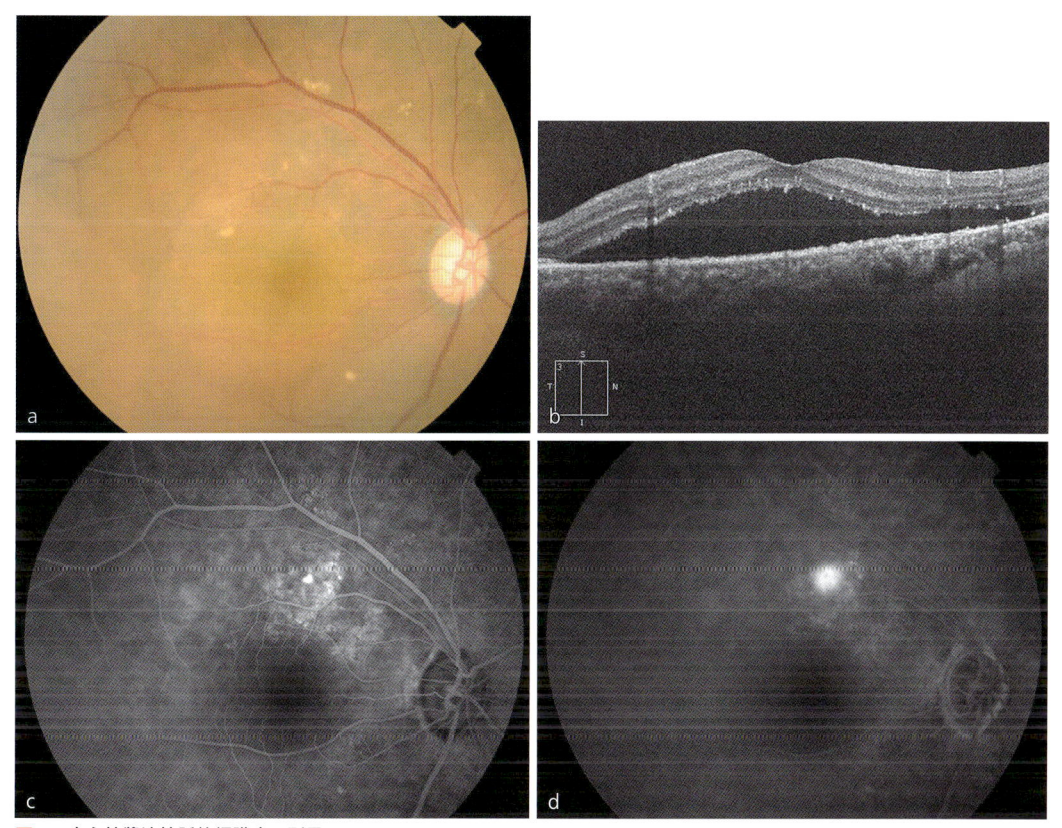

図2 中心性漿液性脈絡網膜症の所見
74歳，女性．右眼矯正視力0.9．a：後極の眼底写真，b：OCT，c：後極の早期FA写真，d：後極の後期FA写真．漿液性網膜剥離を認め，FAでは黄斑上方に漏出点を認める．

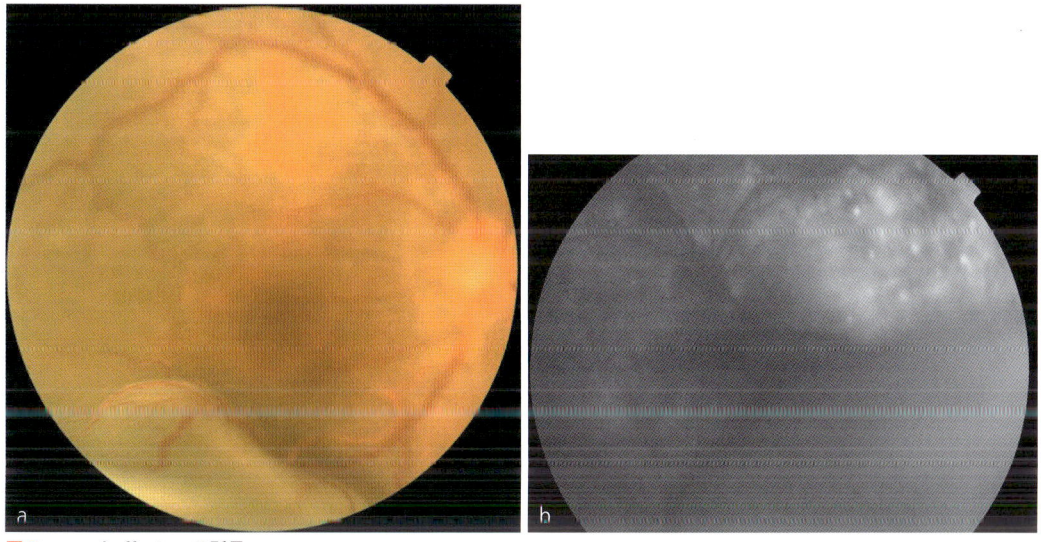

図3 uveal effusion の所見
70歳，男性．左眼矯正視力0.2．a：後極の眼底写真，b：後極のFA写真．両眼とも眼軸長17 mm程の小眼球．長い年月を隔てて，漿液性網膜剥離を両眼に生じた．FAでは，網膜色素上皮変化に一致してwindow defectによる過蛍光とブロックによる低蛍光が混在するleopard spot patternを認めた．

V 臨床所見

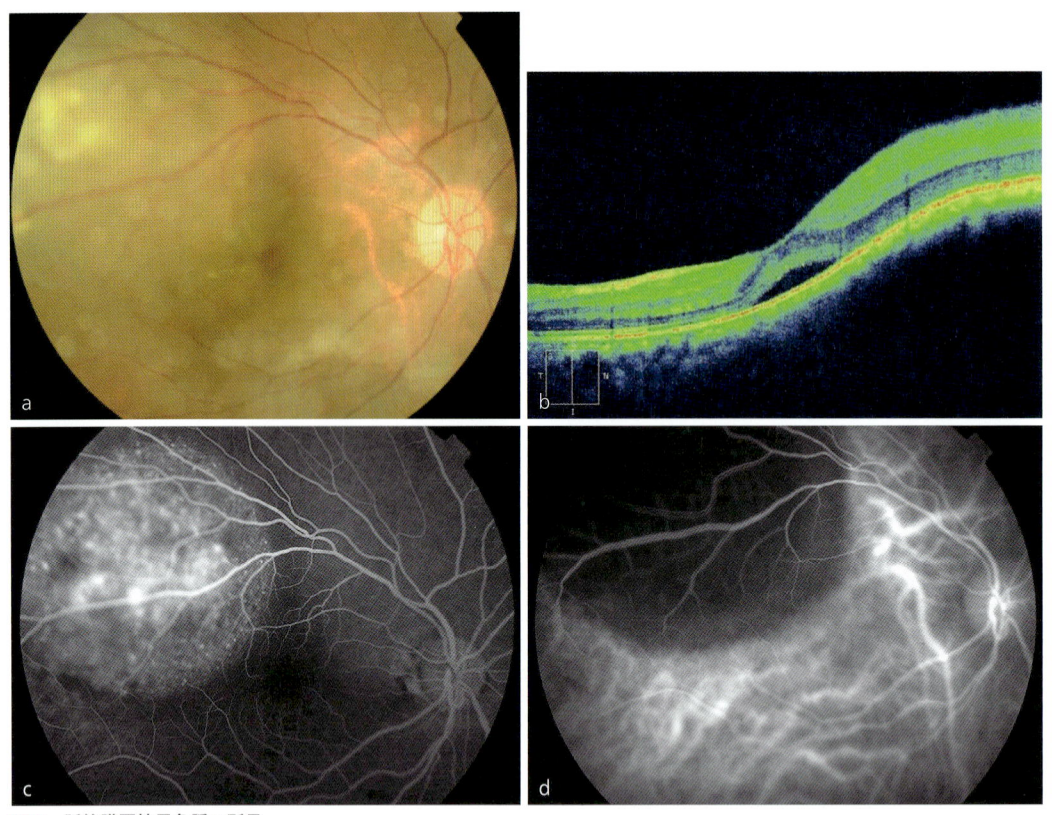

図4 脈絡膜悪性黒色腫の所見
46歳,女性.右眼矯正視力0.9. a:後極の眼底写真,b:OCT, c:後極のFA写真,d:後極のインドシアニングリーン造影写真. 6乳頭径,3 mm高の褐色腫瘍を黄斑の上耳側に認める.MRIでは,T1 high,T2 low,さらに造影効果も認めた.眼球摘出後に,脈絡膜悪性黒色腫が確認された.

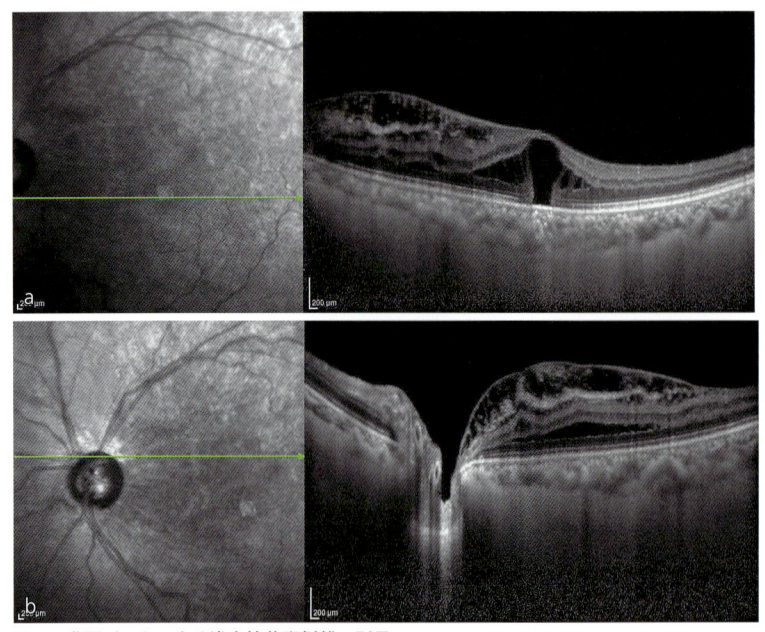

図5 乳頭ピットによる滲出性黄斑剝離の所見
75歳,女性.左眼矯正視力0.2. a:中心窩水平断のOCT, b:視神経乳頭上部水平断のOCT.視神経乳頭上部の小さなピットから滲出性変化が生じ,網膜分離が黄斑部にまで拡大,さらに黄斑外層円孔を生じ,黄斑剝離が二次的に生じた.硝子体手術により軽快した.

黄斑変性などがある．さらに，特殊な網膜剝離を呈するものとして，乳頭ピット黄斑症候群(図5)が挙げられる．

いずれも，通常のRRDとは病態はもちろん，治療方法も全く異なるため，その鑑別が極めて重要であるので，十分に検査を行い診断確定の後に治療に臨む．

II. 牽引性網膜剝離

増殖糖尿病網膜症，FEVR，Eales病，未熟児網膜症が代表的である．Eales病では，若年で再発性硝子体出血のため繰り返す視力障害の既往があり，他の疾患も既往歴，家族歴からも比較的容易に診断できる．これらは，新生してきた線維血管増殖膜が網膜を牽引し網膜剝離を起こす．硝子体黄斑牽引症候群も，硝子体が黄斑を徐々に牽引し黄斑剝離を生じるが，歪視や大視症などを徐々に生じ緩徐な病歴をもつことが多い．

（國方彦志）

B 視機能検査

　裂孔原性網膜剝離は，眼科疾患の中で加療を急ぐ疾患であり，術前検査に費やすことができる時間は限られている．そのため，視野欠損を生じる疾患でありながら，視機能検査としては視力測定のみ行われることが多い．一方術後には，視力は出ているが見えにくい，小さく見える，ゆがむなどさまざまな患者は訴えるが，OCTによる形態学的検査に加えてコントラスト感度，マイクロペリメトリなどの検査を併用することで，このような患者の視機能把握に役立つことがある．

I. 病態による視機能の違い

1. 術前の macular on/macular off

　網膜剝離が黄斑部に及んでいない場合(macular on)では，硝子体出血を伴っていなければ，通常視力の低下はない．したがって，手術により視機能を悪化させないことは重要である．手術による視機能低下の原因としては，再剝離，術中の黄斑剝離，黄斑パッカーの形成，白内障の進行などが挙げられる．文献を検索してみると，1980年代には視力良好の基準が20/50(0.4)程度に設定されることが多かったが，現在ではコントラスト感度が議論の対象となるほど，求める(求められる)視機能のレベルが上がっている．特に眼科の健診でたまたま見つかった無症状の網膜剝離の治療にあたる場合，手術による視機能低下の可能性については，患者に十分な説明が必要であろう．

　網膜剝離が黄斑部に及んでいる場合(macular off)には，視力はさまざまな範囲(1.0～手動弁)で低下する．手術は視機能を改善することが目標となる．術後の視機能は一般に術前の視機能がよい，黄斑剝離の期間が短い場合(1週間以内)には良好なことが多い．

2. 残存する網膜下液，網膜外層の異常，術後黄斑パッカー，囊胞様黄斑浮腫

　OCTが眼科診療に広く導入され，網膜剝離術後の視力不良症例の原因が特定しやすくなっている．検眼鏡では完全に復位しているように見えても，黄斑部の網膜下液が残存している様子がOCTではしばしば観察される(図1)．この網膜下液は強膜バックリング手術後のほうが多く認められるが，硝子体手術後でも確認され，視力回復を妨げている(図2)．

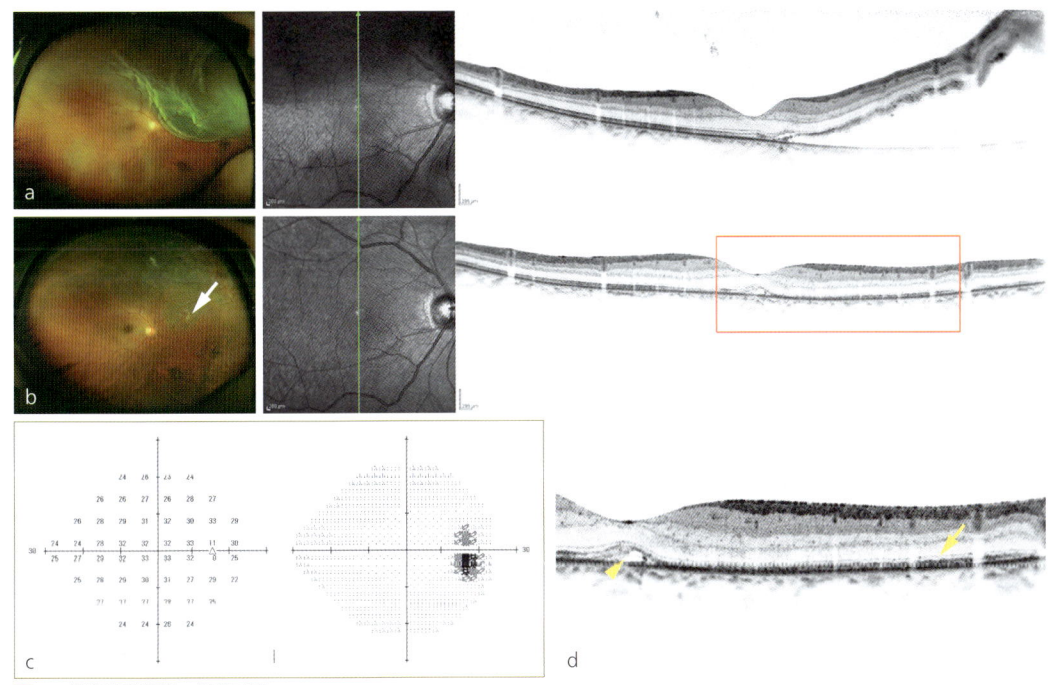

図1 網膜剥離術後の網膜下液
56歳,男性.右眼飛蚊症の自覚から3週間,視野狭窄の自覚から2週間で白内障＋硝子体手術施行.a:術前視力1.0.剥離は中心窩付近まで近づいている.b:術後1か月では黄斑下にわずかに網膜下液残存するが(d:矢頭),剥離部位のinner segment ellipsoid zoneは回復してきている.c:視神経乳頭の鼻上側にdrainage siteを作製し,光凝固を施行している(b:矢印).この症例では光凝固斑が視野検査の測定範囲内に含まれないため,検出されていないものと考えられる.d:剥離部位(矢印)のOCT拡大像.視力は1.0.術後一過性に高眼圧を認めていたため,術後3か月に視野検査を行っていた症例.剥離部位にも明らかな感度低下はない.

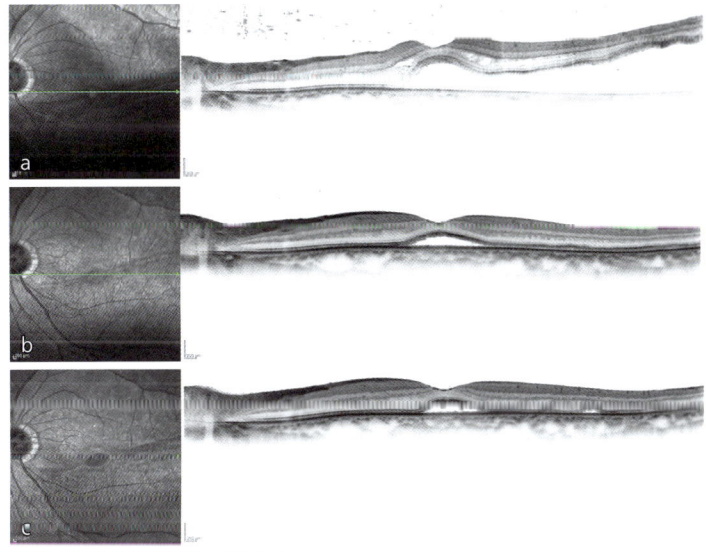

図2 視力回復を妨げる網膜下液
62歳,男性.a:左眼の術前視力0.5.白内障＋硝子体手術施行.b:術後1か月の時点で黄斑下に限局した網膜下液の残存がある.視力0.8.c:術後6か月ではわずかに減少しているが,まだ残存している.視力0.8と改善を認めない.

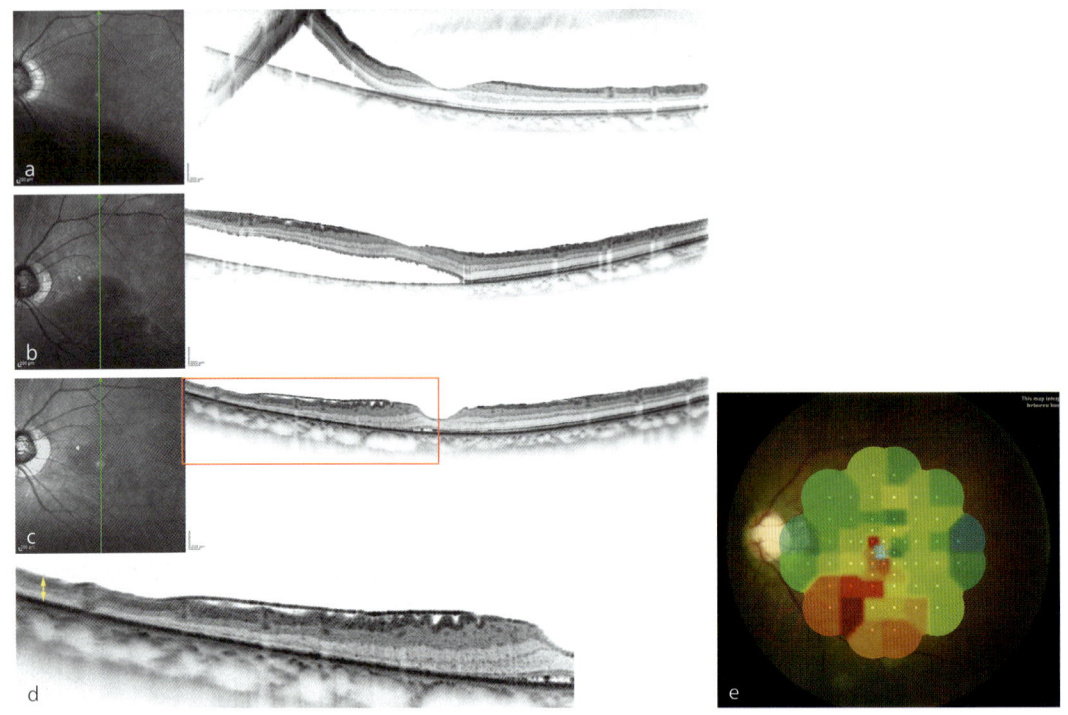

図3 術後の網膜感度低下
56歳，男性．左眼．a：術前中心窩に網膜剥離はなく，視力1.5．強膜バックリング手術を行った．検眼鏡では網膜は復位しているように見えたが，OCTにて観察される残存網膜下液が著明であったため，白内障＋硝子体手術施行．しかし，網膜下液は下方に長期間（33か月）残存し（b），網膜の菲薄化（c）を来した．d：下方網膜のinner segment ellipsoid zoneは完全に消失している．e：マイクロペリメトリでは菲薄部位の感度低下を検出している．現在視力0.5．

　網膜下液の消失を認めても，網膜外層の構造（ellipsoid zone）が欠損している場合，視力や欠損部位の網膜感度は悪い（図3）．術後の黄斑パッカー形成は以前から知られている術後合併症の一つであり（図4），また，稀ではあるが，白内障術後と同じように嚢胞様黄斑浮腫（cystoid macular edema：CME）を生じ視力低下をきたすことがある（図5）．

II.　時期による視機能の違い

　網膜の復位を得られれば，多くの患者はその結果に満足することが多い．しかし，特にmacular off症例では視力の改善に1年程度かかることがある．

III.　術式による視機能の違い

　2000年以前の報告では，全例強膜バックリング手術を行ったものが多かったが，近年では硝子体手術の割合が増えている．macular offの症例では，術後1か月の時点で網膜下液が残存している割合はバックリング手術のほうが多い．また，術前の状態（視力不良，

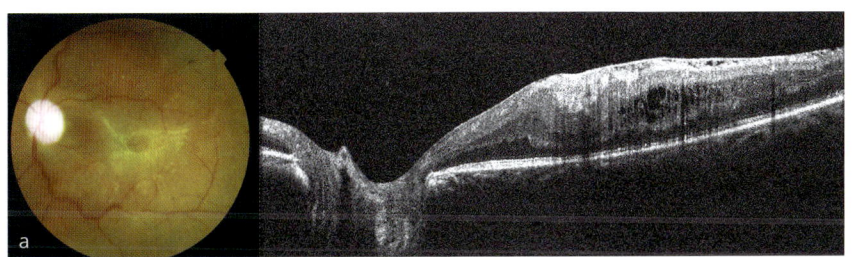

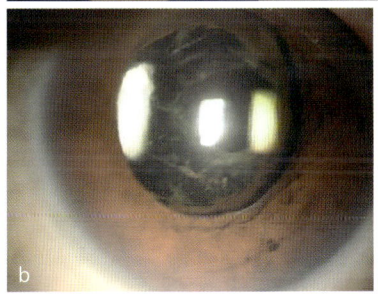

図4　網膜剝離術後黄斑パッカー形成
64歳,女性.左眼.術前は黄斑剝離により視力0.04.白内障(眼内レンズ挿入なし)＋硝子体手術にて網膜復位を認めた(視力0.3)が,眼内レンズを挿入しないまま通院が途絶えていた.術後1年後受診時に著明な黄斑パッカーを認め,視力は0.15に低下していた(a).前眼部には著明な虹彩後癒着を認め,虹彩色素の散布が原因と考えた(b).

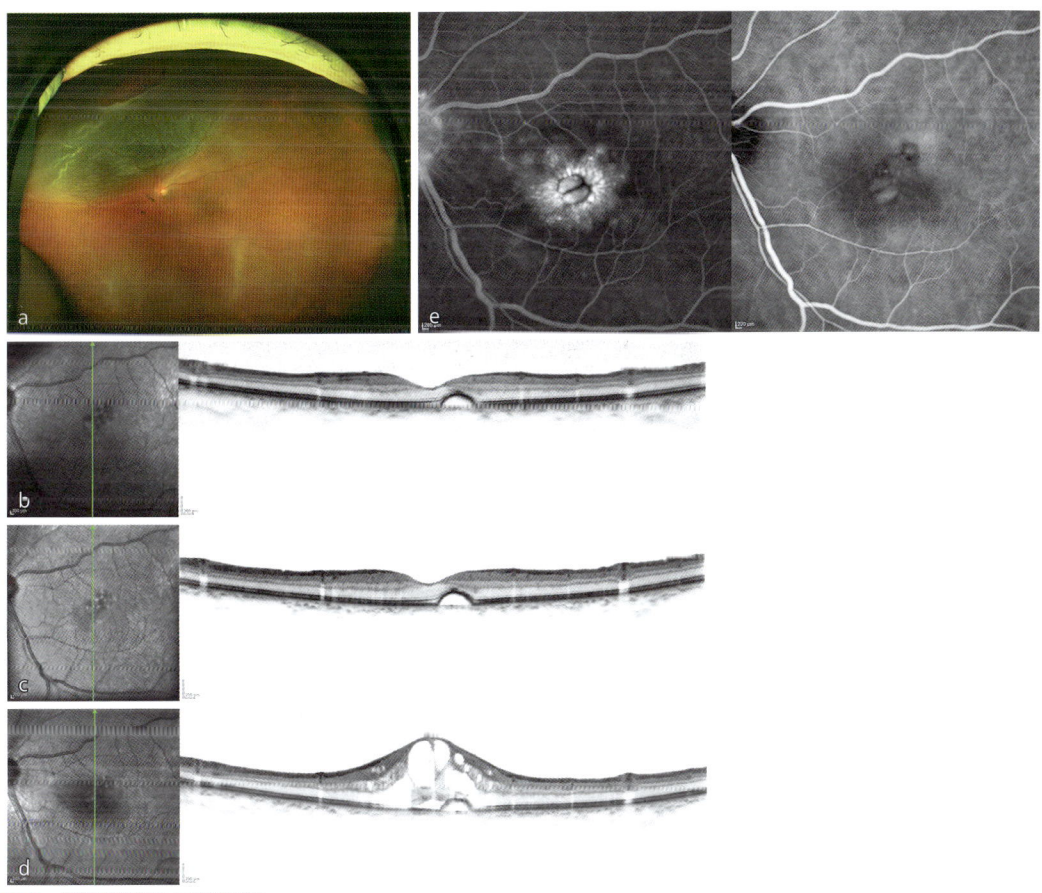

図5　網膜剝離術後の黄斑浮腫
72歳,男性.a,b:左眼の術前.黄斑剝離は認めないが網膜色素上皮剝離を認める.術前視力は0.8.c:白内障手術＋硝子体手術 術後3か月では白内障同時手術により1.0まで改善.d:しかし,術後6か月で視力0.7まで低下.囊胞様黄斑浮腫を認めたため,加齢黄斑変性の除外診断のため蛍光眼底造影検査を行った.e:脈絡膜新生血管はなく,Irvine-Gass症候群と考えられた.

低眼圧，長い黄斑剥離期間など）によっては硝子体手術のほうが視力改善がよいという報告がある．硝子体手術器具の革新とともに，よりよい術後の視機能を目指すため，硝子体手術の割合が今後も増加すると考えられる．

参考文献

1） Okamoto F, Okamoto Y, Hiraoka T et al.：Vision-related Quality of Life and Visual Function after Retinal Detachment Surgery. Am J Ophthalmol 146：85-90, 2008
2） Ahmad N, West J：Current opinion on treatment of asymptomatic retinal detachment. Eye 21：1179-1185, 2007
3） Zou H, Zhang X, Xu X et al.：Vision-Related Quality of Life and Self-Rated Satisfaction Outcomes of Rhegmatogenous Retinal Detachment Surgery：3-Year Prospective Study. PLoS One 6：e28597, 2011
4） Kim YK, Woo SJ, Park KH et al：Comparison of Persistent Submacular Fluid in Vitrectomy and Scleral Buckle Surgery for Macula-Involving Retinal Detachment. Am J Ophthalmol 149：623-629, 2010
5） Oshima Y, Yamanishi S, Sawa M et al.：Two-year follow-up study comparing primary vitrectomy with scleral buckling for macula-off rhegmatogenous retinal detachment. Jpn J Ophthalmol 44：538-549, 2000

〔荻野　顕〕

C　ERG

　ERG（electroretinogram，網膜電図）は波形の解析により，視細胞，双極細胞，さらにはアマクリン細胞レベルの異常などの網膜の層別の機能評価ができるのに加え，網膜剝離の場合はERGの振幅の解析にて網膜剝離の範囲を推定できる．網膜剝離の患者の診断にERGを利用することはそれほど多くはないが，眼底が透見できない成熟白内障や硝子体出血の症例などでは超音波Bモード検査に加えERGも有用である．また先天網膜分離はERGが陰性型になることが知られているが，先天網膜分離では網膜剝離との鑑別が必要な場合があり，ERGによる診断が治療方針の決定に役に立つ．この項では，網膜剝離の患者のERGの記録法から波形の読み方，ERGによる鑑別診断について解説する．

I.　対象患者とERG装置

　眼底所見で網膜剝離が明らかな場合は，ERGの記録は行わないが，硝子体出血や白内障などで眼底所見がはっきりしない場合は記録する．また，両眼性などで他の網膜疾患の疑いのある症例で行う．使用する電極に関しては，網膜剝離でも緊急性が低い症例であれば，通常のコンタクト電極を用いたERGの記録で問題ないが，早期の手術が必要な場合は角膜上皮の状態が悪くなり手術中の視認性が落ちる可能性があるので，皮膚電極ERGを用いるとよい．図1は，トーメー社製LF4000®に付属の眼鏡型の皮膚電極用刺激装置を用いた装置である．この装置は両眼同時にERGを記録でき，特殊なノイズ除去システムが採用されているため簡単にERGが記録できる．一般にこの装置は小児や角膜の状態が悪い患者，緊急手術の術前などに使用される．最近，LKC社製のRETeval®という無散瞳でも皮膚電極ERGを記録できる装置が発売されているが，この器械も2014年の7月から，通常の暗順応下のフラッシュERGも記録できるようにバージョンアップされ，今後はこの装置の皮膚電極ERGの利用が期待される（図1）．

II.　ERGの光刺激の条件

　ERGは刺激光の強さ，背景光の有無などの条件を変えることにより杆体系の反応，錐体系の反応などを分離して記録できる．遺伝性網膜疾患などは，国際臨床視覚電気生理学会（ISCEV）の指針に従ってこのような杆体と錐体の反応を分離して記録する．しかし，術

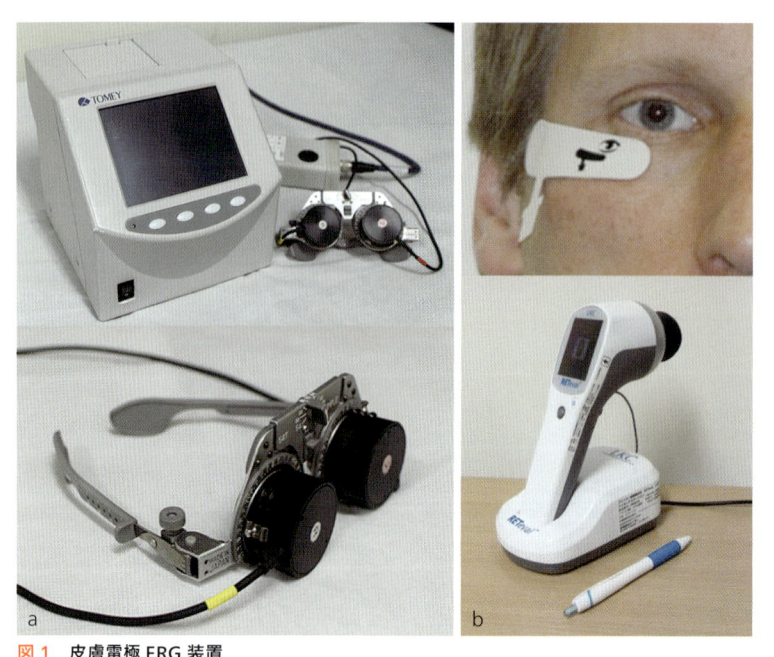

図1 皮膚電極ERG装置
a：トーメーコーポレーション社製LE4000®と付属の皮膚電極ERGの装置．b：LKC社製のRETeval®．

前で検査の時間が限られている網膜剝離の場合は，暗順応下に強いフラッシュ刺激で記録する方法が，短時間に記録でき情報量が多いことから，この光刺激の条件でのみERGを記録すればよい．皮膚電極ERGも通常のコンタクト電極を用いたERGも，基本的には波形は同じであるが，皮膚電極ERGの振幅が通常の方法の1/5程度と小さくなる．

III. ERGの波形解析

皮膚電極ERGの解析は通常のコンタクト電極によるERGの波形と同様に行う．ERGは両眼から記録し，健眼と患眼を比較することにより異常を検出する．まず，健常者のERG波形を図2に示す．

ERGはa波，b波，律動様小波から成り立っている．a波の起源は視細胞であり，視細胞の数が減ってくるとa波の振幅は減少する．網膜剝離により機能できる視細胞の数が減少するとa波の振幅が減少する．b波の起源は双極細胞とされており，双極細胞の機能不全と考えられる停在性夜盲や先天網膜分離ではb波が減弱する．b波がa波より小さくなる場合は陰性型(negative type)の波形と呼ばれ，視細胞の機能に比較し網膜の中内層の機能が低下していることを示しており診断の参考になる．律動様小波の起源については結論が出ているわけではないが，網膜中層から内層にかけての異常，アマクリン細胞レベルの異常だと推測されている．糖尿病網膜症ではこの律動様小波がまず障害されることが知られている．

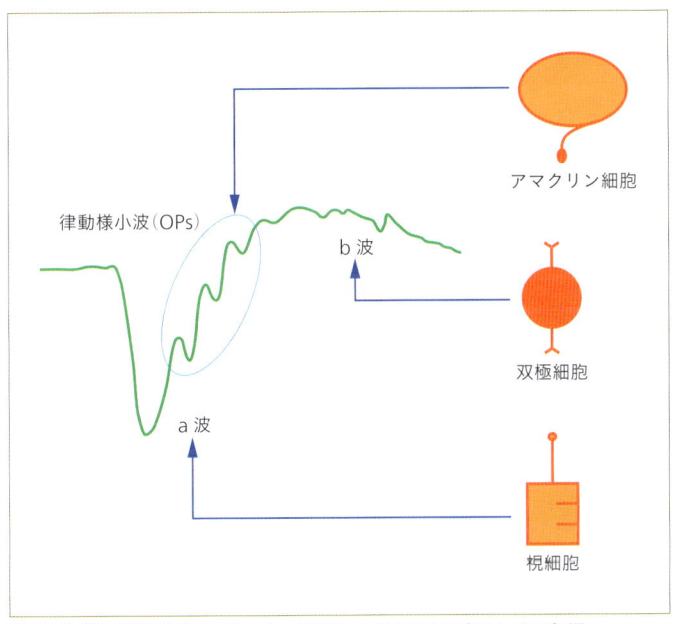

図2　通常の暗順応下のフラッシュ刺激によるERGの波形とその起源

IV. 網膜剥離時のERGの波形

　全視野ERGは網膜機能全体を評価するので，当然網膜剥離の範囲に応じて振幅が小さくなってくる．図3に限局した網膜剥離の症例，網膜に裂孔ができ網膜剥離が進行して黄斑も剥がれてしまった症例，比較的若年者のアトピー性皮膚炎に伴う全剥離の症例の眼底写真と皮膚電極ERGを示す．網膜剥離が限局して生じた場合ではERGはほぼ左右差はなく異常はみられない．また全剥離では，網膜剥離の丈の高さに関係なくERGは平坦型である．基本的に網膜剥離の発生機序や年齢などによるERGの差異はなく，剥離範囲が広がるにつれERGの振幅は小さくなる．剥離した部分の網膜は機能しないが，剥離が起きていない部分がほぼ正常に機能しているため，ERGの振幅は剥離の範囲に応じて振幅は減少するが，ERGの基本的な波形は変化しないことがわかる．このことを念頭に置いて，眼底が透見不能な場合のERGの波形を解釈する必要がある．

V. 眼底が透見できない症例

　ERGが網膜剥離の診断に役立つのは，眼底が透見できないときである．このような場合は超音波Bモード検査とERGを合わせて形態と機能を評価する．成熟白内障の症例で，超音波Bモード検査の網膜剥離と思われる所見があり，ERGも平坦型であることから術前に網膜全剥離と診断できた症例などをしばしば経験する．また，臨床でよく遭遇するのは，硝子体出血を来した突然の視力障害の患者である．硝子体出血の原因として考えられるのは，糖尿病網膜症，網膜静脈分枝閉塞，網膜中心静脈閉塞等の疾患により，網膜新生血管が生じそれが破綻することによって起こる場合である．それ以外に後部硝子体剥離に

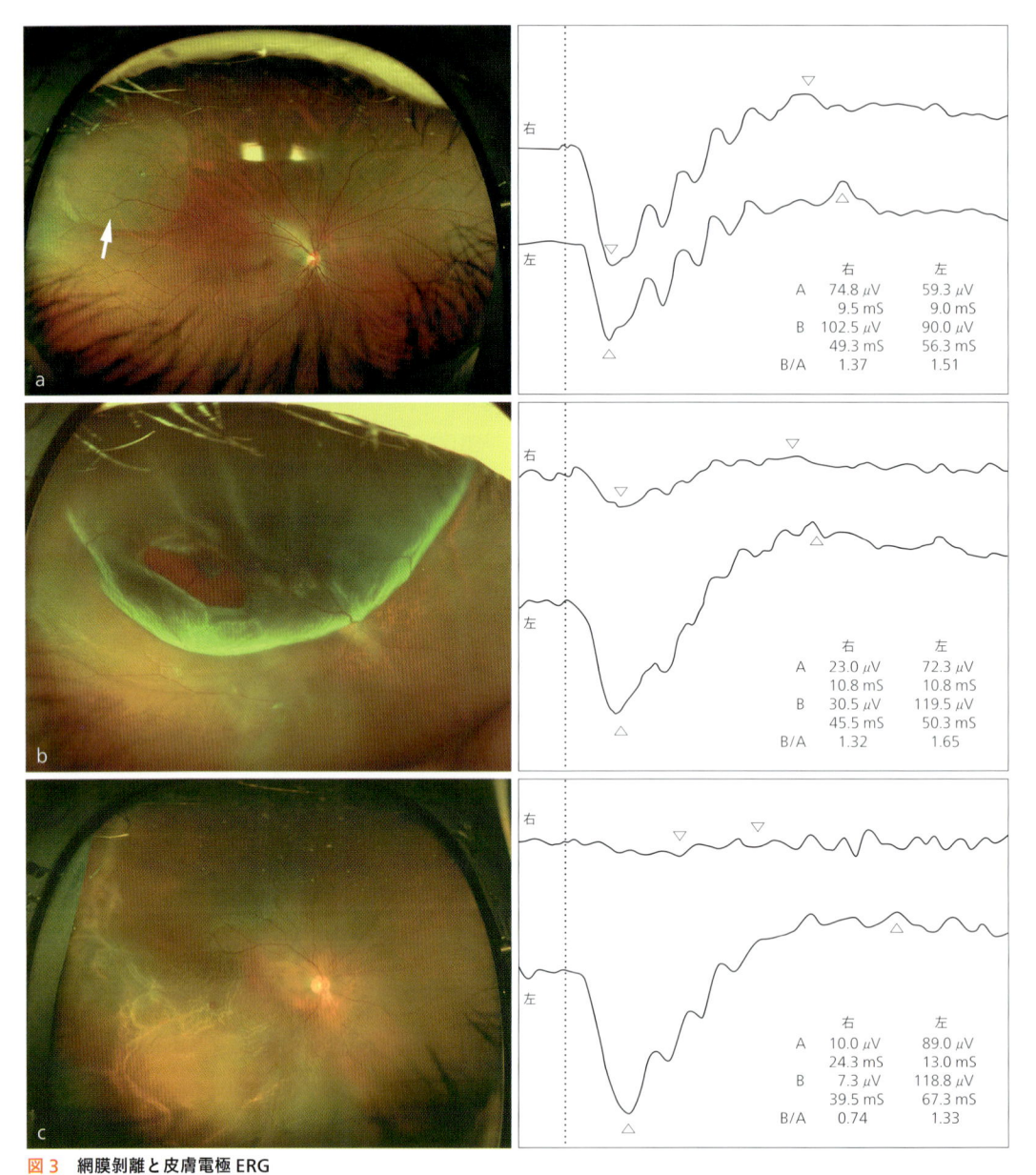

図3　網膜剥離と皮膚電極 ERG
a：網膜剥離が上耳側に限局した症例（矢印は網膜剥離部を示す）．b：網膜剥離が黄斑を越えて進行した症例．c：網膜全剥離の症例．網膜剥離の範囲が広がると ERG の振幅が低下する．

伴うもの，加齢黄斑変性による脈絡膜新生血管によるもの，動脈瘤の破裂，原因不明のものなどがあるが，緊急性を要する網膜裂孔，網膜剥離に伴う硝子体出血の鑑別は重要である．網膜裂孔，網膜剥離に伴う硝子体出血は硝子体の網膜への牽引が強く，その牽引により網膜血管が破綻するために硝子体出血を来すことが多い．このような症例は，硝子体の牽引が強いだけでなく，硝子体の液化が進んでいるため網膜剥離の進行が早く，緊急性が高い．

　残念ながら，先の項でも示したように網膜剥離に特徴的な ERG 波形はなく，剥離の範囲に応じて ERG の振幅が減少していく．ERG を記録する光刺激の光量はかなり強いた

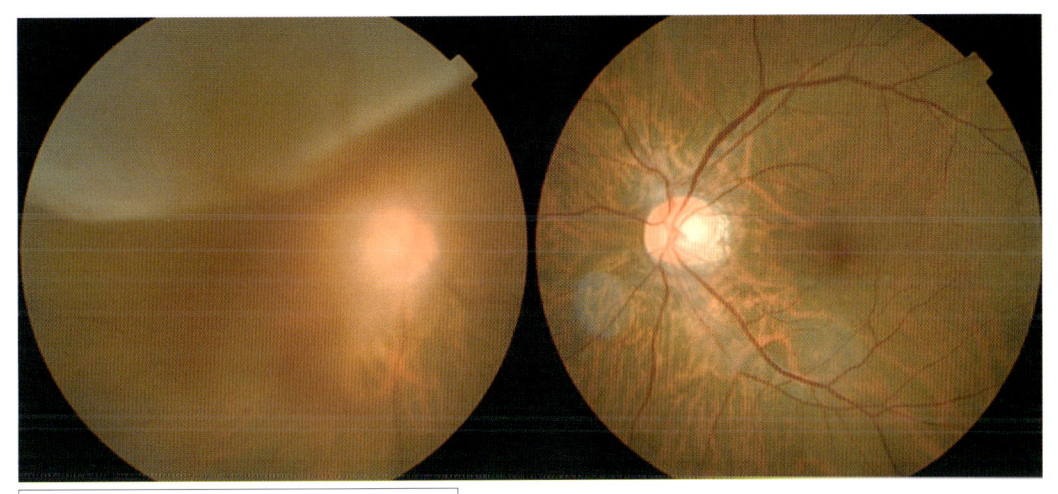

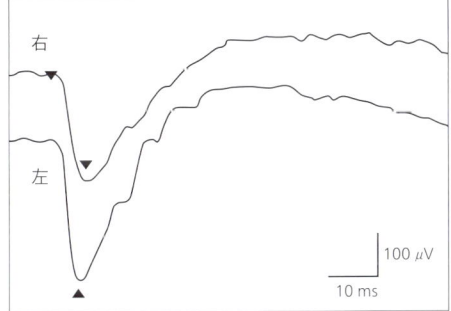

図4 網膜剥離に伴う硝子体出血例
硝子体出血越しに網膜剥離が観察される．ERGの振幅より，網膜剥離の丈は高いが2/3程度の振幅があり，丈は高いが範囲はまだそれほど進行してないことが予想される．

め，硝子体出血による波形が左右で差が出ることはあるが，刺激光が網膜に届かないためにERGが平坦型になることはまずない．ERGにより，硝子体出血を起こす網膜剥離以外の疾患の鑑別ができる．硝子体出血によりERGが陰性型になることはないので，陰性型波形をみた場合は，合併する網膜虚血等により網膜中内層の機能が悪くなっていることを考慮する．

図4に示す症例は硝子体出血に伴う網膜剥離の症例である．眼底は硝子体出血を通して網膜剥離が確認できるが，ERGの振幅は左眼に比較すると小さくなっている程度である．ERGの解釈としては，網膜剥離の丈は高いが，この時点ではまだ，剥離の範囲はそれほど進行していないと考えられる．このような症例は今後，急速に網膜剥離が進行する可能性が高いため，緊急手術が必要な症例である．

図5に示す症例は，左眼が硝子体出血を起こした中年の女性である．ERGを記録すると左眼のERGの振幅の低下はなく，両眼の律動様小波が消失している．また，硝子体出血のない右眼には糖尿病網膜症と考えられる出血，軟性白斑がみられる．このような症例は糖尿病による新生血管からの出血の可能性が高いと考えられる．糖尿病網膜症の場合はさらに虚血が進むと，陰性型ERGになる．硝子体出血の症例で，陰性型波形や律動様小波の減弱をみた場合は，網膜虚血により網膜新生血管からの硝子体出血を考慮する．

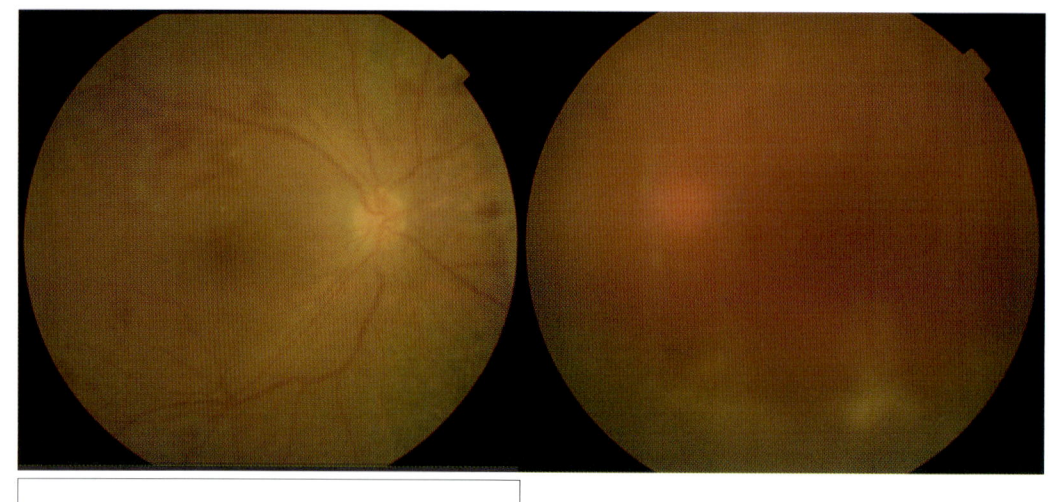

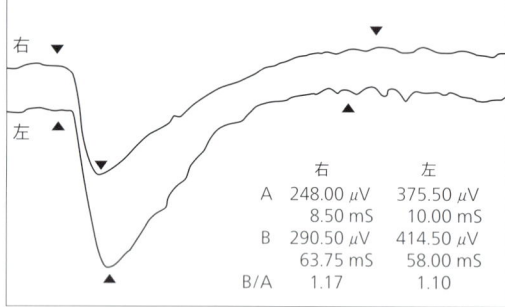

図5　糖尿病網膜症に伴う硝子体出血
ERGは両眼とも律動様小波が消失しており，増殖糖尿病網膜症による硝子体出血と考えられる．いずれにしろ，硝子体手術の適応がある．

	右	左
A	248.00 μV 8.50 mS	375.50 μV 10.00 mS
B	290.50 μV 63.75 mS	414.50 μV 58.00 mS
B/A	1.17	1.10

VI. 網膜剝離と紛らわしい先天網膜分離の症例

　網膜剝離と誤診しやすい症例として網膜分離がある．網膜分離には後天性と先天性がある．先天網膜分離は，伴性劣性の遺伝形式を示す遺伝性網膜疾患でretinoschisin遺伝子の異常による．典型的な所見としては黄斑に車軸様の変化がみられ，OCTで網膜分離がみられる．全視野ERGが陰性型を示すためERGが診断に有用である．先天網膜分離の症例の中に赤道部や周辺部に網膜分離があり，網膜剝離と見間違うことがある．図6に15歳の男児の先天網膜分離の症例を示す．左眼の上耳側に網膜の網膜剝離に類似した異常所見がみられる．しかしこの患者はOCTで黄斑部の網膜分離を認め，ERGが陰性型を示すことより先天網膜分離と診断し，左眼の耳上側の異常も網膜円孔や裂孔もないことから経過観察を行っている．初診より5年経過で著変はない．

　図7は18歳の男性で先天網膜分離の患者である．両眼とも網膜に大きな内層の円孔が生じており，そこから網膜が大きく分離している．右眼は内層円孔から続く網膜分離が中心窩まで達しており視力が矯正0.05と低下しており，外斜視となっている．ERGはそのため片眼ずつ記録しており，今回は左眼の所見を示してある．図6の症例と同様にERGは陰性型で先天網膜分離であることが推測される．眼底写真で大きな内層円孔が耳側から下方にかけてみられ，網膜分離は黄斑部にまで達しているのがわかる．OCTの所見は非常にわかりやすく，網膜内層が牽引され網膜分離を起こしているが，視細胞と網膜色素上

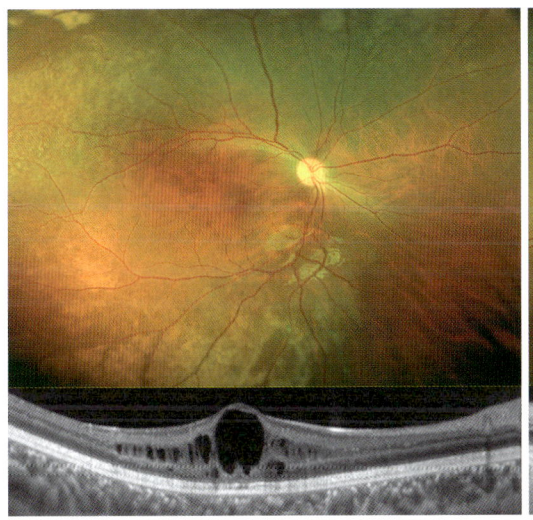

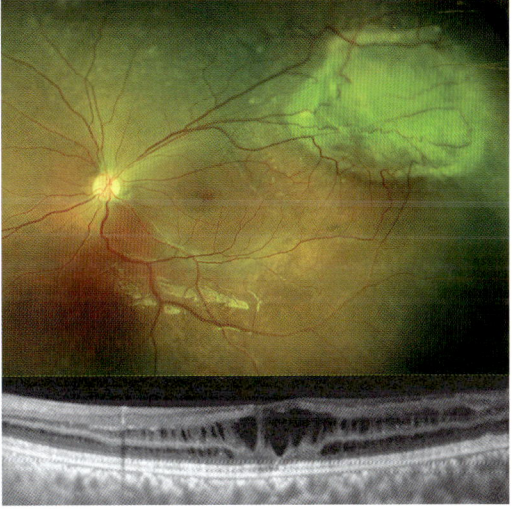

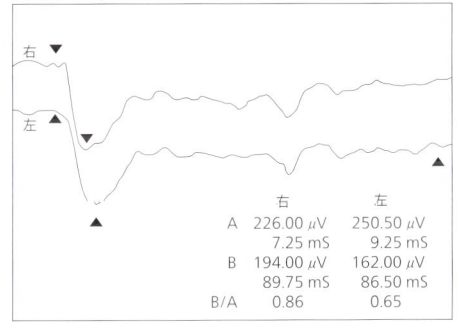

図6 網膜剥離と紛らわしい先天網膜分離：症例1
手術適応は一般的ではない．左眼の耳上側に網膜剥離と紛らわしい網膜分離がみられる．

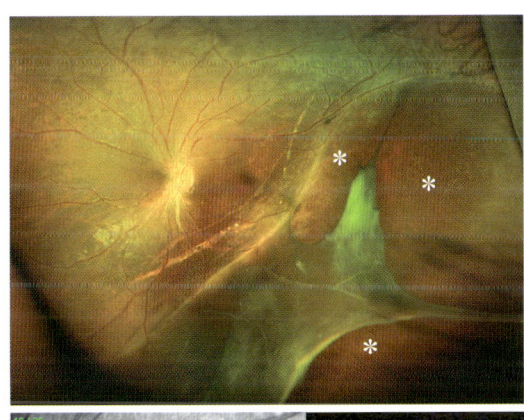

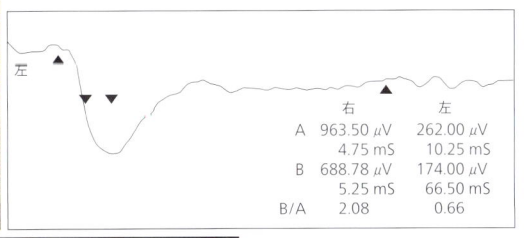

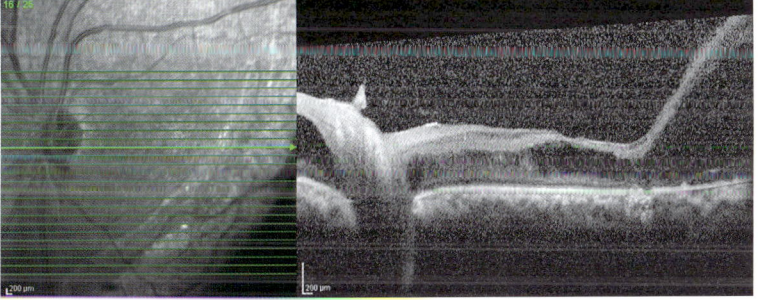

図7 網膜剥離と紛らわしい先天網膜分離：症例2
大きな内層円孔がみられ，網膜分離が黄斑まである．大きな網膜内層円孔（*）がみられ，細胞分離が黄斑まで達している．手術は行わず，経過観察を行っている．

V 臨床所見

皮に間隙はなく網膜剥離はないことがわかる．このような症例の場合，網膜外層に円孔ができ網膜剥離になった場合は手術の適応になるが，網膜分離だけの場合は経過観察となる．この症例も初診から7年ほど経過観察しているがほとんど変化はみられていない．

　網膜剥離は形態の異常であり画像が診断の中心で機能を評価するERGが検査の主役になることはないが，網膜剥離の鑑別や，眼底が透見不能時には有用な検査である．最近では皮膚電極ERGなどの術前にも記録しやすい器械もできており，診断に悩むときは是非活用していただきたい．

〔上野真治〕

D 眼底写真

　病歴から網膜剝離を疑う患者を診察する場合，散瞳検査を行う必要があることは言うまでもない．患者を散瞳し，レンズと倒像鏡を用いることで，古くから網膜剝離の診断は行われてきた．現在でもその手法にかわりはないが，客観的記録という点で眼底写真を残しておくことは非常に大切であり，また患者に病状を説明するためにも，有効な手段である．

I. カラー眼底写真

　人間ドックなどの健診で使用される無散瞳カメラの画角は45度であることが多い．正面視で撮影できる範囲は視神経乳頭，黄斑，耳側血管アーケードといった限られた範囲であるが，この1枚を撮影するだけで，網膜剝離が黄斑に及んでいるかなどを記録することができる（図1）．また，患者の固視を移動させることで，周辺部の網膜を撮影することができる．撮影した周辺部の写真は，付属のソフトウェアを用いてパノラマ写真へと合成する（図2）．最近では一度の撮影で眼底を広角に撮影できるカメラが登場し，網膜剝離診療において大活躍している．

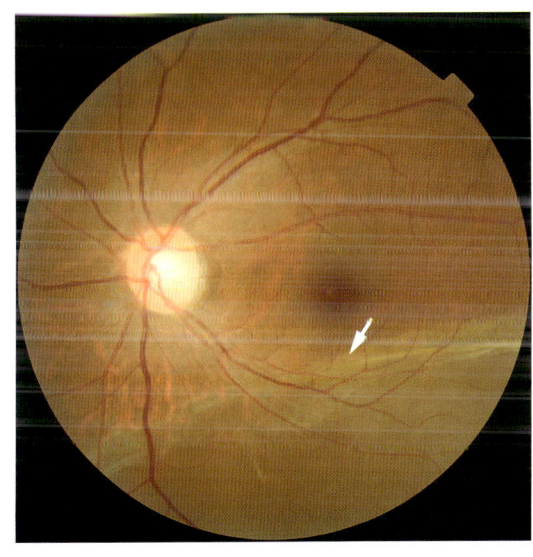

図1　網膜剝離の後極眼底写真
無散瞳カメラTRC NW8F®（トプコン社）で撮影した左眼のカラー眼底写真．画角は45度で網膜剝離は下方に存在しているが，中心窩までは及んでいない（矢印）．

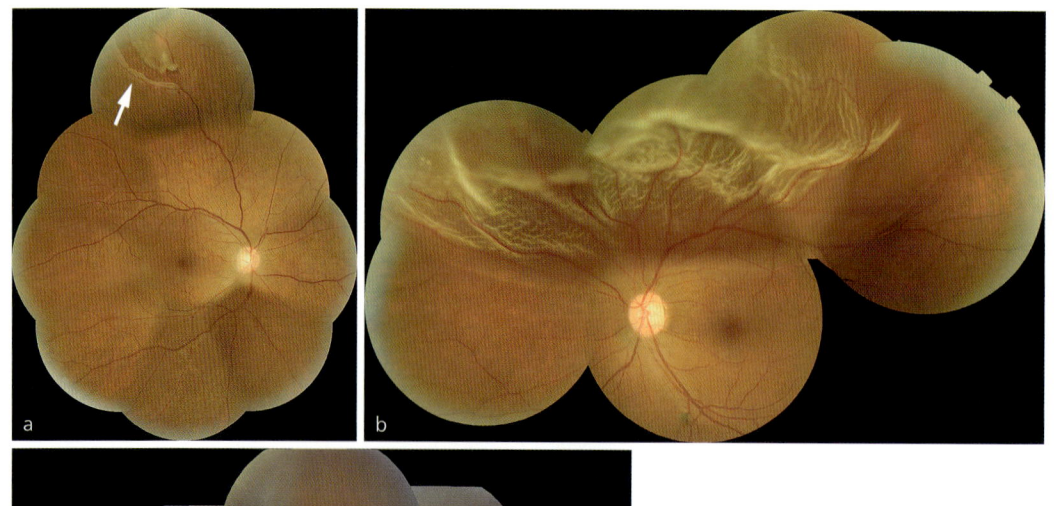

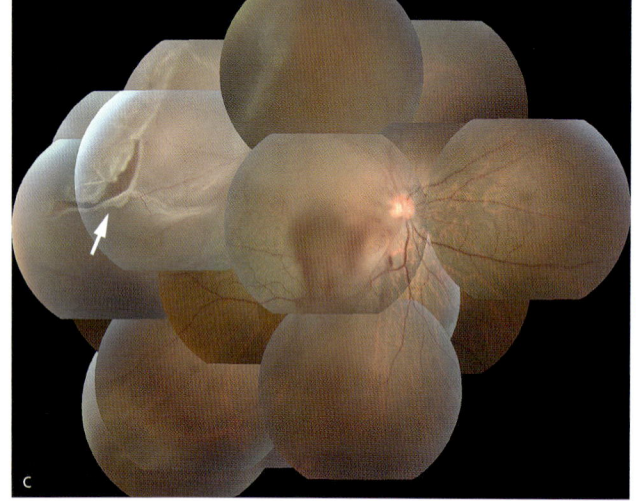

図 2　パノラマ合成写真
a, b：TRC-NW8F®で周辺部も撮影し，合成した写真．固視の移動により網膜裂孔が描出されている症例(a)とされていない症例(b)．c：散瞳カメラ TRC-50DX®（トプコン社）で撮影したパノラマ写真．このカメラは画角 50 度であり，また本体を上下左右に振って撮影できるため，より広い範囲を撮影できる．網膜裂孔を矢印で示す．

II. 広角眼底写真

　超広角走査レーザー検眼鏡 Optos®（Optos 社）は英国，米国では 2000 年に発売になっていたが，日本には 2011 年に導入され，急速に注目を浴びるようになってきた眼底カメラである．特徴としては，無散瞳（最小瞳孔径 2 mm）で眼底 100°もしくは 200°の撮影が可能であり，蛍光眼底造影や眼底自発蛍光も撮影できるモデルもある．通常の眼底カメラと違い，green（532 nm）と red（633 nm）の走査レーザーによりスキャンを行い，得られた 2 枚の画像を合成して眼底写真が作られる（図3）．合成された画像は全体的に緑がかって見えるが，これは付属のソフトウェアで green と red のバランスを調整することで通常の眼底写真に近い画像に変更できる．

　Optos®撮影では，被検者が自然に開瞼した状態で撮影すると，写真に睫毛が多く写り込む．当院では検査員がじゃんけんのチョキの手で横から上下眼瞼を持ち上げ，睫毛を避けることが多い．また蛍光眼底造影のように時間が長くかかる場合は，テープで下眼瞼を固定して上眼瞼のみ手でコントロールするなどしている．

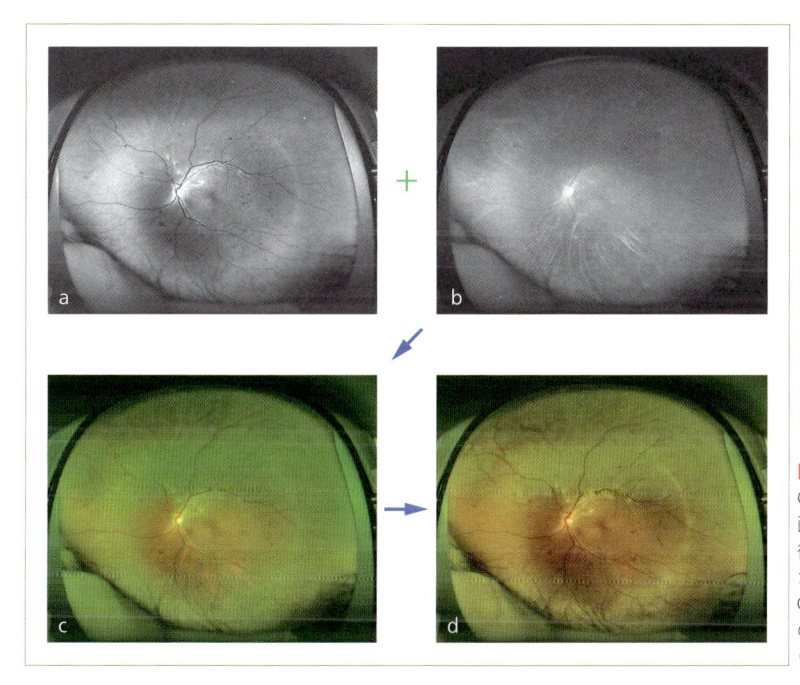

図3 Optos®の画像の成り立ち
Greenレーザー光により得られた画像(a)とredレーザー光により得られた画像(b)を合成して疑似カラー画像(c)が作製される．Greenを20% downすると通常の眼底写真に近い画像が得られた(d)．

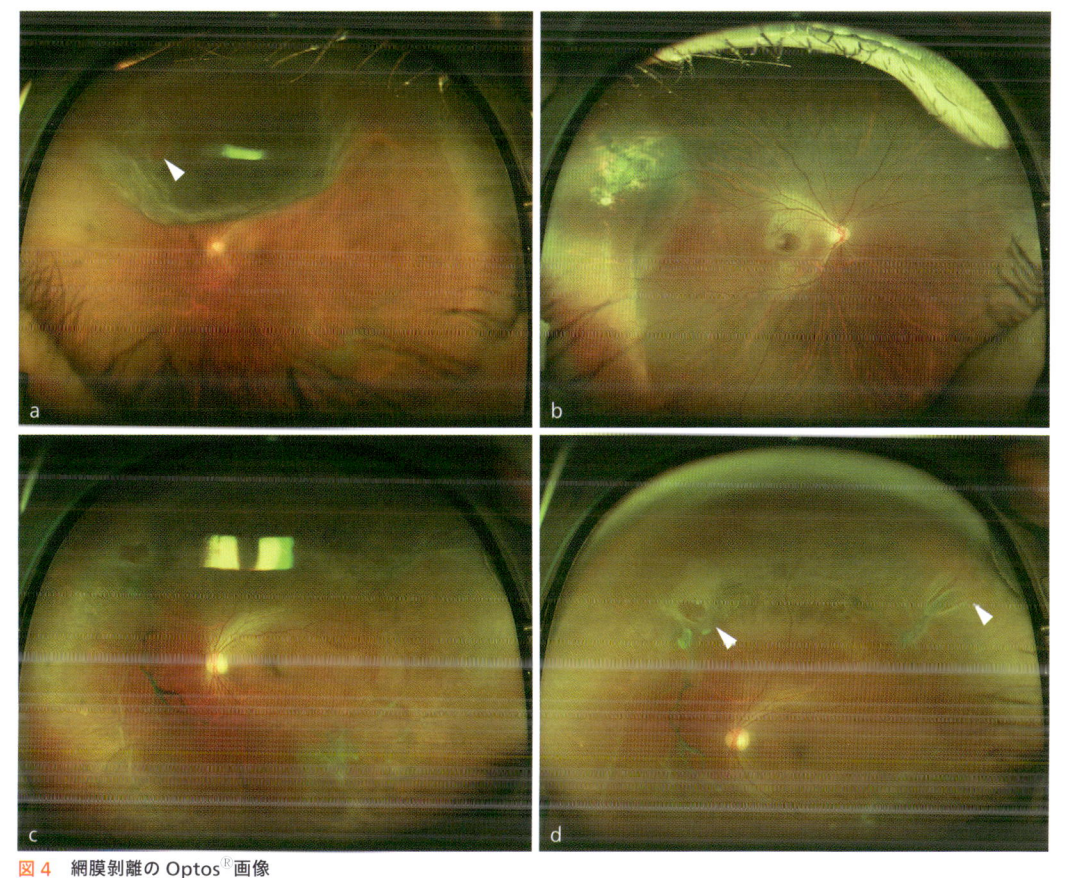

図4 網膜剥離のOptos®画像
弁状裂孔を伴う上方の胞状剥離では正面視でも裂孔が写りやすい(a)．強膜部分バックリング手術後には隆起がよくわかる(b)．丈の低い網膜剥離や裂孔のみの症例では，正面視では裂孔が確認しにくいが(c)，上方視で撮影すると裂孔がよく描出されている(d)．

V 臨床所見 173

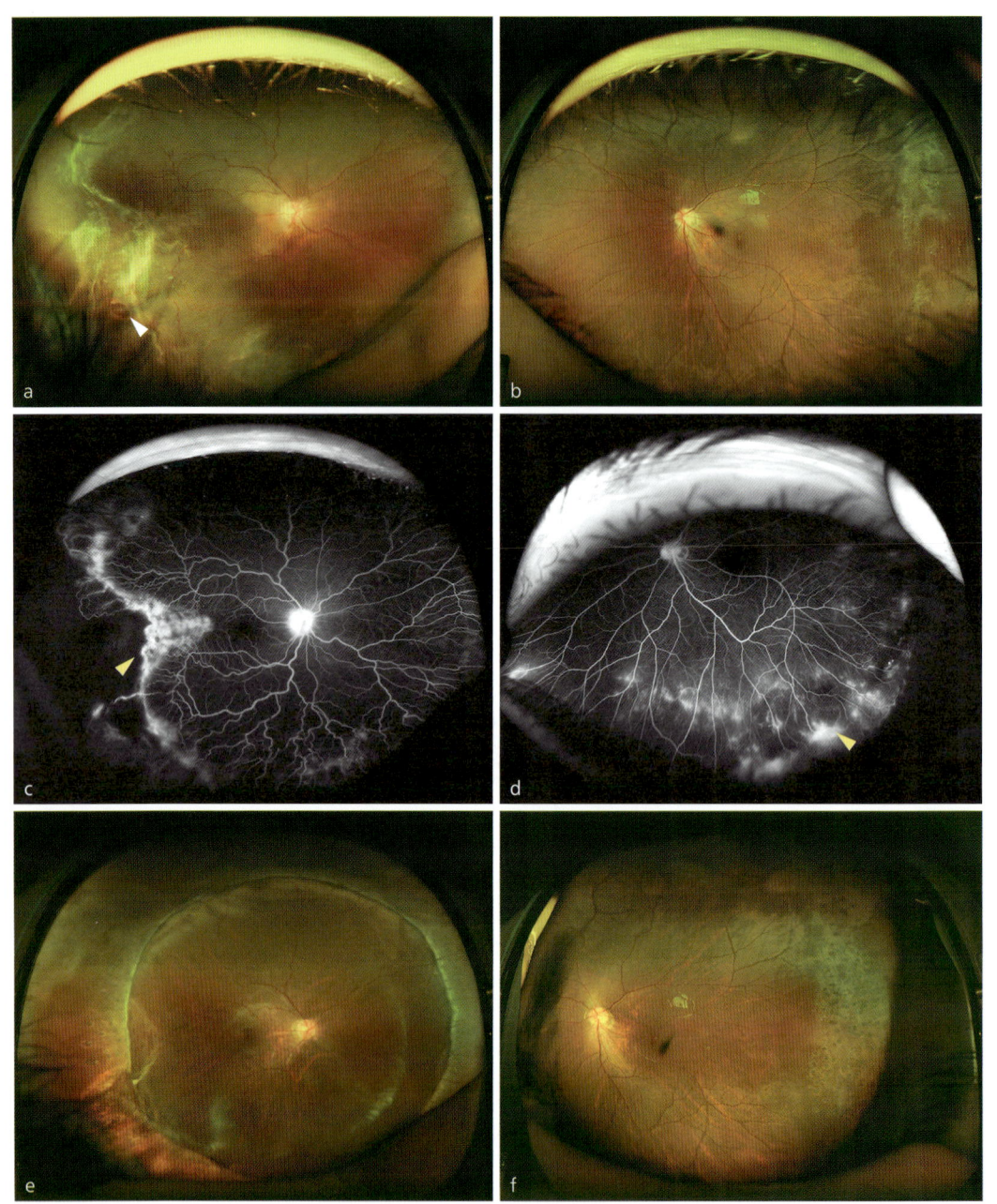

図5 家族性滲出性硝子体網膜症（FEVR）の所見

FEVR（familial exudative vitreoretinopathy）は常染色体優性もしくはX連鎖の遺伝形式をとる網膜剝離であり，黄斑および網膜血管の牽引，網膜襞，牽引性網膜剝離などを特徴とするが，周辺部の血管異常，無灌流域を高率に合併することが知られている．症例は12歳，女児，学校検診にて右眼視力低下を指摘され近医にて右眼網膜剝離を指摘された．右眼耳下側に裂孔，硝子体の強い牽引を認めた（a，矢頭：裂孔）．右眼にも硝子体の異常付着があった（b）．FEVRを疑い造影検査（c, d）を行うと左眼にも周辺部血管異常（矢頭）があった．患者は満期産であり，網膜剝離の家族歴はなかった．右眼には強膜バックリング，左眼には網膜光凝固を行い網膜の復位を得ている（e, f）．

また，通常の眼底カメラと異なり，眼底の様子を観察しながらピントを調節することができない．離れすぎ(＋)マーク，近すぎ(－)マーク，丁度よい(○)マークを目安に撮影するが，○マークの範囲内で近づき気味で撮影したほうがきれいに撮影しやすい．

　ただし，被検者は撮影時に器械に顔を押しつけられた姿勢になるため，あらかじめ検査方法について説明しておかないと被検者の気分を害することがあるので注意が必要である．

　網膜剝離患者においては，網膜剝離の丈が高い場合は正面視でも裂孔が検出されることが多い(図4)．上下方向の撮影範囲は水平方向と比較するとせまいため，丈の低い網膜剝離や上下方向の周辺部裂孔などの場合には，固視を上下させることで周辺部の詳細を鮮明に記録することができる．強膜バックリングの術後ではバックリング部位の隆起が立体的に描出される．

　美しく撮影された術前の眼底写真は，術式の検討，患者への説明に，術後の眼底写真は将来別の疾患もしくは合併症が生じてきたときに比較検討する上で役立つ可能性がある．電子カルテとの親和性も高い．

　当院では，Optos®の導入前には網膜剝離の術前に後極の写真を記録している症例が43％，周辺部の撮影を行っている症例が26％，パノラマ写真まで合成している症例が26％であった．これは診療にあたる医師が写真の重要性は理解していながらも，周辺部撮影の困難さ，パノラマ合成の煩雑さのため，パノラマ写真の撮影を省略していたのであろうと考えられる．しかし，Optos®の導入以後は，すべての症例でOptos®による写真が撮影され，術前カンファレンスで提示され検討されるようになっている．撮影の容易さ，美しい画像がもたらした診療の革新である．

〔荻野　顕〕

E 網膜裂孔検出の指針

　裂孔原性網膜剥離の治療において最も重要なことは網膜裂孔を検出することである．強膜バックリング手術では裂孔の見落としが術後再剥離の主たる原因となるため，術前にかなり時間をかけて眼底検査をする必要がある．しかし現在では，中高年齢者以降の裂孔原性網膜剥離では硝子体手術が選択されることが多く，術前の眼底観察がおろそかになる傾向がある．硝子体手術においても術前に原因裂孔をしっかりと把握した上で手術に臨む姿勢が大切である．裂孔は1つであるとは限らず，複数個存在する場合が多い．網膜剥離の範囲や形状と裂孔の位置関係を理解することにより，裂孔を検出できることができる．また，患者の視野欠損の症状からも裂孔の位置を推測することができる．網膜裂孔検出に関するポイントを解説する．

I. 患者の病歴からの推測

　患者から視野欠損の自覚症状の進行具合を詳細に聴取することにより，どの位置から網膜剥離が始まったかを推測できる．特に全剥離の症例では剥離の範囲で判断できないため裂孔を検出するのに非常に参考になる．強度近視眼で周辺部に裂孔が検出されない場合は，黄斑円孔が原因である可能性が高い．

II. 剥離の範囲と裂孔の位置

　Lincoffは網膜剥離の範囲から裂孔の位置を見出す方法を報告した（Lincoffの法則）．ほとんどの裂孔原性網膜剥離はLincoffの法則に従っており，裂孔を検出するのには非常に参考になる．

1. 上方胞状剥離

　上方の2象限を含む網膜剥離がある場合，裂孔は12時付近に存在することが多く，剥離の下縁が低い象限に裂孔が存在する（図1a）．

2. 下方胞状剥離

　下方に胞状な網膜剥離がある場合は，原因裂孔は上方に存在する場合が多い．剥離上縁

図1　剥離の範囲と裂孔の位置
a：上方の2象限を含む網膜剥離の場合，裂孔は12時付近にある．そして，剥離の下縁が低い象限側に存在する．b：網膜剥離が下方2象限を含んで広範囲の場合，下液が存在する場所が高い側の上縁の境界近くに裂孔がある．c：下方の胞状網膜剥離に連続した上方の象限の剥離が周辺部限局して浅い場合は，その上縁付近に裂孔がある．d：下方網膜剥離で上縁の高さに差がある場合は，上縁の高いほうに裂孔がある．

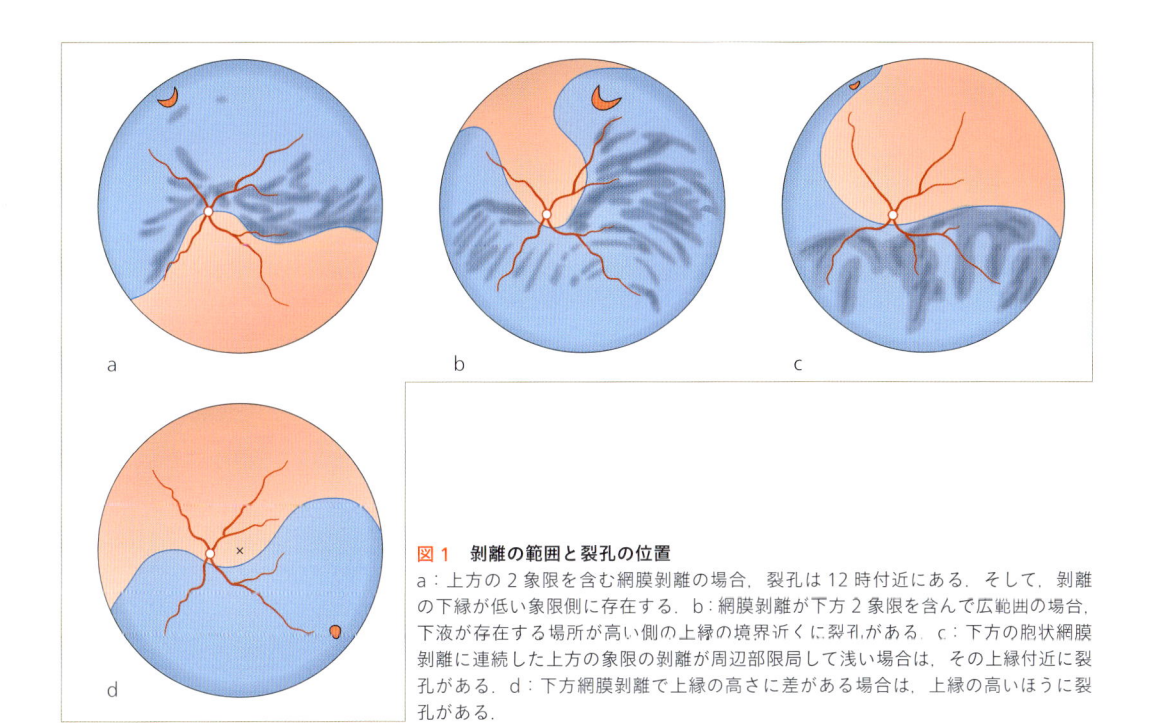

が高い象限の境界近くに裂孔が存在する（図1b）．下方の胞状網膜剥離に連続した上方の象限の剥離が周辺部限局して浅い場合は，その上縁付近に裂孔がある（図1c）．

3. 下方扁平剥離

　下方の2象限以上の扁平な網膜剥離の場合，剥離の上縁が高い象限に裂孔が存在する（図1d）．

III. 検査法

　裂孔は必ずしも1つではないことを念頭に術前にすべての裂孔を検出することが大切である．倒像鏡による眼底検査では小さい裂孔を見つけ出すことは困難である．必ずコンタクトレンズを使用して眼底を検査する習慣をつけることが大切である．広角の倒像式コンタクトレンズは網膜剥離の全体を把握することには有用であるが，解像度がやや悪く周辺部の詳細な観察には不向きである．周辺部の裂孔検出には3ミラーのほうが圧倒的に解像度が高いので併用するようにする．ただし，硝子体基底部や毛様体扁平部を観察する場合は圧迫子付きのミラーを使用すると便利である（図2）．

　3ミラーでの観察可能な眼底範囲は瞳孔径に依存するため，できるだけ極大散瞳させる．裂孔を観察する場合は主に赤道部（73°）と周辺部（67°）のミラーを使用して，倒像鏡で観察した像と同じ位置にミラーを合わせると目的の部位を観察できる．網膜表面に焦点を合わせるのではなく，手前の硝子体に焦点を合わせて網膜と硝子体との異常接着部を探すようにすると裂孔を見つけやすい．

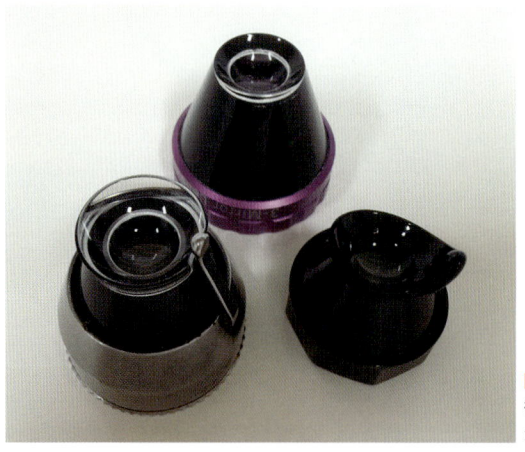

図2　眼底観察用コンタクトレンズ
後方にあるのが通常の3ミラーレンズで，前方2つが圧迫子付きコンタクトレンズである．

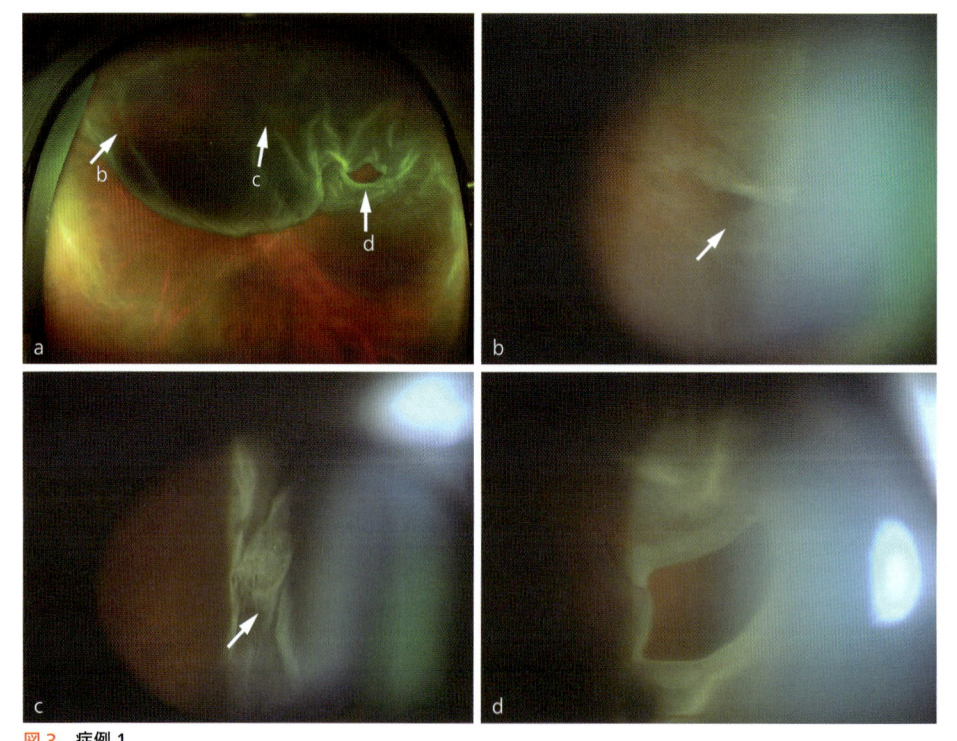

図3　症例1
a：眼底写真．10時(b)，12時(c)，2時(d)に裂孔を伴う上方2象限にわたる胞状の網膜剥離を認める．b〜d：眼底スリット写真．裂孔部位を3ミラーで観察した．矢印：裂孔．

IV. 症例

症例1　57歳，女性．現病歴：1日前から右眼下方の視野欠損を自覚した．近医で網膜剥離と診断され当院へ紹介された．視力：RV＝0.04(1.0×−9.5 D ◯ cyl−1.0 D Ax 50°)

　現病歴からは右眼の上方の網膜剥離で黄斑剥離はないことが予想される．眼底検査では上方の2象限に渡る胞状網膜剥離で2時に裂孔を認めた(図3a)．3ミラーによる検査により，それ以外に10時と12時にも裂孔が確認された(図3b〜d)．

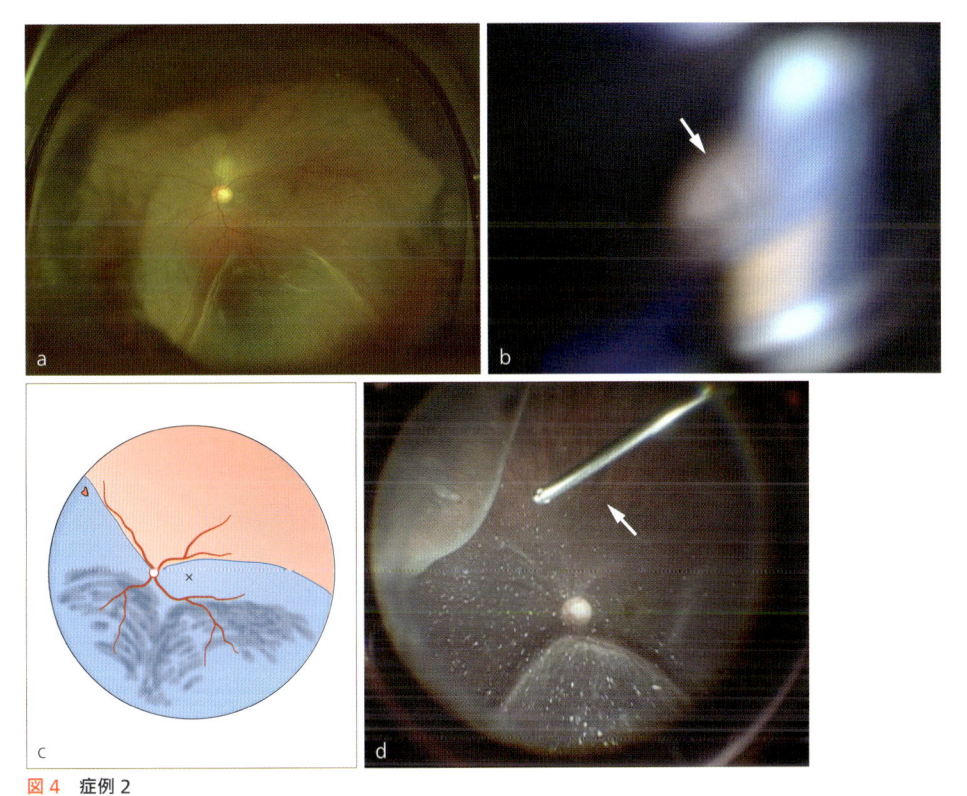

図4 症例2
a：眼底写真．3時から10時に網膜剥離を認める．b：眼底スリット写真．10時部位を圧迫子付きミラーで観察すると小裂孔（矢印）が観察される．c：眼底スケッチ．d：術中写真．10時に小裂孔（矢印）が観察される．

> **症例2** 44歳，男性．現病歴：1週間前から左眼視力低下を自覚し，当院を受診した．既往歴；2年前に当院で左眼白内障手術を受けた．視力：LV=0.6(0.7×◯cyl−4.5 D Ax 170°)

　眼底検査では左眼の3時から10時にかけて網膜剥離を認めた（図4a）．眼内レンズのため周辺部の観察が困難であったが，網膜剥離の範囲から考えると10時付近の裂孔がある可能性が高いと考えた．圧迫子付きミラーで観察すると10時に小裂孔が確認できた（図4b, c）．眼内レンズ眼であるため，複数裂孔も視野に入れて硝子体手術を行った．術中に同部位に裂孔を確認した（図4d）．

参考文献
1) Lincoff H, Grieser R：Finding the retinal hole. Arch Ophthalmol 85：565-569, 1971
2) 田野保雄, 樋田哲夫, 荻野誠周, 他：網膜復位術 パターンとアプローチ. pp1-4, 医学書院, 1989.

（木村英也）

F 前眼部検査

　網膜剥離は後眼部の疾患であるが，前眼部検査は重要な意味を持つ．滲出性網膜剥離と裂孔原性網膜剥離の鑑別や，網膜剥離の状態を示唆する所見を示す．また，手術を行う際に注意すべき点を表していることもある．

　最近普及してきている前眼部光干渉断層計(前眼部 OCT)は，簡便に隅角や毛様体脈絡膜剥離を明瞭に検出する点で有用である．原因裂孔不明の網膜剥離と診断される可能性がある毛様体無色素上皮剥離の検出には圧迫検査が有効であるが，超音波生体顕微鏡(ultrasoundbiomicroscopy：UBM)を用いると明瞭に描出できる．

　網膜剥離は飛蚊症や視力低下，視野異常の自覚により発見されることが多く，前眼部所見のみから最初に網膜剥離を疑うような場合には特殊な状況が考えられる．たとえ網膜の疾患であっても，一般的な眼科的検査を行い総合的に判断することが必要である．網膜剥離眼でとらえるべき前眼部の所見は，前房深度，隅角，前房内・前部硝子体細胞の有無，色素(tobacco dust)の有無，虹彩前後癒着，水晶体の異常の有無(白内障，水晶体偏位，亜脱臼)，眼圧の異常が挙げられる．細隙灯顕微鏡のみならず，前眼部 OCT により正確かつ容易に前眼部の異常をとらえることができるようになった．

I. 前房深度，隅角

　前房深度，特に周辺前房深度は，散瞳の可否および散瞳薬の選択に必要であるため，最初に確認が必要である．隅角鏡を用いて評価するのが確実であるが，簡便な方法として van Herick 法分類が用いられる．角膜輪部でスリット光束を観察側に対して 60 度の角度で角膜に垂直に当てて，前房深度と角膜厚の比により隅角の広さを評価する方法である．周辺前房深度が角膜厚の 1/4 以下(grade 1)であれば，隅角閉塞が起こる可能性があるため散瞳検査の際に注意を要する．

II. 画像検査

　画像による前眼部の評価方法として，UBM と前眼部 OCT がある．UBM は，高い周波数を使用した超音波検査装置で，虹彩後方から毛様体皺襞部，毛様体扁平部までを含めた断面像が得られるが，明瞭な画像を撮影するためには，ある程度の熟練が必要である．

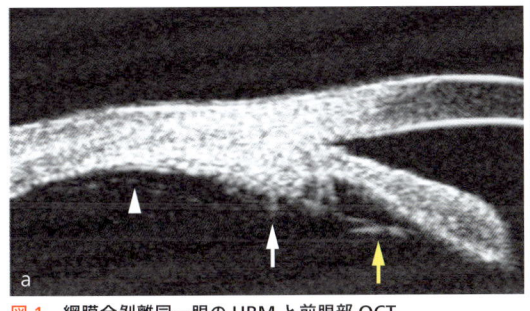

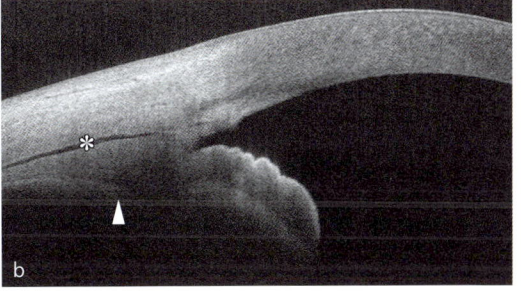

図1 網膜全剥離同一眼のUBMと前眼部OCT
a：UBM：トーメーコーポレーション社 UD-1000®．白矢頭：毛様体扁平部，白矢印：毛様体皺襞部，黄矢印：水晶体嚢．b：前眼部OCT：トーメーコーポレーション社 CASIA®．白矢頭：毛様体皺襞部．前眼部OCTは解像度が高く，わずかな毛様体脈絡膜剥離が低反射領域として認められる（＊）．毛様体皺襞部は描出できない．一方，UBMは毛様体皺襞部も描出できるが，前眼部OCTよりも解像度は低い．

　一方，前眼部OCTは，光干渉を利用しているため非接触，非侵襲に撮影ができ，角結膜，強膜，虹彩の全層が明瞭に描出される．しかし，弱点は反射光が得られない深部は画像を描出できないことである．毛様体は，強膜下の毛様体扁平部は描出されるが，深部に存在する皺襞部の描出は難しい．実際の臨床において重視される操作性は，UBMと比較して非常に簡便であり熟練を要しない．また，撮影範囲は，前眼部OCTのほうが広く隅角から毛様体扁平部までを一画像に高解像度で撮影できる．さらに，現在普及しているswept source前眼部OCTでは解像度と撮影スピードが向上し，Descement膜皺襞のようなごくわずかな異常も描出できる．実際の撮影の際には，反射光を得やすくするため撮影直前に瞬目を指示する．また，水平方向の毛様体扁平部は，左右への固視で比較的容易に撮影できるが，上下方向は，検者による開瞼を行うことで明瞭な画像を得やすい．

　網膜剥離の診療における前房深度や隅角の評価では，両者とも大きな差はないが，前眼部OCTは解像度の点から毛様体脈絡膜剥離の描出に適しており（図1），UBMは深部まで超音波が到達するため撮影可能深度の点で毛様体無色素上皮剥離の評価に優れている．ただし，角膜への影響から手術当日の検査には向いていない．

III. 前房内細胞と虹彩毛様体炎の有無

　前房内炎症細胞が認められる場合には，ぶどう膜炎による滲出性網膜剥離の存在が疑われるが，頭位移動に伴う可動性のある網膜剥離や特徴的な網膜OCT像により鑑別されうる．

　細隙灯顕微鏡での前部硝子体中の色素細胞の散布（tobacco dust）の有無の確認は，裂孔原性網膜剥離と滲出性網膜剥離の鑑別に簡便で有力な判断基準であり，前眼部検査時に念頭に置いて確認すべき項目である．一方，網膜剥離の状態により程度は異なるが，裂孔原性網膜剥離においても前房内炎症が認められる場合がある．また，後述するSchwartz症候群は，細胞の遊離が前房内にみられることが特徴的な所見である．一般的に，網膜剥離眼では眼圧がわずかにでも対側眼より低下していることが多い．低眼圧の主たる原因は毛様体の炎症，房水産生能の低下によると考えられている．

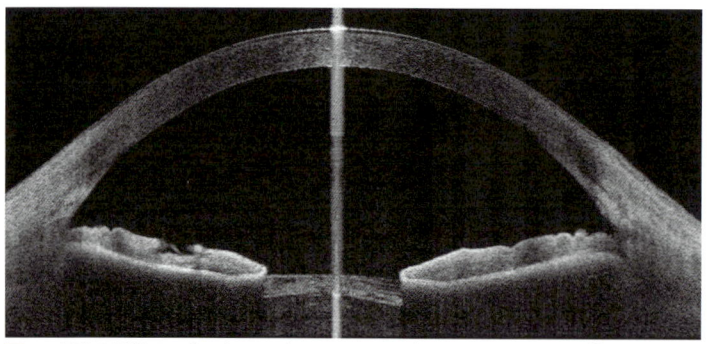

図2　網膜全剝離眼の前眼部 OCT（トーメーコーポレーション社 CASIA®）
Zinn 小帯が弛緩し水晶体が後方へ移動したため，前房（特に中央部）深度が深い．

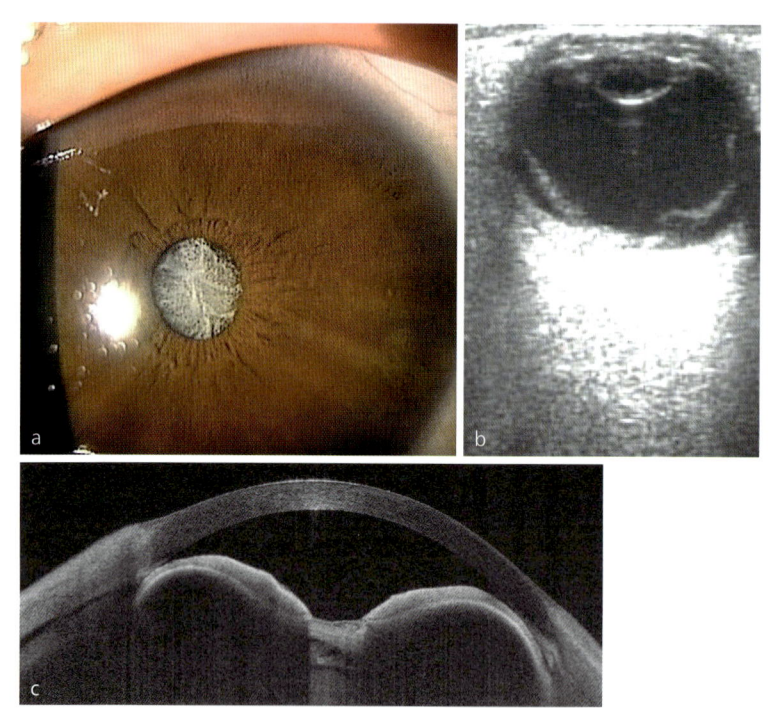

図3　長期間，無治療で経過した網膜全剝離眼の白内障と虹彩後癒着
過熟白内障により眼底の観察（a）は不可能であったが，B モードエコー検査（b）で網膜全剝離が強く疑われた．全周にわたる強度の虹彩後癒着のため，虹彩は膨隆し周辺隅角は閉塞している．前眼部 OCT（c）で極端な浅前房が認められる．

　また，剝離範囲と眼圧低下の程度が相関するため，広範囲の剝離眼では低眼圧の程度が強い．無治療のまま網膜剝離が放置されると，持続する低眼圧のために脈絡膜からの漏出が生じ脈絡膜上腔に貯留する．同時に毛様体脈絡膜上腔からも漏出し，さらに低眼圧となり結果的に脈絡膜循環不全を生じる．

　極端な低眼圧下では，Descemet 膜皺襞，異常な前房深度（図2），水晶体振盪などが認められる．一般に，毛様体の剝離や浮腫に伴い Zinn 小帯が弛緩し，水晶体が後方へ移動するために前房は深くなることが多い．

　また，虹彩炎による毛様充血や前房内炎症が生じ，強度の場合にはフィブリンの析出が認められる．さらに，虹彩後癒着を生じ散瞳が不良となる（図3）．

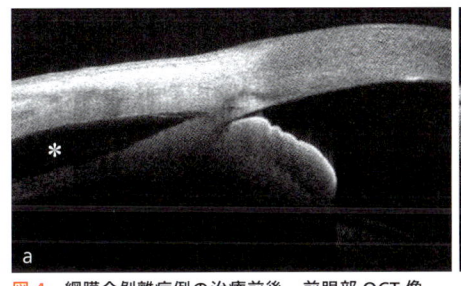

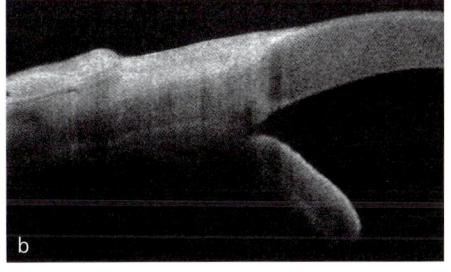

図4 網膜全剥離症例の治療前後，前眼部 OCT 像
術前(a)に脈絡膜と強膜の間に毛様体脈絡膜剥離による低反射領域が認められた(＊)．手術により網膜復位が得られると毛様体脈絡膜剥離は消失した(b)．

　このような状態の多くは，全剥離を含む広範囲の網膜剥離や丈の高い網膜剥離や長期間持続した網膜剥離を有する場合であり，多くは毛様体脈絡膜剥離を併発している．毛様体脈絡膜剥離は，網膜剥離発症後1～3週に多く，周辺部から次第に後極へ広がる．前眼部OCTを用いて撮影すると，毛様体と強膜の間の脈絡膜上腔に低反射領域が存在し毛様体剥離を伴っているのが容易に描出される．網膜剥離が改善すると脈絡膜剥離も改善する(図4)．網膜剥離に脈絡膜剥離を伴う場合には，予後不良な因子の一つであるため，術前の把握は重要となる．特に，高齢者，強度近視眼，内眼手術の既往のある場合に発症しやすいとされ，注意を要する．

IV. 眼圧

　前述のように，裂孔原性網膜剥離眼では眼圧は低下していることが多く，裂孔原性網膜剥離眼の50％が低眼圧，40％が正常眼圧を示す．その一方で10％が高眼圧を呈している．

　高眼圧を示す病態は，網膜剥離の約5％に原発開放隅角緑内障を併発しており，術前の高眼圧眼もしくは正常眼圧眼では，原発開放隅角緑内障を伴っている可能性を念頭において治療を行う必要がある．また，対側眼の緑内障の存在にも注意を払う必要がある．

　また，網膜剥離眼に高眼圧を伴うものとしてSchwartz症候群がある．裂孔原性網膜剥離眼に高眼圧と前房内細胞を認める疾患であり，外傷後網膜剥離とアトピー性皮膚炎に合併する網膜剥離で認められることが多い．これは，鋸状縁周辺や毛様体上皮に裂孔を生じ網膜剥離や毛様体上皮剥離を発症することによる．前房内細胞は裂孔を通じて前房内へ流入した視細胞外節であり，炎症細胞とは異なるためステロイドなどでの消炎は効果がない．そのため，外傷やアトピー性皮膚炎の既往の問診や視診が重要となる．一方，細隙灯顕微鏡と隅角鏡を用いて散瞳検査前に隅角の広さをチェックすることは，散瞳の可否だけでなく原発閉塞隅角症や原発閉塞隅角緑内障の発見にも重要である．また，前述のような虹彩炎を併発する場合には，炎症による眼圧上昇や，虹彩前癒着により続発閉塞隅角緑内障を発症していることがある．特殊な状態ではあるが広範囲の網膜剥離では，持続する網膜虚血により虹彩新生血管が発生し，血管新生緑内障を発症している場合がある．

V.　水晶体の異常

　白内障の状態は手術方法の決定に大きく影響を及ぼす因子である．

　網膜剝離の範囲や裂孔の位置が確認できないほどの白内障であれば，通常白内障手術を併施した硝子体手術を選択するが，若年者ではまず白内障手術を行い眼底に増殖硝子体網膜症を認めない場合には，網膜剝離の状態によって硝子体手術をそのまま併施するか，併施せず別手術として，強膜バックリング手術を行うという選択肢もある．軽度の白内障でも混濁の位置や程度によっては，術式に影響を及ぼすことがある．通常，強膜バックリング手術を選択する場合には，裂孔がすべて確認できなければならないが，小さな裂孔は術前に位置が把握できていても実際の手術中に種々の要因により透見性が低下し見失う可能性がある．そのため，術前の眼底の透見性と白内障の評価は非常に重要となる．また，陳旧性網膜剝離では，時に眼底が確認できないほどの強い白内障を生じる（図 3）．このような場合には，網膜電図や B モードエコーによる網膜の評価が必要となる．

　白内障を含めた水晶体の異常と網膜剝離を併発する疾患も念頭におく必要がある．若年性，進行性白内障を伴う Stickler 症候群では，約 50％で網膜剝離を伴うため，若年者で白内障を有し家族歴のある場合には網膜剝離の可能性を忘れてはならない．水晶体亜脱臼や偏位は，外傷や Marfan 症候群や Ehlers-Danlos 症候群で認められるが，網膜剝離が併発することがあるため特に入念な眼底の観察が必要である．

VI.　毛様体無色素上皮剝離の検出

　アトピー性皮膚炎に合併する網膜剝離は，若年者の網膜剝離として注意すべき疾患の一つであるが，ほぼ全例で白内障が発症しているため，特徴的な皮膚症状が顔面，特に眼周囲にあり，白内障を認めた場合には網膜剝離が併発している可能性がある．アトピー性皮膚炎に合併した網膜剝離の特徴は，原因裂孔が鋸状縁前後に集中し網膜剝離の丈は低く扁平で，毛様体無色素上皮剝離を併発することが多い（図 5, 6）．

　鋸状縁断裂が最も多く，毛様体扁平部裂孔や巨大裂孔の頻度が高い（桂弘ら，1982 年，樋田哲夫ら，1994 年，1999 年）．また，毛様体皺襞部裂孔は 5％，子午線方向の裂孔は 3％程度で認められている（樋田哲夫ら，1999 年）．

　このような網膜最周辺部裂孔や毛様体上皮裂孔は，外傷性網膜剝離でも多く認められる．鋸状縁周辺網膜裂孔と毛様体上皮裂孔は，硝子体基底部の牽引に関連したものであり，網膜最周辺部裂孔による網膜剝離が毛様体無色素上皮剝離へと広がることがあり，毛様体扁平部裂孔による無色素上皮剝離から網膜剝離へと進展することもある．また，アトピー性皮膚炎に合併する網膜剝離では前房内に細胞を認めることが多い．これらの細胞は，前述のように原因裂孔がかなり前方にあることにより網膜下から裂孔を通って前房内へ流れ込んだ視細胞外節であるため，前房内細胞の存在は毛様体上皮裂孔や無色素上皮剝離を疑わせる所見である．

　このように，毛様体上皮裂孔や剝離を疑わせる所見を認め，双眼倒像眼底検査で網膜剝離が確認できても，通常の網膜剝離と異なり双眼倒像眼底検査で毛様体上皮剝離や原因裂

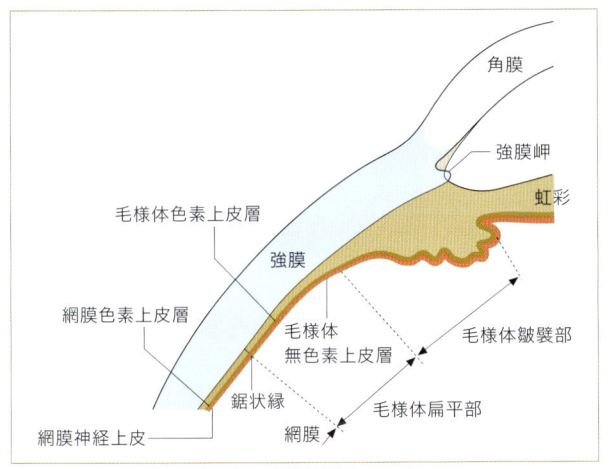

図5 鋸状縁，毛様体扁平部，皺襞部断面
毛様体上皮層は網膜神経上皮から連続する毛様体無色素上皮と網膜色素上皮から連続する毛様体色素上皮からなる．

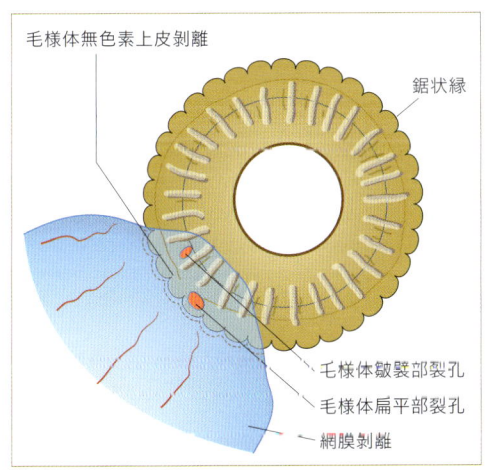

図6 硝子体側からみた毛様体周辺図
毛様体扁平部裂孔，毛様体無色素上皮剝離とそれにつながる網膜剝離を示す．

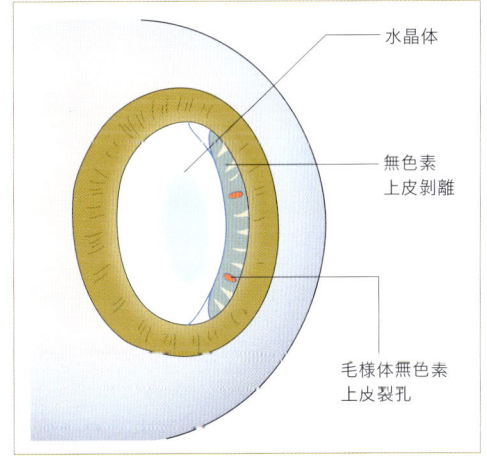

図7 毛様体上皮裂孔の細隙灯顕微鏡による観察
水晶体と虹彩の間に無色素上皮剝離と裂孔が確認できる場合がある．

孔の位置を直接確認することは難しい．

それは，毛様体扁平部はかなり前方に位置しているため圧迫なしでは観察できないことによる．また，剝離した毛様体無色素上皮は薄く無色素のため透明に近い状態であり，通常の剝離した網膜とは異なる性状であることも検出が難しい理由である．そのため，アトピー性皮膚炎患者で網膜剝離を診断する場合には，前房内細胞の有無を参考にして毛様体無色素上皮剝離が存在するかもしれないと考えて検査を行うことが必要である．一般的には，強膜圧迫子などで強膜を圧迫しながら双眼倒像眼底検査を行い観察する．網膜剝離のある範囲の端で，扁平部に異常のないところから観察すると毛様体無色素上皮剝離を確認しやすい（図6）．また，毛様体無色素上皮剝離は網膜剝離の範囲よりも広く存在することがあるため，網膜剝離の端よりも少し広く検査しておくことが重要である．しかしながら，時として，このような方法でも毛様体無色素上皮剝離や裂孔を特定できない場合もあ

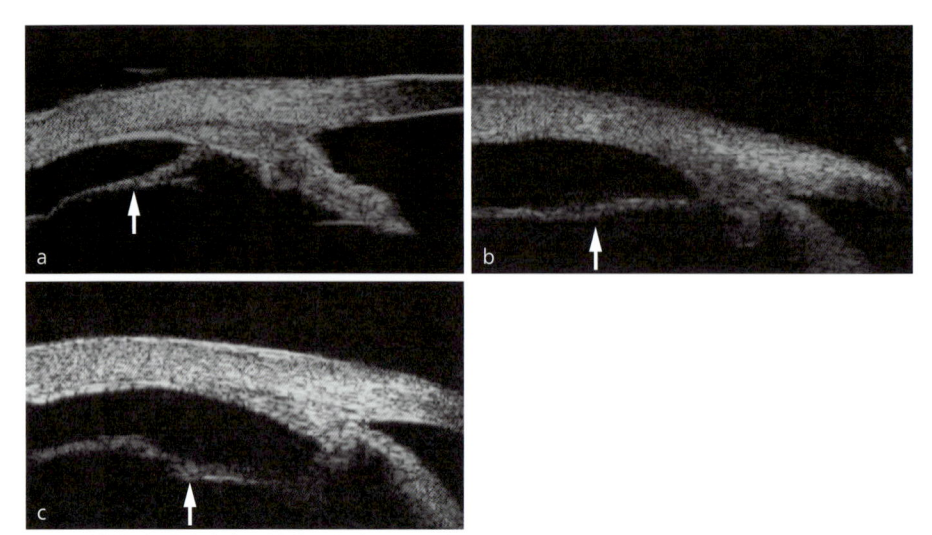

図8　毛様体扁平部無色素上皮剥離と網膜最周辺部剥離の UBM 像
網膜剥離に連続するさまざまな程度の毛様体無色素上皮剥離（矢印）が UBM により描出される．この図では a＜b＜c で剥離の範囲は広い．

る．アトピー性皮膚炎患者では，皮膚の伸展が少なく十分な開瞼が得られないことも少なくない．そのため，強膜圧迫子を使用して眼底検査を行うこと自体が困難なこともある．病変の把握のためには，点眼麻酔下に開瞼器をかけて結膜上から行うのも一つの手かもしれない．

　上記以外の方法として，強膜圧迫子のついた3ミラーレンズで観察する方法が挙げられる．また，強膜圧迫子を用いないで検査を行う方法として，白内障が軽度で散瞳が良好であれば，極大散瞳のもとで虹彩と水晶体の間の水晶体赤道部付近に剥離した毛様体無色素上皮を確認できる場合があるが（図7），3ミラーレンズの59°ミラーを用いると水晶体と虹彩の間に剥離した無色素上皮を確認できることが報告されている．

　その点，UBM を用いると比較的容易に毛様体無色素上皮剥離の所見を得られる（図8）．特に白内障により詳細が観察できなくとも毛様体無色素上皮剥離や周辺部網膜剥離の有無を確認できる点においても，アトピー性皮膚炎などに併う毛様体無色素上皮裂孔や剥離，鋸状縁周囲の網膜剥離の診断には UBM は有用であろう．

参考文献

1) 宇山昌延：眼科 MOOK20 網膜剥離．pp62-68，金原出版，1983．
2) 安藤文隆：眼科 MOOK20 網膜剥離．pp185-190，金原出版，1983．
3) 樋田哲夫，田野保雄，沖波　聡，他：アトピー性皮膚炎に伴う網膜剥離に関する全国調査結果．日眼会誌 103：40-47，1999．
4) Ogawa T, Kitaoka T, So K, et al.：Gonioscopic detection of a ciliary epithelial tear in atopic dermatitis. Retina 22：245-6, 2002.
5) Yoshida S, Sasoh M, Arima M, et al.：Ultrasound biomicroscopic view of detachment of the ciliary epithelium in retinal detachment with atopic dermatitis.Ophthalmology 104：283-7, 1997.

（松原　央）

G 光干渉断層計(OCT)

　裂孔原性網膜剝離では，通常の眼底検査により原因裂孔を検出し，網膜剝離の範囲や硝子体牽引の有無などを正確に把握することが必須であるが，これらに加えて術前に光干渉断層計(OCT)で撮影することにより，網膜剝離が黄斑に及んでいるか明確ではない症例でも黄斑部剝離の有無や視細胞障害の程度を判定でき，術後の視力回復の可能性をある程度推定することができる．また，成人若年者の緩徐に進行する裂孔原性網膜剝離などでは，網膜剝離の進行度をOCTで詳細に評価することで，手術時期の決定に有用な場合もある．さらに強度近視に伴う黄斑円孔網膜剝離や乳頭ピット黄斑症候群に伴う特殊な網膜剝離などにおいても，OCTを用いることにより術前の黄斑部牽引や剝離に伴う視細胞障害の程度を把握することができる．本項では，OCTの術前検査としての臨床的意義について実際の症例をもとに述べる．

I. OCTによる裂孔原性網膜剝離の進行度判定

　裂孔原性網膜剝離は緊急性の高い疾患であり，ほとんどの場合すみやかな手術が必要である．しかし，原因裂孔や硝子体，網膜剝離の性状によっては進行度が異なり，数か月や年単位で進行する症例もある．特に成人若年者の網膜下方の萎縮性円孔に伴う裂孔原性網膜剝離では，剝離部が限局してとどまっている場合も少なくなく，早急な手術を行わずに経過観察する場合もある．通常の眼底検査で網膜剝離の範囲が拡大していないか判断がつきにくい扁平な網膜剝離であっても，OCTを撮影すれば剝離・非剝離網膜の境界が一目瞭然であり，わずかな変化も検出することができる．OCTにより網膜剝離の範囲および進行度を評価した一例として，鈍的外傷後の裂孔原性網膜剝離の症例を示す(**図1**)．

II. OCTによる黄斑剝離の有無判定

　術前に黄斑部が剝離している症例では，手術により解剖学的治癒が得られても発症以前の視力には回復せずに視力障害や歪視が残存する場合が少なくない．逆に黄斑剝離がなければ術前の良好な視力レベルを維持できる可能性が高い．術前にOCTを撮影することにより，黄斑剝離の有無や黄斑部にどれだけ剝離が近づいているかなどを客観的にとらえることができる．網膜剝離が黄斑部に近づいていても黄斑部が剝離していないこと(macula-

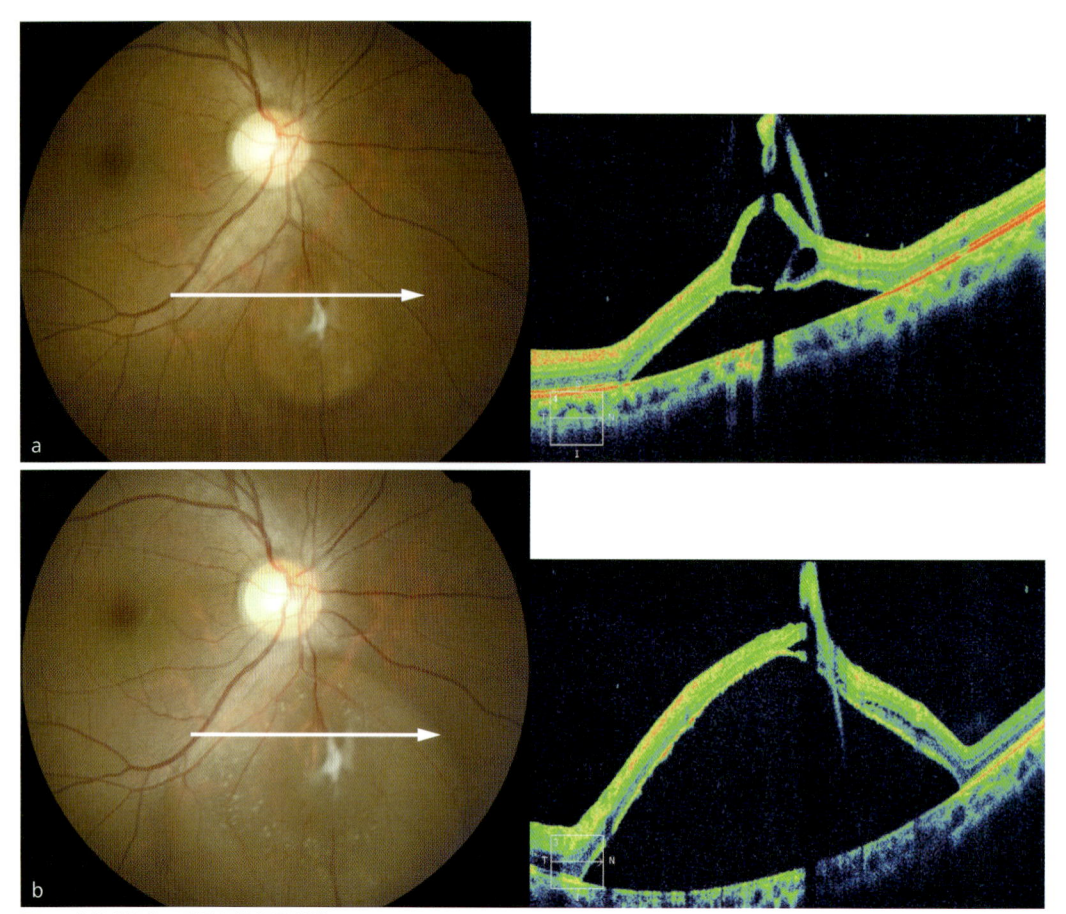

図1　鈍的外傷後の裂孔原性網膜剥離
37歳，女性．右眼に人の手が当たり飛蚊症を自覚して来院．a：右眼後極下方に網膜裂孔と限局性の裂孔原性網膜剥離を認める．OCTでは眼底局所でのみ後部硝子体剥離が生じている様子や血管近傍の網膜裂孔と限局した網膜剥離が確認できる．当初剥離範囲が小さく経過観察とした．b：1年2か月後，網膜剥離が急速に拡大しアーケード内に及んだ．OCTでも網膜剥離の拡大が明らかであり，手術を行い視力は1.2を維持した．

threatening)が確認できれば，手術までの時間を安静に保ち，黄斑剥離に至らないよう可能な限り早期に手術を行うことを目指す貴重な情報となる(図2)．黄斑部が剥離すると，網膜外層に浮腫を認めるようになるが，短期間の黄斑剥離で網膜剥離の丈も低い場合は比較的正常な層構造を保っていることがあり，術後の視力回復も期待できる場合がある(図3, 4)．しかし，中高年の裂孔原性網膜剥離のように，後部硝子体剥離によって生じた裂孔から液化硝子体が網膜下に流入して黄斑剥離が急速に進行した症例の場合，急激に網膜内外層に形態的変化が生じる場合が多い．

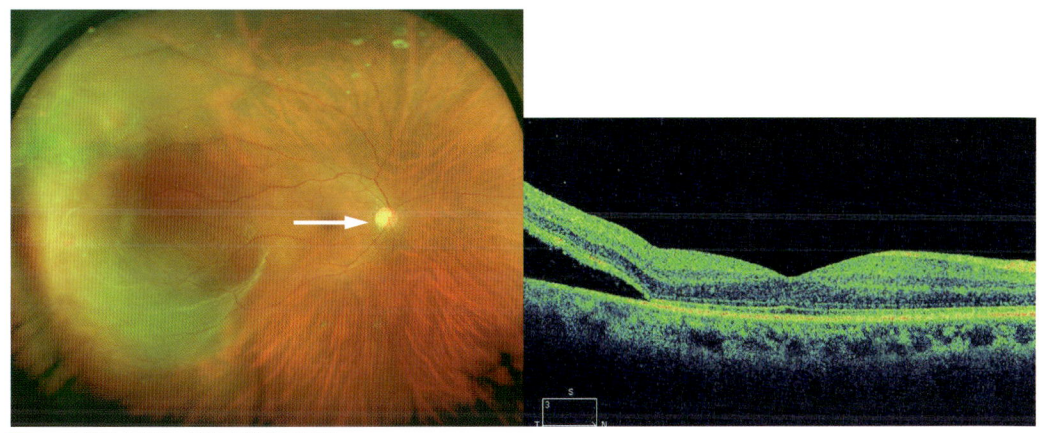

図2　黄斑部未剥離の裂孔原性網膜剥離
53歳，男性．Optosによる広角眼底写真で右眼耳側の裂孔原性網膜剥離が確認できる．OCTでは黄斑部は未剥離であるが，中心窩に迫っている様子が確認できる．視力は1.2．

III. 裂孔原性網膜剥離に伴う視細胞障害

　黄斑剥離が進行し，網膜剥離の丈も高くなると，剥離網膜部における網膜外層の浮腫（肥厚），網膜内嚢胞，網膜外層の皺襞形成，視細胞外節の一部脱落等の形態変化が顕著となる（図5, 6）．このような網膜の形態的変化は機能的変化（視力低下）を引き起こすとともに術後の視力回復を妨げる要因になると考えられる．さらに，網膜全剥離の症例や黄斑剥離期間が長期にわたる症例では網膜内顆粒層および外網状層の嚢胞，中心窩外顆粒層の著しい非薄化，視細胞外節の広範囲な脱落が認められ，網膜視細胞層が高度に障害された所見が認められる（図7）．このようにOCTは剥離網膜の形態的変化をリアルタイムでとらえ，機能的変化を推測する補助的検査として活用でき，視力予後の推定や患者説明に有用である

IV. 剥離網膜のOCT所見と病理学的考察

　網膜剥離のOCT検査で認められる網膜浮腫や視細胞外節の脱落像は何を意味するのだろうか．網膜剥離モデル動物を用いた検討やヒトの網膜剥離における病理組織学的検討により，網膜剥離が発生すると，視細胞のアポトーシスや外節の脱落など視細胞レベルでさまざまな変化が生じることが報告されている．具体的には，MachemerおよびKrollらのサルを用いた実験的網膜剥離の検討やその後のネコやラットを用いた検討により，網膜剥離後ごく早期（12時間以内）で，まず視細胞外節から急速に変性を来すことがわかっている．外節の変性は剥離時の機械的障害と脈絡膜血管から栄養を受けられなくなることに伴う変化である．網膜剥離後早期では視細胞内節は変性を生じないことが多いが，網膜剥離後24～72時間になるとほぼすべての剥離網膜における視細胞外節が変性するとともに内節

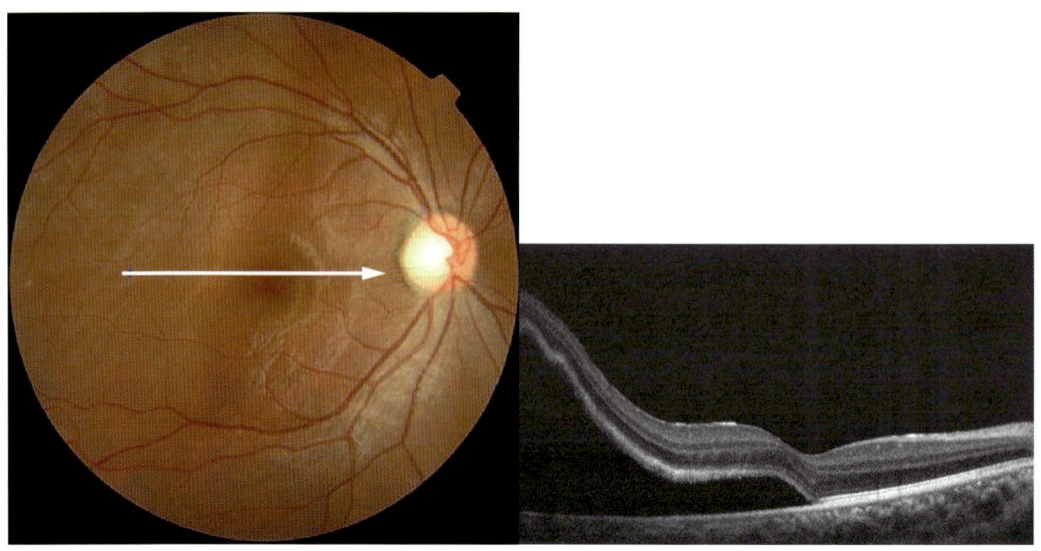

図3 黄斑部剥離途中の裂孔原性網膜剥離
26歳，女性．眼底写真では右眼耳上側の萎縮性円孔に伴う裂孔原性網膜剥離が中心窩に及んできている様子がわかる．OCTでは網膜剥離がちょうど中心窩に及び，中心窩を越えようとしている病態が確認できる．剥離網膜の外節の肥厚が認められるが網膜内浮腫は認めない．視力は1.2．

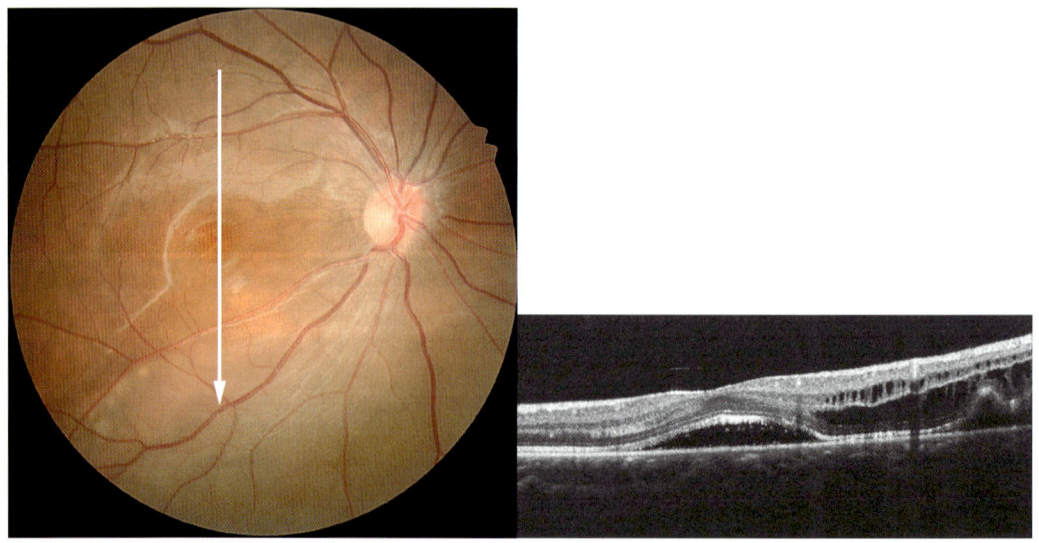

図4 黄斑剥離を伴う裂孔原性網膜剥離
18歳，男性．右眼網膜下方の萎縮性円孔に伴う裂孔原性網膜剥離．OCTでは黄斑部が剥離していることが確認できる．下方網膜には浮腫を認めるが，中心窩の網膜層構造は比較的保たれており，中心窩の視細胞外節の脱落などは認めない．視力は1.2．

にも変性が生じるようになる．網膜剥離がさらに続くと次第に視細胞外節・内節が消失し視細胞層は萎縮する．また，網膜内の変化として短期間の網膜剥離でも網膜内囊胞様変化が発生し，次第に融合して明らかな浮腫が生じることが報告されている．また，網膜内層はグリア細胞に置換されるグリオーシスを生じる．視細胞障害や網膜浮腫，グリオーシスは網膜剥離期間が長ければ長いほど，また網膜剥離の丈が高ければ高いほど増悪する可能性が報告されている．そしてこれらの網膜障害は，ヒトの網膜剥離の病理組織でも証明さ

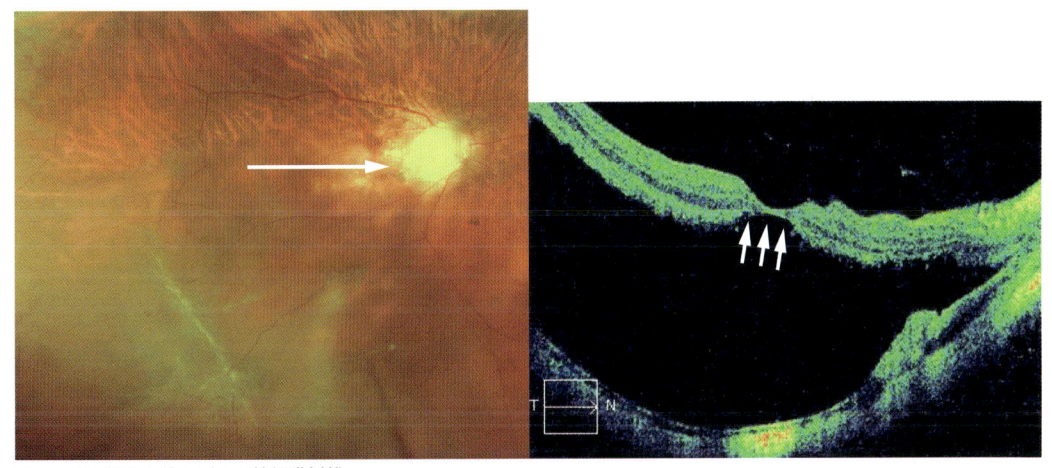

図5 黄斑剥離を伴う裂孔原性網膜剥離
62歳，女性．右眼耳下側の網膜裂孔に伴う裂孔原性網膜剥離．OCT では黄斑部が剥離しており，中心窩において視細胞の核に相当する外顆粒層の著しい菲薄化と外節の脱落像（矢印）が認められる．視力は 0.1.

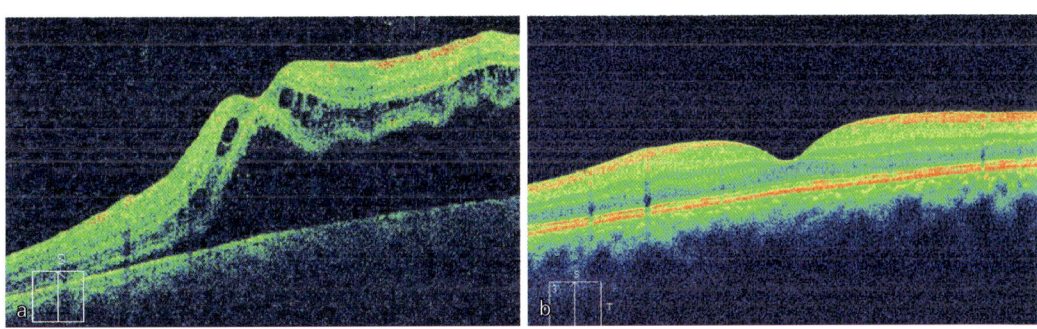

図6 黄斑剥離を伴う裂孔原性網膜剥離
48歳，男性．左眼上耳側の網膜裂孔に伴う裂孔原性網膜剥離．5日前からの視力低下を主訴に来院．a：術前 OCT で剥離網膜部における網膜外層の浮腫（肥厚），外網状層レベルの網膜内囊胞，網膜外層の皺襞形成が認められる．左眼視力 0.3. b：術後1か月の OCT．剥離していた範囲で ellipsoid zone の不整が認められ視力は 0.5.

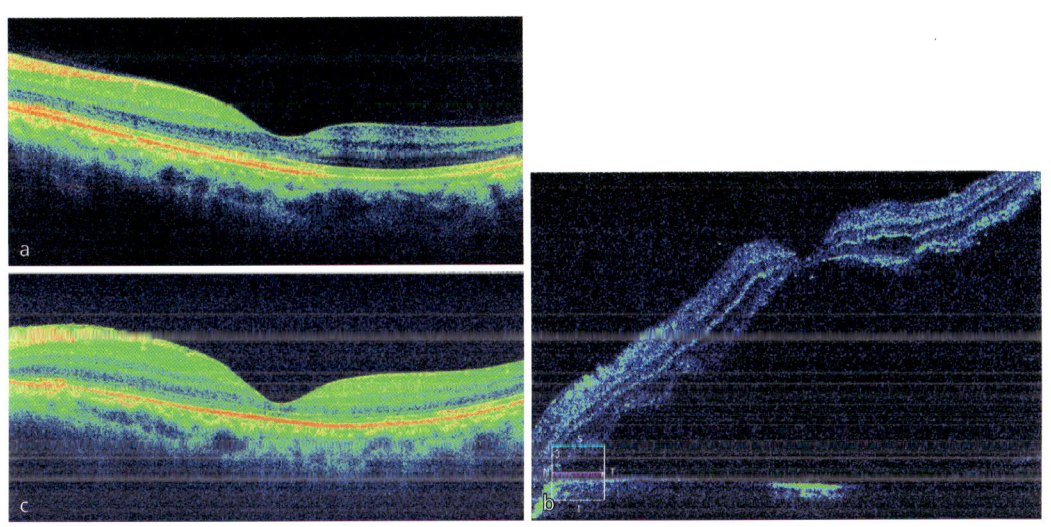

図7 網膜全剥離症例
65歳，男性．左眼耳下側の網膜裂孔に伴う裂孔原性網膜剥離．3週間以上前からの視力低下を主訴に来院．来院時網膜全剥離．a：網膜剥離発症前の OCT（僚眼の眼疾患精査の際に撮影したもの）．網膜層構造に異常を認めない．視力は 1.2. b：網膜全剥離に伴い，網膜内顆粒層および外網状層レベルの網膜内囊胞，中心窩外顆粒層の菲薄化，網膜外層の皺襞形成が認められる．視力は 0.09. c：術後3か月の OCT では ELM は保たれているが，ellipsoid zone の不整および短縮，一部欠損が認められ視力回復は 0.2 にとどまっている．

V 臨床所見

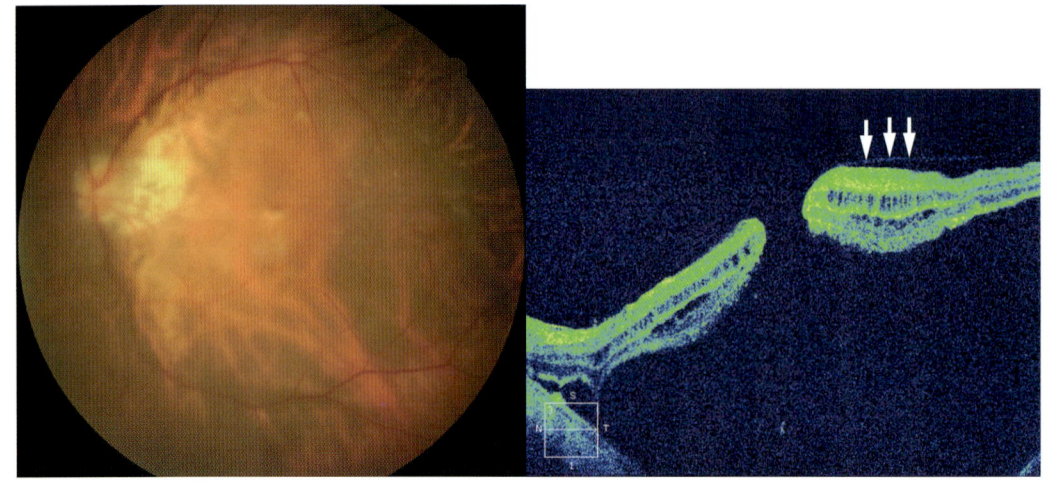

図8 黄斑円孔網膜剝離
67歳, 女性. 強度近視に伴う黄斑円孔網膜剝離. OCTでは深い後部ぶどう腫と硝子体皮質の牽引が認められ(矢印), 網膜内顆粒層や外網状層の浮腫も認める.

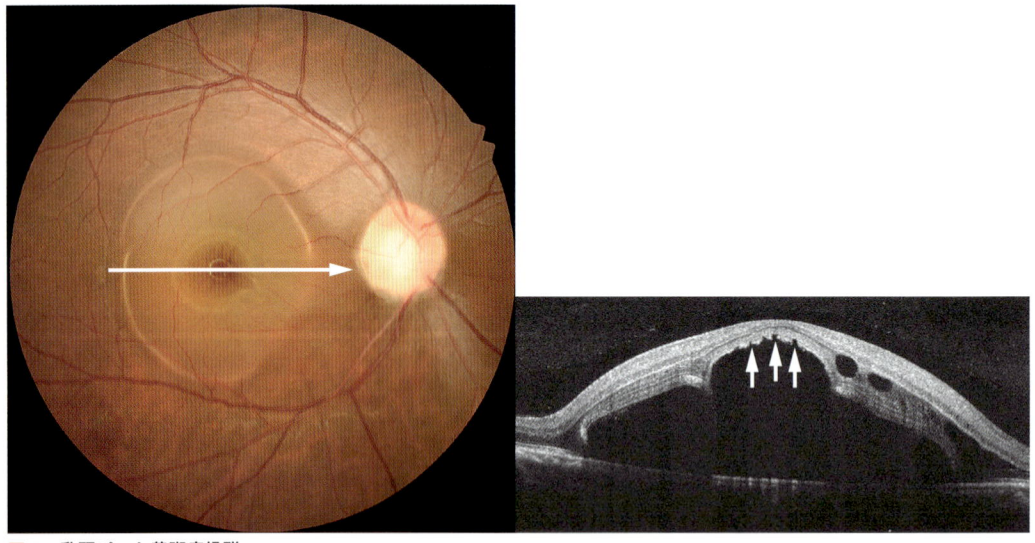

図9 乳頭ピット黄斑症候群
38歳, 男性. 右眼の乳頭ピット黄斑症候群. ピットに連続する網膜分離や網膜剝離に伴う視細胞外節の脱落(矢印)が認められ視力は0.2.

れている. したがって, OCTで認められた網膜剝離に伴う網膜内外層の急激な形態的変化は, 生体内における網膜, 特に視細胞層レベルでの障害の程度を反映した所見であると考えられる.

V. 裂孔原性網膜剝離以外の網膜剝離のOCT所見

　黄斑円孔網膜剝離や乳頭ピット黄斑症候群に伴う網膜剝離などの特殊な網膜剝離でも, 特徴的なOCT所見が認められる. 黄斑円孔網膜剝離では, 深い後部ぶどう腫と硝子体皮

質の牽引が認められ，網膜内顆粒層や外網状層の浮腫が認められる（図8）．乳頭ピット黄斑症候群では，ピットに連続する網膜分離や網膜剝離に伴う視細胞外節の脱落などが認められる（図9）．

参考文献

1) Wakabayashi T, Oshima Y, Fujimoto H, et al.：Foveal microstructure and visual acuity after retinal detachment repair：imaging analysis by Fourier-domain optical coherence tomography. Ophthalmology 116：519-28, 2009.
2) Nakanishi H, Hangai M, Unoki N et al.：Spectral-domain optical coherence tomography imaging of the detached macula in rhegmatogenous retinal detachment. Retina 29：232-242, 2009.
3) Machemer R：Experimental retinal detachment in the owl monkey, II. Histology of retina and pigment epithelium. Am J Ophthalmol 66：396-410, 1968.
4) Cook B, Lewis GP, Fisher SK, et al.：Apoptotic photoreceptor degeneration in experimental retinal detachment. Invest Ophthalmol Vis Sci 36：990-996, 1995.
5) Arroyo JG, Yang L, Bula D, et al.：Photoreceptor apoptosis in human retinal detachment. Am J Ophthalmol 139：605-10, 2005.

（若林　卓）

VI 鑑別診断

　日常の診療では，網膜剥離の診断をするのが容易でない状況に遭遇する．例えば，中間透光体の混濁などで眼底が正確に観察できない状況や，網膜剥離を観察できてもその原因が把握できない状況である．ここでは，これらの状況においてどのような症例が考えられ，またどのような検査が鑑別診断に有効かを列挙する．

I. 眼底の観察が困難な症例

1. 鑑別に有効な検査

　眼底の観察が困難な症例では，客観的な検査を総合して眼球内で起きていることを推測する必要がる．裂孔原性網膜剥離の場合は，特に治療を急ぐ必要があり，ときに速やかな判断を要求される．そのような状況において特に有用な検査方法は超音波検査と網膜電図の組み合わせであり，前者の画像による診断と後者の機能評価を併せることで網膜剥離の有無やその程度を推測することができる．

1）超音波検査

　中間透光体混濁症例において非常に有効な検査は B モード超音波検査である．ときにこの検査結果のみで網膜剥離を強く疑うことや否定することがある．例えば硝子体腔内に高輝度の膜用反射が確認できた場合は，視神経を同時に観察できる角度に超音波プローブを当てることで，その膜用反射が網膜であるのか確認できる．視神経から立ち上がる像が得られれば，高い確率で網膜剥離と考えられる．一方で膜様反射が視神経乳頭から離れていれば後部硝子体膜である可能性が高いと考えられる（図 1, 2）．
　またアトピー性皮膚炎患者の白内障症例では，老人性白内障に比べて急速に白内障が進行する．そのため，患者からの問診では「急に見づらくなった」という言葉を聞くことが少なくない．問診だけでは網膜剥離の有無を推測することができないこのような症例では，術前に超音波検査を行うことで，鋸状縁断裂に伴う網膜剥離の有無を推測することができる（図 3, 4）．

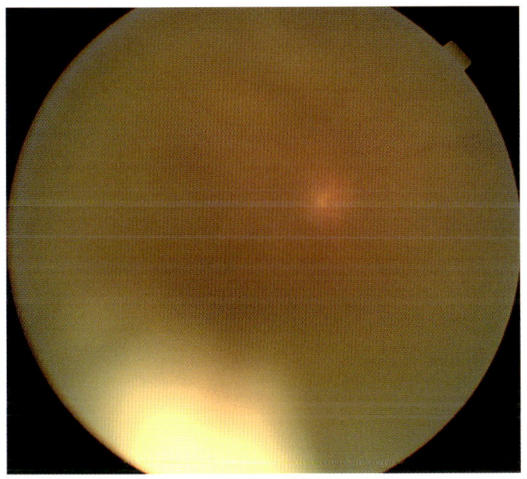

図1 硝子体出血によって正確な眼底観察が困難な症例
視神経乳頭と網膜血管が辛うじて観察されるが，網膜剝離かどうか診断が難しい．周辺部網膜の観察はさらに難しい．

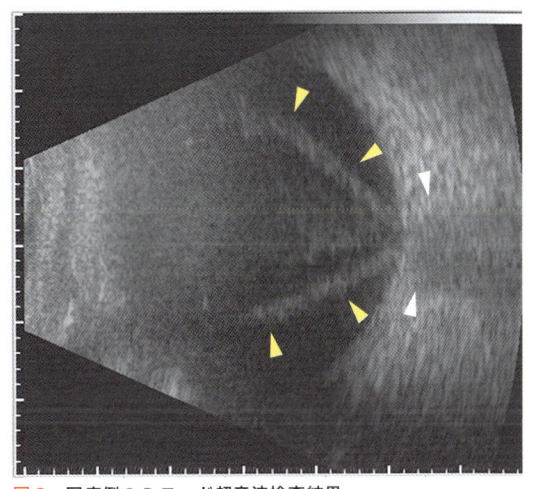

図2 同症例のBモード超音波検査結果
視神経乳頭（白矢頭）から高輝度の膜用反射（黄矢頭）が観察され，網膜全剝離が疑われた．さらにこの症例では網膜電図を記録しフラットな波形が示されたため，網膜全剝離と診断された．

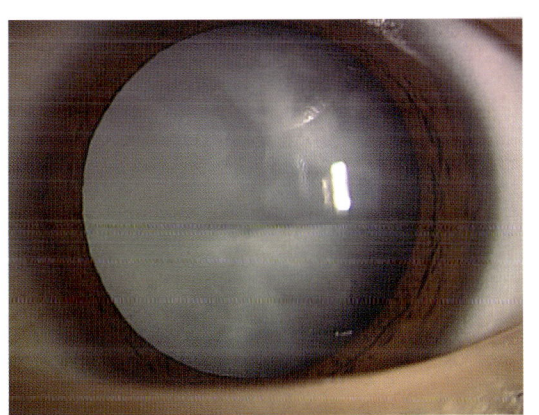

図3 アトピー性皮膚炎患者の白内障
20歳，男性．数か月で視力が手動弁まで悪化した．

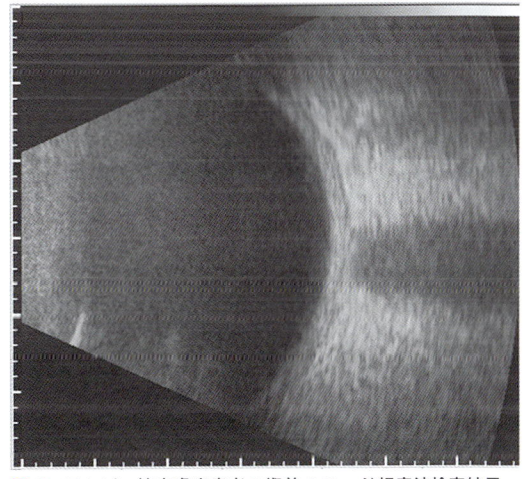

図4 アトピー性皮膚炎患者の術前Bモード超音波検査結果
図3と同一症例．視神経乳頭との位置関係から，少なくとも後極部付近に網膜剝離がないことを確認できた．

図4では，超音波検査で後極部付近に網膜剝離がないことが確認できたが，周辺部については術中眼内レンズ挿入前に確認する必要がある．粘弾性物質を少なめに入れて，強膜圧迫と双眼倒像鏡で全周を確認する．

2）網膜電図

網膜電図（ERG）は中間透光体の混濁が非常に強い場合を除いて検出可能であるため，眼底の状態を推測する補足的な役割を十分に担うことができる．例えば，網膜全剝離が疑われる場合，ERGはnon-recordableとなる．最近では皮膚電極型ERG（3章V-C ⇒ p.163）が利用できるので，仮に手術前だとしても角膜を傷つけることなく検査が可能である（図5）．

VI 鑑別診断 195

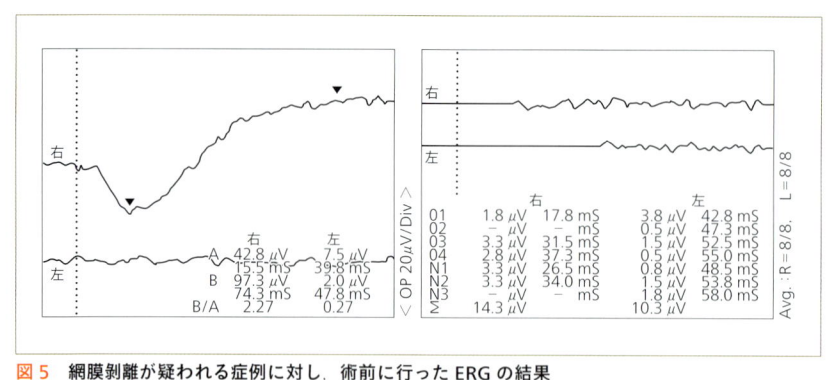

図5 網膜剥離が疑われる症例に対し，術前に行ったERGの結果
皮膚電極型ERGを使用し，角膜に傷つけることなく完全にnon-recordable ERGの結果を得られ，左眼網膜全剥離が強く疑われた．

また，網膜虚血を伴う疾患によって硝子体出血している場合のERGは，内層網膜の機能を反映する陰性波となり，b波振幅の減弱のために波形が小さく潜時が遅れているので，網膜全剥離の際のnon-recordableとの区別が重要である．小さくても振幅があれば網膜全剥離ではない．

2. 代表疾患

眼底が透見困難な症例の代表として硝子体出血，過熟白内障，角膜混濁などがあげられる．これらの疾患では，眼底検査以外から可能な限り多くの情報を手に入れ，起こりうる疾患を推測する必要がある．また網膜剥離が疑われた場合は，安易に経過観察せず早期に手術へ踏み切る必要がある．

1）硝子体出血

硝子体出血は出血を起こしうるすべての網膜疾患で起こりうる状態といえる．まず原因疾患となりうる基礎疾患を持っているのか，例えば糖尿病網膜症による硝子体出血の可能性の有無は，糖尿病罹患者であるのか，問診で確認できる．仮に受診患者自身に糖尿病罹患の自覚がなくとも，尿検査や血液検査で糖尿病を発見し，未治療の糖尿病網膜症からの出血と判断する場合もある．また僚眼の検査所見や蛍光造影検査の結果も重要な判断材料である．その他にも高血圧や動脈硬化を以前より指摘されている患者の場合，網膜静脈閉塞症による硝子体出血である可能性も十分考慮に入れる必要がある．

網膜剥離による硝子体出血はこれらに比べ薄いことが多く，一般に一定時間座位安静にしてもらうことで硝子体内の出血を下方に沈殿させ，かすかに確認できる上方網膜から網膜剥離の検出が時に可能である．また，受診患者が裂孔原性網膜剥離を生じやすい年齢であるか，さらには近視眼であるか遠視眼であるかも重要である．後部硝子体剥離を生じやすい中年層であったり，近視眼であれば，硝子体出血の原因が網膜剥離である可能性は高くなる．

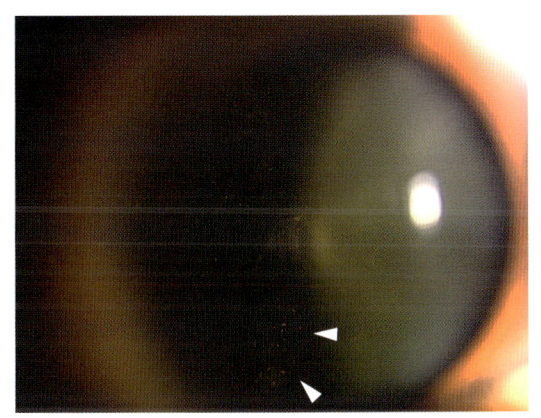

図6　裂孔原性網膜剥離の前眼部所見
網膜剥離（有水晶体眼）の水晶体後方に確認されたtobacco dust（矢頭）.

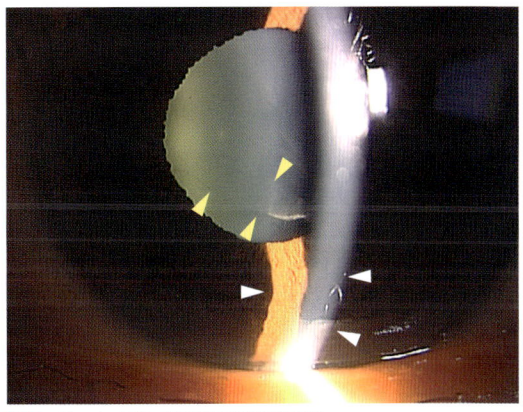

図7　Vogt-小柳-原田病の前眼部所見
毛様体の前方移動による浅前房化（白矢頭）に加え，水晶体前面にフィブリンが確認される（黄矢頭）.

II. 裂孔原性網膜剥離との鑑別が困難な網膜剥離

　網膜剥離は裂孔原性と非裂孔原性に大きく二分され，後者はさらに漿液性網膜剥離と牽引性網膜剥離などに分類される．また網膜剥離に類似した疾患として網膜分離症などがあげられる．このうち一般的に網膜復位術や硝子体手術などの外科的手術によって治療されるのは裂孔原性網膜剥離と牽引性網膜剥離である．一方で，漿液性（滲出性）網膜剥離や網膜分離症はその他の治療法が存在する．漿液性網膜剥離が黄斑部に限局する場合は，裂孔原性網膜剥離と区別することは多くの症例で容易である．しかし胞状の網膜剥離がある場合や，小児患者など限られた検査のみ許される網膜剥離の場合，自己免疫性疾患や悪性腫瘍など眼科疾患以外の疾患を持つ患者の場合，その網膜剥離が裂孔原性すなわち手術を必要とするか否かを判断することは決して容易ではない．一方で，手術適応である疾患であれば早期に診断し治療を開始する必要があり，このような症例に直面した時は，診断に必要な検査ツールを適切に利用し，得られた結果と知識を照らし合わせ最短で診断に結びつける必要がある．

1. 鑑別に有効な検査

1）細隙灯顕微鏡検査

　細隙灯顕微鏡検査は極めて基本的な眼科検査であるが，網膜剥離症例においては非常に有益な検査である．たとえば裂孔原性網膜剥離の場合，浮遊する網膜色素上皮細胞を前房内や前部硝子体に確認することができる（tobacco dust）（図6）.

　またぶどう膜炎などに伴う網膜剥離でも，前房内に多量の浮遊細胞を観察することがある（図7）.

　一方で中心性漿液性脈絡網膜症（central serous chorioretinopathy：CSC）などでは前房内に細胞を観察することは稀である．

2）OCT

　OCTは網膜剥離の診断をつけるだけでなくさまざまな場面で有効である．例えば，裂孔原性網膜剥離の原因裂孔を検出する際に，眼底検査だけでははっきりしない部位でも，OCTが可能であれば確実に裂孔か否か判断できる．また牽引性網膜剥離の場合は，増殖膜など網膜牽引している部位を詳細に捉えることが可能である．さらに，網膜分離症では，病変部位の網膜が全層剥離であるかどうかの鑑別が可能である．

3）フルオレセイン蛍光造影

　フルオレセイン蛍光造影（fluorescein angiography；FA）は漿液性網膜剥離の際に特に有効な検査である．一般的に裂孔原性網膜剥離ではFAで特徴的な所見を得ることはない．一方で，漿液性網膜剥離を伴う疾患においては，網膜血管からの蛍光漏出や毛細血管閉塞などが容易に観察でき，主病巣が網膜色素上皮や脈絡膜にある場合，FAにて強い漏出や過蛍光を伴ったりする．

2．鑑別が必要な代表的な疾患

1）bullous retinal detachment（重症型 CSC）/MPPE

　FAで非常に旺盛な蛍光漏出を伴い，可動性に富む漿液性網膜剥離が特徴である．名前の由来はGassが1973年に症例報告した際に用いられた病名がbullous retinal detachmentとされている．はっきりとした定義はないが，重症型のCSCという表現や多発性後極部網膜色素上皮症（multifocal posterior pigment epitheliopathy：MPPE）という表現がされることがあり，これらは類似疾患と考えられる．FAは診断に大変有益であり，多数の蛍光漏出斑が網膜下に確認される（図8, 9）．

2）Coats 病

　Coats病は1908年にCoatsによって初めて報告された．網膜血管の透過性亢進や滲出斑を特徴とする網膜疾患である．主に小児期に発見され，男女比では男児に多く，片眼発症が多いとされているが，女児や両眼発症もある．原因遺伝子は明らかになっていない．網膜の滲出性変化が強くなり黄斑部まで障害を受けると，強い視力障害が生じる．また網膜病変に適切な治療がなされなかったり，網膜血管の異常が強い場合は二次性の網膜剥離を生じることもあり，重篤な視力障害に陥る（図10〜12）．

3）uveal effusion

　胞状の周辺部網膜剥離が特徴で，可動性に富み，体位の変換によって容易に移動する．特発性の場合，小眼球（強い遠視眼）に発症するので，まず視力検査で屈折を確認することが鑑別にとても有効である．また前眼部OCTやUBMによって脈絡膜剥離を観察することも重要である．FAでは，脈絡膜から特徴的なびまん性の蛍光漏出（leopard spot pattern）が観察できる．

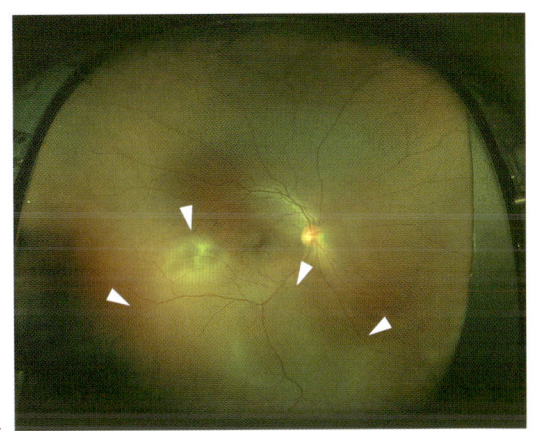

図8 bullous retinal detachment の眼底所見
耳下側を中心に胞状網膜剥離が観察される（矢頭）．

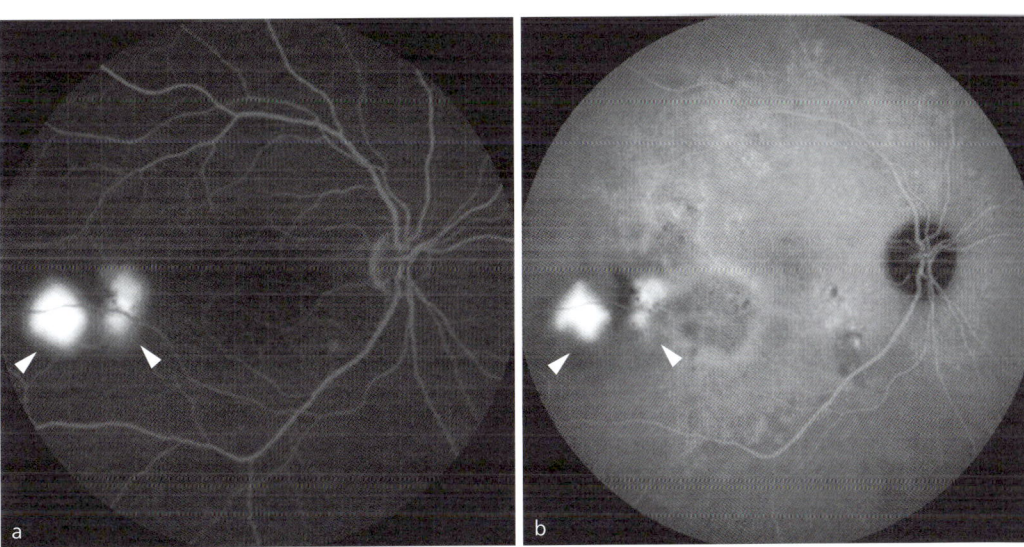

図9 bullous retinal detachment の FA 像（a）とインドシアニングリーン蛍光造影検査（b）
図8と同一症例．同一部位（矢頭）から旺盛な蛍光の漏出が観察される．

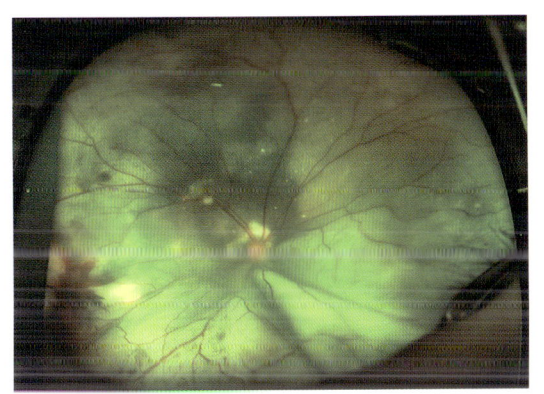

図10 Coats 病から網膜全剥離に至った症例の眼底写真
旺盛な網膜滲出液により胞状の網膜剥離となっている．

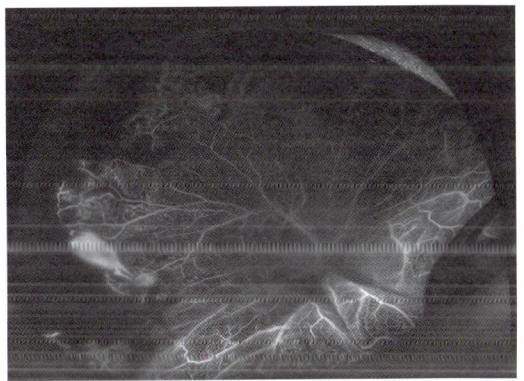

図11 図10と同一症例の FA 像
周辺部網膜の血管走行異常と，広範囲の無血管領域が確認される．

VI 鑑別診断 199

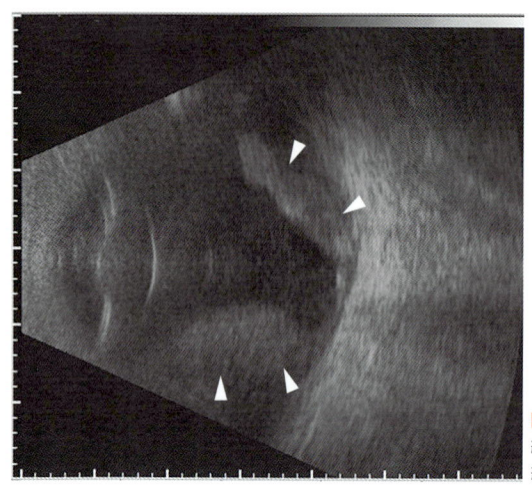

図12　図10と同一症例のBモード超音波所見
網膜下に高反射の物質貯留が確認され(矢頭)，視神経との位置関係から網膜剥離と考えられる．

4) Vogt-小柳-原田病(VKH)

　全身のメラノサイトに対する自己免疫疾患．眼症状は両眼性の網膜剥離となる．感冒などの先行感染が見られることがある．また眼症状とともに髄膜炎や聴覚障害が出ることもある．髄液検査を行い，脳脊髄液が蛋白細胞解離(蛋白が増加するが，細胞の増加を認めない)を確認することも鑑別診断に有効である．眼科検査としては，眼底検査に加え，FAやOCTで網膜剥離と傾向漏出を確認することが重要である(図13〜15)．加えて，毛様体の炎症によって起きる浅前房化や前房内フィブリン(図7)や，前眼部OCTによって毛様体剥離を観察することも鑑別診断に有効となる(図16)．

5) 脈絡膜腫瘍

　脈絡膜腫瘍も隆起が強い症例では網膜剥離との鑑別が必要になる．脈絡膜腫瘍のうち，脈絡膜黒色腫は黒褐色をしているので網膜剥離との見分けはつきやすいが，転移性脈絡膜腫瘍は一般的に黄白色をしており，色調は網膜剥離に類似している(図17)．眼底に黄白色の隆起性病変を見つけた際は，FAやBモード超音波検査に加え，他科の受診によって肺癌などの全身検査が必要になる(図18, 19)．

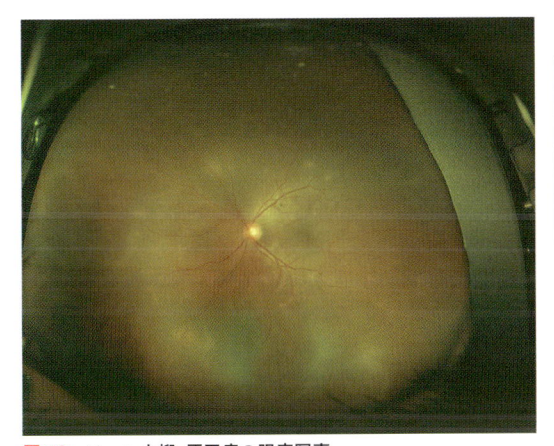

図 13 Vogt-小柳-原田病の眼底写真
図7と同一症例．旺盛な漿液性網膜剥離が確認される．

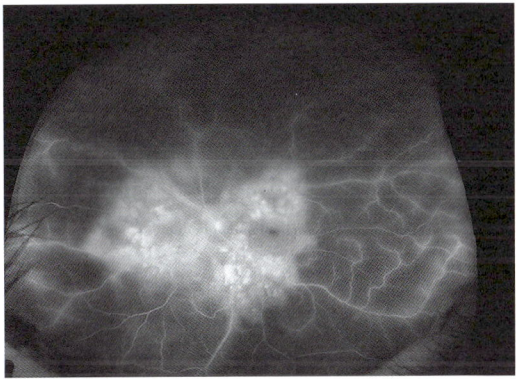

図 14 Vogt-小柳-原田病の FA 像
図7と同一症例．FA では後極部を中心に旺盛な蛍光漏出が確認される．さらに全周の網膜血管からの血管炎と類似した所見が確認される．

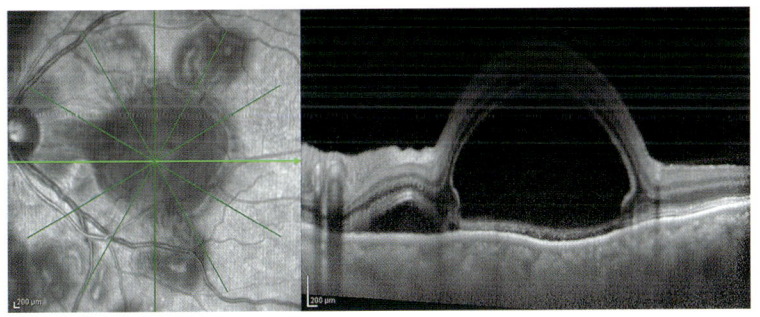

図 15 Vogt-小柳-原田病の OCT 像
図7と同一症例．後極部に多発する網膜剥離を検査できる．

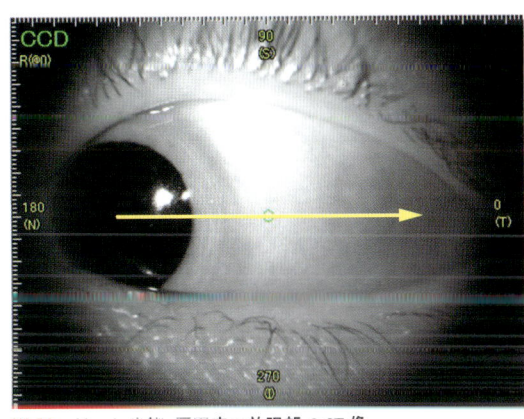

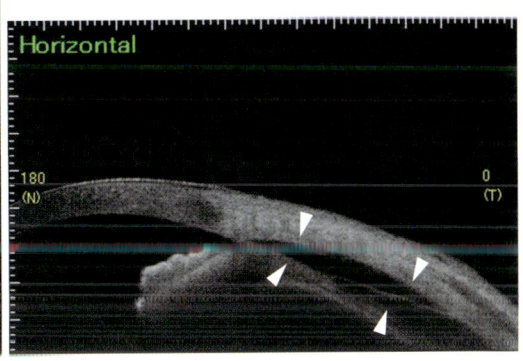

図 16 Vogt-小柳-原田病の前眼部 OCT 像
毛様体部位をスキャンすると（黄矢印），毛様体剥離が観察されることがある（矢頭）．

VI 鑑別診断

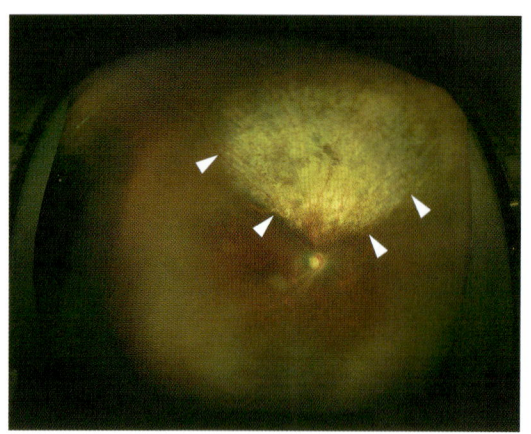

図17 転移性脈絡膜腫瘍眼底写真
眼底の異常を指摘され受診．視神経乳頭の上方に隆起性の黄白色病変が確認された（矢頭）．その後肺癌が発見された．

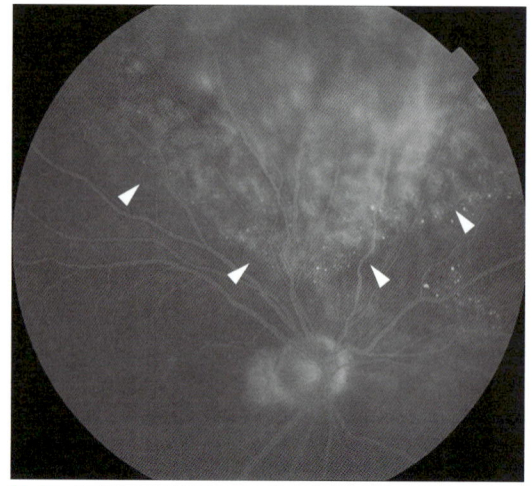

図18 転移性脈絡膜腫瘍のFA像
図17と同一症例．腫瘍に一致した部位から蛍光の漏出と小滲出斑が確認される．一方で網膜血管に病変がないことも確認できる．

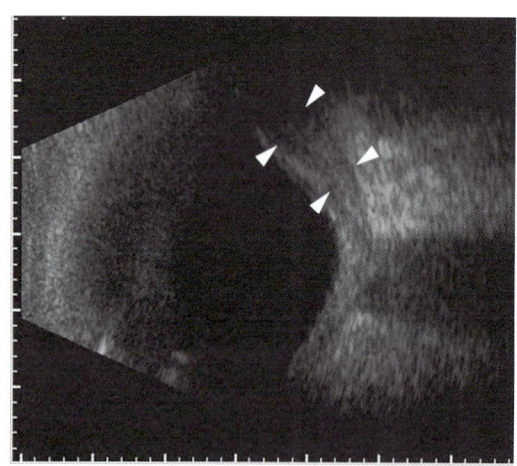

図19 転移性脈絡膜腫瘍のBモード超音波像
図17と同一症例．視神経の位置から推測して上方網膜周囲に，網膜下の充実性病変が確認できる．

6）網膜分離

　網膜分離は主に小児患者でみられる先天網膜分離と，成人でみられる成人型網膜分離（degenerative schisis）とがある．先天網膜分離は，文字通り網膜が内層で分離してしまう疾患であり，若年で発症する場合のほとんどはX染色体RS1遺伝子の異常によって生じる（X-linked retinoschisis：XLRS）．発症の好発部位は耳下側と報告されている．診断にはERGが非常に有益で，b波振幅が減弱したいわゆるnegative ERGが特徴的である．また，近年の眼科診断機器の進歩によって小児患者でもOCTを撮影できる症例もあり，XLRSの場合，OCTによって網膜内層が分離した状態がはっきりと観察できる（図20, 21）．一般的に治療法はないが，二次的に外層円孔ができ，網膜剥離などを発症すると網膜剥離に対

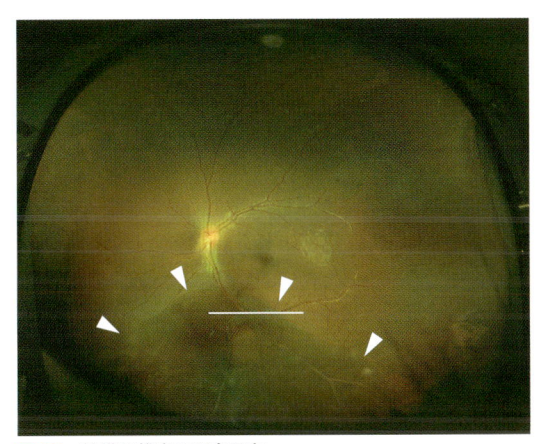

図20　網膜分離症の眼底写真
下方網膜に網膜剥離と鑑別が必要な部位が確認される（矢頭）．

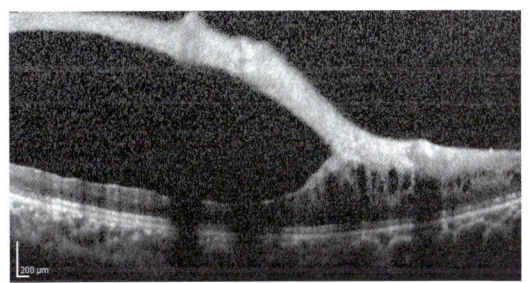

図21　先天網膜分離のOCT像
図20の白線部位網膜をOCTで観察すると，網膜が内層で分離していることが確認される．

する外科的治療が必要となる．通常外層円孔に対してのみ，バックリング手術が行われる．成人型の場合には，網膜分離や二次的な網膜剥離は網膜周辺部に発生し，黄斑には異常がない．XLRSでは100％黄斑に変化がある．

参考文献

1) Gass JD：Bullous retinal detachment. An unusual manifestation of idiopathic central serous choroidopathy. Am J Ophthalmol 75：810-821, 1973
2) Shields JA, Shields CL, Honavar SG, et al.：Classification and management of coats disease：the 2000 Proctor Lecture. Am J Ophthalmol 131：572-583, 2001
3) Molday RS, Kellner U, Weber BH：X-linked juvenile retinoschisis：clinical diagnosis, genetic analysis, and molecular mechanisms. Progress in Retinal and Eye Research 31：195-212, 2012

（兼子裕規）

VII 網膜剥離の原因

A 疫学

I. 罹患率

　網膜剥離は毎年1万人に1〜2人程度が発症する疾患であると考えられている．以下に，これまでの報告をまとめていく．

　1949〜1955年の6年半の期間に，スイスのチューリッヒでは195人の網膜剥離患者が報告されており，当時の人口が80万人程度であったと考えると，網膜剥離の罹患率は10万人あたり3.8人（195÷6.5÷800,000×100,000）ということになる．また，1968年にはイスラエルから罹患率が10万人あたり10.8人であったという結果も報告されている．

　米国のミネソタ州では，1970〜1978年の8年間の網膜剥離患者数に関する検討が行われた．オルムステッド郡の患者データはすべてコンピューター入力されており，このデータを解析したところ45例の網膜剥離患者が見つかったことから，罹患率は10万人あたり9.1人と報告されている．その後，1976〜1995年のデータについても検討されており，罹患率は10万人あたり12.6人と増加傾向にあった．また，アイオワ州では州内の眼科医にアンケートをとり，1976年に網膜剥離の治療を行った患者数を調べている．349人の患者が網膜剥離に対して治療を受けており，当時のアイオワ州の人口から計算した罹患率は10万人あたり12.4人ということになる．

　北欧では網膜剥離の罹患率に関して詳細な検討がなされており，ノルウェーでは1971〜1981年の11年間の調査で罹患率は10万人あたり9.8〜11.4人，フィンランドでは1978〜1981年の4年間の調査で罹患率は10万人あたり6.9人，スウェーデンからの報告では1996〜1997年の調査で罹患率は10万人あたり14人と報告されている．他にも，英国では罹患率6.3〜11.3人，スコットランドでは罹患率12.1人，オランダでは罹患率18.2人，クロアチアでは罹患率5.4人，ニュージーランドでは罹患率11.8，中国では罹患率8.0〜14.4人，韓国では罹患率10.4人，ブラジルでは罹患率9.2人という報告

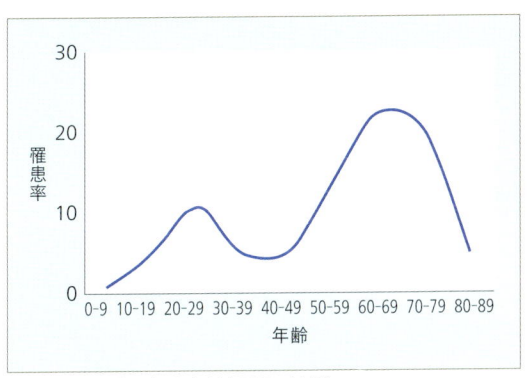

図1 網膜剥離の好発年齢（既報の結果）

がある．

　日本人のデータは1995年に九州から発表されている．1990年の1年間に熊本県内の7つの病院で治療を受けた網膜剥離患者数は192人で，罹患率は10万人あたり10.4人と計算されている．

　シンガポールでは人種差についても検討がなされており，中国系の罹患率が10万人あたり11.6人であったのに対して，マレー系は7.0人，インド系では3.9人とあきらかな人種差が認められている．また，古い報告では黒色人種には網膜剥離が少ないという報告もある．

II. 好発年齢

　好発年齢については人種差はあまりなく既報の結果はほぼ同じで，図1のように60歳代に大きなピークを認め，20歳代に小さなピークを認める二峰性の分布を示している

III. 男女比

　男女比についてはさまざまな結果が報告されている．九州で調べられた日本人の網膜剥離のデータでは，男女比は83人：109人でやや女性に多いという結果であったが，米国のミネソタ州で調べられた結果では男女差はなく，アイオワ州の結果でも男女差はないという結果であった．しかし，その後にミネソタ州で1976〜1995年のデータについて検討された結果では男女比は3：2とやや男性に多くなっていた．

　一方，北欧ではノルウェーでは男女比は2：3とやや女性に多かったが，フィンランドでは男女差なし，スコットランドでは男女比5：3という結果が報告されており，男女比に関する結果は一致していない．

　シンガポールでは人種に関わらず男性に多く網膜剥離が認められており，中国系シンガポール人では男女比2：1という結果が出ているが，北京在住の中国人を調べた結果では男女比が57％：43％という報告と47.5％：52.5％という報告があり，やはり統一した結果が得られていない．

他にも，クロアチアでは男女差なし，ニュージーランドでは男女比1.3：1，ブラジルでは2.1：1，スコットランドでは5：3，韓国では1.2：1，オランダでは1.2：1という結果が報告されており，網膜剝離はやや男性に多い傾向にあると考えられそうである．

　これまでに報告された網膜剝離の研究は病院で治療を受けた患者のみを対象としているため，罹患率がやや低めに評価されている可能性がある．網膜剝離の頻度は1万人に1～2人程度と考えておくのがよさそうである．好発年齢についてはほぼ統一した見解が得られており，図1のような二峰性の分布をしていると考えて間違いない．男女比についてはやや男性に多いのかもしれないが，日本人には強度近視が多く，強度近視が女性に多いことから，女性の網膜剝離が多くみられるのかもしれない．網膜剝離の頻度には性別によって大きな差はないととらえておくのがよさそうである．

参考文献

1) Böhringer H：Statistisches zur Häufigkeit und Risiko der Netzhautablösung. Ophthalmologica 131：331-334, 1956
2) Michaelson I, Stein R, Barkai S, et al.：A study in the prevention of retinal detachment. Ann Ophthalmol 1：49-55, 1969
3) Wilkes SR, Beard CM, Kurland LT, et al.：The incidence of retinal detachment in Rochester, Minnesota, 1970-1978. Am J Ophthalmol 94：670-673, 1982
4) Haimann MH, Burton TC, Brown CK：Epidemiology of retinal detachment. Arch Ophthalmol 100：289-292, 1982
5) Sasaki K, Ideta H, Yonemoto J, et al.：Epidemiologic characteristics of rhegmatogenous retinal detachment in Kumamoto, Japan. Graefes Arch Clin Exp Ophthalmol 233：772-776, 1995

〔山城健児〕

B 視神経乳頭異常

　先天視神経乳頭異常のなかで網膜剥離を合併し，かつ臨床の現場で遭遇する頻度の比較的高いものとして，視神経乳頭ピット，朝顔症候群，乳頭コロボーマがある．これらの病態，治療について過去の報告を参考にして治療方針についてまとめたい．

I. 視神経乳頭ピット（図1）

　乳頭内に円形もしくは楕円形の陥凹を認める．しばしば大乳頭を呈する．耳側に多く，85％が片眼性でしばしば脈絡膜コロボーマの合併がみられることから眼杯裂の閉鎖不全の関与が疑われている．25～75％の症例で漿液性黄斑剥離を合併し変視症，中心視野異常，視力低下をきたす．黄斑剥離の病態は，内境界膜剥離，網膜外層および内層の分離様所見，網膜剥離と多彩で，1988年Lincoffらは，網膜内層の分離様所見から始まり，それが他の層と交通していくと推測したが，実際はさまざまな進行パターンがあると考えられる．

　網膜下および網膜内液の由来については，硝子体液，髄液，網膜血管からの漏出などが提唱されてきたが，筆者らは機序を次のように考えている．それはピットを構成する脆弱でかつ硝子体の付着した網膜組織に，硝子体の液化変性の進行や眼打撲に伴う硝子体変化で硝子体線維による牽引がかかり，くも膜下腔と硝子体腔との間に交通が生じる．そして眼内圧と硝子体圧の圧較差に伴う水流が生じその一部が，網膜内もしくは網膜下に流入するというものである（図2）．それを支持する過去の報告としては硝子体術後の眼内タンポナーデ物質の網膜下や頭蓋内への迷入，乳頭ピットの摘出眼球病理組織，近年のSS-OCT（swept-source OCT）によるくも膜下腔とピット底との密接な位置関係がわかってきたこと，後部硝子体剥離に伴う自然軽快などがある．

　黄斑剥離が長期に存在すると，全層もしくは外層黄斑円孔，嚢胞様変化，網膜色素上皮の萎縮をきたし視力予後が不良になるので，自然軽快傾向がないものには治療を検討する．治療としては，乳頭縁光凝固，光凝固＋ガスタンポナーデ，乳頭黄斑間へのバックル縫着などが行われてきたが，近年筆者らは硝子体手術による後部硝子体剥離作製のみで良好な復位率を報告している．ただし，この方法は網膜下液の吸収はゆっくりで，完全寛解まで数か月～約1年を要するので，術後の経過観察においてOCTが非常に重要である（図3）．これによって復位が得られない症例に対しては，意図的裂孔からの排液，分離が網膜

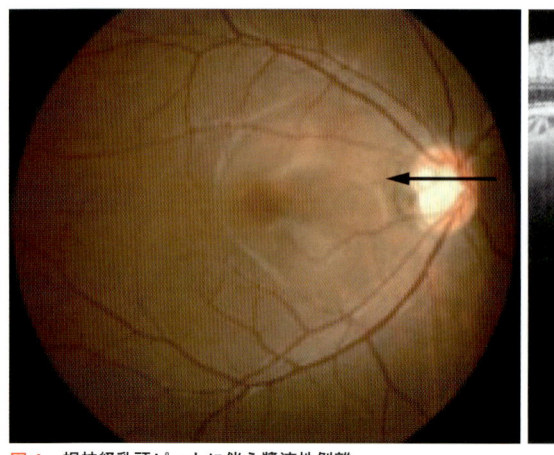

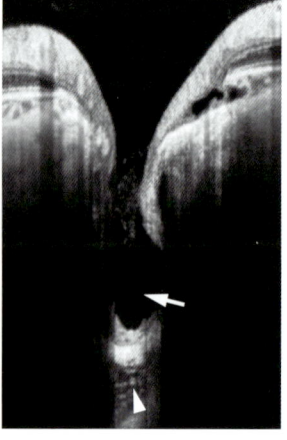

図1 視神経乳頭ピットに伴う漿液性剥離
10歳，女児．SS-OCTで乳頭ピットとくも膜下腔が隣接しているのがわかる．黒矢印：OCTの範囲，白矢印：乳頭ピット，矢頭：くも膜下腔．

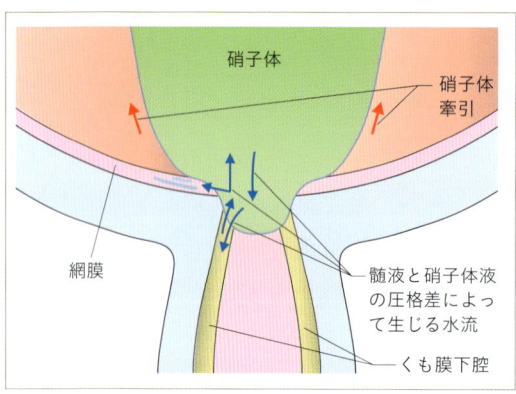

図2 視神経乳頭ピットに伴う黄斑剥離のメカニズム

内層にあるものは内境界膜剥離の追加，また再発の様子から下液の流入部位と推測される乳頭縁に光凝固を行いガスで復位した症例も経験した．シリコーンオイル（silicone oil：SO）は長期間留置する場合，頭蓋内への迷入の可能性があり，適応を慎重に考える．

II. 朝顔症候群（図4）

　Kindlerによって報告された乳頭周囲領域の漏斗状の陥凹，陥凹底の乳頭前組織，乳頭周囲特に下方の網脈絡膜萎縮を特徴とする乳頭部先天異常である．乳頭は膜状組織に覆われていて観察できないことが多く，陥凹領域が黄斑を含む場合は視力不良である．乳頭ピット同様，眼杯裂閉鎖不全の関与が疑われており，また後部強膜の形成不全も考えられている．片眼性の報告が多いが両眼性もある．

　網膜剥離は，乳頭近傍に限局するものから，胞状の全剥離になるものまである．乳頭ピット同様，くも膜下腔と硝子体腔の交通が発症に関与している可能性があり，自然復位例の報告や髄液に投与した造影剤の網膜下腔への流入の報告などがある．乳頭近傍に網膜剥離が限局するものでは，本疾患への治療法が確立しておらず硝子体手術成績などはまだ

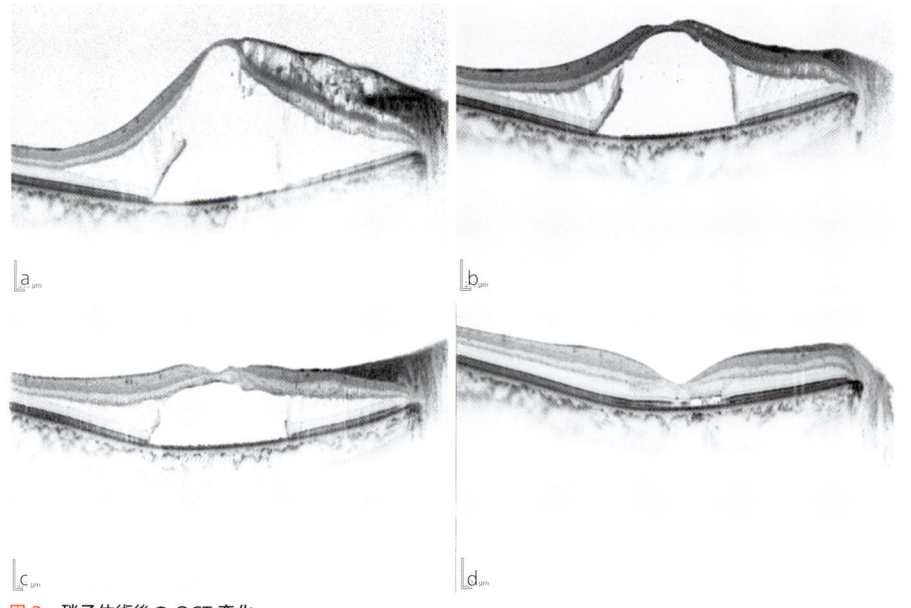

図3 硝子体術後の OCT 変化
a：術前，b：3か月後，c：6か月後，d：12か月後．

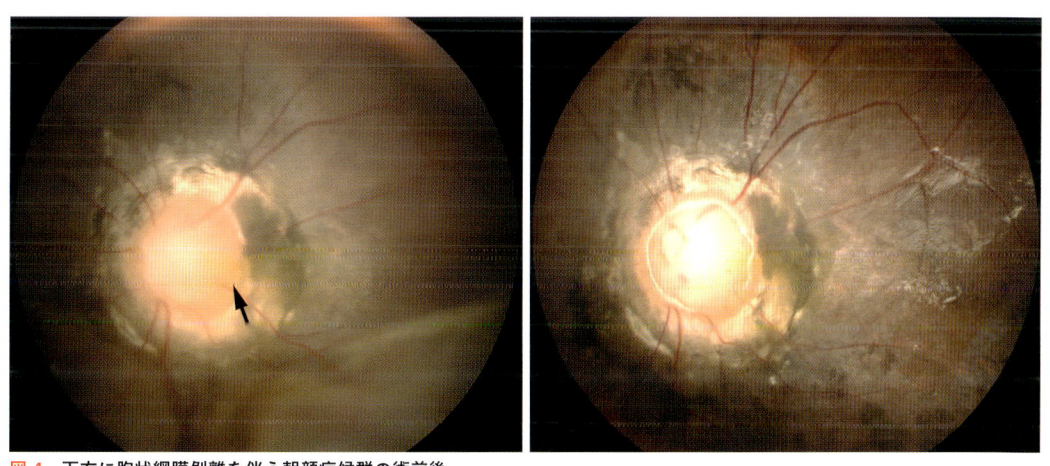

図4 下方に胞状網膜剥離を伴う朝顔症候群の術前後
21歳，女性．黄斑部は陥凹内に位置しており（矢印），矯正視力は0.08である．乳頭上膜の下に裂孔は不明で，意図的裂孔より排液し乳頭周囲に光凝固は行わなかった．

十分に検討されていないため，経過をみる場合も多い．網膜剥離が進行するものに対しては硝子体手術を行う．網膜全剥離例などでは，術中に乳頭上の膜を剥離するとその下に裂孔が発見されることがあるが，裂孔不明な場合も少なくない．後部硝子体が乳頭周囲や乳頭前組織を牽引していることが，網膜剥離の誘因になっている可能性があり，後部硝子体の乳頭周囲の牽引を除去することが肝要である．排液は，陥凹内の裂孔からは不可能なため，適当な位置に意図的裂孔を作製する．光凝固は乳頭周囲および意図的裂孔に対して行い長期滞留ガスもしくは SO タンポナーデを行う．SO は，網膜下や頭蓋内への迷入が危惧されるため十分な説明を行い，可能な限り早く抜去する必要がある．

VII 網膜剥離の原因　209

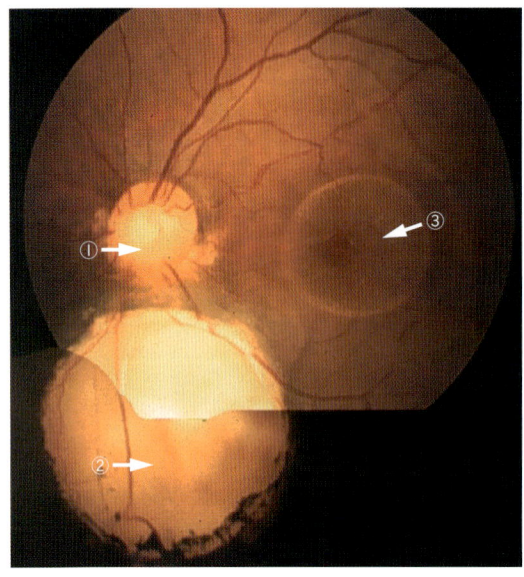

図5 ピット黄斑症候群様の所見を呈した乳頭コロボーマの症例
①乳頭コロボーマ，②脈絡膜コロボーマ，③漿液性剥離．

III. 乳頭コロボーマ（図5）

　乳頭コロボーマは眼杯裂閉鎖不全による先天異常で，乳頭が観察されないか，乳頭内に辺縁明瞭な光沢のある白色の陥凹として観察される．乳頭網膜の部分もしくは全欠損であり，部分欠損は乳頭下方に位置する場合が多い．乳頭欠損部の深部に視神経は存在するが萎縮していたり未発達なこともある．陥凹底内に膜状組織やそれに伴うとみられる裂孔を認める場合もあるが，朝顔症候群と比べるとその頻度は低い．

　両眼性の報告は，乳頭ピットや朝顔症候群より多く，家族歴を有する頻度も他の乳頭先天異常と比べ高い．Dandy-Walker症候群やCHARGE症候群などの全身異常の合併も報告されている．

　網膜剥離を合併することがあるが，乳頭ピットに類似した網膜分離様変化を含む黄斑症を併発した症例や髄圧に関連して剥離が消褪した症例報告があり，やはりくも膜下腔と硝子体腔の交通が発症に関与していることが示唆される．自然復位も報告されるため，視力が良好であればしばらく経過をみる．進行例には硝子体手術を行うが，乳頭ピット黄斑症候群様の病態を示すものには後部硝子体剥離作製のみで経過をみるのもよいと思われる．もしそれで復位しない場合，コロボーマ内に裂孔が見られる場合は，意図的裂孔より排液を行った上，コロボーマ辺縁にそって光凝固を行う．タンポナーデは長期滞留ガス，もしくはSOを用いるが，SOを使用した場合，網膜下・頭蓋内迷入のリスクがある．

　代表的な網膜剥離を伴う視神経乳頭異常についてまとめたが，これらに共通の病態として筆者が推測しているのは，乳頭発生異常に伴って，視神経周囲のくも膜下腔と硝子体腔の隔壁が乳頭陥凹内で脆弱になっており，そこに硝子体牽引や乳頭上膜の牽引がかかることによってくも膜下腔-硝子体腔の交通が生じたり，陥凹内に裂孔が形成されることにより網膜剥離，網膜分離様所見を発症するというものである．剥離の範囲や治療への反応の

違いは，乳頭異常の程度や裂孔の併発の有無による．治療する患者の病態に応じて，手術が必要かどうか，行うとしたら，光凝固，眼内タンポナーデ，眼内排液などが必要かどうかを個々の症例で判断していく必要があると思われる．

参考文献

1) Georgalas I, Ladas I, Georgopoulos G, et al.：Optic disc pit：a review. Graefes Arch Clin Exp Ophthalmol 249：1113-1122, 2011
2) Chang S, Gregory-Roberts E, Chen R：Retinal detachment associated with optic disc colobomas and morning glory syndrome. Eye(Lond)26：494-500, 2012
3) 平形明人：視神経乳頭の先天異常に伴う網膜剝離．日本眼科学会専門医制度生涯教育講座　総説43．日眼会誌 114：643-656, 2010.
4) Ohno-Matsui K, Hirakata A, Inoue M, et al.：Evaluation of congenital optic disc pits and optic disc colobomas by swept-source optical coherence tomography. Invest Ophthalmol Vis Sci 54：7769-7778, 2013

〔廣田和成，平形明人〕

C 巨大裂孔

I. 巨大裂孔の特徴

　巨大裂孔は円周方向に90°以上の大きさを有する網膜裂孔と定義されている．裂孔原性網膜剝離の200例あたり1例くらいの頻度で巨大裂孔症例を認めると報告されている(図1)．Schepensは巨大裂孔を特発性(巨大裂孔の約70％を占める)，外傷性(20％)，網脈絡膜変性の後極縁に沿って生じるタイプ(10％)の3種類に分類した．

　特発性巨大裂孔は鋸状縁のやや後極に生じることが多く，まれに鋸状縁断裂が90°を超え巨大裂孔を呈することがある．巨大裂孔眼では硝子体の液化が高度に進んでおり，optically empty vitreous cavityと呼ばれる液化硝子体の空隙が硝子体腔を占拠している(図2)．通常，硝子体は未剝離で，硝子体皮質が網膜上に残存している．optically empty vitreous cavityの前面を形成している硝子体ゲルは凝集しており，硝子体ゲルの収縮が硝子体基底部を牽引し，巨大裂孔を誘発すると考えられている(図3)．巨大裂孔は僚眼にも発生することが珍しくなく，optically empty vitreous cavity前面の硝子体ゲルの凝集は僚眼の経過観察や予防治療を考慮する上で重要な所見であるとされている．

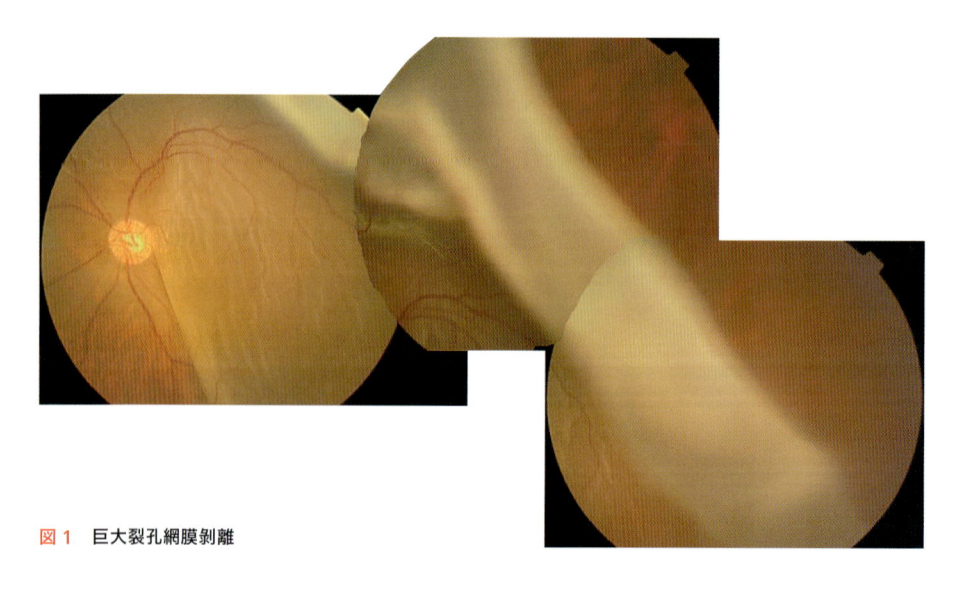

図1　巨大裂孔網膜剝離

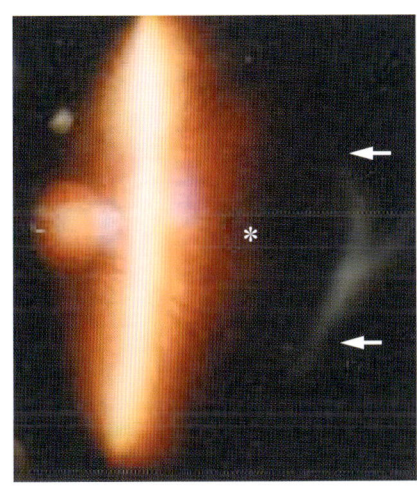

図2　optically empty vitreous cavity
硝子体液化が進行し，硝子体腔に optically empty vitreous cavity と呼ばれる液化硝子体の空隙（＊）を認める．矢印は optically empty vitreous cavity 前壁の硝子体皮質．

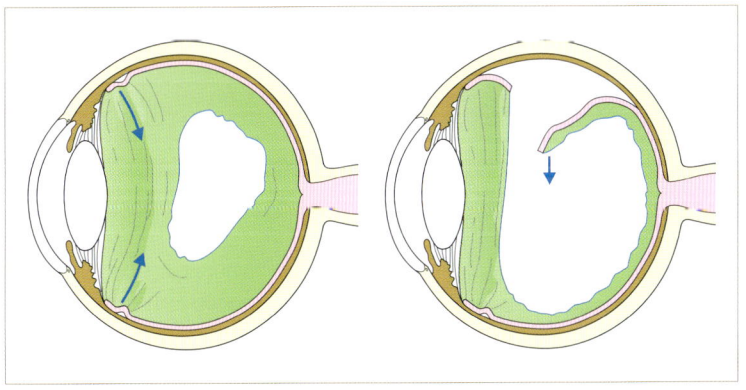

図3　巨大裂孔の発生メカニズム
optically empty vitreous cavity の前面を形成している硝子体ゲルは凝集しており，硝子体ゲルの収縮が硝子体基底部を牽引し（矢印），巨大裂孔を誘発する．

　硝子体基底部が眼球内方に牽引されることにより，多くの症例で巨大裂孔の前方に位置する毛様体扁平部無色素上皮も剥離している（図4）．発症の経過に伴い巨大裂孔の後極側網膜は視神経乳頭側に翻転する（図5）．液化硝子体は巨大裂孔の上方後極側網膜を支えることができず，視神経乳頭側に翻転しやすい．さらに網膜上に薄く残存する硝子体皮質が収縮し，後極側網膜をロールさせ，後極側網膜の翻転を招く．

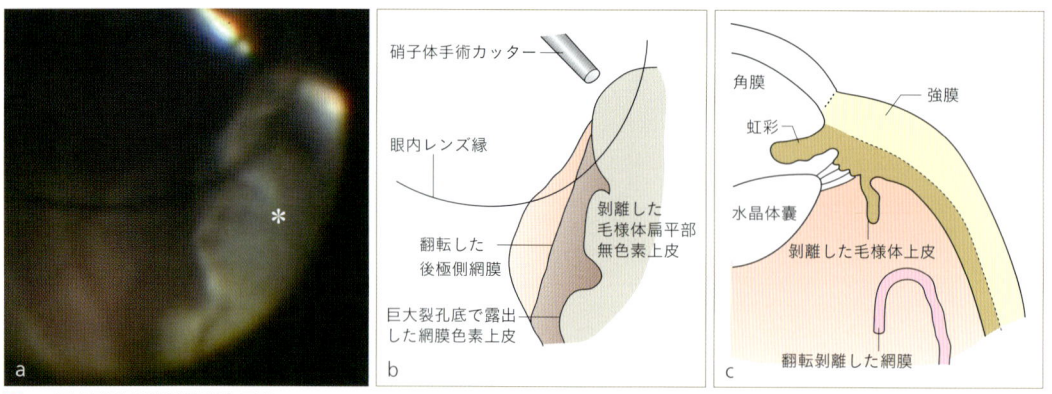

図4 巨大裂孔網膜剥離術中写真
a：硝子体基底部への硝子体牽引により巨大裂孔前方の毛様体扁平部無色素上皮も剥離しており，裂孔前方の組織（＊）が硝子体に高く立ちあがっている．b：術中写真シェーマ．aは術中ビデオから起こした写真のため画質が悪く，シェーマを示した．c：巨大裂孔網膜剥離の前方眼球断面シェーマ．巨大裂孔網膜剥離では鋸状縁を越え毛様体上皮も剥離することが多い．裂孔後極の剥離網膜は後極側に翻転する．

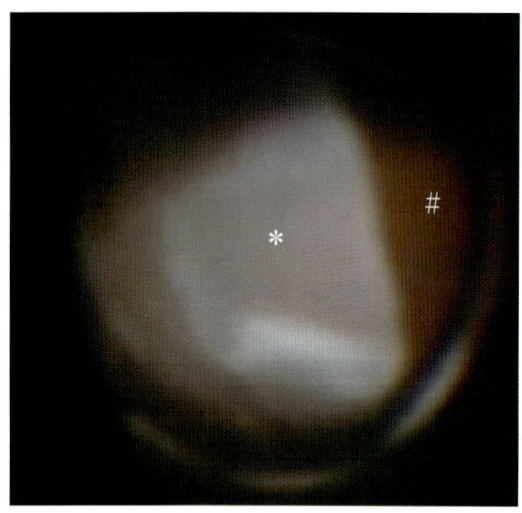

図5 巨大裂孔網膜剥離術中写真
巨大裂孔の後極側網膜（＊）が視神経乳頭側に翻転している．＃は巨大裂孔内の露出色素上皮．

II. Wagner症候群，Stickler症候群

　Wagner，Jansen，Sticklerがそれぞれ別々に報告した遺伝性網膜硝子体変性症の家系は，共通した特徴的な眼所見，すなわち硝子体の大きな液化腔（optically empty vitreous cavity）・硝子体腔に散在する膜様硝子体混濁（vitreous veil）や硝子体索（vitreous strand）（図6）・網膜格子状変性を有している．Wagnerの報告症例は眼所見以外の全身合併症を伴わず，網膜剥離の発生率も低かった．一方，Jansenの報告家系は全身合併症を伴わないものの網膜剥離を合併する頻度が高率であった．

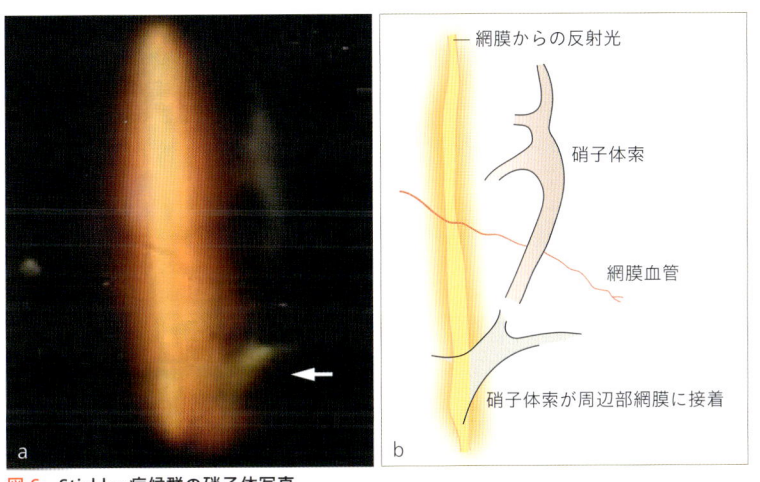

図6 Stickler症候群の硝子体写真
a：硝子体索（vitreous strand，矢印）が周辺部網膜に接着し，網膜を牽引している．

　現在，Stickler症候群はタイプIIおよびタイプXIコラーゲンの形成に関わる遺伝子異常（原因遺伝子：COL2A1，COL11A1）が確認されている．関節軟骨と硝子体を構成する主要なコラーゲンはいずれもタイプIIコラーゲンであり，これらの部位に障害が生じる．硝子体を構成するコラーゲンの異常は，硝子体のゲル構造に異常を来し，硝子体は変性する．硝子体の高度な液化に加え optically empty vitreous cavity 前面での硝子体ゲルの凝集・収縮，硝子体基底部への牽引が誘因となり巨大裂孔が生じる．通常，硝子体基底部の後極縁に巨大裂孔が生じるが，稀に硝子体基底部の前極縁，毛様体扁平部に発生することもある．

参考文献

1) Ang A, Poulson AV, Goodburn SF, et al.：Retinal detachment and prophylaxis in type 1 Stickler syndrome. Ophthalmology 115：164-168, 2008
2) Ang GS, Townend J, Lois N：Epidemiology of giant retinal tears in the United Kingdom：the British Giant Retinal Tear Epidemiology Eye Study（BGEES）. Invest Ophthalmol Vis Sci 51：4781-4787, 2010.
3) Richards AJ, McNinch A, Martin H, et al.：Stickler syndrome and the vitreous phenotype：mutations in COL2A1 and COL11A1. Hum Mutat 31：E1461-1471, 2010.
4) Snead MP, McNinch AM, Poulson AV, et al.：Stickler syndrome, ocular-only variants and a key diagnostic role for the ophthalmologist. Eye（London）25：1389-1400, 2011.
5) Gonzalez MA, Flynn HW Jr, Smiddy WE, et al.：Giant retinal tears after prior pars plana vitrectomy：management strategies and outcomes. Clin Ophthalmol 7：1687-1691, 2013

（引地泰一）

D 無・偽水晶体眼

　白内障手術はいまや非常に一般的な手術となった．人口全体の高齢化にも伴って手術件数は年々増加しており，平均的な術者でも年間数百件の手術を行っているだろう．一方普段あまり意識されていないように思われるが，白内障手術が網膜剥離のリスクを高めることが知られている．本項では白内障手術後に生じる網膜剥離について述べる．

I. 疫学

　無・偽水晶体眼の網膜剥離は，白内障や外傷による水晶体損傷・脱臼などで水晶体を摘出した後に起こる網膜剥離である．通常網膜剥離の発生率は 0.0061〜0.0179％/年とされているが，白内障術後一年間ではこれが 0.6〜1.7％になるとされており，白内障術後 10 年では網膜剥離を発症するリスクが 5.5 倍になるという試算もある．最近でも片眼のみ白内障手術を受けた患者約 20 万人のデータの解析から，非術眼の網膜剥離の発症率は 0.032％/年，術眼での発症率は 0.136％/年であり，リスク比は 4.23 倍，白内障手術 1,000 件あたり 2.3 件の網膜剥離があるとする報告がある．元々の発症頻度があまり高くないこと，手術と無関係にも発症する疾患であることから，通常白内障の手術を行う際に網膜剥離のリスクを意識することはあまりないかも知れないが，考慮に入れておくべき数字であると考える．

II. 発症機序

　白内障手術は術中，術後にさまざまな眼内の変化を来しうる（図1）．術中では前房深度の変化による前部硝子体の牽引が，術後では炎症細胞の遊走やサイトカインの放出による硝子体の変化や，水晶体が人工レンズに置換されることで硝子体腔の体積が増大し硝子体が希薄化され不安定になるといった変化が考えられる．このような変化によって後部硝子体剥離が惹起される際に，硝子体基底部で網膜に牽引が生じ網膜裂孔を形成するという機序が想定されている．特に網膜格子状変性がある部位では牽引により網膜裂孔を生じやすい．また破嚢や嚢内摘出術により硝子体脱出を来した場合，中でも術後硝子体線維が術創に嵌頓しているような症例は，前部硝子体の収縮，持続的な牽引，硝子体液化の促進が起こることで，よりリスクが高くなる（図2）．白内障手術のみならず，術後の ND-YAG レー

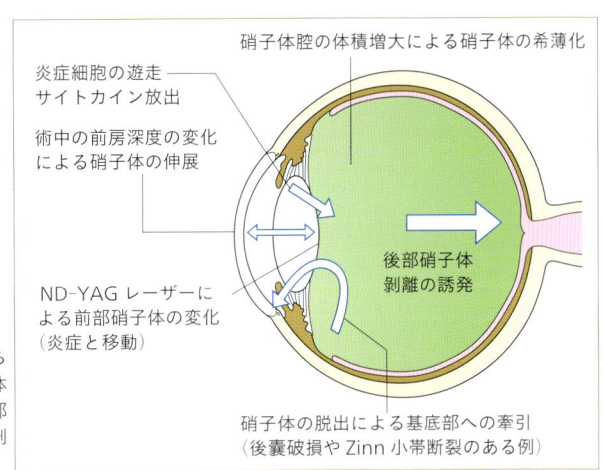

図1　白内障手術により想定される硝子体の変化
白内障手術では図中に示すような変化が眼内にもたらされる可能性があり，実際に白内障術後に後部硝子体剥離が起こりやすくなることが報告されている．後部硝子体剥離に伴い一定の確率で網膜裂孔が生じ網膜剥離を来す．

硝子体腔の体積増大による硝子体の希薄化
炎症細胞の遊走　サイトカイン放出
術中の前房深度の変化による硝子体の伸展
後部硝子体剥離の誘発
ND-YAGレーザーによる前部硝子体の変化（炎症と移動）
硝子体の脱出による基底部への牽引（後囊破損やZinn小帯断裂のある例）

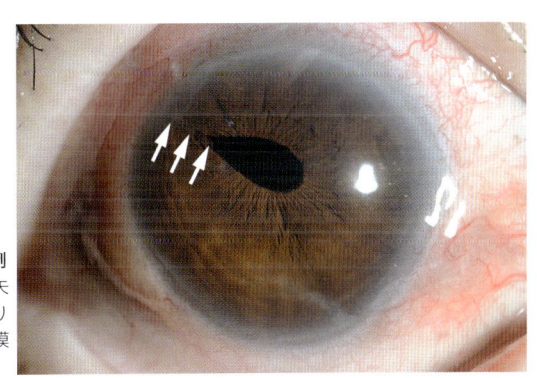

図2　白内障手術で後囊破損があり，硝子体の脱出がある症例
瞳孔の偏位，硝子体線維のサイドポートへの嵌頓を認める（矢印）．このような症例では，嵌頓した硝子体線維の収縮により前部硝子体が持続的に牽引され，通常の白内障術後以上に網膜剥離を発症するリスクが高い．

ザーによる後囊切開術も同様で，囊外摘出術後にND-YAGレーザーを施行した場合，硝子体の変化を介して網膜剥離の発生率を3.1～3.9倍に上げると考えられている．

III. 治療上の留意点

　前囊や後囊の混濁，眼内レンズや瞳孔の偏位などがあると術前の原因裂孔同定が困難となることがある．同定できない場合は術中に検索せざるを得ない．術式では，術後白内障の進行の懸念がないこと，白内障手術を受けているということは多くの場合硝子体の液化が進んでいる年齢であること，術前の視認性が悪い場合に対応する必要があることから，ほとんどの症例が硝子体手術の適応になると思われる．偽・無水晶体眼の網膜剥離では，有意差はないものの強膜バックリング手術より硝子体手術のほうが初回復位率が高い（68.8％：78.2％）ことがメタ解析からも示唆されており，硝子体手術を選択する根拠のひとつとなる．術中は通常の硝子体手術と特別異なることはないが，水晶体囊の状態によって視認性が妨げられる場合は囊の切除を行うなど適切な処置を行う（図3）．眼内レンズが偏位していたり，どうしても原因裂孔が見つけられない場合などは囊ごと眼内レンズを摘出してしまったほうが，はるかに視認性はよくなる．眼内レンズの二次固定も，強膜内固定といった方法で以前より施行しやすくなっており，見えにくいと思ったら，網膜剥離を治

VII　網膜剥離の原因　217

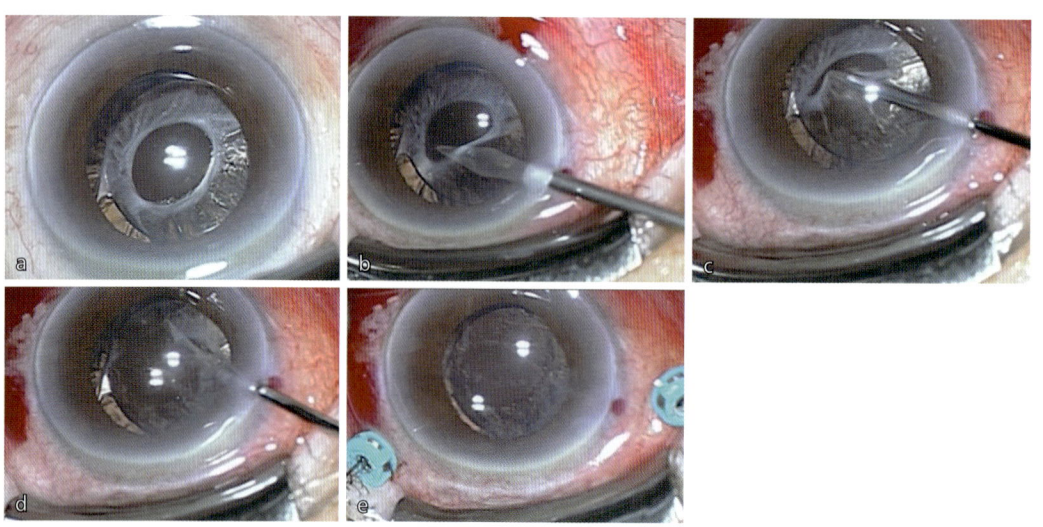

図3 前嚢混濁があり硝子体手術前に除去を行った症例
一昔前の白内障手術では前嚢切開の径を現在よりもやや小さめに作る傾向があったように思われる．また術後の前嚢収縮も起こりうるため，このように嚢の混濁が術中の視野に影響する症例がある．この症例では粘弾性物質注入による前房形成下に，切開，摘出を行った（a→eの順）．特に網膜剥離の手術では，見えにくいかなと思ったら先に処置しておくほうが，結局は手術全体が楽に早く済むことが多い．

すことを優先に考えたほうがよい．また白内障の術創に硝子体の嵌頓があるような場合はこれの処理を行う．Zinn小帯脆弱例や後嚢破損例では，周辺部圧迫など術中操作で眼内レンズの固定を障害しないよう留意する．白内障手術で角膜内皮が減少している症例では，さらなる障害を避けるよう丁寧な操作が必要である．

本書は主に近年の硝子体手術を対象としているが，白内障手術も確実に改善され続けており，後嚢破損や，瞳孔偏位，また残存嚢の混濁が強くて眼底が見えにくい症例などは以前より減少しているのではないかと思われる．それでも白内障手術後の網膜剥離という合併症は一定の確率で起こるということを意識し，遭遇した際は適切に対処できるよう心構えをしておくことが肝要である．

参考文献

1) Lois N, Wong D：Pseudophakic retinal detachment. Surv Ophthalmol 48：467-487, 2003.
2) Bjerrum SS, Mikkelsen KL, La Cour M：Risk of pseudophakic retinal detachment in 202, 226 patients using the fellow nonoperated eye as reference. Ophthalmology 120：2573-2579, 2013.
3) Hikichi T：Time course of development of posterior vitreous detachments after phacoemulsification surgery. Ophthalmology 119：2102-2107, 2012.
4) Ober RR, Wilkinson CP, Fiore JV, Jr., et al.：Rhegmatogenous retinal detachment after neodymium-YAG laser capsulotomy in phakic and pseudophakic eyes. Am J Ophthalmol 101：81-89, 1986.
5) Sun Q, Sun T, Xu Y et al.：Primary vitrectomy versus scleral buckling for the treatment of rhegmatogenous retinal detachment：a meta-analysis of randomized controlled clinical trials. Curr Eye Res 37：492-499, 2012

〈大石明生〉

E アトピー性皮膚炎

I. アトピー性皮膚炎に合併した網膜剝離を理解する上で必要な解剖学

　アトピー性皮膚炎に合併した網膜剝離の特徴を把握するためには，硝子体基底部～毛様体皺襞部にかけての解剖を理解することが必須である．

　硝子体基底部は，鋸状縁を前後に挟んで眼底を一周する生理的網膜硝子体癒着で，硝子体基底部後縁は鋸状縁後方の網膜への癒着，硝子体基底部前縁は鋸状縁前方の毛様体扁平部無色素上皮への癒着である．この部位の裂孔は鋸状縁裂孔とも呼ばれることがあるが，鋸状縁裂孔は硝子体基底部内裂孔である若年鋸状縁断裂をも含む用語であるので，厳密にはこれらの裂孔は硝子体基底部裂孔として区別する必要がある．硝子体基底部に剝離が起こると，前縁および後縁に沿って円周方向の皺襞が形成される．これが弧状皺(circular fold)で，anterior circular fold は硝子体基底部前縁を，そして posterior circular fold は硝子体基底部後縁を示すため，鋸状縁を挟んだ皺襞を丹念に追跡することで裂孔部位の正確な診断が可能となる．

　硝子体基底部前縁の更に前方の毛様体扁平部の中ほどに白く硝子体が濃縮して観察される円周方向の線が全周にわたり観察されるが，これが Eisner の提唱した白色正中線(white mid-line)である．白色正中線では，毛様体無色素上皮は毛様体色素上皮と強く接着しており，後極側からの網膜剝離は強度近視眼の一部の例外を除き，この線を越えて前方に拡大することはできない．白色正中線剝離を高率に乗り越えることができるのは，毛様体囊胞か毛様体皺襞部裂孔に伴う無色素上皮剝離のみである．

　毛様体扁平部の前縁すなわち毛様体皺襞部の後縁に Zinn 小帯後葉が付着した部位がある．いわゆる毛様体皺襞部裂孔とはこの部位にできる毛様体無色素上皮裂孔である(図1)．

II. アトピー性皮膚炎に合併した網膜剝離の原因裂孔

　アトピー性皮膚炎に合併した網膜剝離の定義は，現時点においてもなお曖昧な部分を残している．多くの患者が10～30歳代で，この年齢層に好発する網膜格子状変性巣内萎縮円孔などの病態の扱いに定見がないためである．一般的には網膜格子状変性巣内萎縮円孔や若年鋸状縁断裂などの通常はアトピー性皮膚炎と無関係に存在する病態に関しては，仮

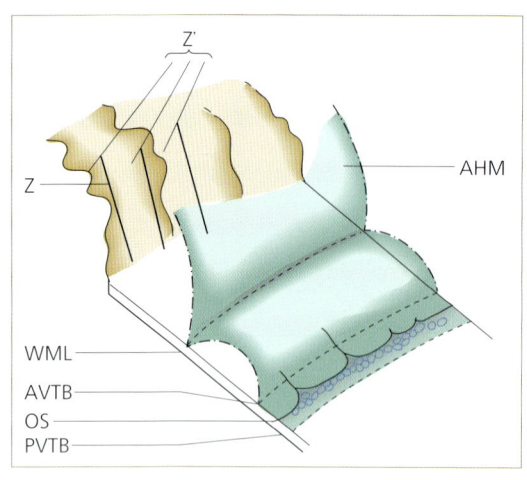

図1 眼底最周辺部の解剖学的構造
Z：Zinn小帯の毛様体無色素上皮付着部，Z'：Zinn小帯，AHM：前部硝子体膜（anterior hyaloid membrane），WML：白色正中線（white mid-line），AVTB（anterior vitreous borders）：硝子体基底部前縁，OS：鋸状縁（ora serrata），PVTB（posterior vitreous borders）：硝子体基底部後縁．Zinn小帯の詳細な構造と毛様体皺襞部裂孔の解剖学的関係は，筆者の知る限りでは現時点では明確にされていない．

にアトピー性皮膚炎患者に認められても偶発的な合併と解釈されているため，本項では含めないが，アトピー性皮膚炎がその成立機序に全く無関係という証明もなされておらず，今後の研究によっては扱いが変わる可能性も残ってはいる．

1. 外傷性網膜剝離と共通する裂孔群

アトピー性皮膚炎に合併した網膜剝離の原因裂孔は大きく分けると2つのグループがあり，その第1のグループは，硝子体基底部裂孔・赤道部不整形網膜裂孔・時に網膜分離症を伴う後極部網膜裂孔・中間周辺部の細隙状裂孔と外傷性網膜裂孔に共通のものである．これらのグループの裂孔の存在および外傷性白内障に類似の風車状白内障がしばしば合併することが，アトピー性皮膚炎に伴う網膜剝離の外傷性網膜剝離説の重要な根拠となっている．

1）硝子体基底部裂孔

硝子体基底部裂孔は外傷性裂孔では約8割が硝子体基底部後縁裂孔であるのに対し，アトピー性皮膚炎では筆者の経験では約7割が硝子体基底部前縁裂孔であり，アトピー性皮膚炎では耳側裂孔が主体である．Coxが外傷にpathognomonicと表現した，すなわち外傷特有と考えられる硝子体基底部抜去（vitreous base avulsion）はアトピー性皮膚炎ではほとんど認められない．耳側に裂孔部位の主体があることは，Coxの豚眼を用いた外傷性網膜裂孔の実験でも，正面打撲では鼻上側に硝子体基底部裂孔が生じやすいのに対して耳側打撲では耳側硝子体基底部に裂孔が集中する結果が得られており，アトピー性皮膚炎患者にしばしば認められる叩打癖が眼球の耳側打撲に陥りやすいと推定されることから，打撃方向が耳側に集中する外傷性網膜剝離としても矛盾はない．しかし，硝子体基底部前縁と後縁の割合が外傷とアトピー性皮膚炎で大きく異なることと，硝子体基底部抜去がアトピー性皮膚炎ではほとんど見られないことに対する明確な説明は，現時点ではなされていない．

アトピー性皮膚炎に認められる硝子体基底部裂孔では，毛様体扁平部無色素上皮剝離の

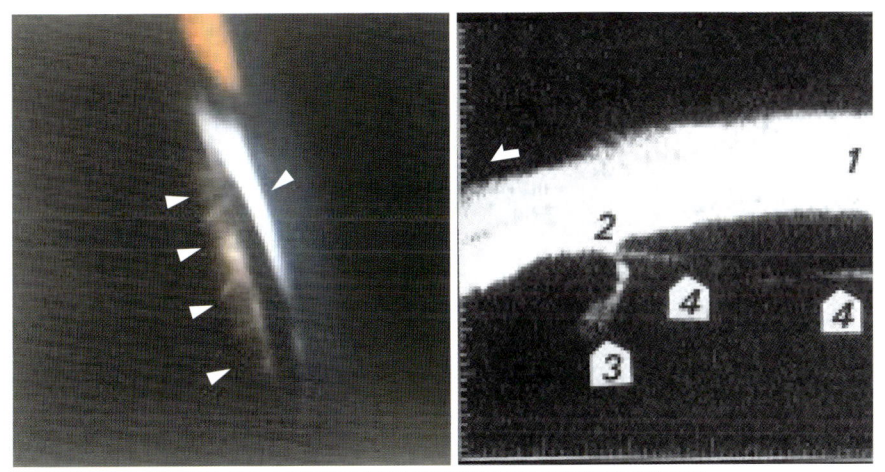

図2 硝子体基底部裂孔と白色止中線部の毛様体扁平部無色素上皮剥離下白色沈着物
a：毛様体扁平部裂孔の三面鏡写真．前囊（◁）と立ち上がった裂孔弁（▷）が観察される．b：UBMの子午線方向スキャン．△は後極側．1：強膜，2：毛様体扁平部剥離の終点，3：毛様体扁平部裂孔の裂孔弁，4：前部硝子体膜をそれぞれ示す．
（国松志保，田中住美，新家真：アトピー性皮膚炎に合併した毛様体裂孔の超音波所見．臨眼 49：1420-1424，1995より）

前縁となる白色正中線に沿って，無色素上皮下に白色の沈着物が認められ，過去においては病態の原因として注目されていたことがあった（図2）．硝子体手術の際に採取を試みた術者からは，これらの沈着物は毛様体色素上皮に固く固着していて，剥がし取ろうとすると容易に出血する性質があったと報告されていた．これらの毛様体無色素上皮下白色沈着物は，頻度や程度はアトピー性皮膚炎ほどではないが，外傷眼，特に陳旧性の外傷性網膜剥離および特発巨大裂孔網膜剥離の白色正中線に認められる．これらの症例群は，毛様体無色素上皮下白色沈着物がアトピー性皮膚炎に特有のものではなく，白色正中線の毛様体無色素上皮剥離の陳旧性変化である可能性を示唆している．しかし，この白色沈着物の病理に関して確定的なことは筆者の知る限りでは解明されていない．

2）赤道部不整形網膜裂孔

赤道部不整形網膜裂孔（equatorial irregular retinal break）は，アトピー性皮膚炎で時に見られる網膜裂孔である．周囲に網膜出血を伴う赤道部不整形網膜裂孔は外傷に pathognomonic と Cox が報告しているが，アトピー性皮膚炎に伴う網膜裂孔では，典型的な網膜出血を伴う例は経験されにくい．しかし，周囲に硝子体出血や硝子体混濁を伴う例はしばしば経験される．これは，前述の白色沈着物と同様にアトピー性皮膚炎患者においては，仮に外傷性機転によって網膜裂孔が生じたとしてもその受傷直後に受診することは稀で，かなり時間が経過してから初めて網膜剥離が診断されることが多く，そのため網膜出血のような急性の変化は消退していると解釈しても矛盾はしないと思われる．

3）その他の網膜裂孔

中間周辺部の細隙状網膜裂孔は，アトピー性皮膚炎に合併した網膜剥離ではしばしば認められるが，硝子体混濁のある状況下では極めて発見困難な場合があることから実際の頻

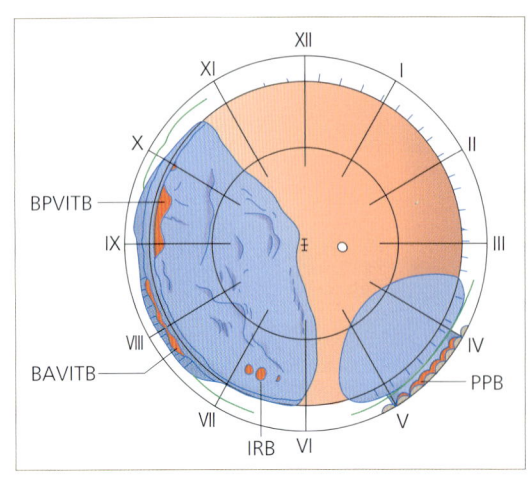

図3 アトピー性皮膚炎に伴う裂孔原性網膜剥離の原因裂孔の代表例

アトピー性皮膚炎患者に認められた網膜格子状変性などの明らかな異常網膜硝子体癒着によらない裂孔原性網膜剥離(n＝58)の原因裂孔．BAVITB(breaks at anterior vitreous base borders)：硝子体基底部前縁裂孔 38 眼，BPVITB(breaks at posterior vitreous base borders)：硝子体基底部後縁裂孔 10 眼，PPB(pars plicata break)：毛様体皺襞部裂孔 28 眼，IRB(irregular retinal break)：不整形網膜裂孔 11 眼．この症例群には含まれないが後極部網膜裂孔・中間周辺部の細隙状裂孔も観察される．

度は現時点で認識されているより高い可能性がある．外傷性網膜剥離でも認められることがあるが，両者においてこれらの網膜裂孔の発生機序が網膜の過剰伸展によるのか，微小な網膜硝子体癒着によるのか，あるいは他の機序によるのかは筆者の知る限りでは明らかにされていない．

深部の網膜裂孔は，アトピー性皮膚炎および外傷に伴う網膜剥離で認められることがあるものである．外傷眼では網膜血管に沿った網膜硝子体癒着の関与などが推測されているが，筆者は後極部網膜の広範囲の網膜分離を伴うアトピー性皮膚炎に合併した網膜剥離の症例を経験しており，発生病理に関しては未知の複雑な病態の関与が否定できないと考えている．中間周辺部の細隙状網膜裂孔と同様にこれらを外傷性機転での説明を試みることは不可能ではないが，現時点では推論の域を出ない．

アトピー性皮膚炎に伴う網膜剥離に外傷性機転が関与していることは否定できないが，両者には共通の部分もあれば異なる面もあり，似ているが本質は異なる病態なのか，あるいは差異はあっても共通の病態なのかは，今後も慎重に検討を続けたほうが安全であると考える(図 3)．

2. 毛様体皺襞部裂孔

毛様体皺襞部裂孔は，アトピー性皮膚炎に伴う網膜剥離に特徴的な毛様体無色素上皮裂孔である．筆者はこれまでの毛様体皺襞部裂孔約 100 例の経験の中で，アトピー性皮膚炎の合併を認めなかったものは，バレーボールを行っていて外傷の関与が疑われたが明らかな event がない若年女性の症例 1 眼と，潰瘍性大腸炎に合併した高度の虹彩毛様体炎を伴った若年男子の 1 眼の合計 2 眼のみである．診断が困難な裂孔であるため，実際にはアトピー性皮膚炎以外の病態への合併が見逃されている可能性もあるが，多くの毛様体皺襞部裂孔がアトピー性皮膚炎に合併していることは否定できない．

1) 毛様体皺襞部裂孔の診断方法

毛様体皺襞部裂孔のある部位に水晶体の変形が認められることから，水晶体の形態異常

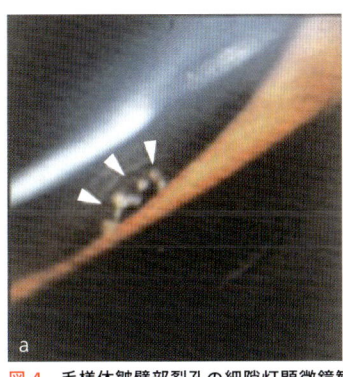

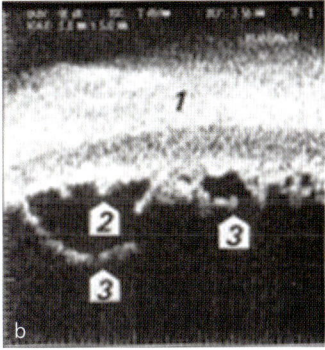

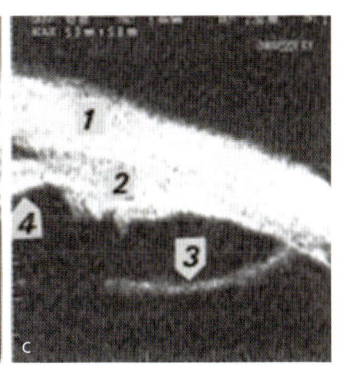

図4 毛様体皺襞部裂孔の細隙灯顕微鏡観察所見とUBM所見
a：毛様体皺襞部裂孔（◁）の3面鏡写真．b：UBMの接線方向スキャン．1：強膜，2：毛様体突起，3：毛様体皺襞部裂孔の裂孔縁．c：UBMの子午線方向スキャン．1：強膜，2：毛様体突起，3：裂孔弁，4：虹彩．
（国松志保，田中住美，新家眞：アトピー性皮膚炎に合併した毛様体裂孔の超音波所見．臨眼 49：1420-1424，1995より）

を伴う先天異常が基盤と主張されたこともあったが，現在においては裂孔形成によりZinn小帯の緊張が低下した結果，その部の水晶体赤道部が陥凹したという解釈が，一般に受け入れられている．Zinn小帯に連続して存在する裂孔のため，理論的には水晶体を通して裂孔開口部を観察することはできず，極大散瞳下でできる水晶体縁と虹彩縁の隙間から観察することになる．観察はGoldmann三面鏡の隅角観察用の鏡を用いるのが詳細な観察がしやすいが，双眼倒像検眼鏡でも倍率は低いが十分検出は可能で，周囲の網膜剝離との位置関係は双眼倒像検眼鏡によるほうが確認しやすい．強膜圧迫は観察には原則として不要で，強膜圧迫により剝離毛様体無色素上皮が毛様体色素上皮に圧着されて，裂孔が見かけ上閉鎖されて検出が困難になることがあるので注意が必要である．最も検出精度が高いのは超音波生体顕微鏡（ultrasound biomicroscopy：UBM）による診断で，スキャン方向を角膜輪部の接線方向にして45度ごとの8方向で行えば見落としの可能性が少なく検索することが可能である．毛様体皺襞部裂孔は，Zinn小帯の牽引の関係で毛様体突起のわずかに後方に開口するので前方から後方にスキャンすればよいが，不連続にいきなり出現する毛様体無色素上皮剝離が特徴的な所見を示す（図4）．連続的な毛様体無色素上皮剝離の像は毛様体皺襞部裂孔から周囲への剝離の波及を示し，裂孔そのものを反映していないことに注意する．

毛様体皺襞部裂孔は，UBMによらなくとも極大散瞳下での細隙灯顕微鏡での観察で95％程度の診断精度で検出可能であるが，大きな毛様体皺襞部裂孔があると水晶体が対側に偏位するため，対側に比較的小さい毛様体皺襞部裂孔があっても水晶体縁と虹彩縁の間の隙間が得られず，このような場合はUBMが唯一の確実な診断方法となる．

2）毛様体皺襞部裂孔の頻度

アトピー性皮膚炎における毛様体皺襞部裂孔の頻度は，Azumaらの日本の多施設統計では3％（Arch Ophthalmol 1996）にすぎないが，UBMを含む上記の診断方法で観察されたTanakaらの報告では59％（Am J Ophthalmol 1999）と，後者では母集団が毛様体扁平部無色素上皮剝離を伴う症例に限定しているため母集団が異なるが，一般に認識されている頻度

より遥かに高頻度に存在する可能性が高い．実際に，最近の報告では30％程度の合併率が報告されて来ている．

毛様体皺襞部裂孔が見落とされやすいことは，治療だけでなく研究面にも問題を波及させている．過去にアトピー性皮膚炎に合併した網膜剥離の前房水の組成分析の研究がなされているが，裂孔不明の症例では前房水中に好酸球が検出されると報告されていた．これらが毛様体皺襞部裂孔網膜剥離であったと仮定すると，前房穿刺で採取した検体には毛様体皺襞部裂孔を経由して網膜下液が混入した可能性が高くなり，研究結果を矛盾なく説明できる上，アトピー性皮膚炎に伴う網膜剥離の網膜下液には好酸球が含まれていることを示唆すると考えられた．この推論の真偽は不明であるが，毛様体皺襞部裂孔の診断精度が研究結果の解釈に重大な影響を及ぼす可能性が高いことを示す1例であり，同様の研究に関しては注意を要すると思われる．

3）毛様体皺襞部裂孔の前駆病巣

毛様体皺襞部裂孔の前駆病巣は知られておらず，アトピー性皮膚炎に合併した網膜剥離の外傷説を主張する報告も，毛様体皺襞部裂孔の明確な発生機序を説明できていない．Yanoffは著書の『Ocular Histology』の中で，毛様体無色素上皮を機械的な牽引で毛様体色素上皮から剥がそうとしても無色素上皮が破壊されるか色素上皮ごと剥離して，色素上皮/無色素上皮を分離することは困難であると解説しており，アトピー性皮膚炎に合併した毛様体皺襞部裂孔で広範な毛様体色素上皮破壊を伴う例を筆者は経験していないことから，外傷性機転のみで毛様体皺襞部裂孔の発症機序を説明できるかは疑わしいと考える．

毛様体皺襞部裂孔の前駆病巣は知られていないとしても，毛様体囊胞との間には関連を疑わせるいくつかの点がある．

まず，Kunimatsuらは10歳代の約6割，20～30歳代の約8割に毛様体囊胞が存在し，アトピー性皮膚炎患者と一般正常人の間で頻度に差はないと報告している（Am J Ophthalmol 1999）．一方，筆者が，毛様体皺襞部裂孔網膜剥離患者27眼をUBMで観察した結果では，毛様体囊胞は5眼（19％）に認められたのみで22眼（81％）には確認されず，Kunimatsuらの報告に比べて極端に低い結果が得られた．

次に，毛様体皺襞部裂孔は，筆者がUBMを用いて観察した27眼では外傷性硝子体基底部裂孔の好発部位の鼻上側に認められたものは4％にすぎず，鼻側に存在した症例は26％，外傷性硝子体基底部裂孔では裂孔の分布が少ない鼻下側に毛様体皺襞部裂孔が存在した症例は19％であった（**表1**）．Kunimatsuらの報告からおおよそを読み取ると，毛様体囊胞は鼻上に対象の15％程度，鼻側に25％程度，鼻下側に50％程度で確認され，上方で15％，その他の部位で40～65％程度であった．

毛様体皺襞部裂孔は，剥離した毛様体無色素上皮と毛様体色素上皮の間に両者を架橋する膜状構造を認めることが稀ではない（**図5**）．これはUBM上，細隙灯顕微鏡観察上のいずれでも確認でき，隣接した囊胞が隔壁の一部を残して癒合したのと類似の印象を受ける．

また，前述したとおり，白色正中線を乗り越えることができる病態は，ごく一部の強度近視眼の裂孔原性網膜剥離を除いては，毛様体皺襞部裂孔網膜剥離と毛様体囊胞以外には

表1 毛様体皺襞部裂孔の分布

分布部位	UBMによって毛様体皺襞部裂孔が認められた割合（%）*
superior	0
nasal superior	4
nasal	26
nasal inferior	19
inferior	7
temporal inferior	26
temporal	74
temporal superior	37

＊対象27眼中で，8方向に45度ごとに区切った部位に，UBMによって毛様体皺襞部裂孔が検出された眼の割合（%）．2つ以上の部位に跨る裂孔は，そのすべての部位で数えてある．

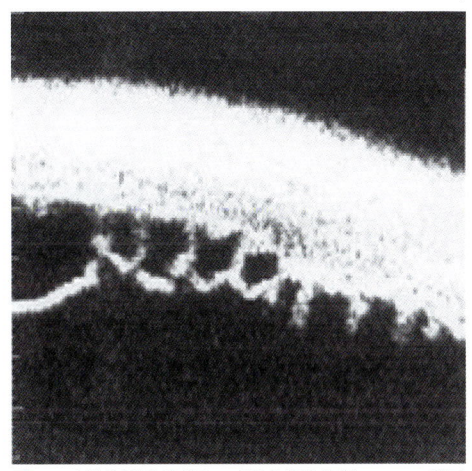

図5 毛様体皺襞部裂孔の毛様体嚢胞類似のUBM所見
毛様突起の硝子体腔側に，皺襞部裂孔縁で剥離した毛様体無色素上皮が観察される．
〔田中住美．眼底最周辺部の検査法．臨眼52（臨増），177-180，1998より〕

確認されていない．ただし，ここで注意を要するのは，毛様体皺襞部裂孔の存在がただちに白色正中線剥離を意味するのではないことである．毛様体皺襞部裂孔による毛様体無色素上皮剥離が白色正中線で止まって，その前方に限局した症例もあることから白色正中線は毛様体皺襞部裂孔に伴う前方からの毛様体無色素上皮剥離の後方への伸展も阻止する可能性が大きいと考えられる．

白色正中線の解剖学的構造は明らかになっていない．Yanoffは著書『Ocular Histology』の中で，電子顕微鏡では，毛様体扁平部は3つの領域に分けられ，前方の毛様体無色素上皮は立方上皮，後方は円柱上皮からなり，その間に前部硝子体が付着する移行帯があると説明しているが，鋸状縁のterminal barのような毛様体無色素上皮が色素上皮から剥離するのを強力に阻止するこの部位の特殊構造はこれまで報告されていない．鋸状縁に近接した網膜変性巣直上の肥厚硝子体に沿って，網膜から白色正中線に向かって血管が伸びている所見が観察されることがあるため，胎生期の水晶体硝子体血管系の遺残に関係する可能性があるが，後方からの網膜剥離および毛様体扁平部無色素上皮剥離がこの部位で前方への伸展を強力に阻止されるにもかかわらず，毛様体皺襞部裂孔ではしばしばこの部位を乗り越えて後方に無色素上皮剥離が伸展する理由を説明できる解剖学的構造は現時点では発見されていない．

以上のさまざまな毛様体皺襞部裂孔に関する観察結果を説明する一つの仮説として，毛様体皺襞部裂孔が毛様体嚢胞を基盤として発症する可能性が否定できないと筆者は考えている．毛様体嚢胞はpseudocystであり，後壁は毛様体色素上皮，前壁は毛様体無色素上皮で前方に位置すればZinn小帯が付着していることになる．アトピー性皮膚炎に伴う組織の変化や外傷性機転などによりZinn小帯付着部で断裂が起これば毛様体皺襞部裂孔となり得るし，若年者では毛様体嚢胞はしばしば発達して隣接して存在するため，隔壁を残して癒合した形態をとることは可能であると思われる．また，毛様体嚢胞が裂孔に置換

わるために，毛様体皺襞部裂孔が認められる眼では毛様体囊胞の存在頻度が低下していることも説明可能である．毛様体囊胞は白色正中線を乗り越える病態であるため，この先端に裂孔が形成されれば，毛様体無色素上皮剝離は後方に伸展するきっかけを得ることになり得る．

以上は憶測の域を出ないが，現在未解決の疑問を解決できる説明の一つであり，今後検証する価値はあると筆者は考えている．

4）毛様体皺襞部裂孔網膜剝離と白内障手術

白内障手術と毛様体皺襞部裂孔網膜剝離は関連があることは異論がないが，白内障手術が毛様体皺襞部裂孔形成に関与し得るかは現時点では解明されていない．白内障手術中〜手術後に網膜下に迷入した水晶体皮質片や水晶体核片の報告は稀ではないことから，少なくとも毛様体皺襞部裂孔がある眼においては白内障手術中に毛様体扁平部無色素上皮剝離下あるいは網膜下灌流が起こり，剝離が強制的に拡大されることは間違いがないと考えられる．第2章Ⅳで解説した式（⇒ p.55）に従って，白内障手術直後においては，術後の毛様体皺襞部裂孔網膜剝離の体積 RD2 は，術前の網膜剝離体積 RD1 に水晶体体積の変化分（減少した場合に＋）δL を加えたものに近似され，RD2 ≒ δL＋RD1 となるため，白内障術後は術中に網膜剝離が強制的に拡大しても徐々に定常状態に落ち着き，硝子体の変化が起こるまでは δL と除去された水晶体体積と同等の拡大を示すことになると考えられる．術後の水晶体前囊収縮はこの式には関与せず，毛様体皺襞部裂孔形成に関与するかは現時点では不明であることから，水晶体前囊収縮と毛様体皺襞部裂孔網膜剝離の関連は今後慎重に検討する必要があると考える．

参考文献

1) Kunimatsu S, Araie M, Ohara K, et al.：Ultrasound Biomicroscopy of Ciliary Body Cysts. Am J Ophthalmol 127：48-55, 1999
2) Tanaka S, Takeuchi S, Ideta H：Ultrasound biomicroscopy for detection of breaks and detachment of the ciliary epithelium. Am J Ophthalmol 128：466-471, 1999
3) 国松志保，田中住美，新家　真：アトピー性皮膚炎に合併した毛様体裂孔の超音波所見．臨眼 49：1420-1424, 1995
4) 田中住美：眼底最周辺部の検査法．臨眼 52：177-180, 1998.
5) 田中住美：アトピー性皮膚炎に伴う網膜剝離．眼科学体系　5A．中山書店，1997, 234ノ2-234ノ6.

〔田中住美〕

F 外傷

　眼外傷による網膜剝離はいろいろな状況で生じうる．眼球に鈍的外力が加わったとき，その直接的障害，衝撃，眼球の伸展などにより，網膜の壊死に伴う裂孔や，網膜・硝子体癒着部位に加わった牽引による裂孔等で網膜剝離が起こる．硝子体牽引による弁状裂孔網膜剝離は，はっきりした外傷の機転がない網膜剝離と，機序・治療ともに変わらないのでこの項では取り上げない．また鋸状縁断裂やアトピー性皮膚炎に伴う毛様体上皮裂孔によるものも一種の外傷を機転とするものであるが，本項では鈍的外傷による網膜振盪を伴う壊死性裂孔の剝離と鋸状縁断裂の機序，眼球破裂に伴う剝離，強膜裂傷に伴う剝離と眼内異物を取り上げる．

I. 外傷による網膜剝離のメカニズム

　眼球に鈍的障害が生じる場合，その直接外力が前眼部に加わり眼球は前後方向に圧縮され，一方，赤道部方向には伸展される．その後眼球の復元力により，眼球は前後方向に伸展される（図1）．その結果，網膜・硝子体癒着部位や硝子体基底部には強い牽引がかかる．そのため硝子体基底部後端に鋸状縁断裂を生じたり（図2a），硝子体基底部前端に毛様体上皮裂孔を生じる（図2b）ことがある．また網膜格子状変性等の網膜硝子体癒着があるとその部分に網膜裂孔を生じる（図2c）．

II. 鈍的外傷による障害

1. 鈍的外傷の衝撃による障害

　前眼部に直接衝撃波が伝わる同側衝撃損傷（coup injury）と後眼部にその衝撃波が伝わっていく対側衝撃損傷（contre-coupe injury）を生じる．衝撃波による網膜振盪ではその後網膜壊死が進行し網膜裂孔に進展する．過去の報告では外傷性網膜剝離の74％，86％は鈍的外傷によるものであるという報告があり，鈍的外傷による剝離が比較的多いことがわかる．また鋸状縁断裂の54％は耳下側で，38％は鼻上側という報告や，壊死性裂孔の69％は耳下側に存在するという報告がある．以上のことと，鈍的外傷では原因の物体が近づいてきたときに眼球を閉じることが多く，Bell現象により直接力は下方から加わることが多

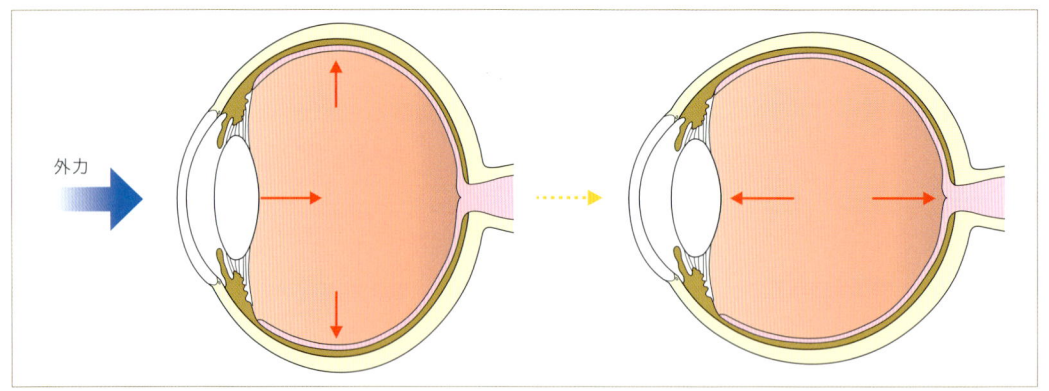

図1　鈍的外力による眼球の変形
前方から加わった外力により眼球は前後に圧迫され，赤道部は伸展する方向の力を受ける．その後眼球は自らの弾性により復元し，前後に伸展する力を受ける．

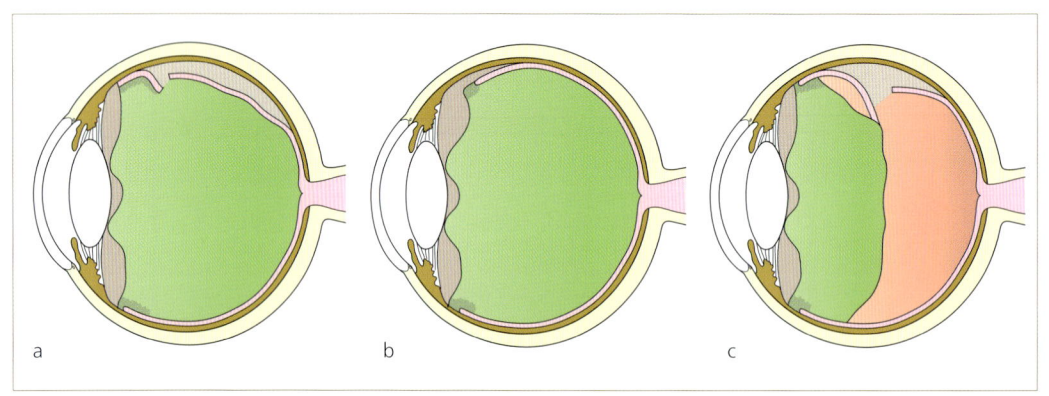

図2　鈍的外傷による硝子体基底部および網膜硝子体癒着部位にかかる牽引
a：眼球の変形により硝子体基底部後端に牽引がかかると鋸状縁断裂を生じる．b：硝子体基底部前端に牽引がかかると毛様体上皮裂孔を生じる．c：格子状変性等の網膜硝子体癒着部への牽引で網膜裂孔を生じる．

いこと，および鼻がある側より外側からの外傷が多いことが予想され，同側衝撃損傷は耳下側に多く，その結果壊死性裂孔による網膜剝離は耳下側に多いと考えられる．また鋸状縁断裂は，同側衝撃損傷により耳下側と，対側衝撃損傷により鼻上側に生じると推定される（図3）．

2. 鈍的外傷による眼球破裂

眼内圧の上昇に伴い，赤道部付近に破裂が生じることが多いが，これもBell現象により直筋付着部の薄い部分に伸展力が加わる上方の障害が比較的多いと考えられる（図3）．強膜の剛性を考えると，直筋付着部後方の赤道部の破裂が最も多く，次に角膜輪部周囲の角膜と直筋付着部との間が多い．直筋の下の強膜は薄く，後極に向かっての破裂創が続く場合もある（図4：奥まで裂けている写真）．直筋付着部より前方の強膜創では網膜に障害の及んでいないことが多いが，付着部より後方では網膜にも裂傷を生じている可能性が高い．

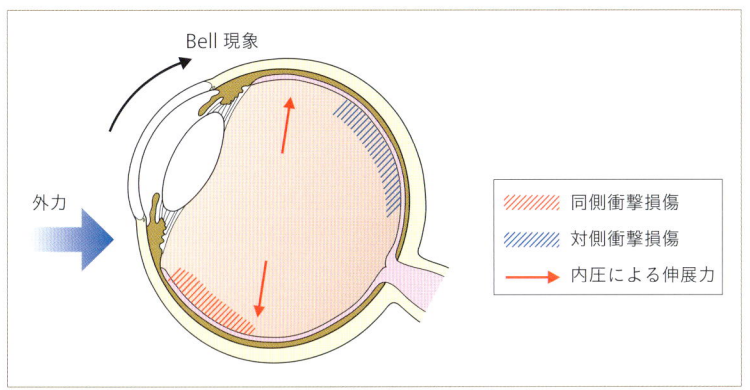

図3　Bell 現象による下方からの鈍的外傷
鈍的外傷では外傷を生じる物体が近づいたときに閉瞼することが多く，Bell 現象により下方からの外傷を生じることが多い．そのため上方に破裂等の傷害を生じ，特に上直筋付着部付近に生じやすい．

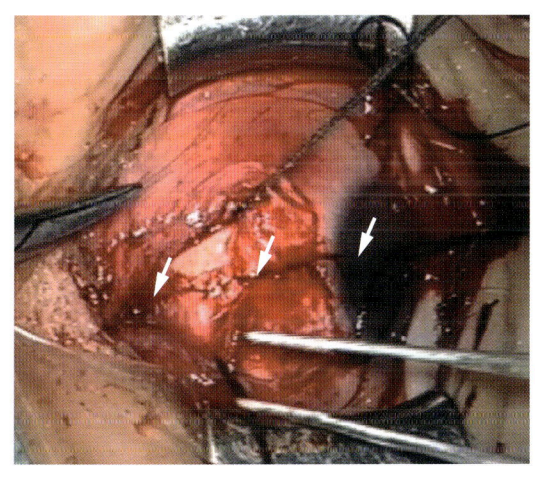

図4　鈍的外傷により直筋付着部を付近から後極部付近までの破裂
直筋付着部付近を詳細に観察する必要があるが，破裂創（矢印）は奥まで広がることも多い．

3. 眼内レンズ眼の鈍的外傷

多くの場合，比較的簡単に白内障手術創の離解が生じる．結膜裂傷がない場合も低眼圧を認める場合は，結膜を切開し強膜創がないか確認が必要である（図5）．

III. 外傷による網膜剥離

1. 網膜振盪症に続発する網膜壊死部裂孔からの網膜剥離

衝撃波による傷害は網膜に浮腫をもたらし，網膜振盪症を生じる（図6）．傷害が強くなければあとに問題をほとんど残すことなく自然治癒するが，傷害が強い場合，あとに瘢痕を残したり，網膜の壊死が生じ網膜の裂孔を生じる．裂孔を生じ硝子体牽引などが加われば網膜剥離に進展する．外傷性黄斑円孔を合併する場合もある．外傷性黄斑円孔から網膜剥離を生じる場合はほとんどないが，硝子体牽引が加わったり，周辺網膜裂孔が合併する

VII　網膜剥離の原因

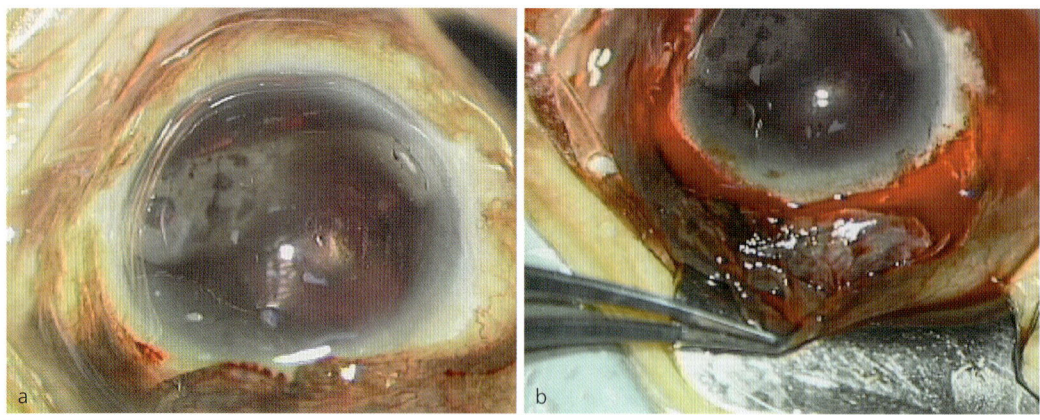

図5　結膜創のない眼球破裂
白内障手術の瘢痕を上方に認めるが，結膜創はない(a)．結膜切開し確認すると以前の白内障手術創から虹彩および眼内レンズの脱出を認めた(b)．

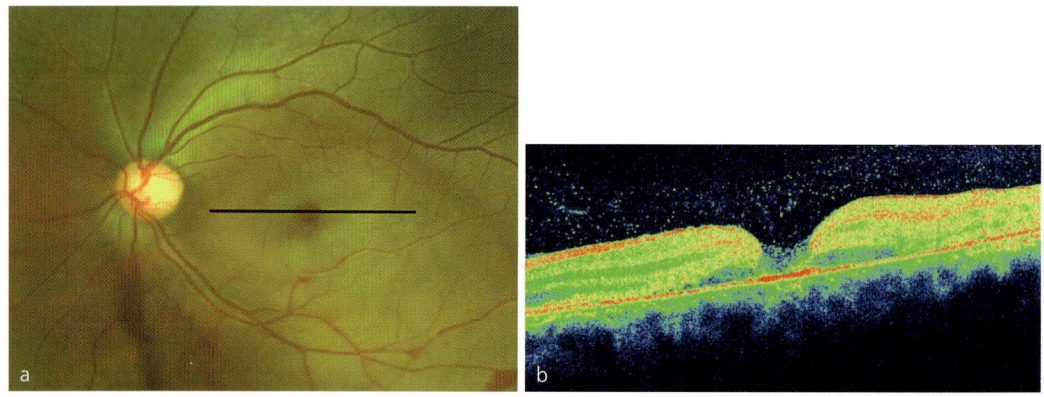

図6　網膜振盪症
眼底写真(a)では網膜振盪症の部分は網膜の白濁として観察される．OCT(b)では網膜全層の浮腫および各層の配列の乱れが観察される．またこの症例では中心窩の部分は菲薄化している．

場合は網膜剥離に進展する危険性がある．

2. 網膜壊死による網膜裂孔

　裂孔のみの場合は網膜レーザー光凝固となるが，網膜浮腫が強く網膜裂孔が大きい場合など特に周辺部の凝固が困難な場合は網膜冷凍凝固の適応となる．受傷すぐは網膜裂孔，網膜剥離がはっきりしない場合もあり，また瘢痕となってレーザー治療が必要のない場合もしばしばある．慎重に経過観察し，網膜剥離が発見されればただちに手術する．

3. 若年者の網膜剥離

　強膜バックリング手術や輪状締結術などの経強膜的手術の適応となる．網膜振盪症による網膜浮腫が広範囲で強い場合はその部分も含め冷凍凝固を施行しておくことが望ましい．深部裂孔や硝子体手術の合併例では硝子体手術を選択することもありうるが，水晶体を温存する場合は強膜バックリング手術，輪状締結術の併用も考慮する．

IV. 外傷による網膜剥離の硝子体手術

1. 硝子体手術の適応

　後部硝子体剥離が存在する場合や 50 歳以上の症例では，硝子体手術を選択する．網膜振盪症に伴う裂孔ではカッターの吸引により裂孔は拡大する．後部硝子体剥離が起こっていない場合はゆっくりと後部硝子体剥離を進める．また裂孔周囲は高速回転で shaving し，できる限り裂孔が拡大しないように注意する．若年者の硝子体手術の場合は必要に応じて輪状締結術もしくは部分強膜バックリング手術を併用する．

2. 外傷性黄斑円孔

　外傷による黄斑円孔は自然閉鎖も期待できるが，2 か月程度様子をみて閉鎖しない場合は硝子体手術を施行する．方法は特発性黄斑円孔に準じる．術後視力は網膜色素上皮および中心窩近傍の網膜障害の程度に依存する．

> **症例 1**　13 歳，男児．準硬式野球ボールが練習中に左眼にあたり，受傷直後より中心暗点を自覚した．近医を受診し，大学病院を紹介された．左眼視力：指数弁．図 7a に示すように広範な網膜振盪症を認めた（OCT および後極の眼底写真は図 6）．1 週間後の再診時に下方に網膜壊死に伴う網膜裂孔を認め（図 7b, c），その 3 日後には外傷性黄斑円孔と裂孔原性網膜剥離を認めた（図 7d）．輪状締結併用硝子体手術を行い（図 7e），術後黄斑円孔は閉鎖し，網膜も復位した（図 7f）．

3. 鈍的外傷による眼球破裂と網膜剥離

　眼球破裂症例では，まず角膜創および強膜創をすべて縫合する．角膜は 10-0 ナイロン糸，強膜は 8-0 以上の太さの糸で縫合する．縫合後人工房水を前房に注入し眼圧が上昇することを確認し，眼圧が上昇しない場合はさらに強膜創が広がっていないか確認する．眼底検査を行い，剥離がない場合は手術を終了する．剥離が認められた場合や前房および硝子体出血のため眼底確認ができない場合で，術前のエコーや画像診断で網膜剥離が疑われる場合は引き続き硝子体手術を施行する．術前に剥離が確認できない場合でも，強膜創が直筋付着部を越え後方に広がっている場合は前房出血を除き，硝子体出血が存在する場合は硝子体手術を施行する．直筋付着部を越えて強膜創が存在する場合は網膜下に出血していることが多い．

　長崎大学病院の統計では光覚以上が残せた症例は一期的硝子体手術をした場合に多く，視力の回復を考えると一期的硝子体手術が望ましいと考えられる．網膜下出血が認められた場合は液体パーフルオロカーボン（perfluorocarbon liquid：PFCL）で網膜下出血を移動させて周辺部の網膜切開から吸引する．その後液体 PFCL からシリコーンオイル（silicone oil：SO）に直接置換する．

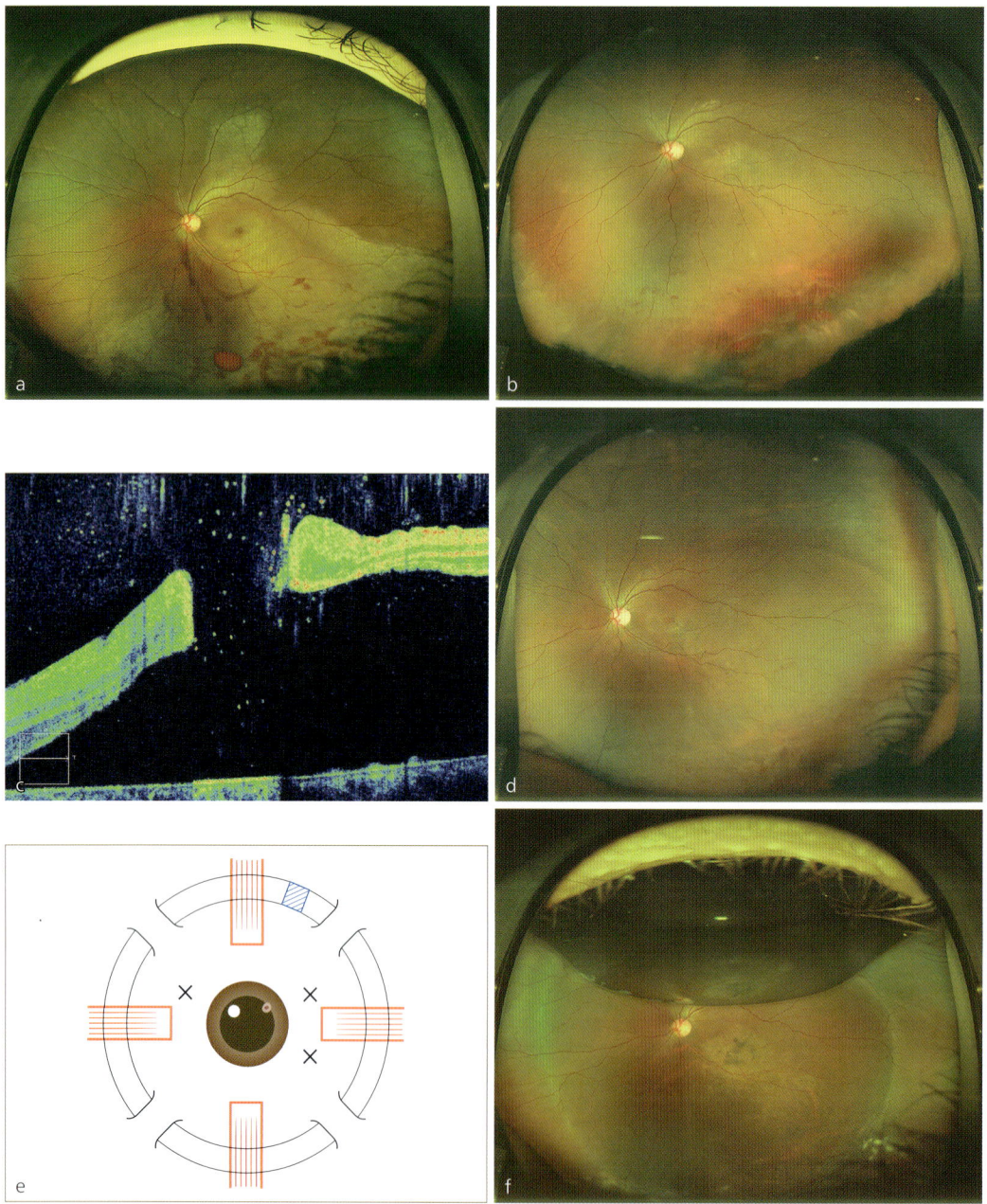

図7 症例1の網膜振盪症
a：後極から下方にかけて広範な網膜振盪症を認める．この症例でも網膜振盪症は耳下側に広がる．b：下方に網膜裂孔を発症．下方に網膜裂孔を発症している．周囲には網膜浮腫が残存している．c：外傷性黄斑円孔と網膜剥離を発症している．d：OCTでも全層黄斑円孔を認める．e：手術の模式図．輪状締結併用の硝子体手術を施行し，網膜は復位した．f：術後5日目の眼底写真．ガスは残存しているが，黄斑円孔は閉鎖し，網膜は復位している．

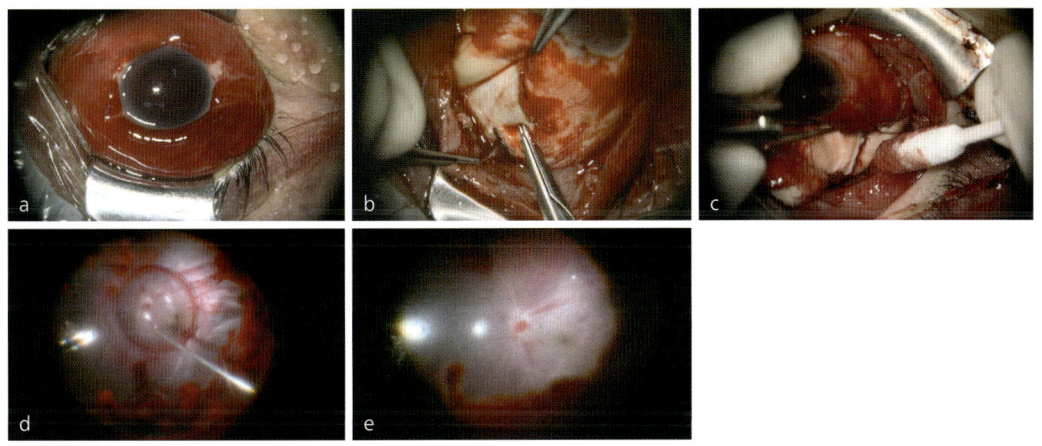

図 8　眼球破裂症例
前房出血と全周の結膜下出血があり(a)，眼球破裂が疑われる．全周の結膜切開を行い，観察すると耳上側を中心に赤道部付近に強膜創を認めた．上直筋(b)と外直筋(c)を切腱し6時部から1時部にかけ半周を超える強膜創を縫合した．硝子体手術を行い，網膜下出血を広範に認め，液体パーフルオロカーボンを使用し(d)，網膜下出血を圧出し，シリコーンオイルに置換した(e)．

> **症例2**　65歳，男性．机の角で右眼を打撲．直後より眼痛と視力低下を生じ，近医を受診し大学病院を紹介された．視力は光覚で，低眼圧であった．眼球破裂を疑い，即日手術となった．前房出血と結膜下出血があり(図8a)，全周の結膜切開を行い，上直筋と外直筋をはずし強膜の破裂創を探したところ，赤道部付近に6時部〜1時部にかけて全層の強膜創を認め縫合した(図8b, c)．前房出血を吸引したところ水晶体は認めなかった(強膜創から脱出したと考えられた)．その後硝子体出血を認めたため，硝子体手術を行いPFCLを使用し(図8d)，SOに置換した(図8e)．術後視力は0.1となった．

　眼球破裂の硝子体出血・網膜剝離の手術は一期的手術を行うか，二期的に手術を行うか，議論のあるところである．筆者らの統計では一期的手術のほうが視力予後がよく，症例数は多くはないが，一期的手術の予後がよい可能性がある．

> **症例3**　72歳，男性．角膜白斑に対して全層の角膜移植が行われたが，子どもの肘が右眼に当たり，見えなくなった．近医で移植角膜片の離解を指摘され再縫合を受けた．視力は改善しなかったが，しばらく放置していた．さらに視力が低下し，視野も狭窄したため大学病院を受診した．角膜はかなり混濁し，エコーではclosed-funnelの状態で硝子体手術を施行した．角膜混濁は高度であった(図9a)が，広角観察系を使用することで硝子体手術は施行できた．closed funnelを認め(図9b)，硝子体切除の後，鼻側に網膜切開を行い，太い網膜下索(ナプキンリング)を切除し(図9c)，網膜は復位した．外傷による網膜出血・網膜剝離を放置すると網膜下の増殖が進行し，手術の難易度が上昇する．早めの手術が望ましい．

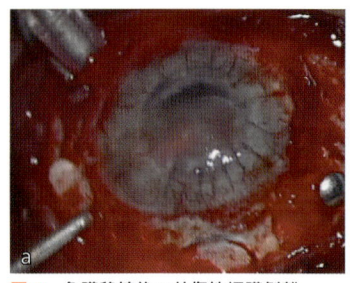

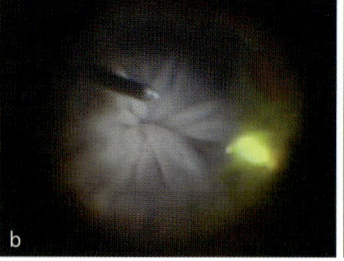

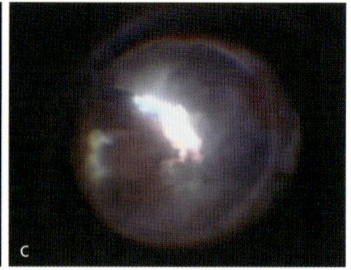

図 9　角膜移植後の外傷性網膜剥離
角膜移植後で角膜は高度に混濁し（a），closed-funnel の状態であった（b）が，網膜下索を切除し（c），網膜は復位した．

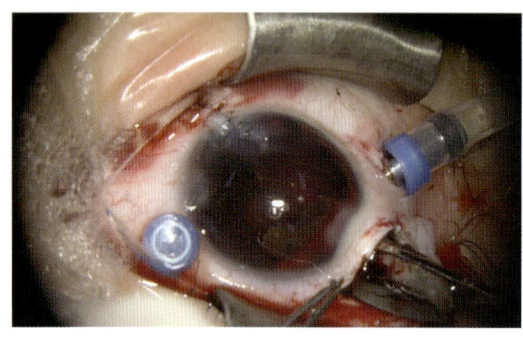

図 10　眼内鉄片異物
大きな異物を摘出しないとならない場合があり，角膜輪部に平行な強膜創を作製する．この症例では 5×10 mm の大きな異物を認める．

4. 眼内異物

　異物が飛来した場合，エネルギーが高くなければ眼内には入らない．そのため眼内異物の多くは鉄片異物である．最も多いのは草刈機を使用中に草刈り機の刃が石などにあたり，破損し飛入するものである．眼底検査で異物が確認できる場合も，複数異物の可能性や二重穿孔も考え CT 検査を行う．手術としては角膜もしくは強膜の穿孔創を縫合する．角膜創で漏出が認められない場合も手術中の眼圧変動に伴い創の離解の可能性を考え縫合しておく（手術終了時に漏出の可能性が低い場合，角膜の不正乱視を防ぐ意味で術終了時の抜糸も考慮する）．

　次に硝子体手術を行うが，最近の極小切開硝子体手術でも異物摘出には 20 ゲージの異物鉗子が望ましい．中央の硝子体切除の後に，極小切開の 3 ポート以外に 4 つめの 20 ゲージの創を輪部から 3～4 mm の部分で角膜輪部に平行に作製する（この部分だけは結膜切開が望ましい）．トリアムシノロンアセトニドで硝子体の状態を確認し，網膜表面に薄い硝子体皮質が残っている状態での異物把持が可能であれば異物鉗子で異物を摘出する．異物に硝子体が絡んでいて，異物鉗子で把持できない場合は後部硝子体剥離を起こして切除し，その後異物鉗子で把持する．薄い硝子体が残った状態のほうが網膜を損傷する危険性が低い．しかし，後部硝子体剥離の生じていない状態で異物鉗子を使用し把持した場合，硝子体を牽引する危険性がある．眼内異物の除去後，後部硝子体剥離を起こして，きちんと硝子体切除をしておかないと増殖性硝子体網膜症の危険性が増える．眼内灌流液には抗菌薬を添加しておくが，添加の前に硝子体サンプルを培養に出しておくと万が一術後眼内

炎を生じた場合，対処がしやすい．

> **症例4** 65歳，男性．草刈り中に異物が右眼に飛入し，近医を受診したところ眼内鉄片異物を指摘され，大学病院を紹介された．右眼視力1.2．角膜中央に角膜創を認め，眼底の下方血管アーケードの外側に網膜裂孔と網膜出血および硝子体中に鉄片異物を認めたため，緊急手術を施行した．角膜創を 10-0 ナイロンで縫合し，白内障手術を施行した．硝子体サンプルを切除した後，灌流液にはバンコマイシンを添加した．中央の硝子体を切除した後，鼻下側に約 6 mm の強膜創を作製し，異物鉗子で 5×10 mm の鉄片異物を摘出した（**図10**）．その後，硝子体をできる限り切除して，眼内レンズを挿入して手術を終了した．

眼内鉄片異物を防止する最も大事な点は作業用ゴーグルの装着であると考えられる．

眼球破裂の硝子体手術は一期的手術が望ましいと書いたが，手術が長時間に及び集中してできない場合は2回に分けるほうが安全・確実な手術ができる．外傷の手術はすべて応用問題であり，熟練した硝子体術者が施行することが望ましい．

参考文献

1) Willkinson CP, Rice TA ed.：Michels Retinal Detachment. 2nd ed. pp207-218, Mosby-year Book, 1997.

（北岡　隆）

Topics
黄斑円孔以外の強度近視の網膜剥離例

　強度近視眼では，黄斑円孔や周辺部網膜裂孔以外に，後極部小裂孔から網膜剥離に至ることがあり，その多くは傍血管微小裂孔(paravascular micro hole)によるものである(図1)．後極部小裂孔には他に，網脈絡膜萎縮巣内(図1)あるいは巣縁の萎縮性網膜裂孔がある．黄斑円孔があったとしても，黄斑円孔網膜剥離は傍血管微小裂孔を併発することもあるため，他に微小裂孔がないか確認を怠ってはいけない．裂孔は小さいため，硝子体中の色素散布は軽微である．

　傍血管微小裂孔がもしあれば，術後再剥離の原因となり，裂孔が見つからないため閉鎖できず，再剥離を繰り返すパターンが多い．裂孔は極めて小さいために急激な網膜剥離は生じにくいが，シリコーンオイルやガスがなくなるとゆっくり剥離が出現してくる．

❶傍血管微小裂孔

　傍血管微小裂孔は，多くは耳側の上下血管アーケード動脈沿いに生じやすく，なかでも動静脈交叉部付近にできやすい．血管アーケード沿い以外にも乳頭上下に存在することもある．鼻側や周辺部に生じることはまれであるため，後極部血管沿いを入念に探索する．傍血管微小裂孔は連なって複数あることも珍しくないので，一つ見つけたら安心せずにその周囲にないか探すことも大事である．

　眼底の萎縮性変化が著しい場合は微小裂孔を検眼鏡で見つけることが困難であり，残存硝子体皮質の状態によっては硝子体手術中であっても診断に難渋することがある．したがって術前に光干渉断層計(OCT)を用いて探すことが賢明である．漫然と中心の水平方向と垂直方向の断層を撮影しただけでは見つけることはできない．確実な診断のためには，緻密に断層像を撮影し，微小裂孔を見つけたら眼底写真と照合しながら裂孔の位置を慎重に検討する必要がある．術前に眼底写真に裂孔部位をマークし，手術時に確認できるように用意しておくとよい．

❷成因

　OCTを用いた最近の研究から，傍血管微小裂孔の成因として，網膜血管そのものが牽引力を生じ，網膜を引っ張り上げることが挙げられている．加齢などに伴い血管の伸展性が低下するが，後部ぶどう腫は進行していくため，血管に眼球内方への牽引力を生じ，網膜を引き上げ網膜微小皺襞と裂孔が形成されると考えられている．動脈のほうが静脈より伸展性が低いため，動脈に沿ってみられることが多い．

❸手術手技

　手術手技としては，傍血管微小裂孔周囲の牽引力を除去する必要がある．網膜血管には硝子体皮質が癒着していることが多いので，微小裂孔周囲の後部硝子体剥離を作製し，できれば内境界膜剥離も行っておいたほうがよい．

　裂孔が完全に牽引力から解放されたようにみえた場合でも，光凝固は必須である．ただし，中心部に近いときは凝固斑が将来驚くほど広がるこ

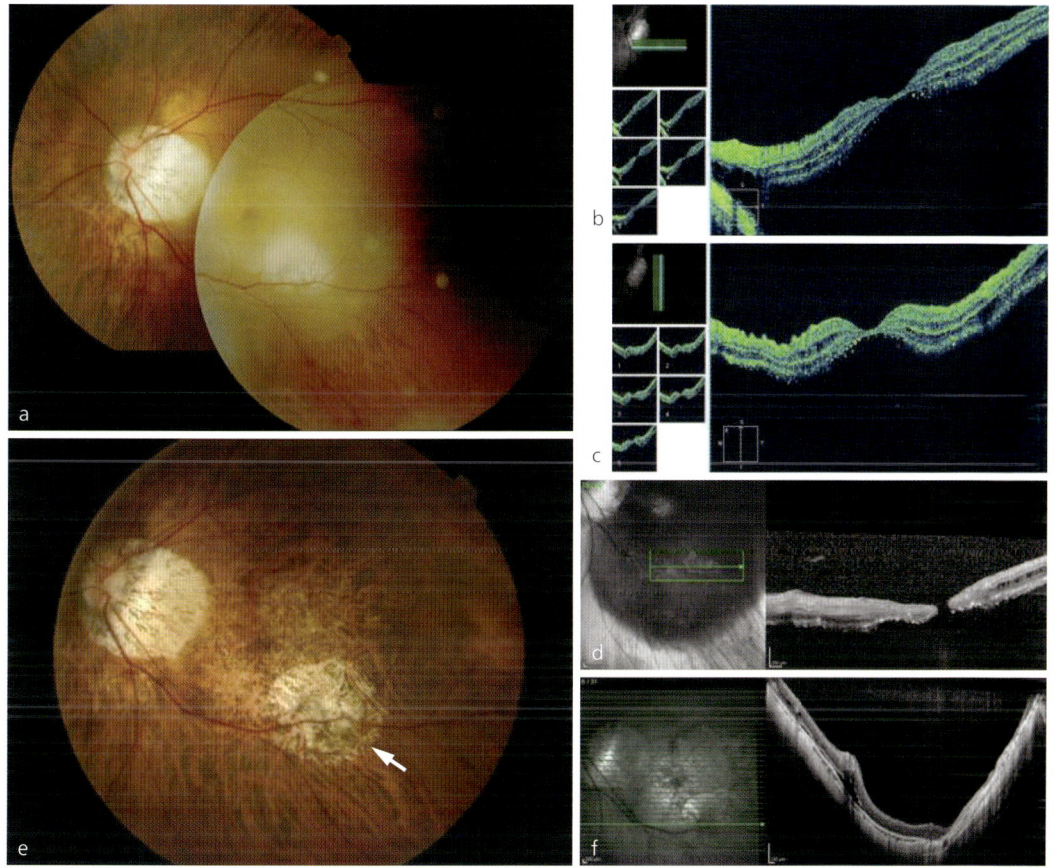

図1 左眼網脈絡膜萎縮巣内の傍血管微小裂孔による後極部網膜剥離
a：眼底写真では，視神経乳頭周囲と黄斑耳側下方に網脈絡膜萎縮があり，後極部は網膜剥離になっている．b，c：OCTでは，黄斑部網膜剥離を認めるが，黄斑円孔はない．d：OCTで緻密に後極部を検索し，黄斑耳側上方網脈絡膜巣内でアーケード静脈近傍に微小裂孔を認める．e，f：硝子体手術＋液・空気置換＋眼内光凝固＋C_3F_8注入後1か月．OCTで微小裂孔は閉鎖し網膜剥離はほぼ消退している．矢印は裂孔だったところとその周囲の瘢痕巣＋もともとの網脈絡膜萎縮巣．

とがあるので，術中は弱く一列にしてシリコーンオイルタンポナーデとし，完全にドライになってから少し追加するという手がある．血管を直接凝固しないように注意し，強い凝固や広範な凝固は凝固斑が大きくなるため避けるべきである．

術前に緻密な検索が困難な場合は，バックフラッシュニードルなどで丹念に裂孔を探す必要がある．何度も再剥離を繰り返す強度近視眼は傍血管微小裂孔が原因であることが多いため，再手術の際には血管アーケード付近を丹念に検索し，傍血管微小裂孔があれば，必ずこれを処理しておかなければならない．

参考文献

1) 生野恭司：傍血管微小裂孔．田野保雄，大路正人（編）：眼科プラクティス30 理に適った網膜復位術．pp314-315，文光堂，2009
2) Ikuno Y, Gomi F, Tano Y：Potent retinal anterior traction as a possible cause of myopic foveoschisis. Am J Ophthalmol 139：462-467, 2005

（大岩和博，伊藤逸毅）

第4章
網膜剥離に対する硝子体手術

I 強膜バックリング手術と硝子体手術の選択

　極小切開硝子体手術(micro-incision vitreous surgery：MIVS)と広角眼底観察システムの普及により，近年の硝子体手術システムは大きな変貌を遂げた．さらに高速回転硝子体カッターの使用により医原性裂孔を形成する頻度も激減している．硝子体手術がより安全に施行できるようになり，裂孔原性網膜剥離に対して初回から硝子体手術で治療する機会は増加している．その一方で強膜バックリング手術を施行する機会が減少し，強膜バックリング手術に確かな技量を持つ術者が減少しているのも事実である．裂孔原性網膜剥離に対して確実な復位を得るためには，硝子体手術と強膜バックリング手術の双方に確実な技量を持つことが非常に重要であり，症例によってこの2つの術式を適宜選択する必要がある．また，症例によってはこの2つの術式を併用することが求められる．

I. 強膜バックリング手術の適応となる網膜剥離

　以下の裂孔原性網膜剥離は原則として強膜バックリング手術を選択すべきである．

1. 若年の網膜格子状変性巣内の萎縮性円孔に起因する扁平な網膜剥離

　網膜格子状変性巣がよほど深部にない限りは原則として強膜バックリング手術が適応となる(図1)．網膜格子状変性巣の存在する象限の数にもよるが，通常，輪状締結は不要で部分バックルで十分である．バックル材料も太い種類は不要で，筆者は大半の症例で#501シリコーンスポンジを使用している．網膜下液排除が確実に施行できれば，術翌日から安静度もさほど必要ではなくなり，早期の退院が可能となる．このような症例に硝子体手術を施行すると，若年ゆえに網膜硝子体癒着が強固で，人工的後部硝子体剥離作製が難しい．

2. 赤道部より周辺側に裂孔が存在する胞状の網膜剥離

　最近はこのような症例に対して初回に硝子体手術を選択する術者が増加しているが，3～4乳頭径以下の弁状裂孔があれば通常は強膜バックリング手術でも十分復位可能である(図2)．ただし，網膜剥離が胞状だと，経強膜冷凍凝固が施行しづらいといった難点が

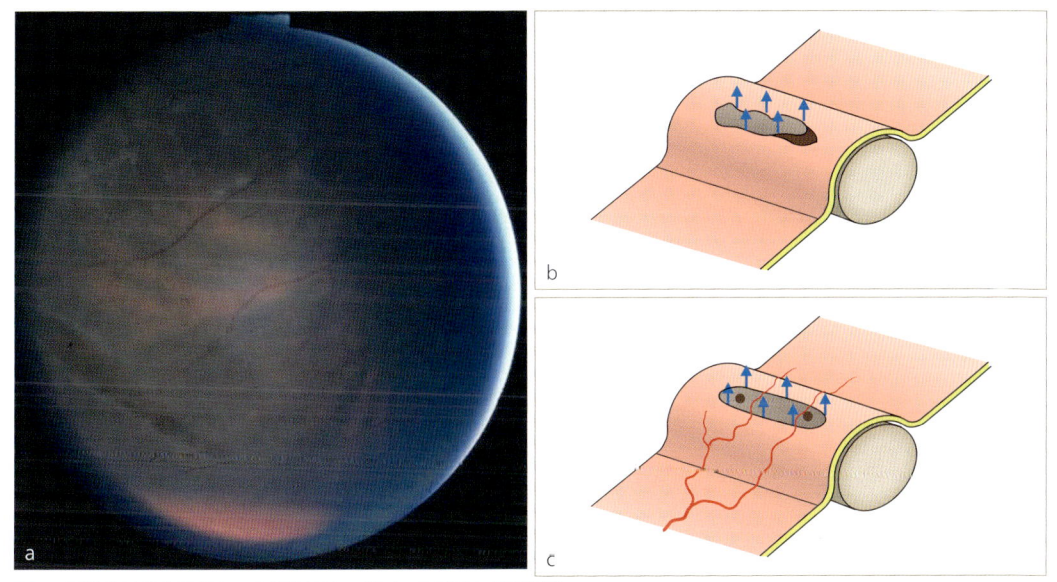

図1 網膜格子状変性巣内の萎縮性円孔に起因する扁平な網膜剥離
a：眼底所見．右眼の下耳側赤道部に網膜格子状変性巣内の萎縮性円孔を認め，その周囲に扁平な網膜剥離が生じている．b，c：強膜バックリング手術のよい適応である．網膜格子状変性巣に起因する裂孔には変性巣の辺縁に生じる弁状裂孔（b）と変性巣内の萎縮性円孔（c）がある．裂孔周囲だけでなく，網膜格子状変性巣全体をバックルの上にのせる必要がある．

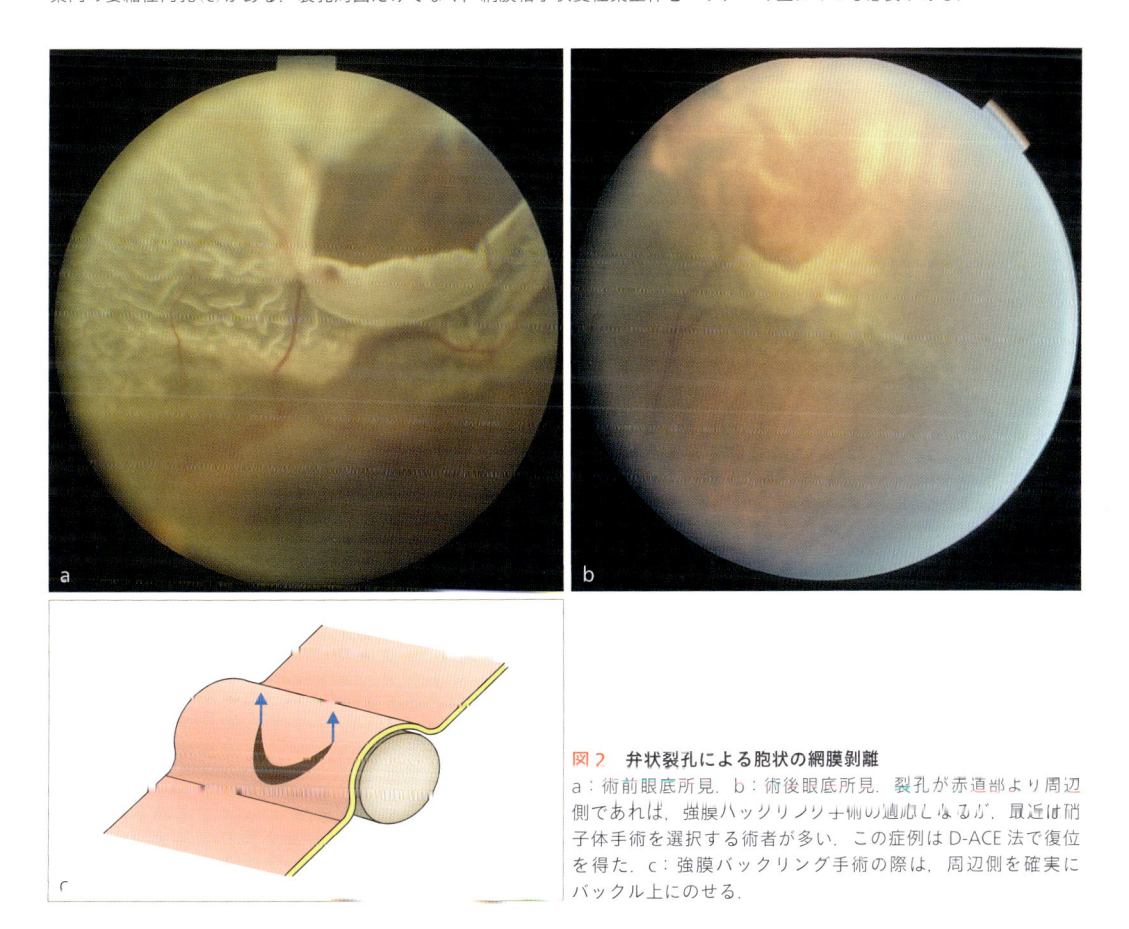

図2 弁状裂孔による胞状の網膜剥離
a：術前眼底所見．b：術後眼底所見．裂孔が赤道部より周辺側であれば，強膜バックリング手術の適応となるが，最近は硝子体手術を選択する術者が多い．この症例は D-ACE 法で復位を得た．c：強膜バックリング手術の際は，周辺側を確実にバックル上にのせる．

I 強膜バックリング手術と硝子体手術の選択 241

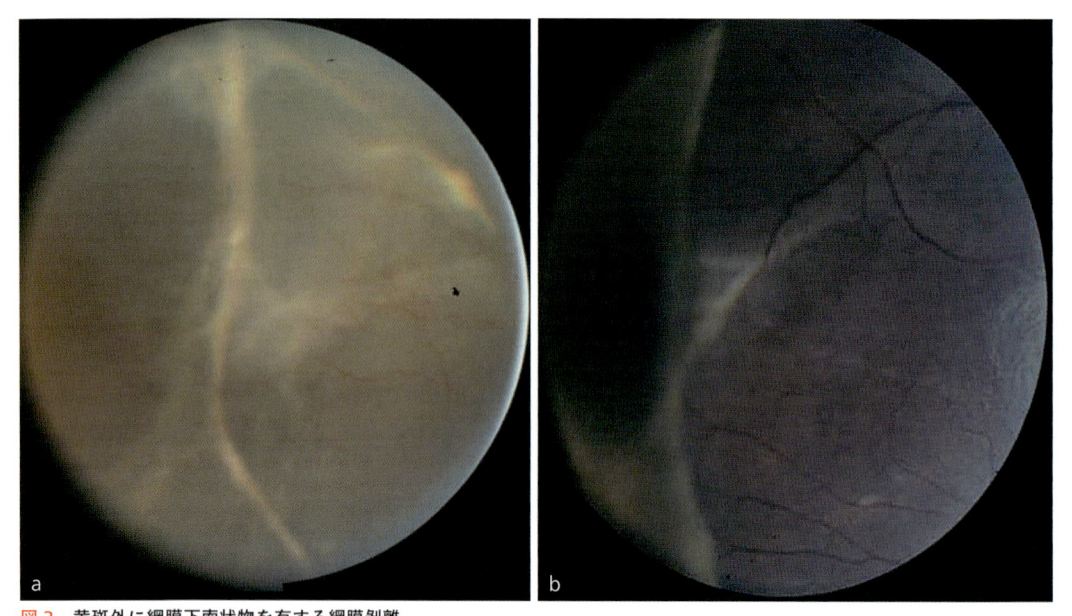

図3　黄斑外に網膜下索状物を有する網膜剥離
a：術前．b：術後．術後に，周辺には網膜皺襞が残存するが，強膜バックリング手術で十分復位が可能である．

ある．この対処法としては網膜下液排除を先に行い硝子体腔内に空気を注入するD-ACE法（drainage＋air injection＋cryoretinopexy＋exoplant）があるが，双眼倒像鏡の眼底観察に慣れていないと施行が難しい．このタイプの症例では，2つの術式の習熟度に合わせて術式を選択すべきなのかもしれない．

3. 鋸状縁断裂による網膜剥離

網膜面に増殖性変化がないか軽度な鋸状縁断裂に起因する網膜剥離は，通常強膜バックリング手術で良好な復位成績が得られる．ただし，鋸状縁断裂が大きく，裂孔縁が翻転するような症例は硝子体手術を選択することが多い．

4. 外傷後の壊死性裂孔による網膜剥離

鈍的外傷によって網膜振盪症，網膜出血などを来した後に，壊死性裂孔を生じて網膜剥離に進行することがある．不規則な大きめの裂孔を来すことも多いが，若年発症例が多く，硝子体ゲルがしっかりしているので，裂孔がさほど深部でなければ大半は強膜バックリング手術で十分に裂孔閉鎖が可能である．

5. 黄斑外に網膜下索状物を有する網膜剥離

網膜下索状物を認めたら硝子体手術が必要と思ってしまう術者がいるが，復位後黄斑部に影響を与えない程度の網膜下索状物で，しかも裂孔が周辺部に存在する症例は，強膜バックリング手術で十分復位が可能である（図3）．

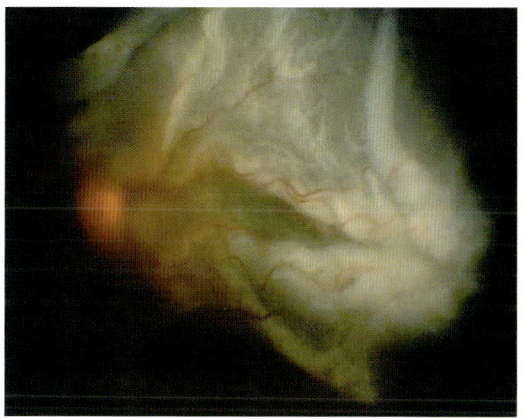

図4 増殖硝子体網膜症(PVR)
網膜面に著明な増殖膜を伴い，網膜の伸展性が低下している PVR では，硝子体手術が必要である

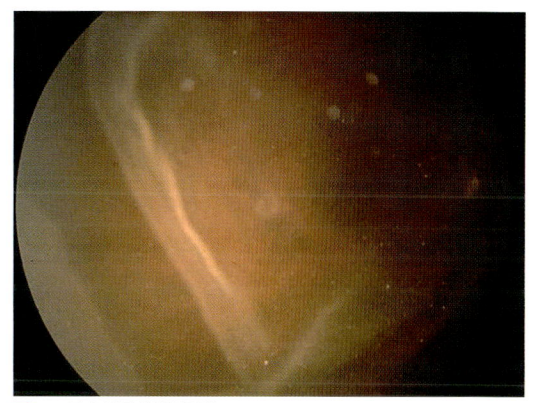

図5 巨大裂孔網膜剥離
裂孔が 90 度以上あり，裂孔縁が翻転するような巨大裂孔網膜剥離は硝子体手術を選択する．

II. 硝子体手術の適応となる網膜剥離

以下の裂孔原性網膜剥離は原則として硝子体手術を選択すべきである．

1. 赤道部より深部に裂孔が存在する胞状の網膜剥離

深部裂孔に対して強膜バックリング手術を施行すると脈絡膜循環を障害し，術後に脈絡膜剥離などの併発症を来すことがあるので，硝子体手術を選択することが多い．また，比較的大きな弁状裂孔は強膜バックリング手術での閉鎖が難しいので，硝子体手術を施行した方が確実な復位が得られることが多い．

2. 増殖硝子体網膜症

網膜面に著明な増殖膜を伴い，網膜の伸展性が低下している増殖硝子体網膜症(proliferative vitreoretinopathy：PVR)では，硝子体手術が必要である(図4)．ただし，若年で裂孔が周辺部に存在する例では，強膜バックリング(輪状締結術＋局所バックル)で復位が得られることもある．硝子体手術を施行した場合でも，周辺部の残存硝子体の牽引を相殺する目的で輪状締結術は必ず施行しておくべきである．

3. 巨大裂孔網膜剥離

網膜裂孔が 90 度以上あり，裂孔縁が翻転するような巨大裂孔網膜剥離は硝子体手術を選択する(図5)．液体パーフルオロカーボンの使用により，巨大裂孔網膜剥離の治療は比較的容易になっているが，周辺部の硝子体処理を十分に施行しておかないと，術後に裂孔縁から再剥離を来すので，必要に応じて周辺部輪状締結術の併用を考慮する．

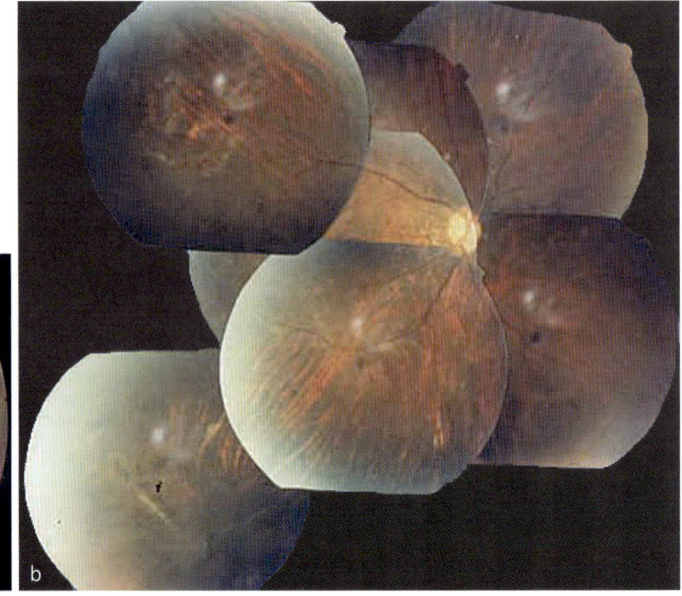

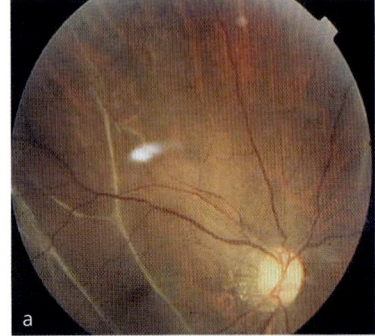

図6 黄斑下に網膜下索状物を有する網膜剥離
a：術前．b：術後．黄斑下に復位の妨げとなる網膜下索状物を有する症例では硝子体手術により網膜下索状物を抜去したほうが良好な視力が得られる．

4. 黄斑下に網膜下索状物を有する網膜剥離

　黄斑下に復位の妨げとなる網膜下索状物を有する症例では硝子体手術により網膜下索状物を抜去したほうが良好な視力が得られる（図6）．ただし，このような症例でも強膜バックリング手術の復位後に予想以上に良好な視力が得られることもあるので，硝子体手術を2期的に施行するという計画で，初回は強膜バックリング手術を試みてもよい．

5. 黄斑円孔網膜剥離

　黄斑バックリングに慣れていない術者が多い昨今では，硝子体手術を第一選択とする術者が圧倒的に多い．しかし，黄斑円孔網膜剥離は強度近視眼ゆえに網膜硝子体癒着が強固で，人工的後部硝子体剥離の作製に苦労することが多く，深い後部ぶどう腫や著明な近視性網脈絡膜萎縮を有する症例では，黄斑円孔の再開により再剥離を来す頻度も高い．

6. 脈絡膜剥離を伴う網膜剥離

　脈絡膜上腔の排液後に強膜バックリング手術で復位できる症例もあるが，脈絡膜剥離併発例では眼内フレアの上昇により眼内増殖機転が加速されている．いったん強膜バックリング手術で復位しても，術後に再増殖や再剥離を来す頻度が高いので，筆者は高度な脈絡膜剥離併発例に対しては硝子体手術を第一選択としている（図7）．

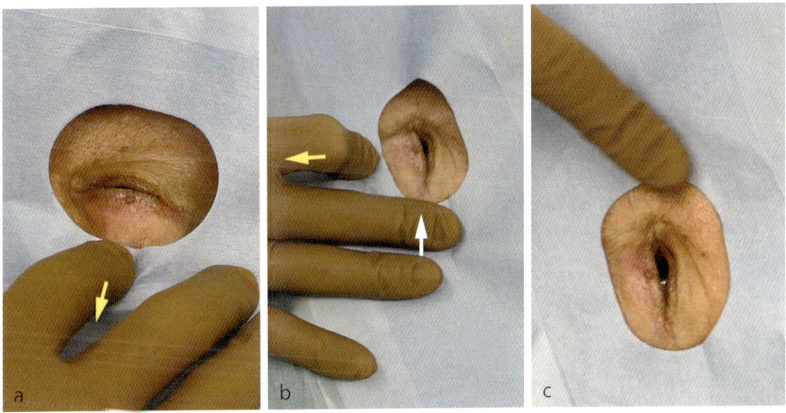

図3 穴あきコンプレッセンの貼り方
a：コンプレッセンのシールを上眼瞼に貼り，上方に引っ張る（黄矢印）と，耳側の皺が伸びる．
b：耳側の皺が伸びたところで，耳側のコンプレッセンを貼る（白矢印）．c：最後に鼻の隆起・窪みに合わせて丁寧に密着させる．

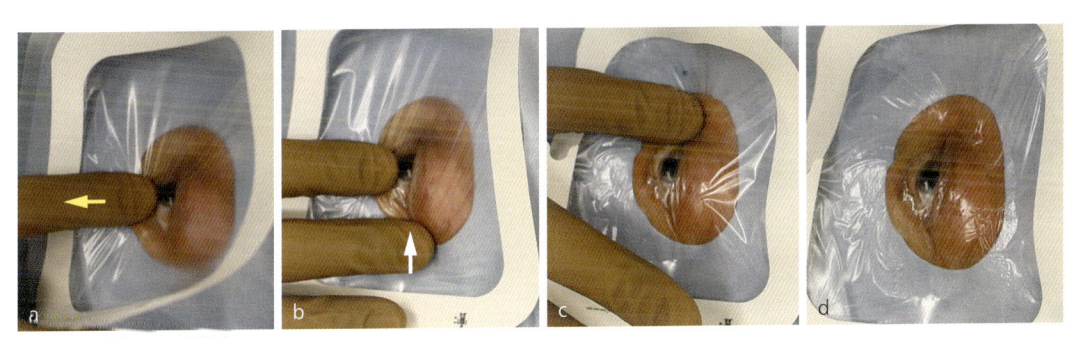

図4 テガダームの貼り方
a：睫毛カットしていない場合は，先に睫毛だけ接着させて上方に引っ張る．そうすると睫毛がきれいに上方に向かって倒れた状態で貼り付けられることになる．次に，上眼瞼に接着させ同様に上方に引っ張り上げ（黄矢印），半分開瞼した状態とする．b：耳側の皺が伸びたところで，接着させる（白矢印）．c：鼻根の窪みに沿って，張りができないように人差し指で押さえつけ密着させる．d：仕上がりの状態．コンプレッセンはやや鼻側に寄り，耳側の皺が伸びた状態であり，上眼瞼の睫毛はきれいに上方に貼り付けられており，半開瞼状態となっている．

涙が耳側皮膚を濡らしていると，コンプレッセンやテガダームの接着を妨げてしまうので，貼る前にしっかりと拭き取る．

2. 麻酔

硝子体手術用の麻酔の目的は，①球後の筋円錐付近に麻酔薬を注入し，毛様体神経節を通る動眼神経や短・長毛様体神経，上眼窩裂から出る滑車神経や外転神経をブロックすることで眼球運動や内眼筋を抑制すること，②上眼窩裂から出る三叉神経の枝の一つである眼神経をブロックすることで鎮痛を得ること，である．

硝子体手術用麻酔には，球後麻酔とTenon囊下麻酔があり，球後麻酔には，経Tenon囊下球後麻酔と経皮的球後麻酔がある．筆者は経皮的球後麻酔を主に使用しているので，本項ではその解説を中心に行う．

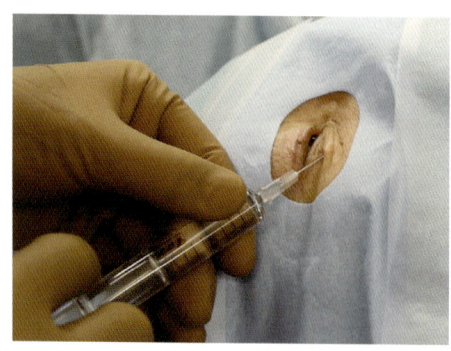

図5 球後麻酔前の皮下麻酔
球後麻酔の前に，疼痛軽減のために皮下麻酔を行う．

1）球後麻酔とTenon嚢下麻酔の比較

　球後麻酔のメリットは，眼球運動に関わる神経を麻痺させ眼球運動を抑制することで，黄斑疾患での繊細な操作が容易になることである．デメリットは，眼窩内圧が上がり過ぎた場合に手術操作がしにくくなること，球後の血管損傷による球後出血と眼球穿孔の危険性があることである．

　Tenon嚢下麻酔のメリットは，注射時の痛みが少ないことであり，デメリットは，十分量の麻酔薬を入れないと眼球運動が残ってしまう可能性が高いことである．

2）球後麻酔の手技

　球後麻酔の手技を示す．麻酔薬は，2％リドカイン（キシロカイン®）と0.5％ブピバカイン（マーカイン®）を半々に混合したものを約4 mL使用する．ブピバカインは，リドカインに比べ，作用発現時間が遅く，作用持続時間が長いため，両者を併用することで長時間の硝子体手術にも対応できる．

　球後麻酔の針は23ゲージとかなり太く，いきなりそれを刺すと疼痛が大きくなる．したがって，筆者は患者の苦痛を少しでも軽減するために，あらかじめ27ゲージ針で皮下麻酔を行っている（図5）．次に，患者に内上方を注視してもらい（図6a），球後針は下耳側から刺入する．下耳側を選択する理由は，外直筋や斜筋がないため外眼筋内への誤注射が少ないこと，視神経と外直筋の間に存在する動眼神経からの根を受ける毛様体神経節をブロックしやすいことなどである．内上方を注視してもらう理由は，皮膚や球後の組織にテンションがかかり穿刺の抵抗が減ること，また球後針の先端が強膜を穿孔しそうになった時に眼球が下方に引っ張られることで早期発見できるためである．球後針は，直針と曲針があり，直針は眼球に当たっても抵抗なく穿孔する危険があるが，曲針は物に当たるとたわむので，穿孔の危険がより少ないと考えられる．

　眼球と頬骨眼窩下縁の間の窪みを指で確かめ，その中間辺りから球後針を刺入する．初めは皮膚に対して直角に当てる．曲針の場合，針先を皮膚に直角に当てるためにシリンジを頭側に倒す（図6b）．眼球の赤道部を越える辺りから徐々に針を立てていき，眼球壁に沿って球後にゆっくり針先を進める（図6c）．この際に，骨に当たると痛みを伴うので，当

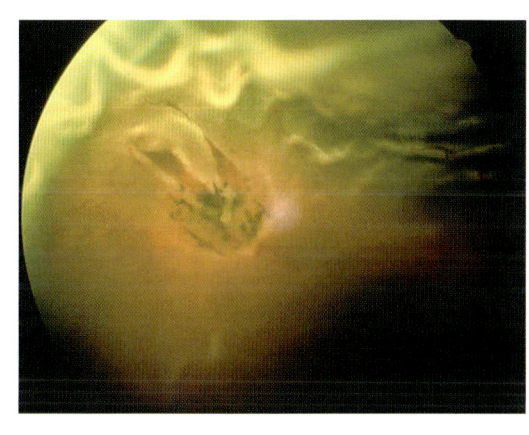

図7 脈絡膜剝離を併発した網膜剝離
眼内フレアの上昇により眼内増殖機転が加速されている．いったん強膜バックリング手術で復位しても，術後に再増殖や再剝離を来す頻度が高いので，硝子体手術を第一選択とすることが多い．

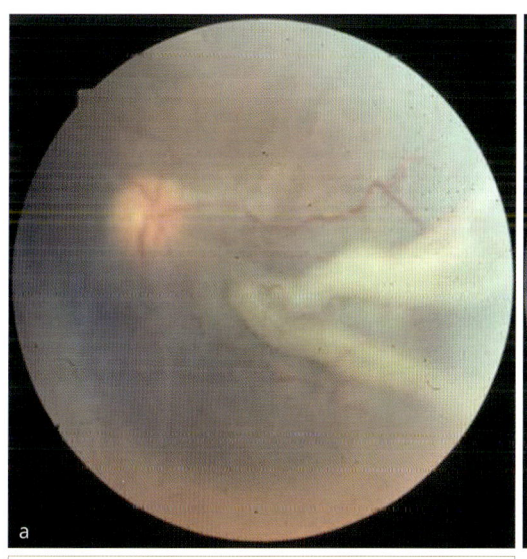

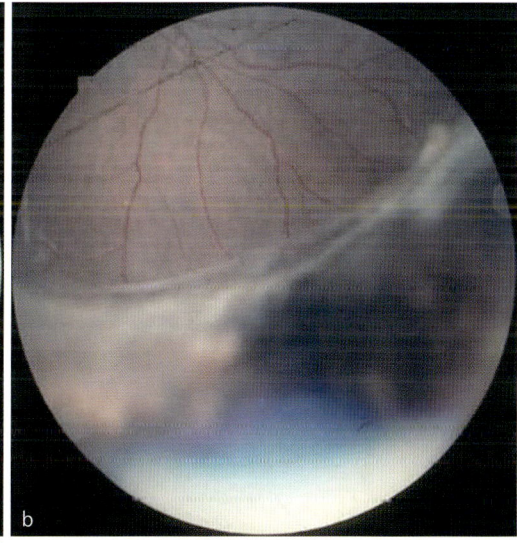

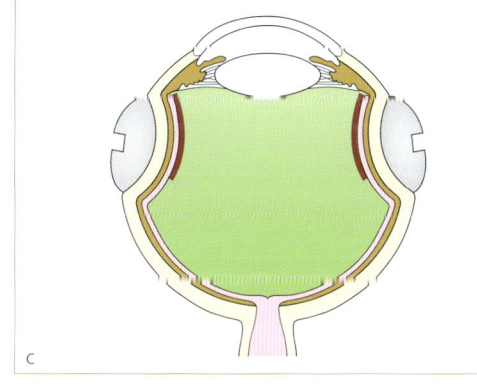

図8 硝子体網膜ジストロフィに起因する網膜剝離
家族性滲出性硝子体網膜症に生じた難治性の網膜剝離例．強膜バックリング手術，硝子体手術どちらを選択しても治療に苦慮する．硝子体手術を施行する場合，周辺部に硝子体ゲルや肥厚した後部硝子体膜が残存するので，幅の広い輪状締結術を併用するとよい．
a：術前眼底写真．b：術後眼底写真．c：幅の広い輪状締結術．赤道部までは確実に人工的後部硝子体剝離を作製し，その後は輪状締結術で周辺部の残存硝子体牽引を相殺する．

I 強膜バックリング手術と硝子体手術の選択 245

7. アトピー性皮膚炎に合併した網膜剥離

通常，鋸状縁から毛様体にかけて最周辺部に裂孔を有することが多い．剥離範囲が狭く，裂孔も大きくない症例では強膜バックリング手術を選択すべきであるが，白内障併発例，眼内レンズ例，硝子体混濁例，大きな裂孔を有する症例などでは硝子体手術を選択する術者が多いと思われる．アトピー性皮膚炎に合併した網膜剥離は水晶体切除を併用し，周辺部まで確実な硝子体切除を行えば，通常は良好な復位成績が得られる．

8. 硝子体網膜ジストロフィに起因する網膜剥離

家族性滲出性硝子体網膜症，Stickler症候群，Wagner病などの硝子体網膜ジストロフィに起因する網膜剥離は，一般に若年であっても硝子体の液化・変性が著明で，肥厚した後部硝子体膜や硝子体索状物が網膜と面状に強固に癒着しており，強膜バックリング手術，硝子体手術どちらを選択しても治療に苦慮する．特に硝子体手術を施行する場合には，中間周辺部から変性した硝子体が網膜と面状に強固に癒着しており，双手法での人工的後部硝子体剥離作製が必須となり，極めて難易度が高い．裂孔が周辺に存在している症例では，まずは強膜バックリング手術を試み，網膜下液排除を確実に行うべきであると考えられる．硝子体手術を施行する場合も，周辺部に硝子体ゲルや肥厚した後部硝子体膜が残存するので，幅の広い輪状締結術で残存牽引を相殺すべきである(図8)．

裂孔原性網膜剥離に対して確実な復位を得るためには，前述したように強膜バックリング手術と硝子体手術ともに確実な技量を持つことが重要である．強膜バックリング手術に慣れていない術者は，ついつい硝子体手術のみに頼りすぎるきらいがあり，バックルを併用すれば再剥離を回避できたと思われる症例は数多い．また，本来は強膜バックリング手術で治療すべきである若年者の網膜剥離に対しても，水晶体切除を併用した硝子体手術が施行されることが多くなっている．一方で，強膜バックリング手術に固執するあまり，眼球に過度の侵襲を加えて，術後の視機能を低下させている症例があるのも事実である．

今後は，この2つの術式の利点・欠点をよく理解したうえで，症例に応じた術式の選択を的確に行う実力が要求される．

参考文献

1) 眼科Surgeonsの会(編)網膜剥離の手術，第2版．さらなる復位率の向上をめざして．医学書院，1996.
2) 池田恒彦：特集・網膜剥離，胞状網膜剥離．眼科 40：409-415, 1998.

(池田恒彦)

II 術前準備

　ドレーピングの善し悪しは，手術の進行に差支えがあるだけでなく，リスクの観点からも重要である．ドレーピングが悪いと鼻との間の窪み部分が浮き，そこに溜まった水が術野に戻ってきて汚染される可能性が高くなるからである．また，穴あきコンプレッセンの耳側部分が浮くと灌流液が患者の頭部に溜まり不快感の原因になるため丁寧に行う．

　硝子体手術に対する麻酔方法は，球後麻酔，Tenon囊下麻酔などさまざまであると思うが，本項においては，主に球後麻酔法について解説する．

I. 実際の手技

1. 洗眼

　洗眼前にオキシブプロカイン塩酸塩(ベノキシール®)点眼で痛みを予防する．ポビドンヨード(イソジン®)3倍希釈液を染み込ませた綿球で眼瞼皮膚の消毒をする．最も清潔が求められる睫毛部分から始め，円を描くように徐々に離れたところまで消毒する．鼻側は鼻背の中心を少し越えたところまで，上方は眉毛まで，耳側と下方はコンプレッセンの穴よりも十分に広い範囲で行う．次に8倍イソジン液で洗い流しながら，清潔手袋で内眼角から外側に至るまで睫毛根部を中心に瞼縁の擦り洗いを行う．そして，上眼瞼を翻転して眼瞼結膜を洗い(図1a)，次に患者に上方視してもらいながら下眼瞼の結膜囊を洗う．また，眼球を左右に動かしてもらい，反対側の結膜表面を洗う(図1b)．その後，生理食塩水でイソジンを完全になくならない程度に軽く洗い流す．

2. ドレーピング

　洗眼を終了したら，再度皮膚消毒を前回の消毒範囲よりやや小さめに行う．コンプレッセンがしっかり貼れるように，ガーゼで水分をしっかり拭き取る．この際に，ガーゼで真ん中を拭いた後その周囲を拭き回ると，未消毒部位に触れたガーゼが消毒済みの部位に触れてしまう可能性が高くなる．そのため筆者は，8ツ折りガーゼを図2のように置き，その上からそっと押さえてゆっくり吸収させる方法で行っている．

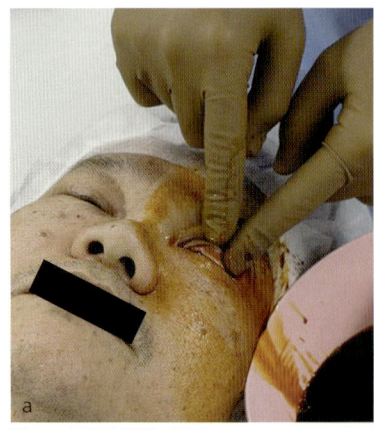

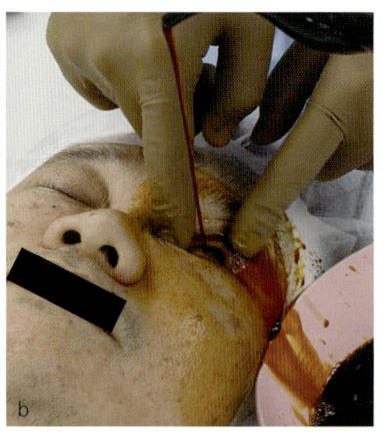

図1 上眼瞼結膜の消毒
上眼瞼を翻転させて指の腹で擦りながら洗い流す．

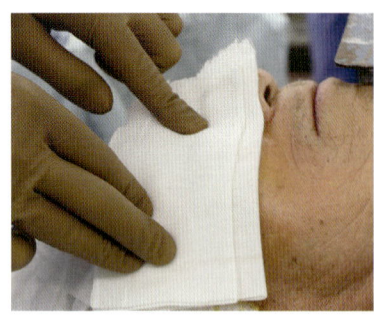

図2 ガーゼによる眼瞼皮膚の拭き取り
ガーゼでむやみに拭くのではなく，ガーゼを置いてその部位でじっくりと吸収させる．

　穴あきコンプレッセン〔全面ドレープ眼科 1,200×1,200 mm 受水器付 SR-44UKMA®：ホギメディカル社，以下穴コン(穴の大きさは名古屋大学で決めたもの)〕は，穴の周囲の裏面にテープが貼ってあり，眼瞼皮膚に接着できるようになっているものを選ぶ．穴コンを貼る位置は，穴から鼻側の皮膚を耳側よりも余計に露出させるようにする．なぜなら，窪みのある鼻側皮膚が狭いと，テガダーム(テガダームトランスペアレントドレッシング®10.0×12.0 cm：3Mヘルスケア社)を貼るための糊代部分が狭くなり，術中に浮き上がってきてしまうからである．高齢者の場合，見た目よりも皮膚の余剰が多い．したがって，まず穴コンの頭側のテープを上眼瞼の睫毛寄りに接着させて，皮膚を上方に引っ張り上げるようにして開瞼させる(図3a)．そうすると瞼が開くだけでなく，耳側の皮膚の皺も伸びる．その皺が伸びたところで耳側を密着させる(図3b：白矢印)．次に，鼻側部分を鼻の隆起・窪みの形に合わせて突っ張らない状態で貼る(図3c)．

　次に，テガダームを貼る．このテガダームは軟らかく，接着性も適切である．コンプレッセンと同様に最初に上眼瞼を貼り，上方に開瞼させる(図4a)．次に耳側皮膚の皺を伸ばしながら貼り(図4b)，その後，鼻側の窪みの形に沿うように指の腹で押えながら貼る(図4c)．テガダームにテンションをかけて貼る必要はなく，皮膚の凹凸に合わせて貼ることが肝要である(図4d)．

　この一連の貼る操作の時に皮膚が濡れているとすぐに剝がれてくる．洗眼の刺激で出た

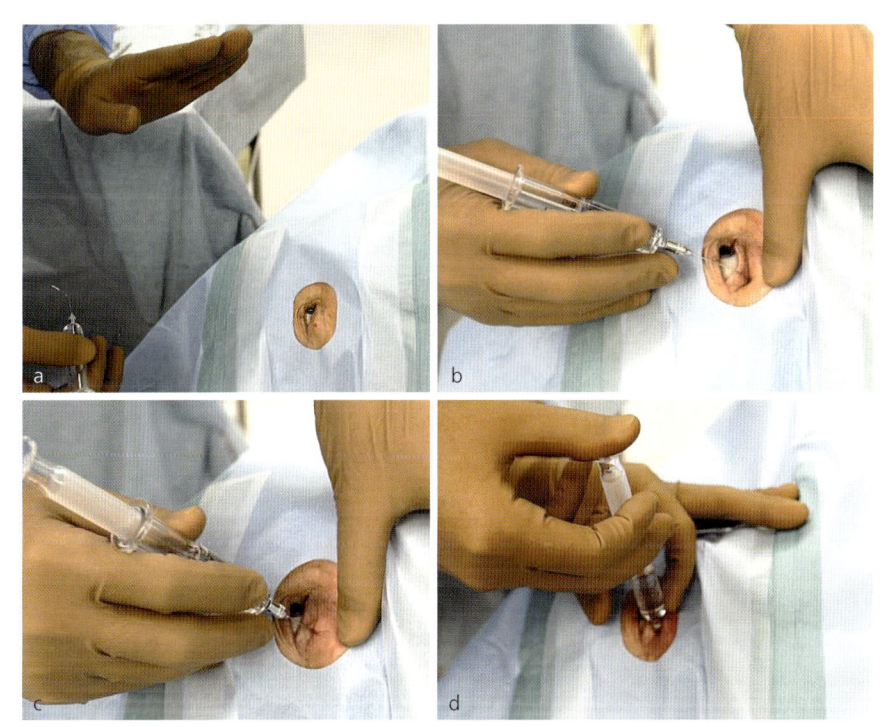

図6 球後麻酔の手技
a：患者に内上方を注視してもらう．b：曲針の場合，針先が皮膚に直角に当たるようにする．c：眼球と眼窩壁の間を，眼球のカーブに沿って針先を進める．赤道部を越える辺りからシリンジを立てていく．
d：筋円錐内に入ったら，血液の逆流のないことを確かめて，ゆっくり注入する．

たらないように針先を進める．Tenon嚢と強膜の癒着部位を突き破り奥の筋円錐内に針の先端が入るときに，プツッとした抵抗がある．これを感じることができれば，しっかりと外からTenon嚢内へ麻酔が入ったことが期待できる．そして，シリンジの内筒を引いて血液の逆流がないことを確認してから，針の根元を左手で固定し，麻酔液をゆっくり注入する（図6d）．

（浅見　哲）

III 硝子体手術装置の進歩と注意点の変化

　経毛様体扁平部硝子体手術は，1970年代早期にMachemerにより開発され，20ゲージ(G)の3ポートシステムが導入され発展した．さまざまな網膜硝子体疾患に対応するためによりよい顕微鏡の開発，周辺機器などの技術開発，灌流系の安定性により，難治性疾患や黄斑疾患などに適応が広がった．

　その後，より小さい創で低侵襲の手術を追求した結果，白内障手術が切開創の大きな計画的水晶体嚢外摘出術(extracapsular cataract extraction：ECCE)から小切開自己閉鎖創の超音波白内障手術(phacoemulsification and aspiration：PEA)に移行したように，硝子体手術においても23G，25Gによる小切開で無縫合の極小切開硝子体手術(micro-incision vitreous surgery：MIVS)の時代に突入した．

　本項では，硝子体手術装置の歴史と進歩による注意点の変化について解説する．

I. 歴史

　最初の硝子体手術装置はvitreous infusion suction cutter(VISC)が1970年頃に開発された．これは硝子体を切除，吸引し，代替眼内リンゲル液を補給する装置であった．当時のカッターなどの器具は17Gと大きく，カッターは先端の内筒の歯が回転することで硝子体を切除するロータリー方式で，吸引は手動式であった．その後，光ファイバーの付いたカッター(13～14G)が開発されて経毛様体扁平部硝子体切除術は急速に普及していった．

　VISCシステムでは1ポートで切除，吸引，灌流，照明を行っていたが，1972年，O'Malleyらは，その機能を3本に分割し，器具を20Gと細くして3ポートシステムが導入された．これにより，強膜創は小さくなり，灌流口が強膜に固定されることで手術中の眼内圧を安定させることができ，また左右のポートでカッターと照明プローブを入れ替えることが可能となり，より安全な硝子体切除が可能となった．また，吸引も硝子体手術装置のポンプで行えるようになりフットスイッチで硝子体切除，吸引をできるようになった．カッターはロータリー式では術中に切れなくなって硝子体を巻き込み，医原性網膜裂孔を生じるトラブルを起こすことが多かったため，ギロチン式となっていった(次項の図2参照⇒p.260)．

適応が広がるにつれ，さらに安全な硝子体切除が必要となり，硝子体カッターのディスポーザブル化，カッターの回転数高速化，照明系や手術顕微鏡の改良，接触型コンタクトレンズ，非接触型レンズの開発と進んでいった．

　その後，未熟児網膜症に対する器具として23Gや25Gのカッターや剪刀などが開発され，当初は硝子体切除性能や剛性などが低かったが，Eugene de Juanらが電動モーター駆動式カッターを開発して改善させ，2002年に経結膜的強膜創にカニューラを設置する25G無縫合手術を提唱した．ここに到り，周辺器具であるシャンデリア照明，広角眼底観察システムなどが急速に改良されMIVSの時代に突入した．

II. 硝子体手術器械の進歩

　3ポートシステムで20G硝子体手術はほぼ完成形となり，カッターは回転数が100～2,500 cpm，吸引圧は0～600 mmHgまで幅広くなった．吸引圧が高く，回転数が低いほど一度に大量の硝子体を切除できるが，切除中に網膜を牽引する危険性が高まる．一方，吸引圧が低く，回転数が高いと，周囲の組織への影響が少ないが切除効率が悪くなる．

　ゲージが小さくなれば低侵襲になるが，効率は低下する．当初のMIVSでは20G（0.9 mm）に比べて切除効率は悪くなり，手術時間が長くなってしまう．また剛性が低下したために周辺部の硝子体切除時に器具が曲がってしまう欠点があった．また，眼内照明はハロゲン光源ではゲージが小さくなるにつれて照度が下がり視認性が悪くなってしまった．また鑷子などの器具も同様に剛性低下による使いにくさ，トロカール使用のため先端の曲がった器具は使えないなどの制限があった．2005年にEckardtにより開発された23G硝子体手術は，25Gよりカッターや眼内照明プローブ，鑷子などのシャフトの剛性が高く，吸引力も20Gカッターとほぼ同等であった．25G手術は創口が0.5 mmと小さいため，無縫合で手術を終了できる．無縫合で終えることで術後の刺激が少なく患者からの違和感等の訴えが少ない．強膜創を縫合しないので術後乱視が少ない．このような利点をそなえた25G手術もその後のカッターなどの周辺器具の改良により当初より剛性も上がり，硝子体切除効率も改善しているため，結膜切開，強膜創作製，強膜創縫合，結膜創縫合をせずに手術時間が20G手術より短縮できる．

　手術時間の短縮で術後炎症が軽くなり，術後乱視も少ないので術後早期の視力改善が期待できる．

III. 駆動方式とデューティサイクル

　硝子体切除を有効に行うには，切除する部位やその対象物により切除効率を変えることが重要である．つまり，硝子体カッターの回転数（cuts per minute：cpm）を速くし，吸引圧をできるだけ低く設定して流量を小さくすることで，カッター周囲のわずかな組織を切除できて安全な硝子体手術が可能となるが，回転数を上げると切除効率が悪化する．一方，回転数を遅く吸引圧を上げるとカッター内への吸引量が大きくなり，より多量の組織を吸引切除できるが，硝子体牽引が強まり医原性裂孔などの危険性が増す．しかし，そのため

図1　Ultra Speed Transformer®（DORC社）

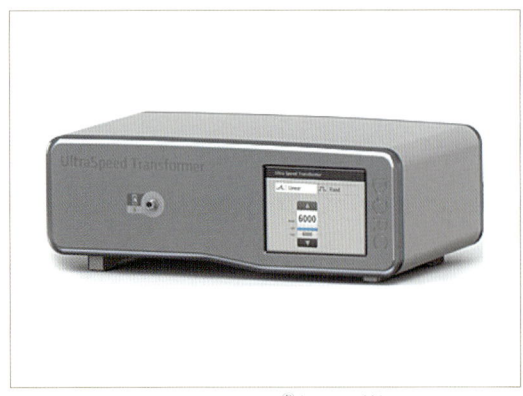

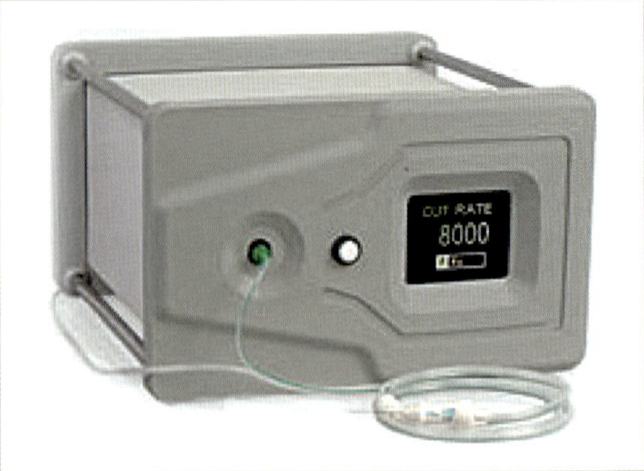

図2　Ultimate Vit Enhancer®（MIDLabs社）

硝子体カッターには手術の場面に応じて適切な回転数と吸引圧を選択することが重要である．

1. 駆動方式

　電動モーターのロータリー方式から，気圧とバネによる駆動（single pneumatic）でギロチン式の硝子体カッターへと進んだ．カッターの回転数も当初は400 cpmであったが，徐々に上がっていき現在の硝子体手術装置では標準で5,000 cpmとなっており，さらに7,500 cpmまで回転数を上げることが可能となった．カッターのゲージサイズが小さくなると当然切除効率は低下するが，現在のスモールゲージのカッターは回転数を上げても硝子体の切除効率があまり低下しない新しい駆動方式が採用されている．これは硝子体カッターの内筒からバネを取り除き，内筒の押し出しと戻りの間に隔壁板を挟んで両方をガス圧で駆動する方式（dual pneumatic）である（次項の図7参照⇒p.263）．バネがなくなったため空気圧を設定することで切除効率を上げることが可能となった．一方，single pneumatic方式の硝子体手術装置でもカッターの回転数を高速に増幅できる接続器機として，Ultra Speed Transformer®（図1）やUltimate Vit Enhancer®（図2）がある．これらを使用することでsingle pneumaticでも6,000 cpm，8,000 cpmまでカッターの回転数を上げることができる．

2. デューティサイクル

　デューティサイクル（duty cycle）とは，回転数単位時間当たりの硝子体カッターのポートの開いている時間の単位時間に対する割合で，$D=t/T$（D：デューティサイクル，t：ポート開放時間，T：回転数単位時間）で表す．以前のsingle pneumaticの硝子体カッターでは回転数が高過ぎると，カッターの内筒の開放が十分に行われずにデューティサイクルが低下してしまっていたが，新しいdual pneumaticの硝子体カッターではデューティサイクルを制御可能となった．安全な硝子体切除のためには適切な回転数と吸引圧が重要で，そこに切除効率の設定も加えてコアモードではデューティサイクルを上げて大量の硝子体切除を行い，剥離網膜付近ではシェービングモードでデューティサイクルを下げて吸引流量を減ら

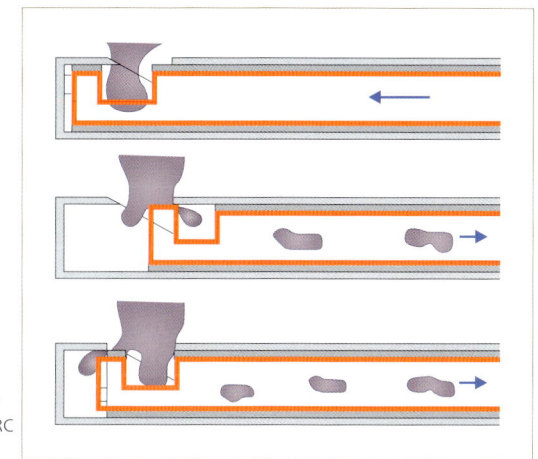

図3　ツインデューティサイクルの硝子体カッター
高回転でも高いデューティサイクルが保持される．（DORC社提供）

し網膜への牽引が生じないように硝子体切除をする．この使い分けがdual pneumaticの硝子体カッターでは同じ回転数で行うことができるようになった（次項の**図7**参照⇒p.263）．2,500〜3,000 cpmまではデューティサイクルはコアモードで70％，シェービングモードで30％となり，回転数が上がるにつれて，デューティサイクルは50％へと近づき，両モードにおける差は小さくなる．具体的にはcore vitrectomy時には3,000 cpmでコアモードを使用することで効率のよい硝子体切除が可能で，周辺部硝子体切除時，特に網膜剝離の時は5,000 cpmでシェービングモードを使用することで剝離網膜にかかる牽引を減らせて医原性裂孔の発生を予防して安全な硝子体切除が可能となる．また，シェービングモードで回転数を500 cpm以下に設定するとデューティサイクルは10％以下となり，牽引性網膜剝離を伴う線維血管膜の切除時にmembrane cutterのごとく膜分層を安全に行うことも可能である．

　またDORC社の硝子体カッターでツインデューティサイクルのものがあり，single pneumaticのカッターであるがカッター1回転につき2回の硝子体切除と2回の吸引が可能であるため，回転数を上げても92％のデューティサイクルを保持することができる（**図3**）．

IV. 灌流系

　術中に刻々と変化する眼内圧の安定化は，安全に手術を行うために重要である．灌流される人工房水の流量が多いと眼内圧は上昇し，低いと低下する．急激な眼内圧の低下は脈絡膜剝離，動静脈からの出血，眼球虚脱，駆逐性出血を引き起こし，急激な眼内圧上昇は角膜上皮浮腫，網膜虚血，視神経障害などを引き起こす可能性がある．

　眼内圧はボトルの高さ，創からの漏出，硝子体吸引圧，カッター回転数，デューティサイクル，灌流チューブの内径，チューブの材質や形状などさまざまな因子によって成り立っている．Accurus® Vitrectomy System（Alcon社）にはVented Gas Forced Infusion System（VGFI®）という能動的圧負荷機能がついており，灌流ボトルの内部に圧力をかけることで

灌流圧をコントロールする．ただし，設定した圧にするためには，ボトルの液面を術眼の高さに合わせることが必要であり，高さが上がると眼内圧も上がる．

　新世代の硝子体手術装置での眼内圧コントロールは，IOP（intraocular pressure，眼圧）コントロールがついているものがある．これは硝子体切除や吸引時の吸引流量に応じて流入流量を変化させ，術中の眼内圧を維持するものである．装置内に超音波センサーがあり，灌流系のカニューラに超音波を当てることで管内に流れる人工房水の流量を即座に測定し，測定された流量に抵抗を生じるとその圧力低下分を相殺するために装置側で流量を増加させて灌流圧を上昇させ一定の眼内圧を維持する機構になっている．これにより術者は術中の急激な眼内圧変化を心配することなく手術を行うことができるようになった．

　IOP コントロールの制御があるおかげで，人工的後部硝子体作製時に高吸引圧で行っても眼球は虚脱しない．眼内圧が安定しているので本項の始めに述べた術中合併症の危険性は非常に少なくなった．しかし一方で，IOP コントロールを使用する際に注意が必要な場合もある．強膜圧迫をしつつ周辺部硝子体切除をする際に，その圧迫を急に解除すると，眼内圧を是正するために灌流液が大量に流入する．網膜剝離の症例で，原因裂孔が灌流ポートの対面に存在するような場合は，一気に流入した灌流液が網膜裂孔を通って網膜下へ迷入して網膜剝離が増大することがある．また，いったん空気置換した後に眼内操作の追加が必要となり再度灌流液に戻した場合に，灌流液の IOP コントロールが 20～30 mmHg の設定になっていると，急激に大量の灌流液が流入して直接網膜に当たるため網膜障害を起こす可能性も考えられる．このため，空気から灌流液に戻す時は 0～5 mmHg の低い灌流液の圧設定が望ましい．

V. 眼内照明装置

　光源装置の改良は術中の視認性の改善に大きく寄与している．20 G の頃はハロゲンだったが，MIVS ではハロゲンだと術野が暗く見えにくいため，新たな光量のより強いキセノン光源が眼内照明に使用されるようになった．

　このキセノン光源を使用した 23 G，25 G の眼内プローブの開発がなければ MIVS の普及はなかったと考えられる．キセノン光源はハロゲン光源より出力が強く，短波長側に強い．このためハロゲン光に比較して青白く術野が観察される．

　キセノン光源は UV 領域から赤外領域に出力があるが，可視光領域の中でも網膜障害を来しうる短波長領域を多く含むため網膜光障害に注意する必要がある．UV 領域の光線は視認性には関係ないだけでなく強い光障害を来すためフィルターにより UV 領域の光線はカットされている．また光障害軽減のために 420 nm，もしくは 435 nm 以下の光線をカットするフィルターも使用されている．このキセノン光源のもつ有害な短波長を効率よく除去する高精度のカットフィルターが開発されたため，キセノン光源の使用が急速に普及した．カットフィルターが挿入されているとはいえ，500 nm 未満の短波長が完全に除去できるわけではないので，術者が光障害を注意しなければならない．光線曝露の強さによるので黄斑部に極力眼内プローブを近づけない，短時間でなるべく低めの光量で手術を施行することを心がける必要がある．製品としてはキセノン光源の Alcon High

Brightness Illuminator®(Alcon 社），Xenon BrightStar®(DORC 社），PHOTON™(Synergetics 社），水銀光源の PHOTON II™(Synergetics 社），LED 光源の LEDStar®(DORC 社）がある．

1. Alcon High Brightness Illuminator®

420 nm 以下の波長を遮断するフィルターが内蔵されていて，出力の調節ができる．ただし同じ出力でも眼内プローブのゲージにより光量が異なる．コンステレーション®(Alcon 社)にも内蔵されており，こちらは 440 nm 以下の波長がフィルターされている．また適切な出力が自動で選択される．

2. PHOTON™

435 nm のフィルターが内蔵されており，同様に出力の調節が可能である．眼内プローブの太さの違いに対応した適切な出力の目安がわかるマーカーが付いている．

3. Xenon BrightStar®

420 nm，435 nm，475 nm，515 nm の 4 種類の波長をカットするフィルターがついていて，術中に波長の選択ができる．420 nm フィルターは通常使用で，435 nm フィルターは core vitrectomy と増殖膜処理，475 nm フィルターは網膜に癒着した増殖膜処理，515 nm フィルターは黄斑部の処置に推奨されている．これにより網膜光障害予防と術者に対するグレア軽減がされる．光ファイバーの接続部にマーカーがあり最大出力が自動的に制御されている．

4. PHOTON II™

水銀光源装置が用いられて，PHOTON™ と同様に 435 nm カットフィルターが内蔵されている．キセノン光源と比べて長波長側にピークが存在するので，同等の出力で使用すれば網膜障害がキセノン光源より軽減されると考えられる．

5. LEDStar®

従来のキセノンライトの約 20％の出力アップによってスモールゲージ化が進んでいる照明プローブでも十分な眼内照明が得られ，発熱が少なく耐久性がよい．400～700 nm 程の広範囲スペクトルを持つ白色 LED と 400～500 nm 程の狭い範囲でピークは 450 nm のスペクトルを持つ青色 LED の 2 種類の LED を組み合わせて使用されており，バランスを黄色から白色へ 21 段階に変えて色を調節することが可能である．またカットフィルターを必要としない．

硝子体手術装置の進歩で，MIVS に当初あった欠点である硝子体カッターの効率低下，眼内照明の暗さ，器具の脆弱性を克服され，20 G 硝子体手術と同等もしくはそれ以上の結果がもたらされている．ただし，硝子体手術装置が進歩しても安全な手術を行うためには各々の装置の特性を理解して，術者が使いこなせるようにしなければならない点は変わらない．

参考文献

1) Machemer R, Buettner H, Norton EW et al.：Vitrectomy：a pars plana approach. Trans Am Acad Ophthalmol Otolaryngol 75：813-820, 1971
2) Eckardt C：Transconjunctival sutureless 23-gauge vitrectomy. Retina 25：208-211, 2005
3) Fujii GY, De Juan E Jr, Humayun MS et al.：Initial experience using the transconjunctival sutureless vitrectomy system for vitreoretinal surgery. Ophthalmology 109：1814-1820, 2002
4) 岡本史樹：灌流系(流体力学). 眼手術学　7.網膜・硝子体 I. pp48-56, 文光堂, 2012
5) Yanagi Y, Iriyama A, Jang WD et al.：Evaluation of the safety of xenon/bandpass light in vitrectomy using the A2E-laden RPE model. Graefes Arch Clin Exp Ophthalmol 245：677-681, 2007

〔産賀　真，前野貴俊〕

IV 硝子体カッター

　近代硝子体手術の進化の歴史を振り返ってみると，1970年代にMachemerによって開発された経毛様体扁平部硝子体手術が20ゲージ(G)の3ポートシステム手術として確立して約30年を経過し，2000年からいよいよ25Gや23Gによる自己閉鎖創をめざした極小切開硝子体手術(micro-incision vitreous surgery：MIVS)へと時代が移り変わってきている．この硝子体手術システムの進化には，網膜硝子体疾患の病態への理解と治療技術の向上をなくして語れないのはもちろんのことであるが，硝子体手術装置，眼内の観察系や照明系などを含めた手術環境そのものの進歩も非常に重要な役割を果たしている．とりわけ，硝子体切除が手術の最も重要な部分を占める網膜剝離の硝子体手術において，硝子体カッターの性能がすべてであると言っても過言ではない．

　硝子体カッターに関して言うならば，Machemerらが開発した最初の硝子体カッターは電動モーター駆動式のロータリー方式のものであり，これに吸引と灌流の機能も一体化した17Gサイズの硝子体カッター(図1)であったが，その後まもなく硝子体手術は，現在のような3ポートシステムに変わり，硝子体カッターは吸引と切除機能に特化したものへと変遷した．その間，硝子体カッターそのもののスリム化とディスポーザブル化をめざして，駆動方式は電動モーターから現在のような気圧とバネの弾力バランスによる駆動(ニューマチック方式)の硝子体カッターへと開発が進み，この間には硝子体カッターのゲージサイズは当初の17Gから，20G(0.9 mm)，23G(0.63 mm)や25G(0.5 mm)へと進み，

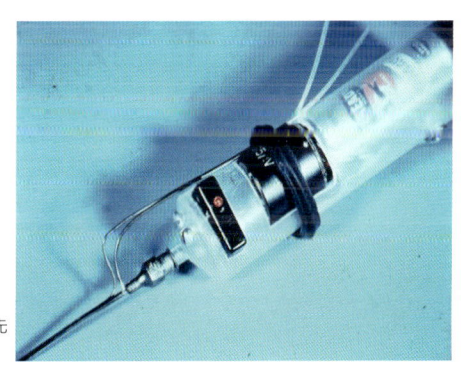

図1　硝子体手術が開発された初期の硝子体カッター
モーター内蔵式の灌流と一体型の硝子体カッターであり，先端部の創口挿入幅は1.5 mm(17ゲージ)である．

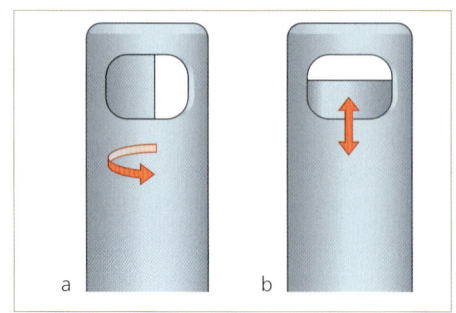

図2 モーター内蔵のロータリー式硝子体カッター(a)とバネ内蔵のギロチン式硝子体カッター(b)
前者は内筒が回転する形で，後者は内筒が前後方向に動く形で硝子体線維を切断する．

　そして最近では27 G(0.4 mm)サイズの硝子体カッターまで生産することが可能となった．カッターの回転速度(cuts per minute：cpm)に関しても，かつては400 cpm程度のものであったが，硝子体手術装置とカッターに内蔵するバネの性能の改良とともに，カッターの回転速度は600，800，1,500，2,500，5,000 cpmと進化を遂げ，最新の硝子体手術装置に対応する最新の硝子体カッターでは，ついに7,500〜8,000 cpmに達した．さらに，より効率のよい硝子体切除をめざすために，回転数を上げても硝子体の切除効率があまり軽減しない新しい駆動方式の硝子体カッターやポートデザインを工夫した硝子体カッターも新世代の硝子体手術装置とともに開発され，今後ますます硝子体手術の安全性が高まることが期待できる．
　本項では硝子体カッターの構造(駆動)，機能(回転数と切除効率)，種類，そして特性に焦点を当てて概説する．

I. 駆動系と切除方式

　硝子体カッターの駆動系には，電動式と空気駆動式の二種類に大別できる．またカッターの硝子体切除の方式には，カッターの内筒が回転運動するロータリー式の硝子体カッターと内筒が外筒の中でピストン運動するギロチン式カッターの二種類がある(図2)．

1. 電動式カッター

　電動式のカッターは硝子体手術の開発当初に採用された最も古い駆動方式である．モーター内蔵のハンドピースであり，ロータリー方式の硝子体切除を採用している．電動式のカッターの利点はカッターの回転数を上げても，デューティサイクル(図3)が低下することなく一定に維持できる．しかし，カッターが切れなくなった場合には持続的に硝子体を牽引してしまう危険がある．モーター内蔵のため，ハンドピースがやや重く，サイズも大きいので，実際の手術操作になじまない点も少なくない．電動式のカッターはカッターの回転数がモーターの性能に依存し，高速回転にすることはさほど難しくないが，前述の種々の難点から，3,000 cpmを超える高速回転までの開発が今のところ進んでいない．また，手術器具のディスポーザブル化の時代からすれば，モーターを内蔵する電動式のカッターはコストがかかり，これが普及に至っていない理由の一つでもある．

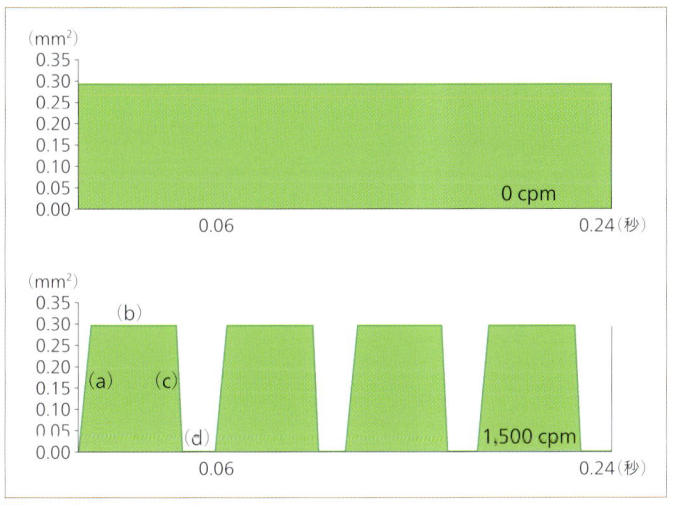

図 3　デューティサイクル
回転数単位時間当たりの硝子体カッターの開口部の開いている仕事量の単位時間全体の仕事量に対する割合（%）として定義される．厳密には硝子体カッターの吸引量（仕事量）はグラフの緑色の部分の面積として表現でき，単位時間当たりの仕事量は面積/時間（mm²/秒）として計算できる．回転数が 0 であれば，デューティサイクルは 100 となるが，回転数が増加して，閉鎖時間が長くなれば，回転数 0 の場合の単位時間面積に対する各回転数における単位時間面積の比率として算定できる．もし開口部が完全閉鎖から全開までの移行時間（a）と全開の状態から完全閉鎖までの時間（c）を限りなく 0 に近いものとして無視できれば，仕事量は単純に開口部が全開の時間（b）に比例するので，デューティサイクルは簡易的に全開時間（b）を全開時間（b）と完全閉鎖の時間（d）の合計との比率として概算できる．

2. 空気駆動式

　空気駆動式硝子体カッター（pneumatic drive cutter）には，これまでガス圧による能動的な内筒の押出しと，内蔵するバネの弾性力による受動的な戻りによるギロチン方式の硝子体カッター（図 4），いわゆる単一空気駆動式（single pneumatic drive）が中心であるため，単位時間当たりのカッターの回転数はバネの特性に依存する部分が大きい．開発当初のカッターの回転数はせいぜい 400〜600 cpm 程度の単一空気駆動式の硝子体カッターも，最近ではバネと硝子体器械の改良によって 3,000 cpm を超える高速回転を実現できるようになった．しかし，従来の硝子体カッターはバネで内筒が押し戻されるにかかる時間はバネの弾性力に依存して一定なので，圧縮空気のピーク圧を増やしても，見かけ上回転数は上がるが，内筒が完全に戻らないうちに次の気圧で押し上げられてしまうので，実際のところ硝子体カッターのポートの開口時間は回転に比例して減少し，硝子体切除の効率が低下する弱点が残っているが，現在の空気駆動式硝子体カッターはギロチン方式の硝子体切除の欠点を補うに十分な性能を有しており，電動モーター式カッターに比べてはるかに安価であるので，ディスポーザブル化の時代にマッチして今後も硝子体カッターの主流と思われる．最近では硝子体カッターが 23 G から 27 G と管腔が細くなるにつれ，硝子体切除効率が低下しないためのさまざまな開発が行われている．

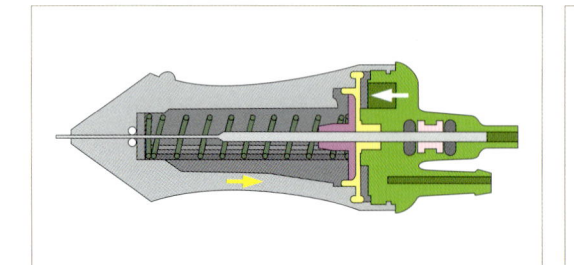

図4 従来のニューマチック硝子体カッターの構造
内蔵するバネの弾力性と空気圧のバランスで硝子体カッターの回転数とデューティサイクルが決まる．（日本アルコン社提供）

図5 Hagen-Poiseuille の法則

管の中に粘性を有する流体の法則は次の式に従う

$$Q = \pi a^4 pg/8\mu l$$

（Q：流量，a：管の半径，μ：流体粘性係数，l：管の長さ，g：重力加速度，p：流圧勾配）

II. 安全かつ効率のよい硝子体カッターの開発

　硝子体切除は粘性を有する硝子体線維を細かく切断して吸引する二つの過程から成り立っている．液体であれば，吸引量は単純に吸引圧に比例するが，硝子体のような粘性流体の場合の流れの特性は基本的には Hagen-Poiseuille（ハーゲン・ポアズイユ）の法則（図5）に従う．

　この数式からすれば，効率のよい硝子体切除を得るには大きな管腔径，できるだけ短い管の長さ，強い圧勾配（吸引圧），そして，粘性が低いことが必要である．したがって，小切開硝子体手術の時代に突入してから，従来の 20 G から，23, 25 や 27 G とカッターの管腔径が縮小するにつれ，低下する硝子体カッターの切除効率を改善するためには，同じ吸引圧であれば，カッターの開口部をできるだけ大きくすることで吸引流量を増やし，さらに粘性係数を小さくする工夫として，硝子体線維を細かく切断する，すなわち回転数を上げることが重要となる．新型の空気駆動式の硝子体カッター（dual air driven cutter）は，回転数の増加に伴うデューティサイクルの低下を極力最小限にとどめることに極めて有用となる．一方，安全性に関して考えると，硝子体牽引による網膜の誤吸引を避けるには，同じ吸引圧であれば，硝子体の粘性を減らす目的でやはり硝子体カッターの回転数を上げる必要がある．したがって，現在最も安全かつ効率的な硝子体切除は，高い吸引圧のもとで，5,000 cpm 以上のな可能な限りの超高速回転で硝子体切除を行い，デューティサイクルを状況に応じてある程度コントロールすることで吸引量の調整を行うことであろう．

1. dual pneumatic air driven cutter

　新しい駆動方式のカッターが新世代の硝子体手術装置とともに開発され，注目されている．新型の空気駆動式硝子体カッターは硝子体カッターの内筒の駆動システムから従来のバネを取り除き，内筒の押出しと戻りを隔壁板を挟んで双方ともガス圧で駆動方式（dual pneumatic drive）を採用することで，バネの弾性に依存しない硝子体カッターの開発に成功した（図6）．このデュアルエア駆動方式により，カッターの回転数（カットレート）は，単純に双方の駆動するガス圧のバランスを精密に変えることによって，カッターの開口部の開放する時間の割合（デューティサイクル），すなわち切除効率をある程度任意に調整することが可能である．最終的には上限の 5,000 cpm の設定でもデューティサイクルはほぼ 50 %

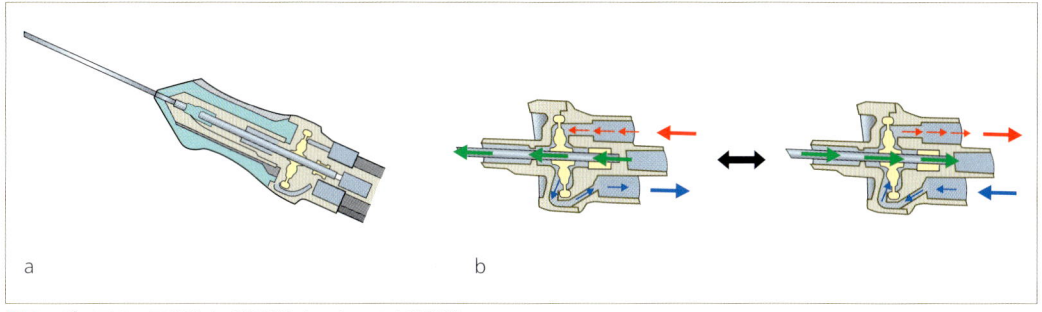

図6　デュアルエア駆動方式硝子体カッターの内部構造
a：隔壁板を挟んで双方ともガス圧駆動方式（デュアルエア空気駆動方式）を採用することで，バネの特性に依存しない硝子体カッター．b：単純に双方の駆動するガス圧のバランスを変えることによって，デューティサイクルも任意に調整することが可能となった．（日本アルコン社提供）

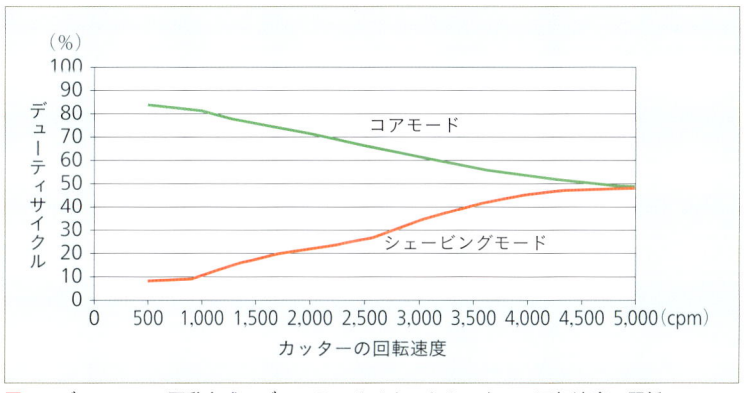

図7　デュアルエア駆動方式のデューティサイクルとカッターの回転速度の関係
従来の硝子体カッターでは回転数の増加とともにデューティサイクルは低下するが，デュアルエア駆動方式硝子体カッターでは隔壁板をコントロールする双方の気圧バランスを変えることで，3,000（cpm）前後ではデューティサイクルが70％のコアモードと30％のシェービングモードを選択でき，5,000（cpm）になるとようやく開口時間が50％で飽和する．（日本アルコン社提供）

を維持し，それ以下には低下しない．従来の単一空気駆動式の硝子体カッターに比べて，この新しい空気駆動式硝子体カッターは高速回転ではるかに良好な硝子体切除効率が得られる．具体的には図7に示すように，新世代の硝子体手術装置の一つであるコンステレーション®（Alcon社）では，3,000 cpm前後では，隔壁板をコントロールする双方の気圧がバランスを変えることで，デューティサイクルを70％に設定して硝子体ゲルを効率的に吸引切除するモード（コアモード）と30％程度に抑えて周辺部硝子体をより安全に郭清するモード（シェービングモード）を選択することができ，5,000 cpmになるとやがて気圧バランスが平衡に達するので，デューティサイクルが50％で飽和する．これまでのカッターの回転数と吸引圧のバランスに加えて，デューティサイクルも考慮に取り入れた条件設定を行うことで，23Gや25Gなどのスモールゲージ硝子体カッターでも，それなりに効率のよい安全な硝子体切除を実現できる．実際のところ，23Gでの手術の吸引設定は400 mmHg前後，25Gでは650 mmHg前後であるので，この吸引設定の差によって硝子体切除の効率は両者で大差ないのが事実である．一方，現在の最新の硝子体手術装置でも27Gを想定しての吸引設定を行っていないので，27Gと25Gの硝子体切除効率には

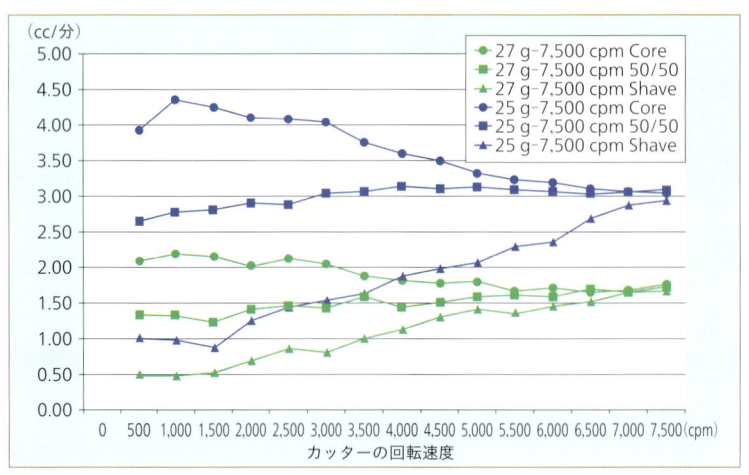

図8 25 ゲージと 27 ゲージ硝子体カッターの差
同じデュアルエア駆動方式硝子体カッターであれば，カッタースピードもデューティサイクルも同じなので，管腔の太さがそのまま切除効率に反映され，27 ゲージは 25 ゲージの約 65％の切除効率となる．

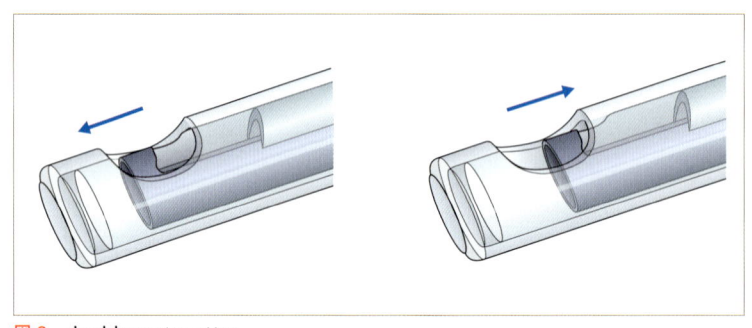

図9 double ports cutter
DORC 社から従来の硝子体カッターの内筒のポート部分に一致した場所に新たなポートを作製することで，一度のストロークで二度カットする double ports cutter（twin-duty cycle cutter：TDC）が開発された．

図8 に示すような差があるのが現状である．

2. double ports cutter

　前述の新しい駆動方式のカッター（dual pneumatic air driven cutter）に対して，最近では，数社から従来のバネを内蔵した硝子体カッターもそのポートデザインを改良することで高性能な硝子体カッターの開発に成功した．これは従来の硝子体カッターの内筒のポート部分に一致した場所に新たなポートを作製することで，一度のストロークで二度カットする double ports cutter として開発された（図9）．このデザインであれば，硝子体カッターの内筒の前後移動による外筒のポートの開閉にかかわらず，常にポートが開放することになり，硝子体カッターの回転数にかかわらずデューティサイクルが 100％ということになるので，理論的には現存する最も硝子体切除効率のよい硝子体カッターとなる（図10）．しかし，このデザインの硝子体カッターには吸引ポートが常に開放していることで，硝子体に対する牽引が常に生じている懸念があり，20 G や 23 G のような口径の大きいカッター

図10　27ゲージ硝子体カッターの切除効率の比較
27ゲージのdouble ports cutter（27 G/TDC）と同じ27ゲージのdual pneumatic air driven cutter（27 G/CVS）や従来のデザインの27ゲージカッター（27 G/UST）との豚眼における硝子体切除効率の比較．図9に示すように，TDCは内筒にポートが存在することで，硝子体カッターの内筒の前後移動による外筒のポートの開閉にかかわらず，常にポートが開放することになり，硝子体カッターの回転数にかかわらずデューティサイクルが100％ということになるので，理論的には現存するもっとも硝子体切除効率のよい硝子体カッターとなる．
TDC：twin-duty cycle. CVS：constellation vision system. UST：ultraspeed transformer.

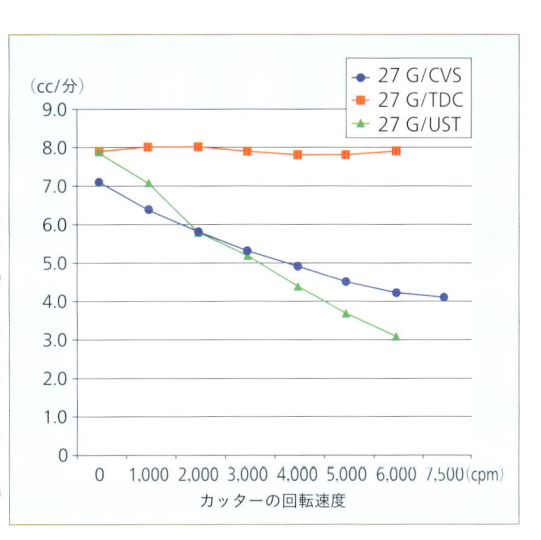

では硝子体切除中の網膜の可動性の大きい網膜剝離などの症例には不向きではないかという意見もある．一方，口径の小さい25 Gや27 Gの硝子体カッターでは硝子体切除効率の改善に有効であり，切除中の硝子体牽引もポート面積が小さい分だけ低いと考えられる．

　以上，硝子体カッターの開発の歴史と極小切開硝子体手術時代に向けてのカッターの開発とそれぞれの特性（構造と機能）を簡単にまとめた．今後の硝子体カッターやこれに伴う硝子体手術装置の開発は，いずれも25 Gや27 Gへのさらなる小切開手術への進化を見据えて開発・改良されるであろう．とりわけ，最近の双方向気圧駆動の硝子体カッターとダブルポート硝子体カッターの開発は，現在の25 Gのみならず，さらには近い将来に27 Gシステムによる網膜剝離の硝子体手術の可能性を大いに期待させてくれる．

参考文献

1) Machemer R, Buettner H, Norton EW, et al.：Vitrectomy：a pars plana approach. Trans Am Acad Ophthalmol Otolaryngol 75：813-820, 1971
2) Fujii GY, De Juan E Jr, Humayun MS, et al.：A new 25-gauge instrument system for transconjunctival sutureless vitrectomy surgery. Ophthalmology. 109：1807-1812, 2002
3) Eckardt C：Transconjunctival sutureless 23-gauge vitrectomy. Retina 25：208-211, 2005
4) Oshima Y, Wakabayashi T, Sato T, et al.：A 27-gauge instrument system for transconjunctival sutureless microincision vitrectomy surgery. Ophthalmology. 117：93-102, 2010
5) Sato T, Kusaka S, Oshima Y, et al.：Analyses of cutting and aspirating properties of vitreous cutters with high-speed camera. Retina 2008；28：749-754.

〈大島佑介〉

V 黄斑部膜処理

　まず黄斑部の処理が必要かどうか，前述の OCT ならびに術前早期にトリアムシノロンアセトニド(TA)などで染色し，検証する．何もないように見えても，残存硝子体皮質が多かれ少なかれ存在する．一方，網膜剝離において黄斑部の膜処理を行う場合には，後部硝子体が未剝離で術中に後部硝子体剝離を起こす場合，または増殖硝子体網膜症となって黄斑部にある増殖組織を除去する場合が含まれる．硝子体剝離が生じていない場合には黄斑前膜か後極の後部硝子体皮質を剝離して周辺につなげていくと硝子体剝離を作製しやすい．

I. 周辺部網膜剝離を伴った黄斑前膜

　周辺部の網膜剝離はあるが黄斑部周囲に網膜剝離がない状態である．まず，黄斑部に網膜剝離が及ばないように手術操作を行うことが重要である．可及的な硝子体切除の後には後部硝子体剝離が起こっているか TA で残存硝子体皮質を可視化してよく確かめる．網膜剝離から二次的に生じている黄斑前膜は，特発性の黄斑前膜に比べて網膜色素上皮細胞の修飾を受けているため，膜が厚いことが多い．黄斑前膜がしっかりしているので，鑷子で直接把持しても，直針の先端を軽く曲げたマイクロフックニードルで黄斑前膜を立ち上げてきっかけを作り鑷子で剝離してもよい（図 1, 2）．

　内境界膜(inner limiting membrane：ILM)剝離の有無については是非があるが，著者は積極的に剝離している．ブリリアントブルー G(BBG)かインドシアニングリーン(ICG)を用いて ILM の可視化を行ってもよい．剝離する方向は，網膜剝離に近づけるような方向に剝離すると，剝離した網膜を牽引して網膜剝離が増悪することが少ない．

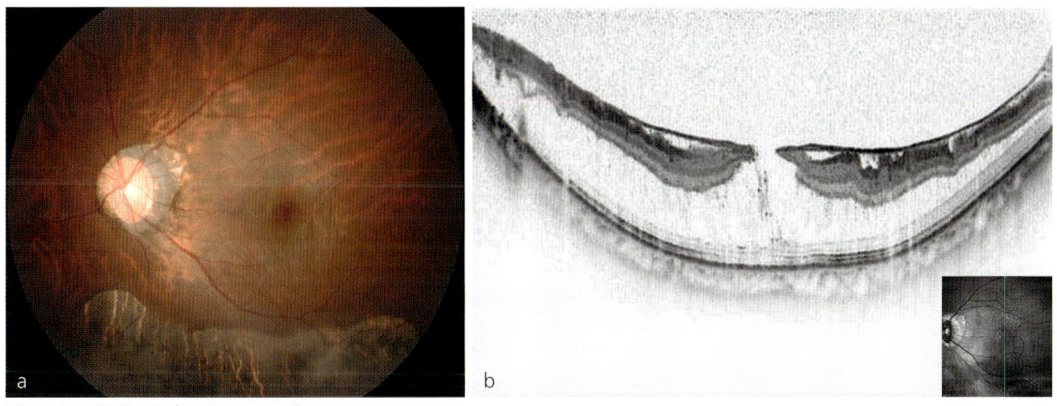

図1 黄斑前膜の眼底写真とOCT像
52歳，女性．黄斑前膜のため視力低下と変視症を自覚する．黄斑前膜の下方にデマルケーションラインがあるがその周辺に陳旧性網膜剥離がある．

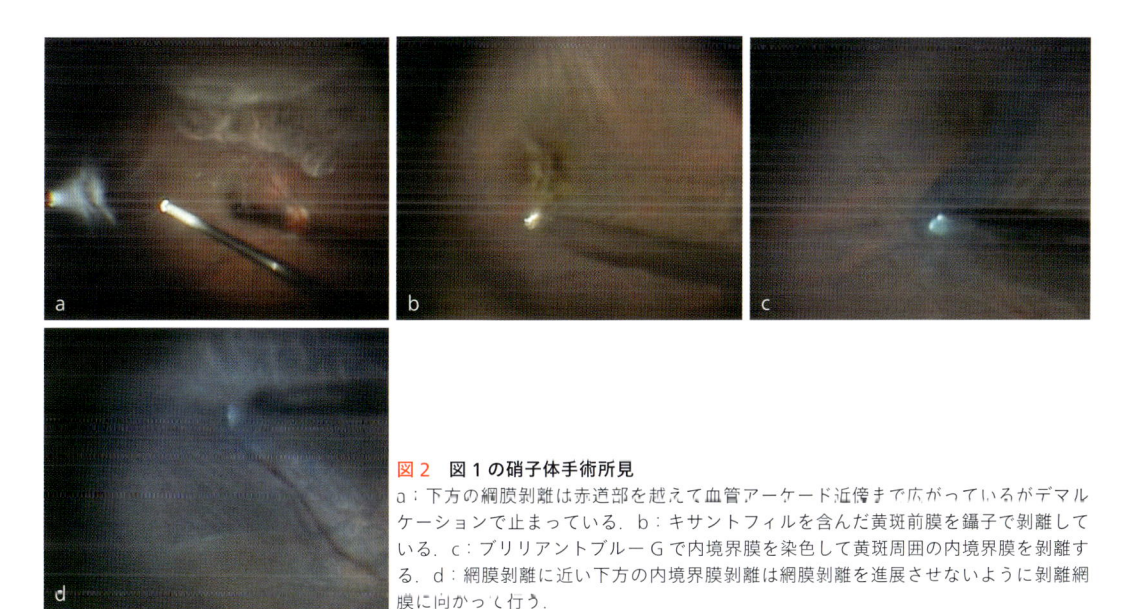

図2 図1の硝子体手術所見
a：下方の網膜剥離は赤道部を越えて血管アーケード近傍まで広がっているがデマルケーションで止まっている．b：キサントフィルを含んだ黄斑前膜を鑷子で剥離している．c：ブリリアントブルーGで内境界膜を染色して黄斑周囲の内境界膜を剥離する．d：網膜剥離に近い下方の内境界膜剥離は網膜剥離を進展させないように剥離網膜に向かって行う．

II. 後部硝子体が未剥離の網膜剥離

　高度近視眼のように乳頭グリア塊のような硝子体混濁がみられ後部硝子体剥離が生じた後のようにみられても，TAで可視化すると網膜上全面に薄く広がった硝子体皮質が可視化されることがしばしばある（図3, 4 ⇒ 動画-6）．網膜上に沈殿したTA粒子か硝子体皮質にトラップされた粒子かを判断することは，しばしば困難である．筆者は27 G鈍針でビーエスエスプラス®をゆっくり網膜上に吹き付けており，沈殿した粒子が水流によって眼内を再び舞うか硝子体皮質にトラップされたまま粒子が留まるかで判定している．

V 黄斑部膜処理

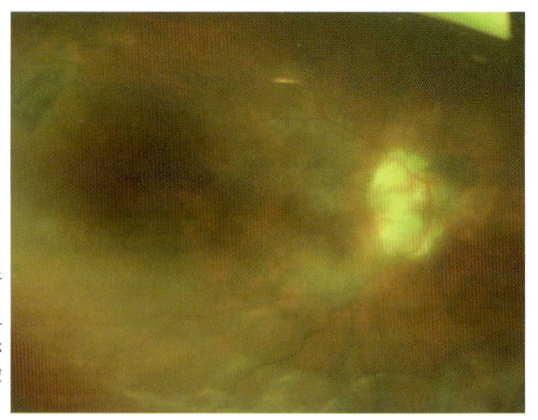

図3　網膜剥離の眼底写真
46歳，女性．精神発達遅滞がある．白内障手術を受け経過良好であったが，しばらくして視力が0.4から0.06に低下した．網膜はほぼ全剥離していた．原因裂孔は不明であったが，硝子体手術を施行した．術中耳側上方の萎縮巣近傍に小さな裂孔があり，硝子体剥離の作製後，眼内炎光凝固を施行しガスタンポナーデを行い網膜復位を得た．

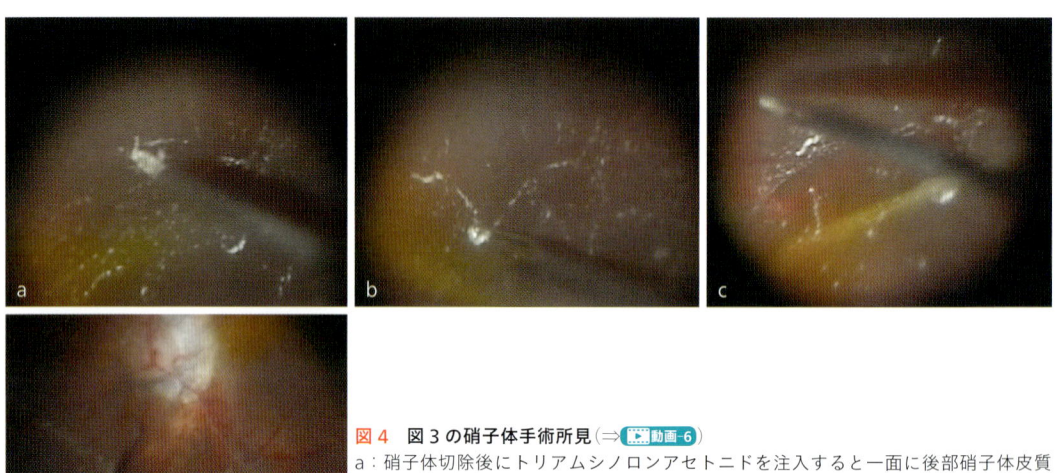

図4　図3の硝子体手術所見（⇒▶動画-6）
a：硝子体切除後にトリアムシノロンアセトニドを注入すると一面に後部硝子体皮質が可視化された．diamond dusted membrane scrapers（DDMS®）を用いて後極の網膜面をそっと撫でると後部硝子体皮質を立ち上げてくる．b：後部硝子体皮質の断端を鑷子で把持して剥離する．c：後極網膜は剥離しているので視神経乳頭から遠ざかる方向で剥離する．d：網膜剥離のない部分から硝子体カッターの吸引で硝子体剥離を広げて剥離部分に拡大させる．

　diamond dusted membrane scrapers（DDMS™）を用いて後極の網膜面をそっと撫でると後部硝子体皮質を立ち上げてくる．硝子体皮質が立ち上がってくると鑷子で遠心方向に剥離を進める．後部硝子体皮質はちぎれやすいため，鑷子で無理そうであれば硝子体カッターによる吸引で硝子体剥離を進める．ビーエスエスプラス®の水流で後部硝子体皮質に裂け目が入るとそのまま硝子体剥離を起こすことも可能である．網膜への機械的障害を起こさないように過度の水流は避ける．また近傍に網膜裂孔がある場合も，水流によって網膜剥離を増悪させる可能性があるため注意する．

　硝子体剥離によって網膜剥離の丈が高くなる場合は液体パーフルオロカーボン（perfulorocarbon liquid：PFCL）を後極に乗せて後方を押さえると操作しやすい．また，網膜剥離がない部分でまず硝子体剥離を起こし，網膜剥離のある方向に硝子体剥離を広げていくと剥離しやすい．

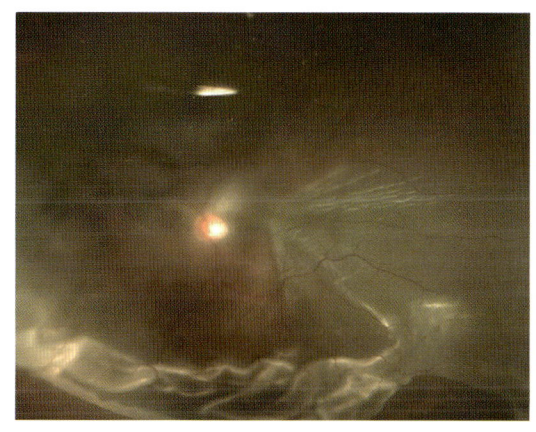

図5 アトピー性皮膚炎に伴う網膜剥離
17歳，男性．左眼の視力低下で近医を受診して網膜剥離と診断された．視力は0.6であったが下方120度の巨大裂孔網膜剥離があり，黄斑部を含んで増殖性変化を伴った増殖硝子体網膜症であった．

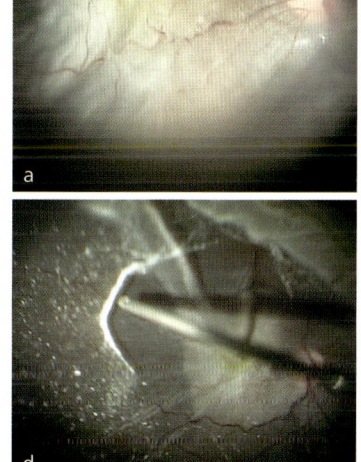

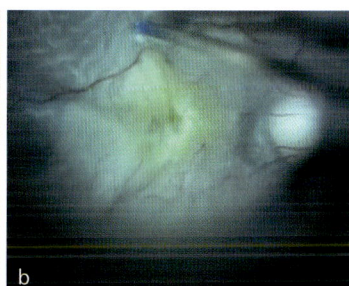

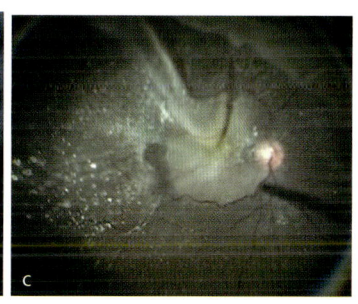

図6 図5の硝子体手術所見（⇒動画-7）
a：黄斑前膜を鑷子で剥離する．網膜は剥離しているので視神経乳頭から遠心方向に剥離する．b：ブリリアントブルーGを注入して内境界膜剥離を拡大する．c：トリアムシノロンアセトニドを注入すると膜剥離を行った後極より周辺側は一面に後部硝子体皮質が可視化されビーエスエスプラスを吹き付けて硝子体皮質の間隙から硝子体剥離を起こす．d：周辺部は硝子体カッターの吸引で硝子体剥離を拡大する．

III. 黄斑部に増殖膜がある網膜剥離

　増殖硝子体網膜症になっているときは高率に黄斑部に増殖膜がある．網膜が皺襞を形成し，その皺襞の中心や谷間に増殖膜があることが多い．黄斑前膜がある部分の網膜は剥離しているので網膜が浮遊している状態での膜剥離操作となる（図5，6⇒動画-7）．視神経乳頭から遠くなるような方向で膜を剥離するが，一方向からだけでは膜剥離はしばしば困難である．さまざまな方向から膜を剥離するが，PFCLを剥離網膜に乗せて膜剥離を行ってもよい（図7）．PFCLを通しては境界面の反射で膜の存在がわかりにくい．マイクロフックニードルで探りながら膜を立ち上げてもよいがBBGやICGでILM染色を行うと膜のコントラストがわかりやすい．ILMを行うかどうかについては統一見解がないが，ILMはMüller細胞の基底膜であり，ILMを剥離するとその部分には増殖膜が再発しないため，ある程度の再増殖の予防にはなる．

　後極の膜剥離の後で改めてTA粒子を吹き付けて，残存硝子体皮質を可視化する．硝子

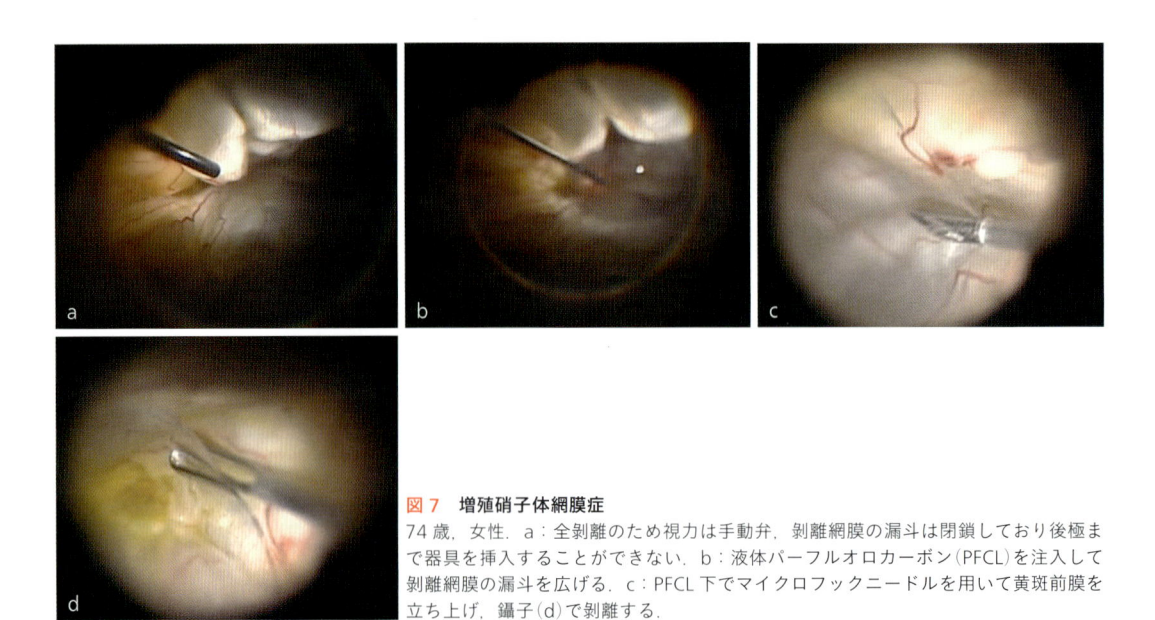

図7 増殖硝子体網膜症
74歳，女性．a：全剥離のため視力は手動弁．剥離網膜の漏斗は閉鎖しており後極まで器具を挿入することができない．b：液体パーフルオロカーボン(PFCL)を注入して剥離網膜の漏斗を広げる．c：PFCL下でマイクロフックニードルを用いて黄斑前膜を立ち上げ，鑷子(d)で剥離する．

体剥離が未剥離であれば，周辺部まで十分に硝子体剥離を起こすことは，再増殖や再剥離を予防する上で重要である．

参考文献

1) Sakamoto T, Miyazaki M, Hisatomi T, et al.：Triamcinolone-assisted pars plana vitrectomy improves the surgical procedures and decreases the postoperative blood-ocular barrier breakdown. Graefes Arch Clin Exp Ophthalmol 240：423-429, 2002.
2) Kadonosono K, Itoh N, Uchio E, et al.：Staining of internal limiting membrane in macular hole surgery. Arch Ophthalmol 118：1116-1118, 2000.
3) Enaida H, Hisatomi T, Goto Y, et al.：Preclinical investigation of internal limiting membrane staining and peeling using intravitreal brilliant blue G. Retina 26：623-630, 2006.

〔井上　真〕

VI 広角眼底観察システム

　広角眼底観察システムと極小切開硝子体手術（micro-incision vitreous surgery：MIVS）はベストマッチである．広角眼底観察システムが普及したことにより，眼底の広い範囲を観察し，全体を把握しながら手術を行うことが可能になり，特にMIVSでの結膜温存と強膜圧迫手技でブラインドとなる中間周辺部の視認性には必須のアイテムといえる．本項では，この欠かせない存在となった広角眼底観察システムによる硝子体の観察や，有水晶体眼の周辺部硝子体観察および，双手法による手術の際に特に有用なシャンデリア照明に関して，その特徴と網膜剝離に対する硝子体手術時の使い方を概説する．

I. 広角眼底観察システム

　広角眼底観察システムには接触型レンズと非接触型レンズの2種類があり，両者ともに広い観察を可能にするが，異なる特徴を持っている．接触型レンズの代表例としてVolk社のmini Quad®やClari VIT®などがあった．接触型の利点として，安価なこと，立体感に優れていること，欠点として，固定が不安定なこと，コンタクトレンズが傾くと有効な視野が得られないことがあった．
　非接触型レンズは，角膜の前に置く前置レンズと中間に置くreductionレンズ，および倒像を直像に変換するインバーターの3つが必要となる．非接触型レンズの代表的なものとして，Resight®（Carl Zeiss Meditec AG社），BIOM®（Oculus社），OFFISS®（トプコン社）がある（表1）．Resight®は，中間に置くreductionレンズが上下する内部焦点システムを眼科顕微鏡として初めて採用している．手前にResight®を引き出すだけで，自動的に直像に変

表1　代表的な眼底観察システムの比較

	Resight®	BIOM®	OFFISS®
特徴	Zeiss製のみに装着可．中間に置くreductionレンズが上下する内部焦点システムを採用．	各種類の顕微鏡に装着可．視野の広さとフォーカスが同時に変わるため慣れが必要．	トプコン製のみに装着可．顕微鏡照明で手術が可能．
レンズジオプター	60 D, 128 D	60 D, 120 D	40 D, 120 D

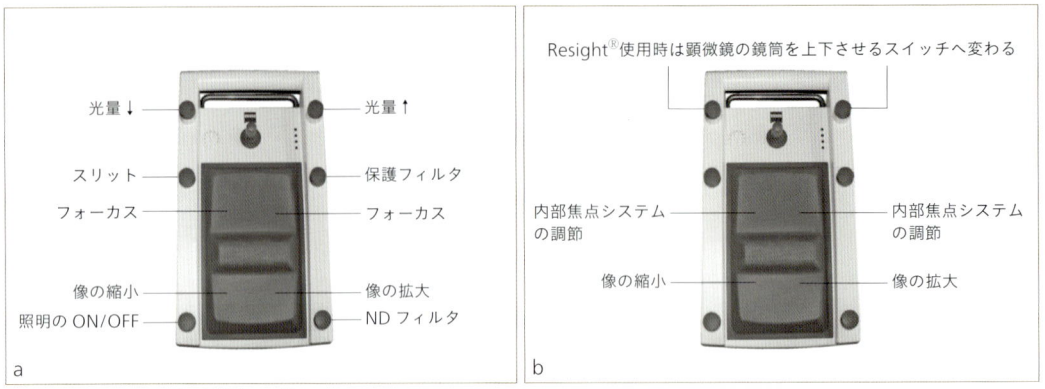

図1 フットスイッチの配置の一例
a：通常使用時．b：Resight®使用時．Resight®を引き出すと自然にボタンの配置が切り替わる仕組みになっている（ボタン配置は好みに合わせて設定可能）．

換するインバーターが作動し，それと連動してフットスイッチの機能も切り替わる（図1）．切り替わったフットスイッチにより内部焦点システムを操作することで，顕微鏡本体を上下しなくても的確に焦点を合わせることが可能で初めて使う人にもフォーカスが合わせやすい構造になっている．

1. 非接触型広角眼底観察システムの利点

1）観察可能な範囲

観察像はかなり広く，特にResight®では歪みが少なく設計されている．眼底の見え方が不十分なときは眼球をわずかに傾ければ，鋸状縁付近まで観察可能である．網膜剝離症例において，網膜を広範囲に見渡しながら手術することは非常に重要で，網膜剝離の範囲や，格子状変性部や網膜裂孔部に硝子体がどのように付着しているか，また，手術中の網膜の挙動などから裂孔の見落としを防ぐ（図2）．直視下での術者の強膜圧迫では最周辺部はよくみえるものの，中間部は見落とすこともあったが，広角眼底観察システムを使用することで，その弱点を克服できる．

2）空気置換下での視認性

広角眼底観察システムでは空気置換下での視認性が大変優れており，空気下では液体下よりさらに広範囲を観察することができる．網膜剝離症例においては，空気置換下では，わかっているつもりでも，裂孔部を見失うことがあるため，空気置換の前に裂孔部の近くを眼内ジアテルミーで必ずマーキングしておくようにする．網膜下液吸引後の網膜光凝固は照明付きレーザーを使用することで視認性を保持したまま光凝固が可能である（図3）．ここで注意したいのは，空気置換下でのシャンデリア照明の使用はハレーションを起こして逆に見づらくなることがあり，必要に応じてシャンデリア照明を消したり，明るさや角度を調節する必要がある．また，空気下では温度が上昇し，シャンデリアの先が溶解してトロカールと癒着することがあるため，その点も注意が必要である．

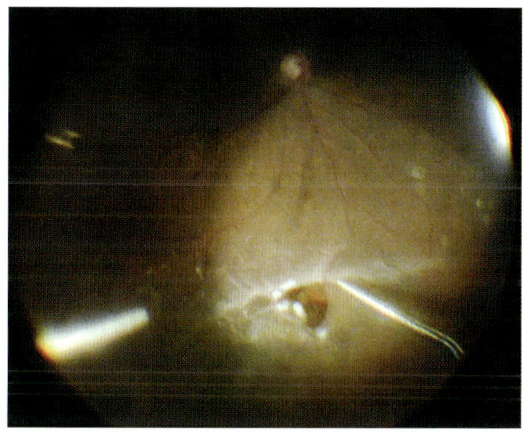

図2 Resight®を用いた眼底画像
上方の周辺部に弁状裂孔あり．網膜剥離の範囲まで広く観察される．

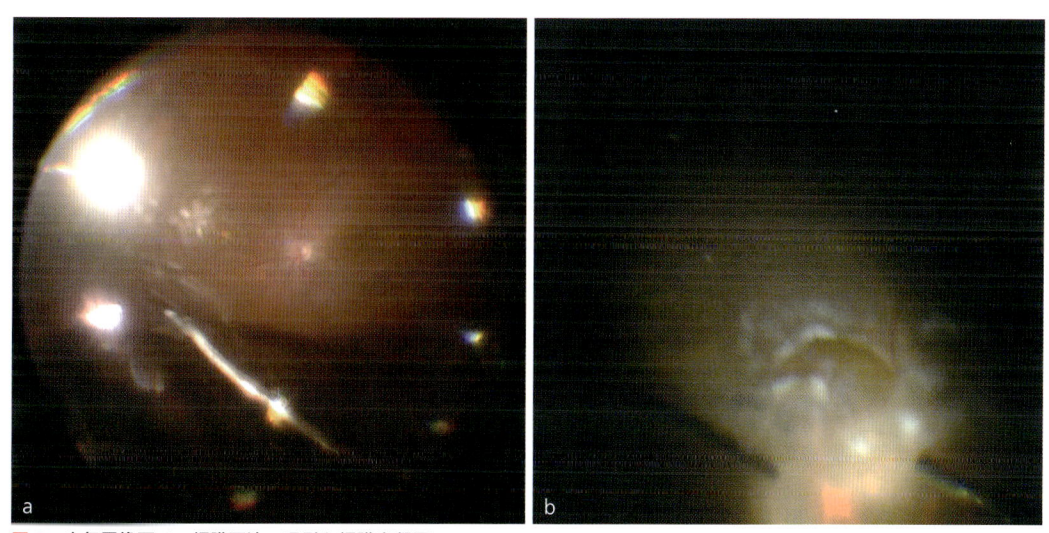

図3 空気置換下での網膜下液の吸引と網膜光凝固
a：Resight®使用での空気置換下での網膜下液の吸引．空気置換下でも視認性がよく，裂孔の位置や全体の様子が把握できる．
b：空気置換後の網膜光凝固．照明付きのレーザーを使うことで空気置換下でもしっかりとレーザースポットや裂孔の様子を確認しながら光凝固を行うことができる．

3）角膜の状態が悪い場合の視認性

　広角眼底観察システムは，小瞳孔でも眼底がよく見えるので，外傷後の網膜剥離症例など，角膜の状態が悪い場合においても角膜の状態のよいところを通してみる工夫をすれば，良好な視認性が得られる場合がある．

2. 非接触型広角眼底システムの注意点

1）像の大きさと立体感の問題

　広範囲の観察が可能な反面，像が小さく，また，立体感は接触レンズに劣るため，網膜に近づくことは難しくなっている．網膜に当たらないように気を付けることが大切であるが，空気下でなければ，硝子体手術用のコンタクトレンズでできることは，できる限りそ

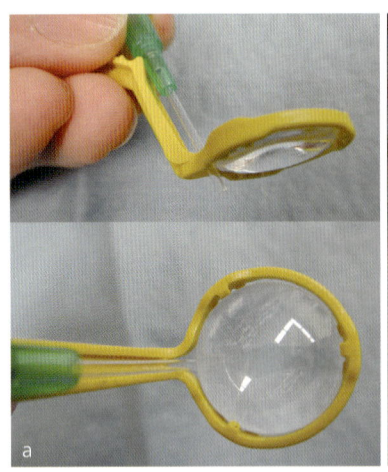

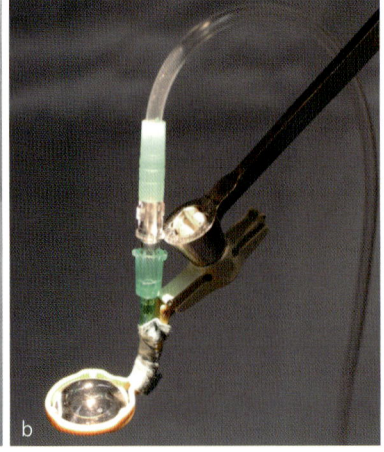

図4 当院での角膜乾燥予防のための工夫
a：Resight®の128Dレンズとその支柱の隙間に18Gの点滴の外筒を入れて程よい長さにカットする．b：滅菌テープで先を固定，延長チューブをつなぐことで手術を続けたまま助手が角膜に水をかけることが可能である．

ちらで行ったほうがよい．さらに有水晶体眼では，硝子体を切除している際に，意外と水晶体後面に近づいていることも多く，水晶体後面を傷つけないよう十分に注意しなければならない．それを防ぐために水晶体付近では硝子体カッターの吸引口を水晶体方向へ向けないことが大切である．また，複雑な増殖膜の処理をする場合，拡大率の高い接触レンズのほうが適している．

2）角膜乾燥時の視認性低下

非接触型広角眼底観察システムにおいて，角膜が乾燥することで視認性が低下する．角膜の乾燥を防ぐためにビスコート®などの粘弾性物質を角膜表面に塗布することが推奨されているが，当院では，この他に（図4）のように128Dレンズの溝に18G留置針のプラスチックカニューレの外筒（Jelco I. V. カテーテルⅡ®，Smith Medical社）を滅菌テープで留め，先をほどよい長さにカットし，さらに延長チューブをつなぎ，ビーエスエスプラス®を角膜にかけることで，Resight®使用下においても手術を止めることなく角膜の乾燥を防ぐよう工夫している．

II. シャンデリア照明

1. 光源

代表的な光源としてキセノン光源と水銀蒸気灯光源がある．

1）キセノン光源

キセノン光源を用いた照明装置として，硝子体手術装置であるコンステレーション®（Alcon社）に搭載されているキセノンモジュールや，PHOTON™（Synergetics社）や

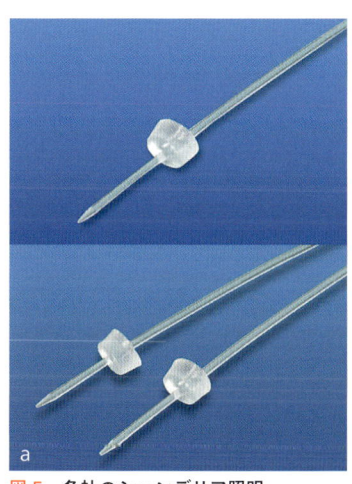

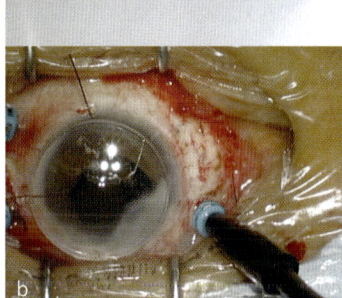

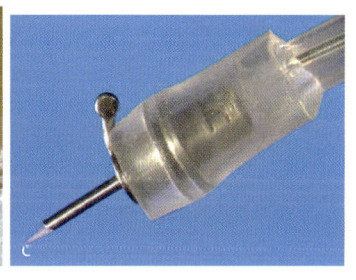

図5　各社のシャンデリア照明
a：DORC 社の 27 G シングルとツインのシャンデリア照明．b：Alcon 社製の 25 G シャンデリア照明．周辺部の硝子体の観察に用いるだけなら，硝子体手術用の 3 ポートを使用することで新たなポートを作製する必要がない．c：Synergetics 社の 25 G のインフュージョン付きシャンデリア照明．

BrightStar®（DORC 社）などがある．キセノン光は網膜光障害を来す短波長のスペクトルを有するため，いずれの照明装置も短波長光をカットするバリアフィルターが内蔵されている．

2）水銀蒸気灯光源

　水銀蒸気灯光源を用いた装置としては，PHOTON II™（Synergetics 社）があり，キセノン光源に比べて緑色となっている．

2. シャンデリア照明

　シャンデリア照明のサイズも 25，27，29 G のものがあり，最近では 30 G のものまで開発されている．以下，代表的な種類を挙げておく．

1）強膜へ直接固定するタイプのシャンデリア（図 5a）

　強膜創を開け，直接強膜に固定するタイプで DORC 社の 25 GAwh や 27 G のシングルやツインタイプのものがある．

2）カニューラ挿入型シャンデリア（図 5b）

　Alcon 社製のシャンデリア照明ファイバーはカニューラに挿入し，固定するタイプで，23 G/25 G のものがある．周辺部の硝子体の観察に用いるだけなら，手術に使用している 3 ポートを使用することで新しいポートを作らなくてもよいという利点がある．

3）インフュージョン付きシャンデリア

　23 G/25 G の眼内灌流チューブとシャンデリアが一体化したものが，Synergetics 社より販売されている（図 5c）．

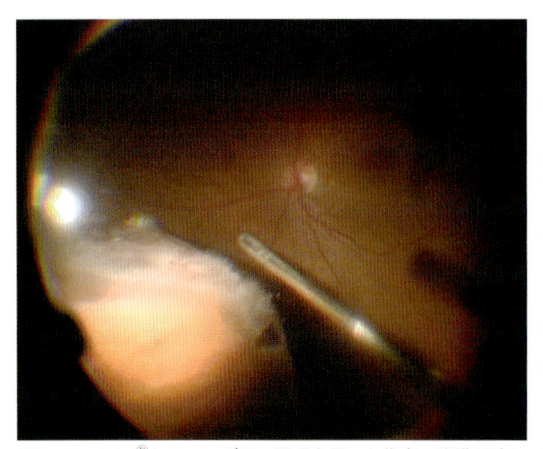

図6 Resight®とシャンデリア照明を用いた術者の強膜圧迫による網膜最周辺部にある裂孔やその周囲の硝子体の切除
右手に25G硝子体カッター，左手で強膜圧迫．左方にシャンデリア照明．

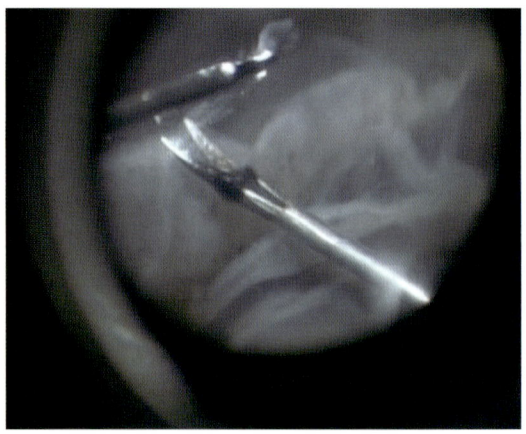

図7 シャンデリア照明を用いた双手法による増殖膜の処理
網膜全剝離で黄斑部に増殖膜を伴った症例．拡大率の大きい接触レンズ下で，シャンデリア照明を用いた双手法（左手に硝子体鑷子，右手に硝子体剪刀）による増殖膜の処理．

3. 網膜剝離症例におけるシャンデリア照明の使用

　Resight®とシャンデリア照明を一緒に用いることで，術者自身の強膜圧迫にて，網膜裂孔部や周辺網膜の硝子体の切除（図6）やレーザー処置が可能となる．この時，助手がシャンデリア照明の角度を調節することで，術野の視認性を確保できる．さらにシャンデリア照明を用いるメリットとして，増殖膜処置が必要な手術において，双手法による増殖膜の処理を可能にし，複雑な手術操作の難易度を軽減することができる（図7）．

　MIVSが主流となった硝子体手術において，欠かせない存在となった広角眼底観察システムやシャンデリア照明であるが，増殖硝子体網膜症のように症例が複雑になればなるほどその役割は大きいものとなる．硝子体手術においても広角眼底観察システムでまず概要をつかんでおき，細かいところは拡大率や立体視に優れた接触レンズを使用するなど，それぞれの利点を活かして使い分けることが大切であると考える．

〔長屋匡俊〕

VII 白内障との同時手術

　硝子体手術を行う裂孔原性網膜剝離の多くは後部硝子体剝離に伴う牽引性網膜裂孔によるものである．施設によって違いはあるものの，一般的に硝子体白内障同時手術の適応年齢は50～60歳以上と考えられ，裂孔原性網膜剝離の好発年齢とあわせて考えると，本疾患に対する硝子体手術においても白内障との同時手術を考慮するケースが少なくない．一方で，近視眼網膜剝離の症例においては50歳代をピークとする中高年層が多く，いまだ水晶体の透明性と調節力がある程度維持された症例が少なくなく，術後の不同視の問題も存在する．本項では裂孔原性網膜剝離症例における同時手術の適応と実際，眼内レンズ（intraocular lens：IOL）選択について解説する．

I.　裂孔原性網膜剝離症例での同時手術の適応

　小椋らの検討によると，硝子体手術後には核白内障が年齢に相関して進行することが知られており，わが国では術後の核白内障進行による視機能低下を予防する目的で，中高年層では硝子体白内障同時手術がしばしば行われている．適応年齢は施設による差はあるものの50～60歳以上とされていることが多いようであるが，一方，裂孔原性網膜剝離の患者は−3～−6Dの中等度近視眼である場合が多く，同時手術を考慮する場合に健眼との屈折差をどう考えるかも重要なポイントである．その点も踏まえて筆者の裂孔原性網膜剝離症例での同時手術に対する基本的なスタンスとしては，50歳以上で眼内観察の妨げになるような白内障がない場合には術後の核白内障が進行するリスクを十分に伝えた上で，近視の状態（同時手術を行った場合の健眼との屈折差），調節力（老眼鏡使用の有無）等を総合的に説明し患者に選択を委ねている．結果として，近視がなく老眼鏡等を使用しており調節力の衰えを感じている患者は同時手術を希望する場合が多く，中等度近視の患者は水晶体温存を希望する場合が多いようである．強度近視の場合は剝離眼の同時手術後に非剝離眼の白内障手術もあわせて希望することもある．もちろん最周辺部に増殖傾向が認められ，しっかりとした周辺部硝子体郭清が必要な場合には全年齢で同時手術を選択する．

　網膜剝離眼で黄斑剝離を伴っていることや，黄斑剝離を伴っていなくても低眼圧となっていることがしばしばあり，眼軸長のデータが不安定なこともあるため，僚眼のデータを

参考にして眼内レンズの度数決定を行う．また実際の眼軸長測定においても，当日そのまま緊急手術となることも想定されるため，不要な接触式検査による角膜上皮障害を避ける意味でも筆者は光学式の眼軸長測定を第一選択としている．

II. 裂孔原性網膜剝離症例での同時手術の実際

1. 術式の選択

同時手術での白内障手術は白内障進行例での手術に比して水晶体の核硬度が軽度であることが多く，創口が 2～2.2 mm 以下の極小切開白内障手術や双手法による白内障手術等も選択しやすい．しかし，核硬度が軽度であるが故にしっかり前房保持をしないと水晶体前囊が上に凸の形状になりやすく，連続円形切囊 (continuous curvilinear capsulorrhexis : CCC) が流れやすい状況にもなり，同時手術を安定した状態で行うためにも通常の白内障手術と極端に術式を変更するのは得策ではない．筆者は術後惹起乱視と IOL 選択バリエーションのバランスを考えて 2.4 mm の小切開白内障手術で同時手術を施行している．

2. 創作成

創作成も白内障単独手術と同様に術者が慣れた方法で行うことが基本であるが，極小切開硝子体手術 (micro-incision vitreous surgery : MIVS) は経結膜無縫合で行われるので，白内障手術の創作成も角膜切開で行うとオキュラーサーフェスに与える影響が最小限に抑えられる他，緑内障合併症例では濾過胞がある症例に限らず，術後のマネジメントの面からも結膜温存が重要であり角膜切開が有用である．

筆者は術後の感染予防の観点から緑内障合併症例以外では経結膜強角膜一面切開で行うが，角膜切開と同様で従来の強角膜切開に比べて角膜実質内のトンネルが長くなるため，白内障手術中のハイドレーションでの角膜浮腫(図 1)によって生じる硝子体手術中の眼内視認性低下には十分に注意する必要がある．いずれにせよ白内障手術後に創の内方弁がしっかりと合わさった自己閉鎖創を作製することが，硝子体術中操作による前房虚脱，術後低眼圧・眼内炎といった合併症を予防する上で最も大切である．

3. IOL 挿入のタイミング

IOL 挿入のタイミングとしては，大きく分けて硝子体処理前(先入れ)と硝子体処理後(後入れ)の 2 つがあり，それぞれメリット・デメリット(表 1)があるが，まず最も重要なポイントは，どういった眼底観察系で硝子体手術を行っているかである．硝子体手術用コンタクトレンズを使用している場合は眼底全周・後極の観察供に視認性の面で後入れのほうが遙かにメリットが大きいが，筆者のように広角眼底観察システムを使用している場合はシャンデリア照明等を使用することで周辺部圧迫処理も広角観察下で行えるため，先入れでも後入れでも眼底視認性にそれほど大きな差はなくなってきている．

また裂孔原性網膜剝離症例では，ほとんど必ず空気置換が必要であり，広角眼底観察システムでは IOL が入っていても空気置換下でさらに周辺部まで視認可能であるため(図

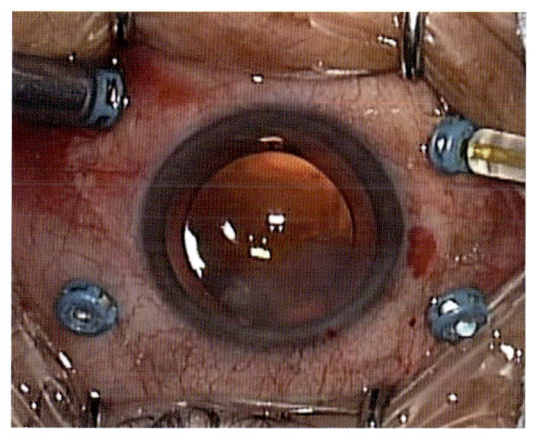

図1 白内障手術時のハイドレーションで生じた角膜浮腫

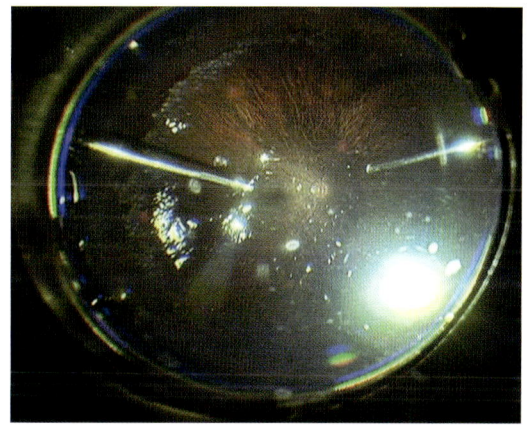

図2 巨大裂孔網膜剝離同時手術症例
広角眼底観察システムではIOL挿入後でも空気置換下で鋸状縁まで観察可能.

表1 IOL挿入タイミングによるメリット・デメリット

	メリット	デメリット
IOL先入れ	・周辺部処理時に水晶体後囊を破損する可能性が低い ・IOL挿入時に特別な注意が必要ない(通常の白内障手術と同様)	・眼底視認性がやや劣る
IOL後入れ	・眼底視認性がよい	・周辺部処理時に水晶体後囊を破損しやすい ・IOL挿入時の操作がやや煩雑

2),裂孔周囲の光凝固等も問題なく行える.筆者は上記の理由と眼底後極観察を非接触倒像観察システムで行っているため,その光学設計上の観点からも眼底後極観察時の立体視を保つために同時手術においては全眼球屈折力を60 D前後とし,前置レンズより屈折力を大きくしておく必要があることからIOL先入れで手術を行っている.

III. IOLの選択

1. マテリアル,色

　同時手術時にはすべてのマテリアルのレンズが選択可能ではあるが,シリコーンIOLは後囊が切開された状態でシリコーンオイル(silicone oil:SO)を注入すると油滴が接着し眼底の視認性が著しく低下する.網膜剝離の同時手術では後にSOを使用する可能性も考えシリコーンIOLの使用は避けるべきである.白内障手術の小切開化に対応してフォルダブルIOLが使用されることが多い現状ではアクリルIOLが第一選択と考える.

　基本的にどのタイプのアクリルIOLでも大きな問題はないが,筆者の場合,網膜剝離での同時手術においては術中周辺部網膜視認性の面や,術後にガスタンポナーデが必要であることからIOLの囊内での安定性を考慮して,7 mm光学径のレンズや素材が硬めのアクリルIOLを選択することが多い.

　またIOLの色に関しては,光酸化ストレスの関与が考えられる加齢黄斑変性などが大

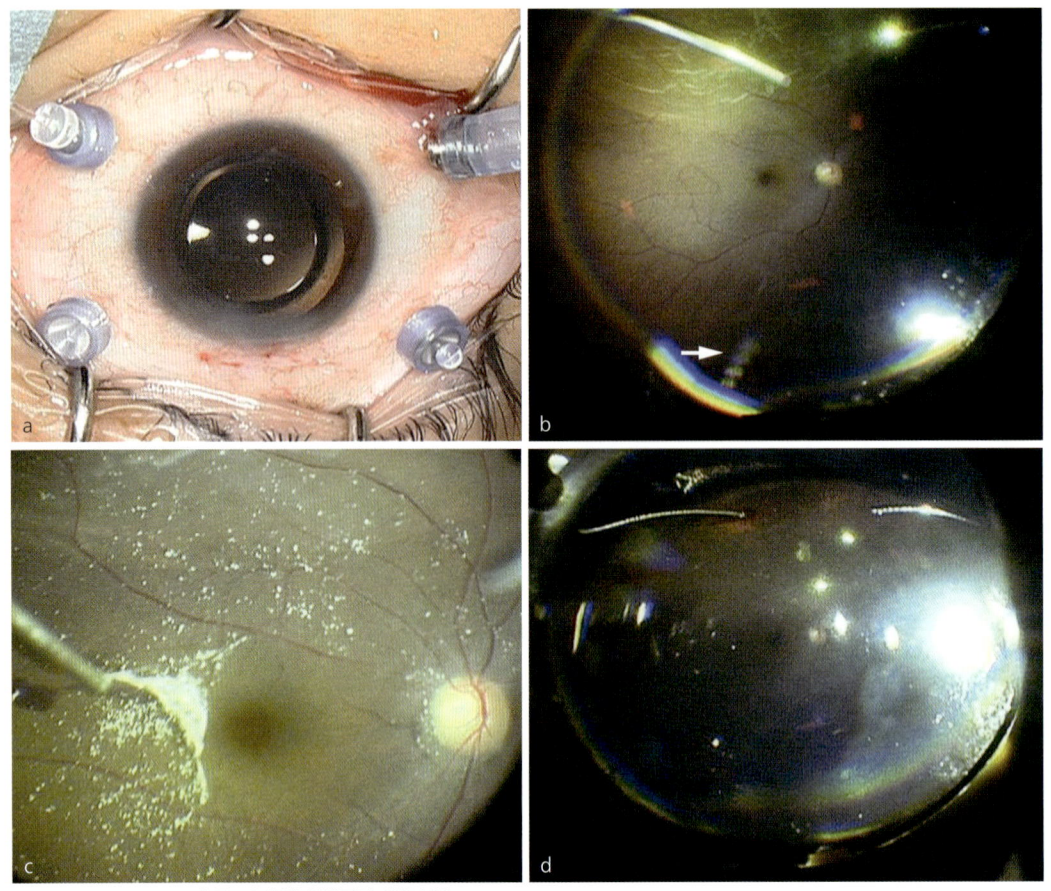

図3 トーリック IOL を用いた網膜剥離同時手術症例
a：トーリック IOL を先入れし 27 G MIVS を開始．b：硝子体切除に問題ない眼底視認性が得られる．矢印：トーリック IOL の軸マーカー．c：非接触後極眼底観察システムで非常に良好な眼底後極視認のもと残存硝子体皮質吸引．d：空気置換後も裂孔部までの良好な視認性が得られる．

きな問題となっている現状と，着色 IOL が非着色 IOL よりも培養網膜色素上皮細胞(*in vitro*)への白色光による細胞障害を減少させたという報告もあり，着色レンズが多く選択されているようである．一方，現状の着色 IOL では光酸化ストレスのブロックには不十分という報告もあり，その選択は術者の判断に任されているのが現状であろう．筆者は着色 IOL で硝子体手術の視認性が低下することもない点と，網膜剥離症例でも術後黄斑上膜予防のために内境界膜剥離を併用しており，着色 IOL 挿入下でブリリアントブルー G での内境界膜染色時の視認性が良好な点から，基本的に着色 IOL を選択している．

2. プレミアム IOL

経結膜無縫合で行われる MIVS では術後惹起乱視はほとんど生じないため，筆者は網膜剥離症例でもよりよい術後裸眼視力を目指して，ある程度の角膜乱視を認める症例ではトーリック IOL を積極的に使用している．硝子体手術用コンタクトレンズを使用する場合はトーリック IOL の光学設計上，光学中心部と周辺部で焦点ズレが生じるが，広角眼底観察システムを含む倒像観察系では光学部の一部を観察光軸が通過するためにトーリッ

ク IOL による眼底視認性への影響は少なく，網膜剥離の硝子体手術を問題なく完遂できる（図3）．

トーリック IOL を硝子体手術との同時手術で用いる場合，硝子体手術操作での IOL 回転によるトーリック軸ズレが懸念されるが，筆者の経験上，IOL 裏の粘弾性物質を十分に除去しておけば IOL の回転が起こることはほとんどない．もし軸ズレが生じていた場合は，後嚢を硝子体カッターで切除し，IOL を裏面から操作して回転を補正することも可能である．

多焦点 IOL は現状では自費診療（先進医療を含む）であるため保険診療である硝子体手術との同時手術は不可能だが将来的にはこういった組み合わせも施行される可能性がある．筆者は多焦点 IOL の既挿入眼にしばしば硝子体手術を施行することがあるが，倒像観察系のシステムを用いるとやや観察像のケラレは生じるもののそれ程の問題なく手術を完遂できる．

今後もさまざまなプレミアム IOL を使用した同時手術に対応するためにも我々サージャンは種々の装置・器具・観察系を使いこなしていく必要がある．

参考文献

1) Ogura Y, Takanashi T, Ishigooka H, et al.：Quantitative analysis of lens changes after vitrectomy by fluorophotometry. Am J Ophthalmol 111：179-183, 1991
2) Kusaka S, Kodama T, Ohashi Y：Condensation of silicone oil on the posterior surface of silicone intraocular lens during vitrectomy. Am J Ophthalmol 121：574-575, 1996
3) Sparrow JR, Miller AS, Zhou J：Blue light-absorbing intraocular lens and retinal pigment epithelium protection in vitro. J Cataract Refract Surg 30：873-878, 2004
4) Mainster MA：Violet and blue light blocking intraocular lenses：photoprotection versus photoreception. Br J Ophthalmol 90：784-792, 2006
5) 井上　真：同時手術．田野保雄（編）：みんなの硝子体手術．pp98-101，文光堂，2007

〔大澤俊介〕

VIII 硝子体切除

　網膜剝離を治癒させるために必要なことは，硝子体による網膜牽引を十分に解除するだけではなく，その後予想される牽引に対しても十分に硝子体を切除する．そのためには，硝子体切除の際にわずかに牽引をかけて吸引切除し，網膜硝子体の異常接着部位を見つけることが大事である．

　硝子体手術で使用される硝子体カッターのカットレートは当初 400 cpm（cut per minute）から 600，800，1,500，2,500，3,000 cpm と改善され，近年発売されたコンステレーション®（Alcon 社）や Stellaris PC®（Bausch & Lomb 社）では 5,000 cpm が可能となり，従来の低カットレートの器械より術中の網膜への牽引が減少し硝子体切除の合併症が少なくなった．最近の 23 ゲージトロカール，25 ゲージトロカールを用いた極小切開硝子体手術（micro-incision vitreous surgery：MIVS）は強膜創での硝子体嵌頓が発生しにくく，さらなる安全性が確保されている．27 ゲージシステム，7,500 cpm の導入も間近である．

　顕微鏡下にて網膜周辺部まで詳細に観察できる広角眼底観察システム（wide viewing system）は中間周辺部の観察を容易にし，網膜剝離で重要な異常な部位での硝子体の観察と，新しい裂孔の予防，深部裂孔に付着する硝子体網膜癒着の解除，空気置換での視認性のよさが，硝子体切除における利点となっている．

　シャンデリア照明は，網膜光障害に注意すべきでルーチンに用いるものではないが，周辺部硝子体切除の際の，特に有水晶体眼や眼内レンズ挿入眼での観察には有効である．また，深部裂孔の硝子体はライトガイドで網膜を固定し，硝子体カッターを網膜と硝子体の間に滑り込ませるように剝離するのも有効であるが，シャンデリア照明を用いて双手法で剝離することも可能である．特に，周辺部に増殖膜がある増殖硝子体網膜症（proliferative vitreoretinopathy：PVR）に対して有効である．

　本項では，後部硝子体剝離（posterior vitreous detachment：PVD）に伴う裂孔原性網膜剝離（rhegmatogenous retinal detachment：RRD）を詳述し，PVR，強度近視に伴う黄斑円孔網膜剝離（macula hole retinal detachment：MHRD）での MIVS による硝子体切除にも言及する．

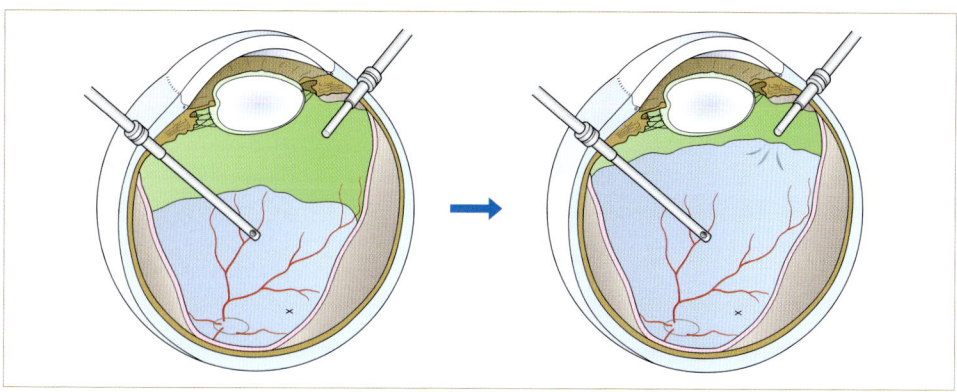

図1 vitrectomy開始時の灌流
硝子体切除開始時にインフュージョンの先端部の周囲に硝子体が残存しているため灌流液が眼内に入りにくいが，ある程度切除すると硝子体内に空間ができ，十分に灌流されるようになる．

I. 後部硝子体剝離に伴う裂孔原性網膜剝離

1. core Vitrectomy

　トロカールでポートを作製し，まず中央部硝子体を眼内圧に注意しながら切除する．切除開始時にはインフュージョンの先端部の周囲に硝子体が残存しているため灌流液が眼内に入りにくくなっている．この状態で吸引圧を高値にすると，吸引に対して流入がつりあわず，眼球虚脱を来す可能性がある．ある程度切除すると硝子体内に空間ができ，十分に灌流されるようになる（図1）．

　硝子体に牽引をかけながら切除すると，その牽引が裂孔周辺硝子体に伝わり，裂孔が挙上され，原因裂孔よりさらに網膜下液が浸入，剝離部分が拡大するため，なるべく硝子体を牽引しないようにめカットレート最高値で硝子体カッターは大きく動かさないようにする．コンステレーション®の場合，カットレートは5,000 cpm，眼圧は30 mmHg，吸引圧は硝子体の動きや眼内圧を考え適宜調整するが最大400〜600 mmHgで切除する．とくに術前に中心窩近傍まで剝離が進行している症例では，牽引による剝離部の拡大で中心窩が剝離し，術後視力低下を来すことがあるので要注意である．網膜剝離以外の疾患では硝子体カッター孔を後方に向けることで，硝子体を効率よく切除できるが，網膜剝離ではカッター孔を後方に向けると，硝子体切除時に剝離した網膜が牽引され誤切除する恐れがあるので，カッター孔は眼球中心部に向けたほうが安全である．core vitrectomy後に，まず黄斑部の処理を必要に応じて行う．

2. 黄斑上の残存後部硝子体皮質の切除

　網膜剝離眼の黄斑部には何かしらの後部硝子体皮質の残存がみられることが多い．若年者や強度近視眼ではさらに広範囲の後部硝子体皮質が残存している．さらに，若年者の巨大裂孔を来すような硝子体変性では，硝子体が高度な液化しているだけで黄斑部には全面的に後部硝子体皮質が残存する．残存硝子体皮質の可視化にはトリアムシノロンアセトニ

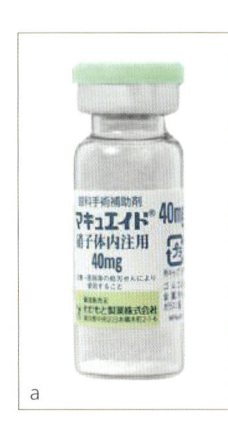

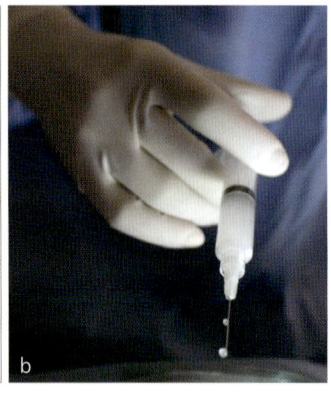

図2　トリアムシノロンアセトニド（マキュエイド®）
トリアムシノロンアセトニド注射用 40 mg（マキュエイド®）はガラス瓶内に粉末状態であり，1瓶に眼内灌流液（ビーエスエスプラス®，Alcon社）4～5 mLを注射して十分に攪拌し，それを吸引，清潔なシリンジに移せば懸濁液の完成である．27ゲージの直の鈍針を使用することで無理なくポートから投与できる．

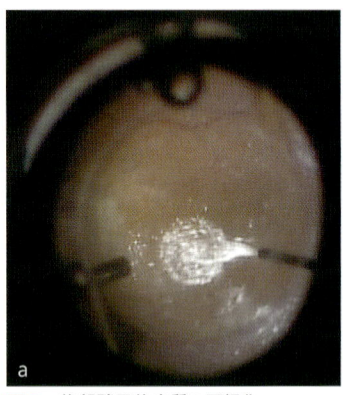

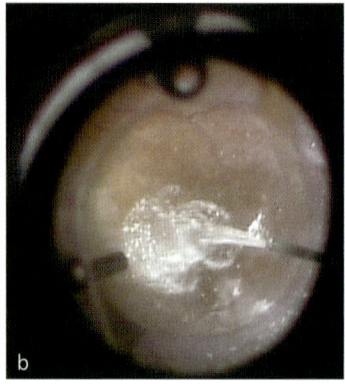

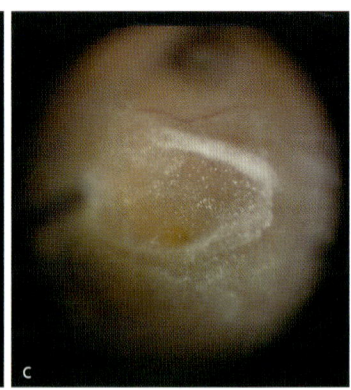

図3　後部硝子体皮質の可視化
注入直前に眼内灌流を一時的にロックしてわずかに硝子体カッターで吸引し眼内圧を低下させた後，黄斑部に残存する後部硝子体皮質に向かって耳側部分の眼底に静かに置くようにすると，黄斑部にトリアムシノロンアセトニドが流れ込み均一に可視化できる．

ド（TA）が極めて有効であり，眼内用に調剤されたTA注射用 40 mg（マキュエイド®，図2）が発売されている．

マキュエイド®はガラス瓶内に粉末状態であり，1瓶に眼内灌流液（ビーエスエスプラス®）4～5 mLを注射して十分に攪拌し，それを吸引，清潔なシリンジに移せば懸濁液の完成である．27ゲージの直の鈍針を使用することで無理なくポートから投与できる．マキュエイド®は粒子が不均一でしばしば粒子塊が形成されるため，瓶内で溶解する時，注入直前に十分に攪拌すると均一に後部硝子体皮質を可視化できる．注入直前に眼内灌流を一時的にロックしてわずかに硝子体カッターで吸引し眼内圧を低下させると，抵抗なく注入しやすい．網膜の傍でできるだけゆっくり流すように注入すると，うまく後部硝子体皮質を可視化できる（図3）．粒子が少し落ち着いたらインフュージョンをオンにする．余剰のTAで視認性がよくない場合には，硝子体カッターで吸引する．可視化された残存硝子体皮質は，ILM鑷子®（Alcon社）を用いて剝離するか，diamond dusted sweeper®（DORC社）を用いて，網膜上の残存硝子体膜を撫でるように操作し（図4），網膜に余計な牽引を与えないように硝子体膜を黄斑部より剝離する（⇒動画-8）．

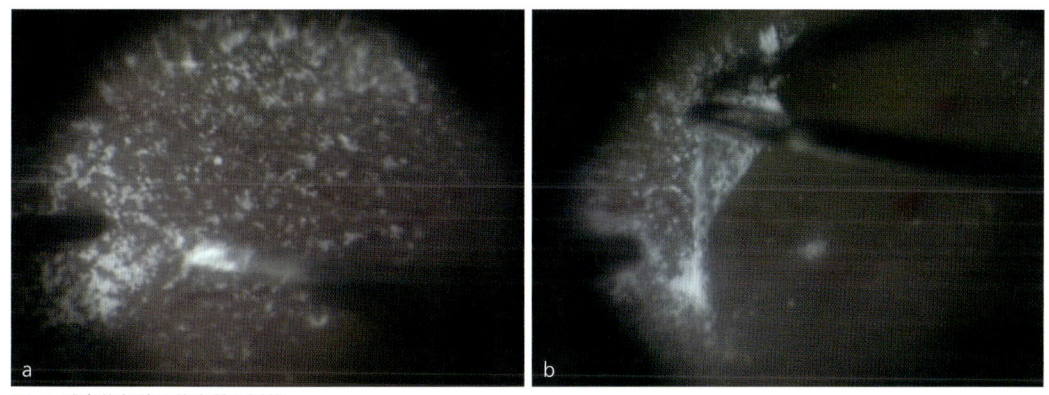

図4　残存後部硝子体皮質を剥離
残存した後部硝子体皮質を diamond dusted sweeper®で撫でて剥離し（a），ILM 鑷子で黄斑部を剥離する（b）

3. 黄斑以外の残存後部硝子体皮質の切除

　黄斑部より剥離した後部硝子体皮質を拡大するため，硝子体カッターを cutting off にし吸引モード（吸引圧 400 mmHg 程度）へ切り替え，先端を黄斑部より剥離した後部硝子体皮質と網膜の間に入れて吸引し，めくるように牽引して切除する．硝子体基底部の近くに向かうにつれ医原性裂孔を形成するリスクが増えるため，網膜と硝子体が強く癒着している部分がないか注意する．剥離がない場合，最初に牽引をかける部位として視神経乳頭の直上からアプローチする報告が多いが，視神経乳頭に万が一接触した場合，術後に大きな視野欠損が生じうる可能性があるので，視神経乳頭よりやや上耳側での血管アーケード外からアプローチしている．血管アーケード内でのアプローチは，走行している乳頭黄斑線維を損傷する危険性があるため避ける．硝子体カッターが網膜に接触しないように，硝子体カッターと眼底に投影されるその陰影の位置関係には常に注意を払いながら吸引を行うが，吸引を長時間し続けると眼球が虚脱するので注意する．虚脱すると，角膜に皺がより眼底の透見性が低下する，脈絡膜皺襞ができるといった所見が出現するので，それらがみられたらすぐに吸引を中止し眼圧が上昇するのを待つ．急激に範囲を広げようとすると医原性裂孔が発生する可能性が高くなるので徐々に拡大する．黄斑部網膜が剥離している場合，ポート近くの硝子体や core vitrectomy，右側ポート付近の硝子体切除をした後，黄斑部の硝子体を処理した上で液体パーフルフルオロカーボン（perfluorocarbon liquid：PFCL）を眼内に注入し，黄斑部を硝子体切除中に剥離が拡大しないように押さえつけて硝子体切除する場合もある．PFCL の量はアーケード内が圧迫される程度の量でよい．手術開始時に硝子体がどのような状態かを見ることが重要である．

4. 裂孔部や網膜格子状変性周囲の処置

　黄斑部処置を行った後に，周辺部の硝子体を切除する．まずは広角眼底観察システムで観察できる範囲をできるだけ切除する．硝子体カッターの設定は，カットレートは最高値・吸引圧は弱め（～300 mmHg 程度），網膜誤吸引・誤切除を防ぐためカッター孔は赤道部までは自分で見える向きで，周辺部では水晶体損傷を防ぐため眼球中央（接線方法）に向

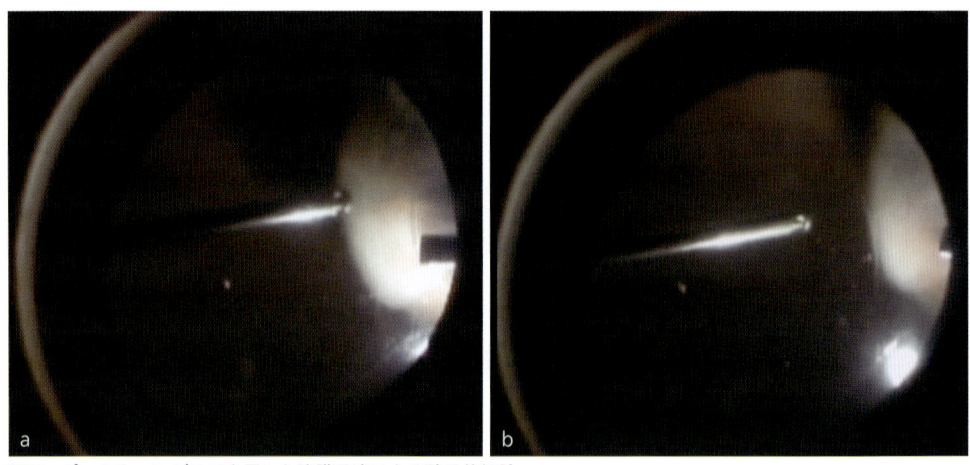

図5 ポートシャンデリアを用いた強膜圧迫による硝子体切除
ポート刺入部の硝子体処理には，眼圧を上げないよう，まずは硝子体を少し切除する．その後，強膜を圧迫して硝子体切除を行う．硝子体カッターの吸引口は深いところでは，顕微鏡方向に向けて，水晶体に近いところでは横向きとして，後嚢と網膜の両者を保護する．

けて切除する．高吸引圧の硝子体切除やカッター孔を網膜側に向けての切除，特に網膜剝離部分では控えるべきである．また，広角眼底観察システムでは周辺部まで見えるため，硝子体カッターの根元が水晶体に接触する可能性がある．硝子体カッター刺入部の反対側の硝子体を切除する際には，できるならば硝子体カッターを持ち替えて同側から切除すればよいが，無理な場合には強膜をやや裏目に圧迫する（図5）．MIVSではカニューラが同様に水晶体に接触する可能性があるので，トロカール付近を圧迫する際には滑らないようにゆっくり行う必要がある．また，白内障手術と同時に行っている場合には，トロカールから灌流液が漏出している時に，圧迫により水晶体後嚢がその先端に吸引される可能性もあり不用意に強膜を圧迫すると破嚢する可能性がある．

　網膜裂孔部分では周辺側の網膜に癒着した硝子体が牽引力をかけている．網膜剝離を治癒させるためには硝子体牽引を解除することが絶対に必要であり，硝子体カッター，場合によってはマキュエイド®による硝子体可視化を用い，硝子体鑷子，diamond dusted sweeper®（DORC社）など使用できる器具を用いて，硝子体を丁寧に切除・剝離し，硝子体牽引を確実に解除する．硝子体基底部に裂孔等が存在する場合にはshavingでも十分だが，通常のRRDでは後極に癒着があるために網膜裂孔が生じるわけであるから，裂孔と鋸状縁の間の硝子体は網膜より分離して切除する必要がある（図6）．しかし，どうしても無理な場合には十分なshavingだけでもやむをえない．網膜格子状変性や変性部位，網膜剝離の原因ではない他の裂孔では，網膜と硝子体に強固な癒着があり，十分に硝子体を切除しないと術後に硝子体が収縮，牽引を起こし再剝離の原因となりうる．原因裂孔と同様に丁寧に硝子体切除・shavingを行う．剝離していない部分はshavingでよい．さらに強膜圧迫し最周辺部の硝子体切除をする場合には，直視下に顕微鏡照明下で切除するか，シャンデリア照明を設置している場合には，コンタクトレンズや広角眼底観察システム下で切除する（⇒動画-9）．

　網膜剝離眼での硝子体切除では助手の強膜圧迫では慣れないと困難であるので，シャン

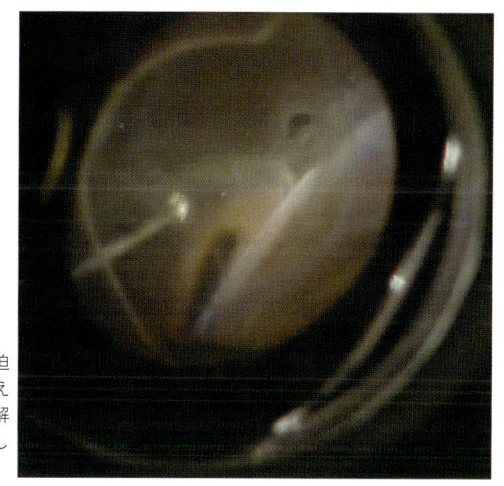

図6 網膜裂孔を牽引する硝子体の切除
シャンデリア照明を設置した場合には，自分で強膜圧迫をコントロールしながら最周辺部まで硝子体切除を行える．裂孔周囲の牽引している硝子体と網膜との癒着を解除し十分に切除する（この裂孔のフラップに癒着・牽引した硝子体切除については本文参照⇒動画-9）．

デリア照明をポートか新しいトロカールによる新しいポートに設置して術者が自己強膜圧迫をしたほうが安全である．3ポートのままでポートに設置したシャンデリア照明を用いる際には，助手がシャンデリア照明の向きをコントロールして硝子体切除をしている部位に照明を当てたり，シャンデリアの先端が顕微鏡下に入らないように調節すると，術者は快適に周辺部硝子体切除を行える．

II. 増殖硝子体網膜症における硝子体切除

PVRでは網膜上に増殖膜が生じ，それによって網膜の可動性・伸展性が減少しfixed foldが生じるため，復位するためには増殖膜を除去する必要があるが，増殖膜は網膜表面にある後部硝子体皮質を足場として形成されるため，その足場をできるだけ除去することにより再増殖を予防することができる．TAで硝子体を可視化しつつ，ILM鑷子や硝子体カッターなどで後部硝子体皮質を十分に除去する（図7）．周辺部硝子体切除では必要に応じてTAで可視化しつつ切除する．最周辺部ではカットレートは最大，吸引圧を100～200 mmHg程度で丹念にshavingする．医原性裂孔を発生させないのが一番であるが，裂孔を恐れるあまり硝子体処理が不十分で終了すると，再度増殖膜が形成され再剝離となるので，徹底的に硝子体切除を行う．

III. 黄斑円孔網膜剝離における硝子体切除

MHRDは強度近視に合併し，黄斑円孔が術前に見つからない場合peri vascular microholeを術前にOCTで探す．治療方法として，強膜バックリング，黄斑プロンベ，硝子体ガス注入等があったが，上記合併も多々あるので，現在では硝子体手術が主流となっている．

強度近視眼の硝子体は必ずといってよい程，後部硝子体皮質が広範に残存しており，硝子体切除の後にTAを注入し可視化する．硝子体カッターやdiamond dusted sweeper®等

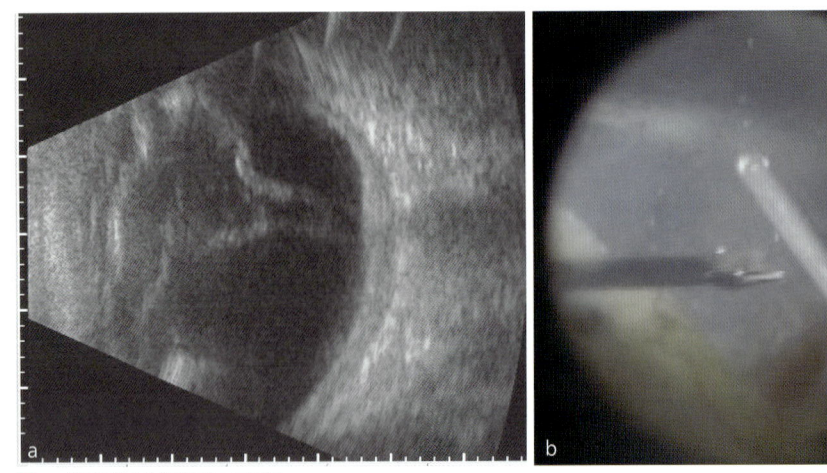

図7　増殖硝子体網膜症の双手法
a：上下の網膜が接触し眼内の硝子体腔が減少している．b：増殖膜処理にはシャンデリア照明下にて双手法が有効である．鑷子で膜を牽引しカッターで切除する．

で硝子体皮質を除去した後，網膜内境界膜をTAや，保険適応外ではあるがブリリアントブルーG（Coomassie BBG 250®，Sigma-Aldrich社）をビーエスエスプラス®で溶解して使用するか，ILM Blue®（DORC社）を海外より輸入して，後部ぶどう腫内の網膜内境界膜をpeelingする．以前はインドシアニングリーンが染色剤として使用されていたが，網膜毒性があり，術後の視野欠損や網膜電図の低下等の報告があるので使用しない．手術終了時に，黄斑円孔が小さい場合にはC_3F_8等の長期滞留性ガスを，網脈絡膜変性がある症例や黄斑円孔が大きい症例ではシリコーンオイル（silicone oil：SO）に置換し，12か月程度経過を観察し黄斑が閉じていることを確認してSOを抜去する．硝子体切除は十分に行うが，牽引や増殖が少ない場合には，網膜の近くまで切除する必要はない．

　強度近視では強膜が薄いため，トロカール抜去後に強膜が自己閉鎖することが少ない．硝子体手術終了時にはガスかSOで眼内を置換するため，強膜創からの漏出は避ける必要があり，また，強度近視では急激な眼圧変化による駆逐性出血が生じるリスクが高いので，MIVSでも無縫合手術にこだわらず結膜を切開し強膜創を縫合したほうが安全である．

参考文献

1) Kuhn F, Aylward B：Rhegmatogenous retinal detachment：a reappraisal of its pathophysiology and treatment. Ophthalmic Res 51：15-31, 2014
2) Kishi S, Demaria C, Shizimu K：Vitreous cortex remnants at the fovea after spontaneous vitreous detachment. Int Ophthalmol 9：253-260, 1986
3) Hikichi T, Takahashi M, Trempe CL, et al.：Relationship between premacular cortical vitreous defects and idiopathic premacular fibrosis. Retina 15：413-416, 1995
4) Kimura H, Kuroda S, Nagata M：Premacular cortical vitreous in patients with a rhegmatogenous retinal detachment. Retina 24：329-330, 2004
5) Takayama K, Sato T, Karasawa Y, et al.：Phototoxicity of indocyanine green and Brilliant Blue G under continuous fluorescent illumination on cultured human retinal pigment epithelial cells. Invest Ophthalmol Vis Sci 53：7389-94, 2012

〈高山　圭〉

IX 周辺増殖膜処理

　周辺増殖膜処理は増殖硝子体網膜症(proliferative vitreoretinopathy：PVR)の治療戦略において必須の手技である．本章では，周辺部硝子体処理の重要性を理解していただくために増殖膜形成の病態を解説し，現在行われている極小切開硝子体手術(micro-incision vitreous surgery：MIVS)での手術手技を紹介するとともに，問題点についても考えてみたい．

I. 周辺増殖膜処理の必要性

　最初に，網膜剝離から増殖膜が形成されるまでの病態を理解する必要がある．増殖膜を形成しやすい初発の網膜剝離のタイプは遷延化した網膜剝離例で，特に巨大裂孔網膜剝離や外傷性網膜剝離，アトピー性皮膚炎に伴う網膜剝離などの鋸状縁断裂を伴った例が挙げられる．しかし，圧倒的に多くみられるのは硝子体手術後の再発例である．また，シリコーンオイルが充塡されて黄斑部網膜が一見復位している例でも，周辺部の一部に剝離網膜が潜在している場合は強固な増殖膜が形成されやすい．機序としては，まず剝離した部分の網膜色素細胞が開存した網膜裂孔を通じ硝子体腔内へ散布されるとともにサイトカインの刺激を受けて線維芽細胞へと幼若化し，硝子体界面のゲルを足場に増殖することで網膜面に膜状組織を形成する．次に，増殖膜が収縮し，網膜への牽引が増強してPVRへと変貌していく．さらに，毛様体や水晶体後面へと膜組織の増殖が波及するとanterior-PVRとなり網膜の前方牽引剝離を伴うanterior displacementや毛様体上皮の剝離を併発し，房水の産生機能の低下とともに低眼圧を来す．このような例では網膜復位は得，再増殖を防止する上で，通常の裂孔閉鎖の前提条件に加え，周辺部硝子体ゲルを郭清しながら，牽引性網膜剝離の原因となる膜状組織を同時に完全切除することが不可欠となる．もし，病変部に硝子体ゲルや増殖組織の取り残しがあれば，必ずそれを足場に再増殖が繰り返されて，再発の悪循環に陥るので初回手術では入念な処理を心掛けたい．

　手術操作の手順として，まず中心部硝子体切除と後部硝子体剝離作製を通常どおりに施行する．次に，周辺部硝子体を処理するが，硝子体基底部付近では網膜との接着が強いため完全な硝子体剝離作製は困難である．そのため，周辺部硝子体はshaving操作により可能な限り切除する．次に，膜状組織をピック，硝子体カッター，硝子体剪刀などを用い

て，剥離しながら切除ないしは切開していく．硝子体手術において最周辺部は死角となるため，周辺部強膜圧迫とシャンデリア照明を用い，必要に応じて双手法などの操作を用いて増殖膜を処理する．一方，増殖膜が強固に線維化したようなケースや，網膜自身が脆弱化した例では，必要に応じて網膜切開や網膜切除を選択する．基本理念としては，網膜への牽引を解除し，再増殖を断ち切るのが目的で増殖膜処理は非常に重要な操作であることを理解していただきたい．

II. 方法

　MIVS は開発当初硝子体カッターの切除効率が悪く，器具の剛性が弱かったという点から黄斑疾患の治療に適応とされ，周辺部操作には不向きと考えられてきた．しかし，カッターの切除効率と剛性の改善，広角眼底観察システムやシャンデリア照明の発展により MIVS でも周辺処理をすることが当たり前の時代になりつつある．それでも，重症例に対して周辺増殖膜処理を行うことはテクニックと根気のいる作業である．では，その実際の手技とコツを解説するとともに，日頃筆者が感じている問題点にも触れてみたい．

1. 広角眼底観察システム

　広角眼底観察システムにはOFFISS®（トプコン社），Resight®（Carl Zeiss Meditec AG 社），BIOM®（Oculus 社）を代表とした非接触型と，ClariVit®（Volk 社），Panola View®（HOYA 社）などの角膜に前置する接触型がある．いずれも従来のプリズムレンズより視野が広く，軽く強膜を圧迫する程度で最周辺部まで観察可能である．使用時のコツとしては，非接触型では観察したい方向へ眼球を傾けてもよいが，カッターや照明のファイバーなどと前置レンズが接触して視野ずれを起こすので注意を要する．接触型レンズではより鮮明な像が得られるが，光軸がずれると観察できなくなるため，なるべく眼球を傾けずに手術を行う必要がある．これら広角眼底観察システムを用いることで眼底全体を把握しながら手術を進めることができる．しかし，細かい部分は見落としがちになるので繊細で立体視の必要な膜処理では従来の接触型プリズムレンズを用い，必要に応じ強拡大で観察する．複雑で難しい状況に直面したとき，観察系を変更してみる余裕を持ちたい．

2. 4 ポート＆シャンデリア照明

　PVR など周辺部処理が重要な位置を占める疾患においては双手法を必要とする可能性もあるためポートを通常の3か所からシャンデリア用に1か所追加し設置する．通常4つ目のポートは鼻下側に設置するが（図1），症例によっては耳下側の灌流用ポート付近に設置する．どの象限に設置するかは，瞼裂の広さ・手術助手に近い位置・一番処理したい部分の反対側などで判断する．シャンデリア設置後は適度な照度が得られるよう先端の方向や照度を調整する．シャンデリアのポート位置が思わしくない場合は，途中で灌流ポートとの位置を交換するなど症例によって工夫する．

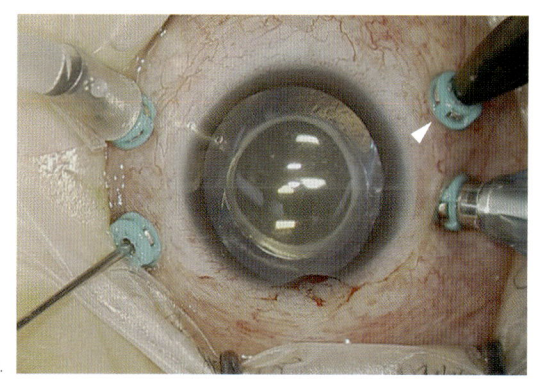

図1　4ポート
シャンデリア用に4つめのポートを設置する(矢頭).

3. 周辺部強膜圧迫

　シャンデリア照明を処理したい方向へ傾け，硝子体カッターを駆動しながら，同時に処理部分の強膜側に挿入した斜視鈎をゆっくり眼球中央方向に圧迫していく．この時，力まかせに圧迫するのではなく，カッターの吸引力に合わせ，ゆっくりと陥入させていくことが重要である．過度の圧迫や，角膜輪部に強い歪みを加えた場合には変形と眼圧上昇から角膜に浮腫を来し，視認性が極端に落ちる．いったん見にくくなっても，眼圧と角膜への力加減に配慮すれば浮腫は術中に消失し，再び視認性が得られる場合があるため，中央の角膜上皮を剝離するかは慎重に判断する必要がある．角膜上皮を剝離すれば術後疼痛が強く，炎症も遷延化しやすいため網膜硝子体という後眼部の手術においても，できれば角膜や前眼部にも優しい操作を心掛けたい．

4. 灌流圧設定

　従来の20ゲージ(G)の時代や，25Gのバルブ無トロカール使用期では，眼球虚脱予防を目的に高めの(35〜40 mmHg)灌流圧設定で手術を行っていたが，現在のバルブ付きトロカールと最新の眼圧コントロールシステム(コンステレーション®, Alcon社)では正常眼圧と同程度の設定(20〜25 mmHg)で手術可能となった．さらに圧迫操作を行う場合，通常よりも低灌流圧(15 mmHg)に設定すると圧迫しやすい．ちなみに，筆者は通常から15 mmHgの設定としている．

5. トリアムシノロンアセトニド

　硝子体可視化剤であるトリアムシノロンアセトニドを周辺部に少量散布することで幼若な膜状組織や残存硝子体皮質を確認して，見落とすことなく除去することに努める．

6. 液体パーフルオロカーボン

　多象限におよぶ胞状剝離をきたしている場合には硝子体処理中に過って網膜を誤吸引，誤切除する危険があるので細心の注意が必要である．後部硝子体剝離作製や黄斑部操作の後に液体パーフルオロカーボンを使用し後極部網膜を押さえた状態で周辺部の処理に移ると安全に処理できる．

IX　周辺増殖膜処理　291

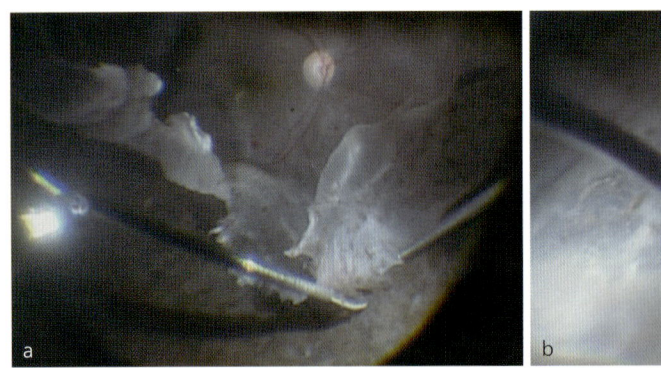

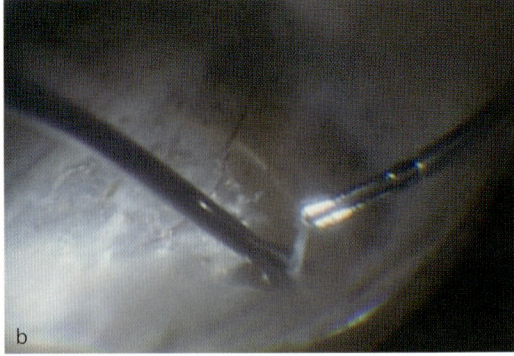

図2 双手法
右手と左手にそれぞれ鑷子や剪刀などを持ち癒着の強い増殖膜や，網膜下索状物などを除去する．

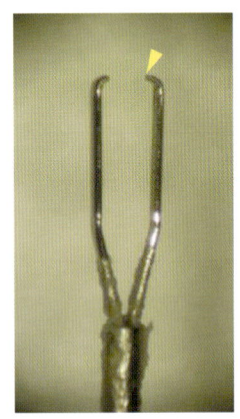

図3 エンドグリップタイプの鑷子
先端がファインで，細かい操作に適している（矢頭）．

7. ピック

剝離が皺状に立ち上がり，かつ網膜面同士が接着している部分では，ピックやマイクロフックニードルの先端を接合部に挿入し持ち上げながら半透明の増殖膜を分離する．ある程度分離できれば硝子体カッターでの処理に移るが，どうしても癒着を外しにくい場合は硝子体鑷子，硝子体剪刀，ピックなどを左右に持ち双手法で操作を行う（図2）．

8. 硝子体鑷子

硝子体鑷子は先端や把持する面の形状，把持力に違いがあるが，硬い膜を操作する場合，より把持力の強いエンドグリップタイプの鑷子（図3）が有用である．

9. 硝子体剪刀

硝子体剪刀は，硝子体カッターでの分離や切除が困難な硬く接着の強い増殖膜を切開する場合に用いる．MIVSでの剪刀は刃面が小さく若干効率が悪いがなんとか事足りる．MIVSの剪刀は非常にファインであることから，刃の先端をピックのように操作し，網膜と増殖膜の間隙に滑り込ませることが可能である．ある程度間隙を開大できれば，無理に剪刀での操作を続けるのではなく，硝子体カッターに持ち替えて切除する．しかし，器質化しかけたような硬い膜や，広い範囲に癒着している部分を剝離したい場合には稀に従来

の20G硝子体剪刀を登板させることもある．

10. 内境界膜(ILM)剥離

　周辺部膜処理において膜剥離のきっかけが得にくい状況下では，膜部分よりやや離れた正常網膜の内境界膜(inner limiting membrane：ILM)を剥離することで膜処理の糸口をみつける．増殖膜はILMの上に形成されるため，ILMごと増殖膜も処理できればという概念でILMを剥離する．また，残存硝子体に関してILM剥離した範囲では硝子体を完全に除去できたことを意味する．さらに，コラーゲンやラミニンで構成されそれ自体が術後フィブリン膜形成の足場となる可能性のあるILMを剥離しておくことは重要であると筆者は考えている．しかし，黄斑部ILMとは異なり，周辺部ILMは非常に脆くちぎれやすいので連続的に剥離することはしばしば困難である．周辺部増殖組織近くのILMを剥離する際には，トリアムシノロンアセトニドとともにブリリアントブルーGを使用し二重に染色した上で丹念にゆっくりと剥離していく．

11. retinectomy, retinotomy

　増殖膜の癒着が強く，増殖膜自体が器質化し癒着剥離が不可能なケースや，網膜が菲薄化や壊死などを来している場合においては網膜切開または切除を選択する．どの方向の牽引ベクトルを解除したいのか，また復位した後網膜の位置を予想し円周方向もしくは子午線方向に切開するかを考える．予定切開線の網膜にはあらかじめ眼内ジアテルミーで止血凝固しておき，カッターもしくは硝子体剪刀で切開を加える．切断された網膜の断面は凝固を加えておくことで術後炎症の起点になりやすい網膜のロールアップを予防する．網膜切開の範囲については必要最小限度にしたいが，中途半端になると逆に復位が得られずそこが再剥離の起点となる．網膜切開と切除は最終の手段であり，諸刃の剣となることを十分理解した上で行われることが望ましい．

　以上，周辺増殖膜処理の方法について紹介した．本手技はもともと重症例に対して行われ，スキルを要する操作であることに加え，時間と根気のいる作業である．術中に起こるさまざまな問題やトラブルにより不十分な操作で手術を終えると，残った膜組織が再増殖し，再剥離，再手術を余儀なくされ，患者は新たな窮地に立たされる．硝子体術者がいかに丁寧かつ確実な操作を完遂できるかが成功の鍵であり，手術全体の踏ん張り所ともいえる．是非ともやりぬいていただきたい．

参考文献

1) Oyagi T, Emi K：Technique to alter field of view during vitrectomy with phacoemulsification and aspiration in gas-filled eye. Am J Ophthalmol 136：935-937, 2003
2) Sakamoto T, Ishibashi T：Visualizing vitreous in vitrectomy by triamcinolone. Graefe Arch Clin Exp Ophthalmol 247：1153-1163, 2009
3) Enaida H, Hisatomi T, Hata Y, et al.：Brilliant blue G selective stains the internal limiting membrane/Brilliant Blue G-assisted membrane peeling. Retina 26：631-636, 2006
4) Proliferative Vitreoretinopathy：Retina Section 3 Complicated Forms of Retinal Detachment. Capter 107. pp1807-1843, Elsevier Saunders, 2013

〈恵美和幸〉

X 術中排液

　術中排液は裂孔原性網膜剝離（rhegmatogenous retinal detachment：RRD）の手術成功へのキーである．スムースな排液は網膜と網膜色素上皮間のスペースをなくし機械的に接着させ，当初の目的をよりすみやかに達成できる．しかしながら，バックリング手術と同様に，厳格にすべての症例で排液する必要はなく，硝子体手術での排液に際しては注意を要する症例もある．本項では通常の症例，巨大裂孔網膜剝離（giant retinal tear：GRT），液体パーフルオロカーボン（perfluorocarbon liquid：PFCL）の併用に分けて，極小切開硝子体切除術（microincision vitreous surgery：MIVS）での術中排液を解説する．

I. 通常の症例での術中排液

1. 手技

　原因裂孔から網膜下液をソフトチップフルートニードルにより排液する．特に通常のRRD初回手術では，意図的裂孔は原則的に作製しない．下液はできるだけ眼内が水のうちに原因裂孔から抜いておきたいが，網膜の可動性は術中に変わり，裂孔から下液を抜いた後は，網膜の可動性が著しく高くなる．よって，まず裂孔から遠いところからゲル郭清を行い，最後に原因裂孔付近の処理に取りかかる．術中前半に下液が抜けてしまった場合に，動きの激しい網膜の誤吸引リスクを下げるには，周辺部を圧迫し網膜可動性を下げてゲル郭清，またはPFCLを後極に満たしゲル郭清するなど工夫するとよい．やむをえず，意図的裂孔を作製する場合，裂孔と同一象限，上方，赤道部よりやや後方に作製するべきである．すべての原因裂孔の牽引を解除し，かつ光凝固が十分にできれば，裂孔がたとえ下方周辺部でも排液は必ずしも完全にする必要はない（図1）．また，黄斑剝離がない場合で原因裂孔から排液する際は，硝子体腔を完全に空気置換すると，黄斑剝離に至るので注意する．これは網膜下液が重力で黄斑に集まるためで，バックリング手術と異なり，硝子体手術での術中排液での最も注意するポイントである．よって，術前に黄斑剝離のない視力良好例の手術は十分に注意する．空気圧は40 mmHgほどで液・空気置換し，置換し終わったらすみやかに20 mmHgに下げる．視野障害や脈絡膜剝離（図2）などの合併症を考

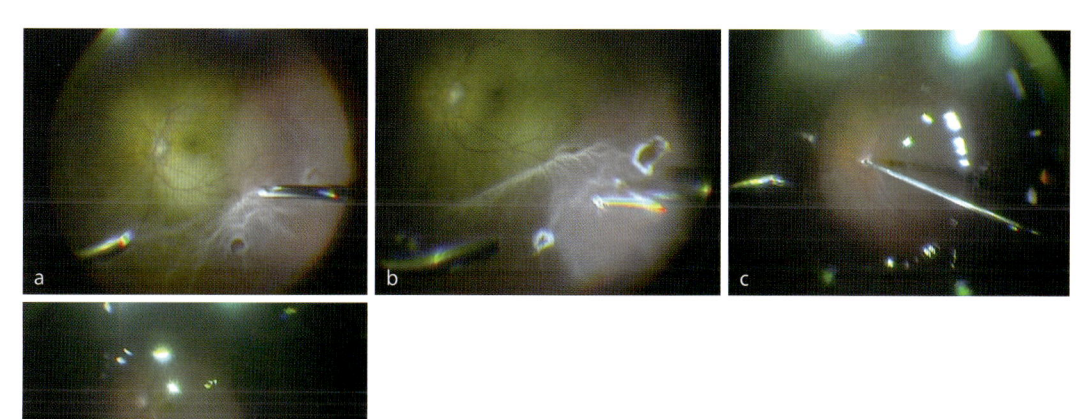

図1 上方二象限にわたり5つの原因裂孔を認めた黄斑剝離を伴う網膜剝離
硝子体ゲル郭清は原因裂孔の周りを特に十分に行い(a)，眼内ジアテルミーでマーキングを行う(b)．その後，原因裂孔から網膜下液排液を行い，後極視神経乳頭前方からも網膜上液を吸引する(c)．原因裂孔部付近の網膜下液が完全に吸引されドライになった後，光凝固を行う(d)．

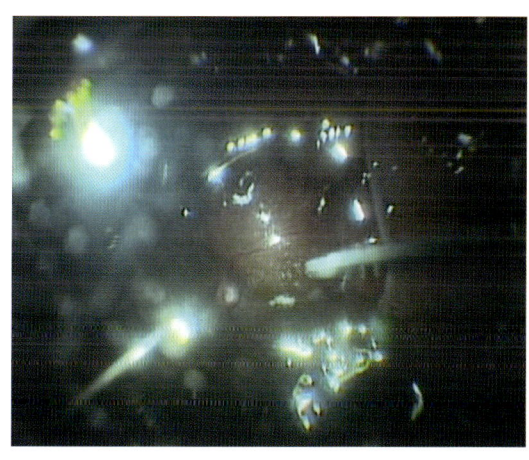

図2 25ゲージ手術中での液・空気置換中に発生した後極の脈絡膜剝離

慮し，バルブ付きのトロカールを用いてガスインフュージョン開放が起こらないようにしたい．眼内容積を考慮すると SF_6 を灌流し，適正な圧で終了するのが望ましいが，最後に SF_6 1.2 mL 注入する方法も簡便に用いられる．下方裂孔でなければ，空気のままで終了してもよい．

2. 術中低眼圧への対応

　裂孔原性網膜剝離に対する硝子体手術では，MIVS であっても，液・空気置換時にきわめて稀ながら，低眼圧が原因と考えられる脈絡膜剝離が生じることがある(図2)．脈絡膜剝離は一過性であり，術後徐々に消退するため，原疾患の治療を的確に行えば予後良好である．現在，抗血栓薬を服用している症例でも休薬することなく硝子体手術を施行することに一定のコンセンサスが得られていると考えられるが，そのような症例においては，図2 の症例のような脈絡膜剝離発症に加え，さらに駆逐性出血や球後出血が併発し危険な状態に陥る可能性も念頭におき，術中排液，液・空気置換を施行する必要がある．このよう

な術中低眼圧発症の予防策としては，カニューラの逆流防止弁が効果を発揮する可能性が高い．図2の症例の手術ではさらなる脈絡膜剥離の進行をPFCLで圧排しながら防止し，術後もしばらくの間，硝子体腔を確保するためにシリコーンオイル(SO)置換を施行した．その後，脈絡膜剥離は2週間ほどで消退し，SO抜去後に矯正視力1.0が得られた．

II. 巨大裂孔網膜剥離での術中排液

1. PFCLを用いた25ゲージ手術

　GRTは円周方向90度以上の網膜裂孔と定義されるが，本疾患手術では基本的に完全排液を行う．この際，PFCLの使用が必須であり，保険適用となっている．PFCLの最大の長所は，眼内が液体の状態で半強制的に網膜を復位でき，かつ後極に意図的裂孔を要することなく網膜下液を押しのけることができることに尽きる．その状態でPFCL下に光凝固を完全に行い，さらに，そのままPFCL-SO置換を行う．この一連の流れは，GRT手術では最も大切であるが，これまではMIVSでは難しかった．しかしながら，現行の新しい25ゲージ手術では難なく対応できる．PFCL-SO置換の長所は，①網膜皺襞または滑落(retinal folds or slippage)を抑制可能，②初回手術から2週間でSO除去可能，③その際に，網膜伸展の不十分であった部位や網膜下PFCL残存の処理も可能なことである．このようにGRT手術では，無理に一期的に手術を終わらせることを考えずに，二段階の手術(two-step procedure)で確実に完全に網膜復位させることが重要であると考えられる．この手技を用いれば，増殖硝子体網膜症(proliferative vitreoretinopathy：PVR)を併発している場合やアトピー性皮膚炎併発例などの難治例でない限り，強膜輪状締結も不要であると考えられる．現在，25ゲージMIVSはPFCL-SO置換が可能な最小径シャフト硝子体手術アプローチであり，GRT手術の第一選択として適しているだろう．

2. 手技

　実際の方法としては，まずは従来の手技で，誤吸引による網膜損傷をしないように注意しながら，硝子体ゲルを完全に除去する．その後，通常より灌流圧を下げPFCLを少しずつ視神経乳頭上に注入する．この時に高眼圧にならないように注意する．網膜が伸展し，裂孔が本来の位置にきたら，裂孔縁に沿いPFCLを介して，眼内光凝固を行う．その後，インフュージョンカニューラを閉鎖した後に，SOを注入しながら，もう一つのカニューラからソフトチップフルートニードルを用いてPFCLを受動吸引する(図3，⇒動画-10)．その際に，裂孔縁付近に眼内液残存がある場合は，PFCL吸引前に慎重に除去しておく．これが不十分であると，PFCL-SO置換をもってしても後方への網膜皺襞や滑落が生じる可能性が高くなる．

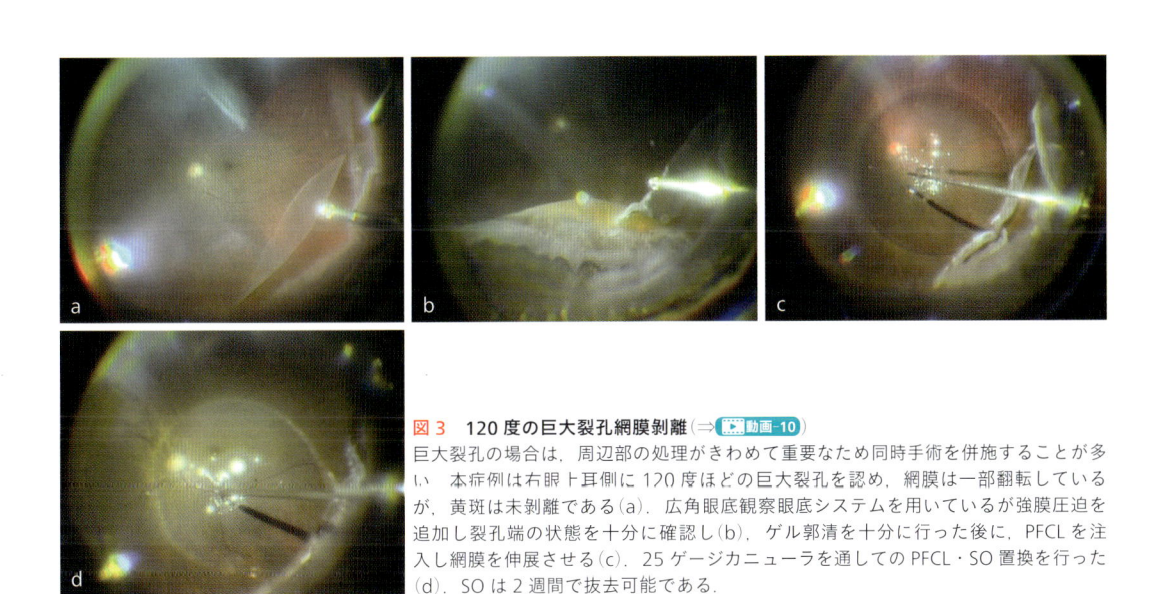

図3　120度の巨大裂孔網膜剥離（⇒動画-10）
巨大裂孔の場合は，周辺部の処理がきわめて重要なため同時手術を併施することが多い．本症例は右眼下耳側に120度ほどの巨大裂孔を認め，網膜は一部翻転しているが，黄斑は未剥離である（a）．広角眼底観察眼底システムを用いているが強膜圧迫を追加し裂孔端の状態を十分に確認し（b），ゲル郭清を十分に行った後に，PFCLを注入し網膜を伸展させる（c）．25ゲージカニューラを通してのPFCL・SO置換を行った（d）．SOは2週間で抜去可能である．

III. 液体パーフルオロカーボン使用時の注意

　PFCLは，網膜硝子体手術において剥離した網膜を物理的に伸展・復位させるために用いる低動粘性率かつ高比重の透明液体であり，1980年代おわりからGRT手術成功率を飛躍的に成功させた手術デバイスである．わが国では開放性眼外傷，GRT，PVRに対する硝子体手術時に用いることが原則であり，それらに対してのみ保険適用である．また，RRDでは保険適用関連の問題はあるものの，黄斑未剥離例での使用は黄斑温存の観点からは有用であると思われる．原則として，PFCL使用時は小さなバブルを作らないように灌流ポート付近の硝子体はよく切除して液の交流が自由にできるようにした上で，灌流圧を低く保ち，かつゆっくりと優しく手技を遂行することが重要であり，手術終了時にはPFCLを残さず除去する．PFCLは，網膜下液が網膜裂孔より排液されるように，後方から網膜を平坦化するように，ゆっくりと視神経乳頭上より注入する．もし，増殖膜や牽引などがあれば，網膜が平坦化しないので，増殖膜やゲルはできる限り除去しておく．通常のGRTでは，小さなバブルを形成しなければ，網膜裂孔後部より前方にまでPFCLを注入することも可能である．大きな裂孔が後極にある場合は，PFCLを注入すると網膜下迷入することがあるので注意する．網膜下迷入したPFCLは，ソフトチップフルートニードルを用いて吸引する．

参考文献

1) Kunikata H, Abe T, Nishida K : Successful outcomes of 25-and 23-gauge vitrectomies for giant retinal tear detachments. Ophthalmic Surg Lasers Imaging 42 : 487-492, 2011
2) Chang S, Lincoff H, Zimmerman NJ, et al. : Giant retinal tears. Surgical techniques and results using perfluorocarbon liquids. Arch Ophthalmol 107 : 761-766, 1989

（國方彦志）

XI 術中光凝固

　裂孔原性網膜剝離(rhegmatogenous retinal detachment：RRD)に対して硝子体手術を選択した場合，網膜裂孔辺縁を網膜色素上皮(retinal pigment epithelium：RPE)側に永続的に接着させる術中光凝固は，手術の成否を分ける最も重要な手技の一つである(図1)．網膜冷凍凝固を選択する方法もあるが，血液網膜関門の破綻やRPEの飛散が大きく，かつ近年の極小切開硝子体切除術(micro-incision vitreous surgery：MIVS)では結膜を温存するため，裂孔の冷凍凝固が位置的に困難であったり，結膜への侵襲が大きくなる点などから，一般的ではない．光凝固も冷凍凝固と同様，過剰凝固もよくないし，弱すぎる凝固も問題がある．MIVSではそのシャフト径の細さから凝固斑は小さくなったように見えるが，実は凝固斑径は20ゲージ手術でのそれと何ら変わりはない．網膜裂孔周囲にレーザー光凝固を行うと，レーザー光は網膜を通過し吸光度の高いRPEで吸収され，熱を発生しRPEと隣接する網膜層に熱傷を生じ，数日の時間を経過しながら癒着する．これにより，眼内液が網膜下に浸入しなくなり，網膜下液の完全吸収が促され，RPEと神経網膜が完全に接着する．光凝固は剝離網膜がRPEに接着してさえいれば，硝子体腔が，液体，気体，液体パーフルオロカーボン(perfluorocarbon liquid：PFCL)，シリコーンオイル(silicon oil：SO)などさまざまな状況で可能である．

I. 光凝固の条件

　エイミングビームのフォーカスが合うようにプローブ先端を網膜に接近させ，低出力，短時間照射から開始し，凝固斑を観察しながら，適宜調節し，最適な条件を探る．通常は，0.2秒で150 mWから開始すると安全なことが多い．最適条件は，凝固装置やレーザープローブによって，若干異なる．各凝固斑が接する程度に連続的に照射する．強すぎる過剰凝固は，術中，術後に新裂孔に繋がるため注意する．

II. 網膜裂孔への光凝固の基本的な考え方

　まず原則的に網膜とRPEが接着していないと，レーザー光凝固を行っても凝固斑は得

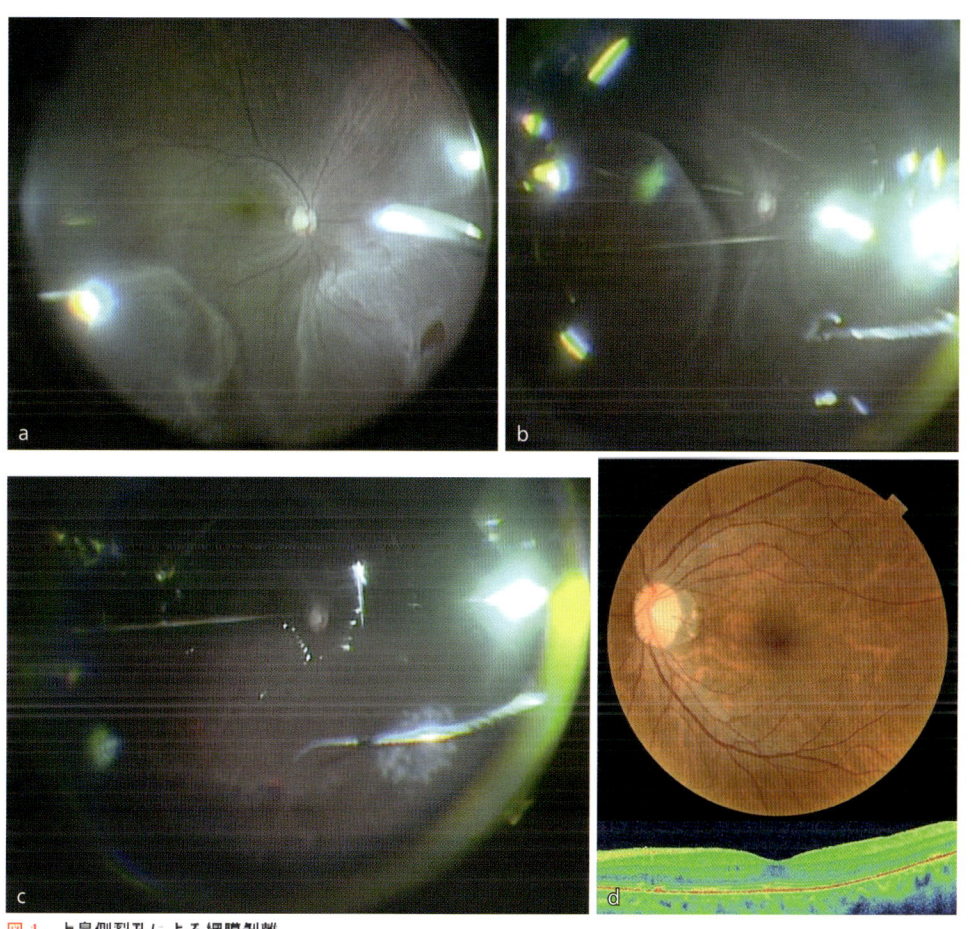

図1 上鼻側裂孔による網膜剥離
56歳,女性.黄斑剥離を来しており視力は矯正 0.05(a).硝子体切除の後,液・空気置換を行い,原因裂孔から排液する(b).裂孔付近がドライになれば,その周囲に 2〜3 列で光凝固を行い,さらに網膜変性部にも光凝固を追加した(c).術終了時は網膜下液が後極に残存したが術後吸収し,視力は矯正 1.0 まで回復した(d).

られない.よって,裂孔周囲のゲル郭清を十分に行い,さらに液・空気置換を行い網膜下液を裂孔から排液し,裂孔周囲を RPE に接着させてから,光凝固を行う.空気置換下では網膜裂孔が判別しづらくなるため,あらかじめ裂孔縁をジアテルミー凝固しておき,裂孔の取りこぼしを防ぎたい.裂孔の後極側には網膜下液が残存しやすいが,若干頭位を傾け下液を排液し,正位に戻せば光凝固可能になる.最周辺部の網膜光凝固を要する場合は,シャンデリア眼内照明が,威力を発揮する.標準的フローティングレンズの角度付きのものや広角眼底観察システムでも,強膜圧迫子(経験を要するがプラグ鑷子,斜視鉤で代用可)を用いて強膜圧迫を加え良好な視認性を確保し,そのまま光凝固が可能である.シャンデリア照明がない場合は,顕微鏡のスリット照明を用いて網膜裂孔を直視下観察しながら光凝固も可能である.この際,無水晶体で行うと視認性が高い.

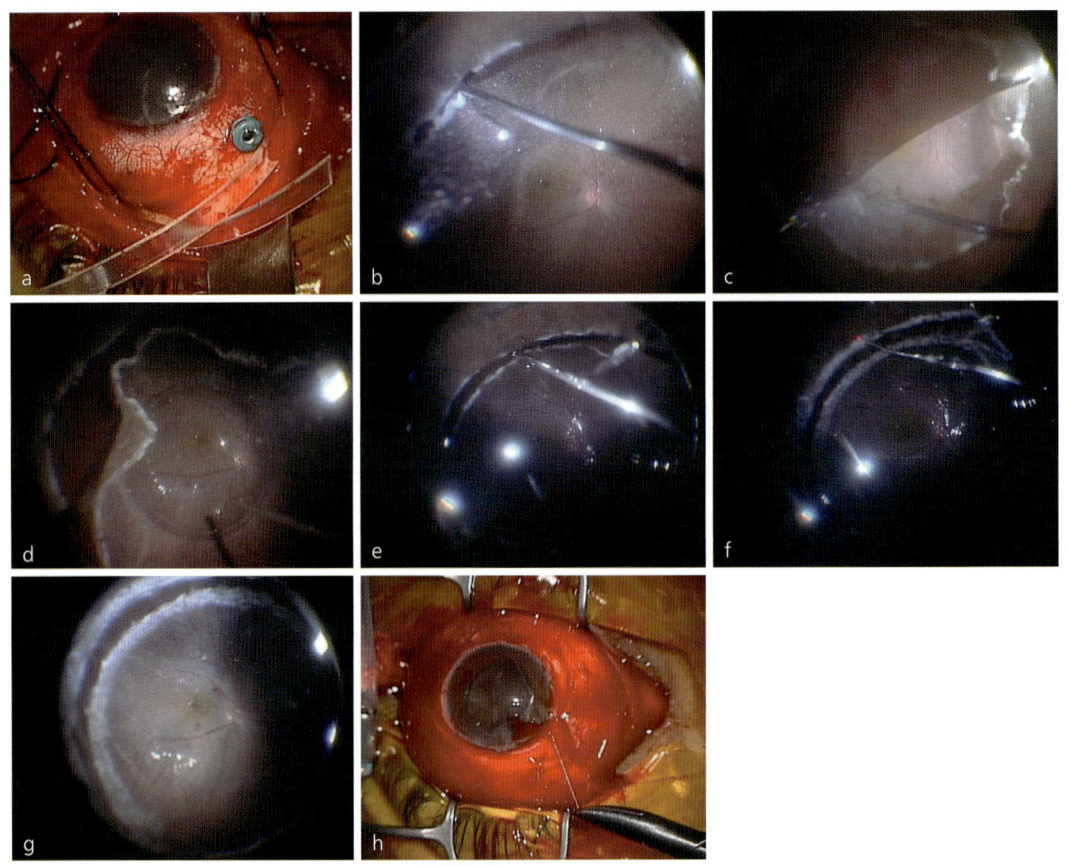

図2 アトピー性網膜剥離，増殖硝子体網膜症（⇒動画-11）
a：42歳，男性．手術後で時間が経過しており，皮膚炎に伴う後極付近まで及ぶ広範な網膜下索状物を認めたため，硝子体手術前に強膜輪状締結を行った．b：部分的な網膜裂孔作製のみでは完全な網膜伸展が得られるほど網膜下索状物の切除が難しく，広範な網膜切開を要するためジアテルミーで網膜凝固した．c：網膜切開を180度ほど行い，網膜を翻転させ，網膜下索状物を完全に切除した．d：バブル形成しないようにPFCLをゆっくりと注ぎ，網膜を伸展させた．e：周辺部の網膜下液の残存がないように網膜下をドライにした．f：網膜切開縁を2列で網膜光凝固を行った．g：PFCLをSOにダイレクトに置換した．h：結膜縫合を丁寧に行い手術終了．

III. 意図的裂孔の作製

　　RRD初回手術では，通常，意図的裂孔は不要である．意図的裂孔は，術後に視野欠損も生じ，かつ意図的裂孔の術後開通による再剥離のリスクを背負うことになる．もし作製する場合，裂孔と同一象限，上方，赤道部よりやや後方に作製するべきである．すべての原因裂孔の牽引を解除し，かつ裂孔後極を含め光凝固が十分に行えれば，下方裂孔RRDでも排液は必ずしも完全に行う必要はない．

IV. 液・空気置換下以外での術中光凝固

　　RRDでの硝子体手術では，原則的には液・空気置換した後に光凝固を行う．現在，PFCLのRRD適応はない．しかしながら，網膜下増殖を伴うなど増殖硝子体網膜症（proliferative vitreoretinopathy：PVR）への保険適応は認められており，積極的に使用したい．

PFCL 下での光凝固は容易であるが，その注入に際しては眼圧を制御しながら，ゆっくりと行う．また，網膜周辺部に関しては，PFCL を用いても力学的観点から接着が弱くなるので，圧迫を加えるなど工夫する．通常の RRD 硝子体手術では，SO 置換は不要である．しかしながら，PVR であれば，PFCL 下で光凝固の後，PFCL から SO へダイレクトに置換し，網膜皺襞などを防ぎながら復位を持続させることが可能である（図 2 ⇒ 動画-11）．

（國方彦志）

XII タンポナーデ

網膜剥離治療にタンポナーデ物質は欠かせないもので，ガス，シリコーンオイル（silicone oil：SO）や液体パーフルオロカーボン（perfluorocarbon liquid：PFCL）が使用されている．ガスによる眼内タンポナーデはその界面張力と浮力によって，裂孔を閉鎖し剥離した網膜を伸展する．SO は重篤な網膜硝子体疾患に対し，長期にわたるタンポナーデ，視認性の確保，巨大裂孔に対する slippage の防止などに用いられている．PFCL は術中使用に限られるが，巨大裂孔網膜剥離や増殖硝子体網膜症（proliferative vitreoretinopathy：PVR）の治療成績を飛躍的に向上させた．

いずれのタンポナーデ物質もわが国では長期にわたり未承認のものが使用されていたが，現在は認可を受けたものがそれぞれ市販されている（図1）．

I. ガス

1. ガスの種類と特性

現在用いられている代表的なガスは，非膨張性である空気，膨張性ガスである SF_6（6フッ化硫黄）と C_3F_8（パーフルオロプロパン）である．

空気は手軽に使用でき，眼内で体積が変わらないのが利点である反面，数日で消失してしまうためタンポナーデ効果が弱いのが欠点である．空気で全置換すると，吸収速度が房水産生速度を上回るため，数日間は低眼圧になる．出血などが懸念される場合は，ガスを混ぜたほうがよい．逆に血管新生緑内障などの高眼圧に対する緊急避難的対処法として硝子体腔を空気で満たすことで眼圧を下げることができる．

より長期の眼内タンポナーデ効果を期待する場合は長期滞留ガスを使用する．SF_6 は分子量146，C_3F_8 は分子量188と空気の5〜6倍以上の比重であるので，注射器に100％ガスが入った状態でコネクターを付け替える時はシリンジを上向きにしておく．100％ SF_6 は眼内注入後24〜48時間で約2倍に，100％ C_3F_8 は眼内注入後72〜96時間で約4倍に膨張する．ガスそのものが膨張するわけではなく，眼内注入後に主に血液中の窒素がガス分圧の濃度勾配に従い眼内へ移行することにより体積が増える（表1）．

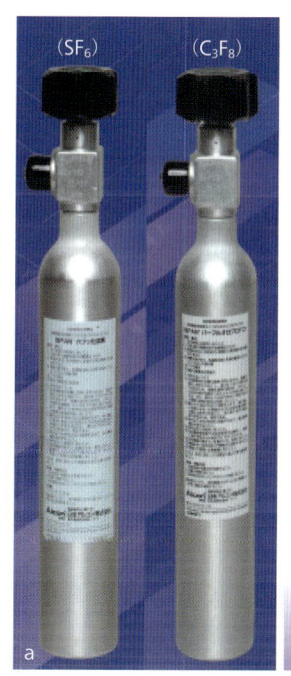

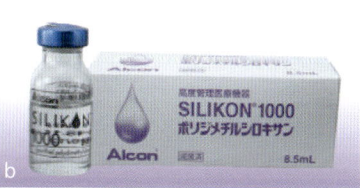

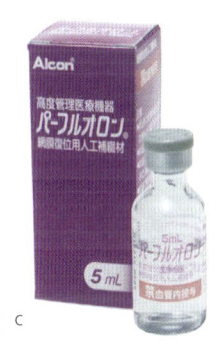

図1　各種タンポナーデ物質
いずれも日本アルコン社より市販されている．a：ISPAN®（SF$_6$），ISPAN®（C$_3$F$_8$），b：SILIKON®1000 ポリジメチルシロキサン，c：パーフルオロン®

表1　100％ガス注入時における気泡の膨張と半減期

	最大膨張までの時間	最大膨張体積	半減期
空気		1倍	1～1.5日
SF$_6$	24～48時間	2倍	2～2.5日
C$_3$F$_8$	72～96時間	4倍	4～6日

（坂口裕和：気体の種類と選択．田野保雄，他（編）：眼科プラクティス30 理に適った網膜復位術，pp128-131，文光堂，2009より）

表2　非膨張濃度のガス注入時の気泡の半減期と全置換時の消失までの期間

	半減期	全置換時の消失までの期間
空気	1～1.5日	1週間以内
20％SF$_6$	2.5～3日	2週間
12％C$_3$F$_8$	6日	8～9週間

（坂口裕和：気体の種類と選択．田野保雄，他（編）：眼科プラクティス30 理に適った網膜復位術，pp128-131，文光堂，2009より）

　長期滞留ガスは眼内で膨張するため，その膨張を期待して使用する場合と非膨張の濃度に調整して使用する場合がある．非膨張濃度のガスの半減期はSF$_6$で3日，C$_3$F$_8$で6日である．硝子体腔を非膨張濃度のガスで全置換した場合の消失までの期間はSF$_6$で約2週間，C$_3$F$_8$で約8週間である（**表2**）が，房水産生の程度や体動によって影響を受けるため症例によって多少異なる．

2．復位機序

　ガスによる網膜剥離治療の機序は，界面張力と浮力の2つの物理的力が関与する．界

面張力は水を排除することで，網膜裂孔からの網膜下への硝子体液の流入を阻止する．網膜下液は網膜色素上皮のポンプ作用により吸収されるので，網膜下への流入が阻止されることにより網膜が復位する．一方，浮力は網膜を色素上皮に押し付ける働きを指す．網膜剥離新鮮例では，網膜復位に浮力は必要ないが，Grade B 以降の PVR での復位には浮力が必要となる．明らかな固定皺襞を伴わなくても，剥離して少し時間が経過すると網膜前後面で細胞増殖が始まり，そのため網膜はさざ波様を呈し，可動性が低下してくる（Grade B PVR）．変形した網膜は，牽引を解除しても平坦化にしばらく時間を要する．術中に凝固した部分が瘢痕化するまでの間，凹凸のできた網膜を色素上皮に押し付け，平坦化しておく必要があり，浮力が必要となる．

3. 適応

1）裂孔原性網膜剥離

空気もしくは SF_6 がよく用いられる．近年，硝子体手術の進歩により空気が使用される機会が増えてきている．

2）PVR

増殖膜の範囲が比較的限局されており，硝子体手術により増殖がほぼ完全に除去できた症例においては SF_6 が適切である．一方，増殖組織が広い範囲に広がっている重症例では C_3F_8 あるいは SO がよい．

3）巨大裂孔網膜剥離，黄斑円孔網膜剥離

C_3F_8 または SO が適当なことが多い．巨大裂孔網膜剥離では，PFCL から SO への直接置換により網膜の slippage が防げる．

4）気体網膜復位術

気体網膜復位術（pneumatic retinopexy）では，硝子体切除を行わずに 100% C_3F_8 を 0.4 mL 硝子体腔に注入する．手技が簡便で眼球への侵襲が少ないが，網膜復位率が観血的な手術に比べて低く，新たな網膜裂孔を生じるリスクを伴う．硝子体手術が格段に進歩し復位率が向上した現在，わが国ではあまり選択されない〔医療費や保険制度の関係もあり米国では月に 1 回以上本法を施行する網膜専門医が約 40% である（2014 PAT Survey）〕．

4. ガスの調整と注入

ガスの調整は図 2，3 の通り．

1）100% ガス

液・空気置換し強膜創をすべて閉創した後に，毛様体扁平部より眼内に注入する．強度近視眼でない場合，SF_6 は 0.8 mL，C_3F_8 は 0.5 mL を上限としておく．強度近視眼であれば注入量を増やしてもよいが，濃度が一定しにくいので非膨張性ガスを使用するほうが安

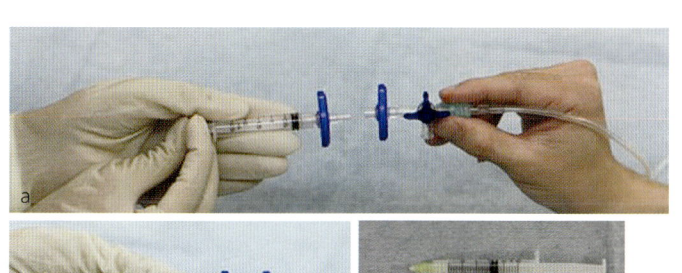

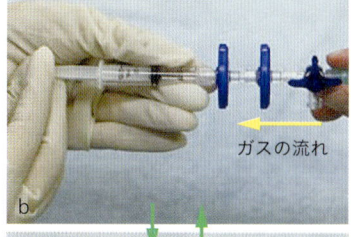

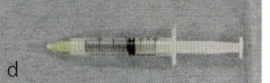

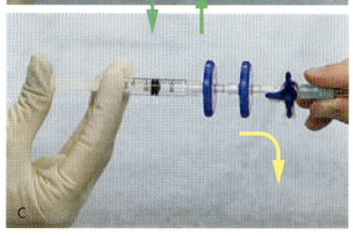

図2　100％ガスの調整
a：ガスボンベの栓を開き，チューブ内の死腔をガスで置換する．0.22 μm のミリポアフィルターを装着した 2.5 mL ロック付きシリンジをチューブに接続する．b，c：ガスの吸引と排出を 2-3 回繰り返して，ミリポアフィルターとシリンジ内の死腔を完全にガスに置換する．d：ミリポアフィルターを外して，1/2" の 30 G 針を接続する．

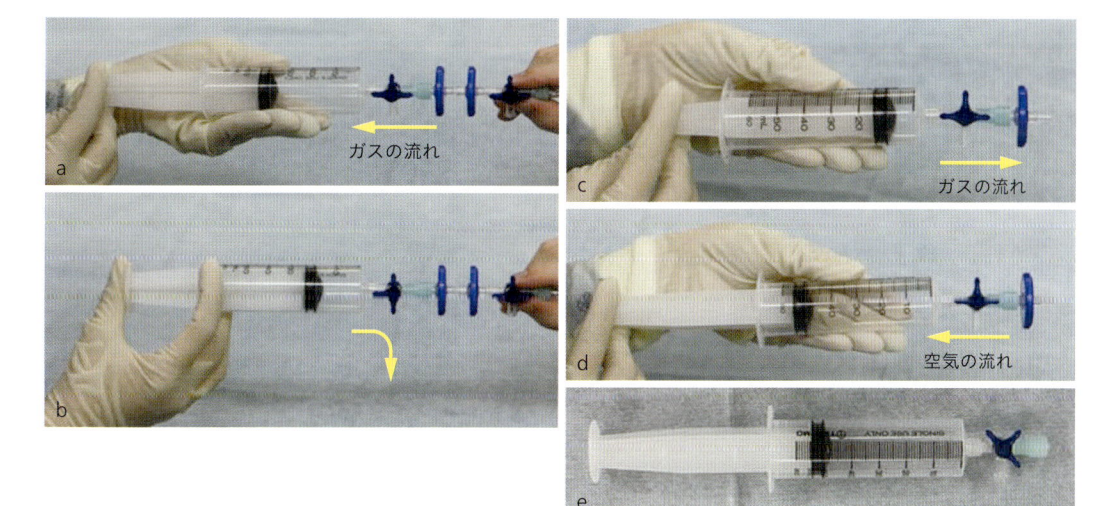

図3　非膨張ガスの調整（20％ SF$_6$ の調整例）
a，b：100％ガスと同様の方法で 50 mL ロック付きシリンジに採取する．ガスの吸引と排出を 2-3 回繰り返して，ミリポアフィルター～シリンジ内の死腔を完全にガスに置換する．c：チューブから外し，10 mL までガスを減らし，d：50 mL まで引く．e：使用するまで三方活栓を閉めておく．

全である．

2）非膨張ガス

　インフュージョンカニューラともう 1 箇所以外の創口を閉鎖する．インフュージョンに接続している三方活栓に 50 mL ロック付きシリンジを接続し，クロージャーバルブを鑷子にて開き気味にしながらガスを注入する．残り 20 mL になったら注入をやめ強膜創を閉鎖する．インフュージョンカニューラを抜去する直前に再度ガスを注入して眼圧を調

整しておく．ガスが漏出して低眼圧になった場合は 50 mL シリンジに 1/2" の 30 ゲージ(G)針を付けて追加注入し，眼圧を調整する．

5. 合併症

1) 眼圧上昇

濃度調整を間違えないことは言うまでもないが，非膨張濃度に調整したガスであってもシリンジのなかでガスが不均一になっていると眼内で思いがけず高濃度になってしまう可能性があるため，シリンジを振ってから注入するとよい．

2) 全身麻酔時の眼圧上昇

液・ガス置換の際に笑気(N_2O)が用いられていると，笑気が眼内に拡散することにより急激にガスが膨張する．近年，地球環境に対する悪影響や種々の副作用のために笑気を使用する機会は減少してきているが，術前に必ず麻酔科医に確認し，一切使用しない．万一使用している場合は，液・ガス置換の 15 分以上前に笑気の吸入を中止し，SO 注入に方針転換する．

3) 眼内レンズの位置ずれ

白内障との同時手術の場合，白内障の創口から房水が漏出したり，Zinn 小帯の隙間から房水が硝子体腔に落下することがある．前房が虚脱し眼内レンズが囊外に脱出するようであれば，創口縫合や分散型の粘弾性物質を前房内注入(術後に点眼や内服により眼圧対策)して手術を完遂する．

4) ガス白内障

有水晶体眼にガスを注入すると羽毛様の混濁を後囊下に生じる．若年者は発生後早期に伏臥位を徹底することで，回復するが，40 歳以上では不可逆性になることが多い．

5) 角膜内皮障害，周辺虹彩前癒着

無水晶体眼や眼内レンズ縫着眼にガスタンポナーデを行った場合に生じる．

6) 航空機，高所の注意

ガスが完全に消失するまで気圧の低下する場所に行くことは禁忌である．飛行機の搭乗，登山などにより，ガスが膨張し急激な眼圧上昇を来すことで網膜中心動脈閉塞症を生じる危険性がある．当然ながらガス量が多いほど眼圧上昇しやすいので，そのような時は長いトンネルの連続する新幹線などへの乗車も避けたほうが安全である．

II. シリコーンオイル（SO）

シリコーンオイル（silicone oil：SO）は重症な網膜硝子体疾患に対し，長期のタンポナーデや視認性の確保，巨大裂孔網膜剥離に対する slippage の防止，毛様体機能低下による眼球癆の防止に用いられている．

1. 特性

シリコーンとは，シロキサン結合による主骨格をもつ人工高分子化合物の総称である．シロキサン結合が 2,000 以下の直鎖構造の高分子はオイルの性質を示し，シリコーンオイル（SO）と呼ばれる．水よりわずかに軽く比重は 0.96〜0.98，屈折率は 1.4（水：1.33）で，化学的にきわめて不活性で耐熱性，耐寒性に優れている．生体に対する安全性は高く，毒性はほとんどないとされている．眼内で生体に吸収されることはないが，眼内に留置された SO が脳室に迷入した症例も報告されているので，基本的に長期留置は避けるほうがよい．

ときとして SO が最も強力なタンポナーデ物質であるかのように誤解されていることがある．しかし，SO の水との間の界面張力は約 50 dynes/cm で，ガス（約 70 dynes/cm）より小さい．さらに比重は水とほとんど変わらず浮力はガスの 1/10 である．そのため，網膜の伸展・タンポナーデ効果はガスに比べてずっと小さい．

2. 適応

1）長期タンポナーデを要する場合

SO はガスと異なり吸収されないため，長期にわたって安定したタンポナーデ効果が得られる．PVR や強度近視に伴う黄斑円孔網膜剥離で適応になる．ただし，増殖膜の処理が不十分であると SO 下に増殖が進行し，再手術が非常に難しくなる．増殖膜処理の不十分さを補うものではなく，あくまで完全に牽引解除ができていることが前提となる．

2）体位保持が困難な場合

きっちりと姿勢保持ができなくても安定したタンポナーデ効果が得られるため，小児，精神疾患，認知症，整形外科疾患など体位保持が困難な場合に有用である．

3）巨大裂孔網膜剥離

液・ガス置換の際，網膜下液が残存していると slippage を生じやすい．PFCL から SO への直接置換を行うと，SO はガスより低い界面張力のため PFCL との間の液層が少なくなり，slippage を生じにくくなる．

4）視認性の確保

SO は手術直後から安定しているため眼底の視認性が得られ，早期に視機能の回復が得られる．唯一眼や，早期に社会復帰する必要がある場合に有用である．

3. 使用方法

1）注入法

① SO の準備
　硝子体手術装置の viscous fluid control（VFC）を利用すると楽に注入できる．プランジャーを外しシリンジの後方から気泡が生じないように注意しながら SO を注ぐ．

② 液・空気置換後に注入する場合
　インフュージョンカニューラともうひとつのトロカールを残して閉創する．空気灌流圧を下げた状態で，トロカールから注入する．コンステレーション®の場合は灌流ラインに逆流防止弁が付いていて，そのまま注入すると眼圧が上がってしまうので空気の逃げ道を作る必要がある．VFC を用いる場合は，注入圧を 30 mmHg 程度にして注入する．注入スピードが速すぎると感じる場合はフットスイッチにてコントロールする．瞳孔領に SO の界面が見えてきたら注入スピードを落とし，インフュージョンカニューラに SO の逆流がみられたら，注入を中止し閉創する．術後に眼圧上昇を来すため，SO は目一杯入れない．少し眼圧が低いかなと思うぐらいが適量である．

③ PFCL から直接置換する場合
　第 4 章 X を参照（⇒ p.296）．

2）抜去時期

　通常の裂孔原性網膜剝離であれば瘢痕化が確認できる 1 か月程度，PVR では症例によって異なるが，3〜6 か月で抜去する．

3）抜去法

　注入時と同じく VFC を用いると楽に SO を抜去できる．SO の境界が見えてきたら吸引圧を下げてゆっくりと吸引するようにする．虹彩などに隠れて SO が残存していることが多いので，眼球をタップしながら小胞を眼球壁から遊離させカッターなどで吸引除去する．長期になればなるほど，毛様体の襞や Zinn 小帯に乳化した小粒の SO がびっしりと付着しているので，液・空気置換を 2, 3 回繰り返すことや，内視鏡を用いて直視下に吸引することで，可能な限り除去することが望ましい．

4. 合併症

　無水晶体眼に SO タンポナーデを行うと，瞳孔ブロックにより高度の眼圧上昇を生じることがある．予防策として，硝子体カッターで下方に虹彩切除（Japanese iridectomy）を作っておく．小さいと術後炎症で閉鎖することもあるため大きめがよい．また，前房内が SO で満たされ，角膜内皮に接触すると，SO を抜去した瞬間にみるみる水疱性角膜症になる．角膜内皮に当たりそうなら伏臥位をとる．網膜牽引により押し出されているのであれば，至急再手術が必要である．また，SO が長期に角膜内皮に接していると，角膜上皮下にカルシウムが沈着し，帯状角膜変性を生じる．

医療使用目的の純度の高い SO は非常に安定した物質であるが，長時間眼内に留置すると眼内の血漿蛋白などの生理的界面活性物質との接触により界面張力が減少して小胞状に分離する乳化が起こる．乳化は 2～3 か月から生じてくる．また，眼球の振動による機械的乳化も起こる．乳化が生じると房水の流れに乗って前房に移行し，角膜内皮障害や角膜混濁が生じたり，線維柱帯を閉塞し眼圧上昇を来す危険がある．

稀ではあるが，眼内に PFCL が残った状態で SO タンポナーデを行うと，両者と蛋白質が混じることで，きわめて粘稠で粘着性の高い混合物ができあがる．この混合物は 25 G カッターでは吸引除去できないので，23 G あるいは 20 G システムが必要となる．生成されないよう，PFCL の抜去は確実に行う必要がある．

III. 液体パーフルオロカーボン（PFCL）

PFCL は剝離網膜を物理的に伸展・復位させることのできるタンポナーデ物質で，PVR や巨大裂孔網膜剝離の治療成績が格段に向上した．しかし，眼内に長期留置すると網膜の視細胞が変性するため，臨床的には手術中の手術器具として使用し，術終了時に抜去することが原則である．そのため，術者はその特性を十分に理解して取扱う必要がある．

1. 特性

PFCL の化学式は C_8F_{18}，分子量は 438，比重は 25℃で約 1.75，屈折率は 1.26 である．つまり，粘稠度が低く，蒸気圧が高く，比重が大きく，表面張力が低く，眼内灌流液よりも屈折率が小さい透明な液体で，化学的・生物学的に不活性であり，水と混和しない．

2. 適応

保険適用が認められているのは下記の 1），2）のみであるが，その他の疾患に対しても非常に有用である．なお，生後 15 か月未満の患者に対する有効性および安全性は確立していない．

1）巨大裂孔網膜剝離

第 4 章 X を参照（⇒ p.296）．

2）PVR，開放性眼外傷

PVR においては，PFCL で網膜を伸展させることで，残存した牽引や増殖膜を確認しながら手術を進めることができる．開放性眼外傷で開放創に網膜が嵌頓し漏斗状になっている場合も，同様にして網膜を伸展し嵌頓を解除する．

3）胞状剝離

網膜の挙動が大きく，周辺硝子体切除の際に医原性裂孔が生じやすい．PFCL で後極の網膜を押さえることで，挙動が安定し周辺硝子体切除が安全で効率よく行える．また，トロカールへの網膜の嵌頓も予防できる．

4）裂孔不明例

網膜剝離でPFCLを用いると後極の網膜下液は周辺部に圧排されて裂孔から排出される．排出される網膜下液を注意深く観察することで裂孔を発見できることがある．

5）黄斑下血腫

黄斑下血腫を除去するために網膜に小切開を加え，PFCLを用いてその重みでローラーのように網膜を圧迫して血腫を押し出すことができる．

6）眼内レンズ，水晶体の脱臼・落下

保険適用が認められてはいないが，比重が高い性質を利用して，眼底に落下した眼内レンズや水晶体を瞳孔領まで浮かせて処理することができる．

3．使用方法

1）注入

PFCLは5 mLロック付きシリンジに吸引し，27 G鈍針をつけて使用する．注入前に硝子体や網膜面・網膜下の増殖膜はできる限り除去する．もし裂孔縁に牽引が残存していると，裂孔縁が立ち上がって容易に網膜下にPFCLが迷入する．

PFCLの操作で最も注意すべきことは術後に残存させないことである．そのためには眼内で一塊のまま扱うことが重要である．まず，灌流圧を15 mmHg程度に下げ，IOPコントロールはオフとする．鈍針先端を網膜に近づけて少しだけ注入し小球をつくる．その小球に鈍針の尖端をつけてゆっくりと注入する．少し大きくなったら鈍針の尖端をPFCLの中に入れ，さらに注入を続ける．注入量は状況にもよるが，網膜下へ迷入することがあるので，基本的に裂孔の後極縁までとする．

強膜圧迫を急激に解除して眼圧が急に下がった時などにはインフュージョンカニューラからの急激な水流によって，PFCLが魚卵状になってしまう．注入後は，眼内の圧を急激に変えないように注意すると共に，IOPコントロールの付いている機器ではオフにしておく．また，インフュージョンカニューラを横に寝かせて後嚢側に向けるようにすると水流が直接PFCLに当たりにくい．ただし，液・ガス置換の際に後極側に向きを戻さないと前房内に空気が迷入するので注意が必要である．

2）除去

PFCLは粘稠性が低いので，バックフラッシュニードルなどで受動的に吸引除去が可能である．吸引の最終段階では網膜損傷するリスクがあるため，最後の小球が中心窩に残らないよう工夫する．PFCLを術中に再利用する際は5 mLロック付きシリンジと27 G鈍針で吸引する．手が不安定になる場合は延長チューブをつけて助手に吸引してもらうとよい．

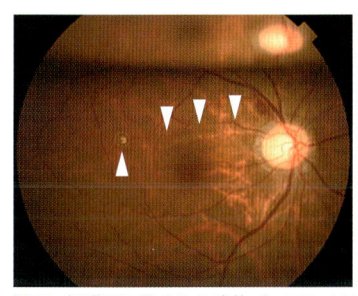

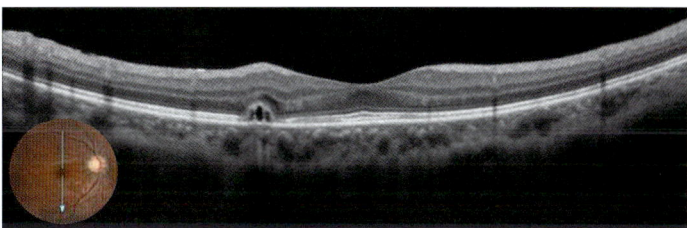

図4　網膜下に迷入した液体パーフルオロカーボン
液体パーフルオロカーボンが迷入した部位の視細胞層が菲薄している．眼内にはまだガスが残存している．

4. 合併症

　PFCLの網膜下迷入（図4）や眼内残留が問題となる．網膜下迷入した場合には網膜傷害性があり，PFCLのある部分に暗点や視機能障害を生じることもある．小さいPFCLであれば移動することは稀なので，そのまま経過観察する．PFCLが大きく，黄斑部に移動しそうなら網膜を切開して除去するなどの対策が必要となる．

参考文献

1) Wong D, Williams RL, German MJ：Exchange of perfluorodecalin for gas or oil：a model for avoiding slippage. Graefes Arch Clin Exp Ophthalmol 236：234-237, 1998
2) 大路正人他：眼内長期滞留ガス（SF_6, C_3F_8）使用ガイドライン．日本眼科学会雑誌 2009；114：110-115.
3) Chang S：Intraocular gases. Ryan SJ ed, Retina, 2nd ed, vol 3, Mosby, St Louis 1994, pp2115-2129
4) 井上　真：硝子体充填物質（シリコーンオイル，ヘビーシリコーンオイル，パーフルオロカーボン，SF_6, C_3F_8）．眼科 52：1025-1031, 2010
5) Ando F：Intraocular hypertension resulting from pupillary block by silicone oil. Am J Ophthalmol 99：87-88, 1985

（山本拓広，瓶井資弘）

XIII 手術記録

　手術記録は臨床，研究，教育のすべてにおいて重要な資料となるため正確で質の高いものが求められる．しかし，忙しい術者にとって毎症例詳細な記録を取ることは煩雑であり，効率も考慮する必要がある．近年，医療に関するデータはデジタル化されており管理がしやすくなっている．本項では電子カルテにおける手術記事と手術動画に関して解説する．

I. 手術記事

1. 記載方法

　手術記事はすべての手術手技が記録されることが理想であるが，現実的には難しいのでポイントを記載することになる．硝子体手術やバックリング手術では定型的な部分と症例ごとに異なる部分があり，選択式と記載式を併用すると効率的である．従来は複写用紙に手書きしていたためすべてを記載する必要があったが，電子カルテではプルタブなどによる選択と眼底所見の描写，コメントの記載が可能である（図1）．定型的な部分は選択式で効率よく入力し，詳細な情報は眼底所見やコメント欄に記載する．電子カルテ上での眼底所見描写は手書きに比べ劣っていると考えられているが，ペンタブレットを用いることで容易に絵を描くことができる（図2）．ただし，手書きのように繊細な線を用いて質感を出すには技術と時間が必要なので，裂孔の位置など重要な情報の記録と考えたほうがよい．手術記事に詳細な図が必要であれば手術動画をキャプチャーしてそのまま電子カルテに保存することも可能である（図3）．

2. 記載すべき内容

　手術記事に記録すべき内容は手術により異なるため，疾患や術式別のテンプレートを準備するとよい．硝子体手術では麻酔方法，何ゲージのシステムを用いたか，アジュバントを使用したか，後部硝子体剥離の有無，網膜裂孔の位置，白内障同時手術の情報，タンポナーデ物質の種類と量などを記録する（図4）．バックリング手術であれば用いたバックル

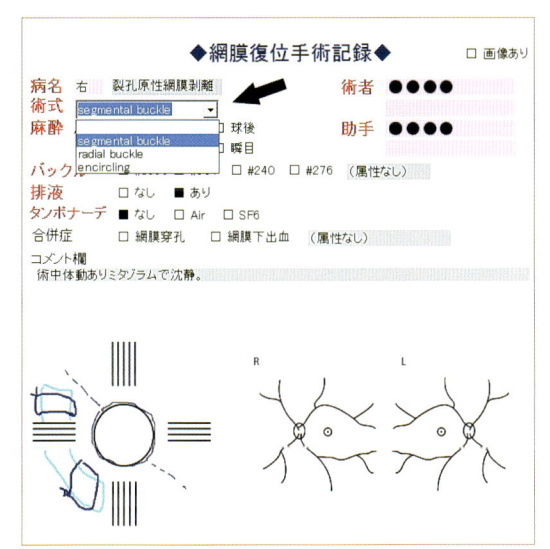

図1 電子カルテにおける手術記録
定型的な術式はプルタブ（矢印）やチェックボックスを使用して選択式にすることで効率よく入力できる．

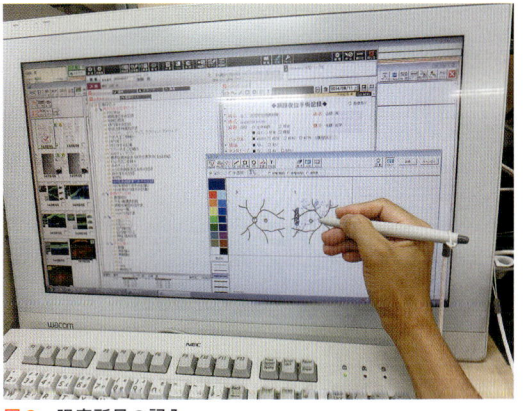

図2 眼底所見の記入
ペンタブレットを用いて手術記事に眼底所見を絵で記入する．

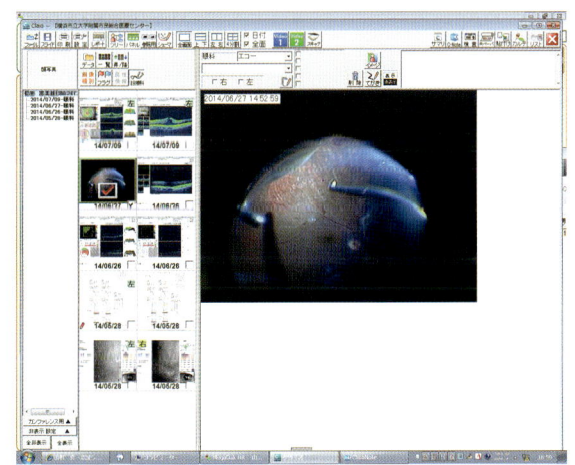

図3 術中画像の添付
術中に手術動画をキャプチャーしてカルテに保存することも可能である．

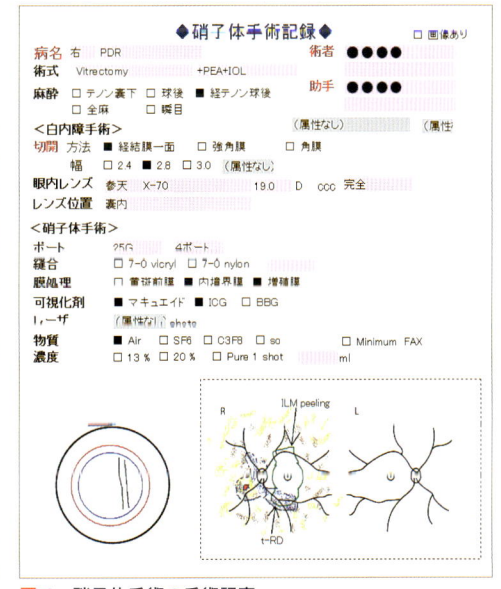

図4 硝子体手術の手術記事
麻酔方法，白内障同時手術，アジュバントなどは選択式にして眼底所見は絵を記載する．

素材と固定位置，縫合糸の種類，結膜の切開範囲，排液の有無，タンポナーデの有無などを記録する必要がある．これらは再手術や臨床研究を行う際の重要な情報である．教育的観点からはcore vitrectomy，裂孔のジアテルミーによるマーキング，強膜創閉鎖の確認といった定型的な作業も記載するとよい．しかし，電子カルテでは通常テンプレートを用いるので，定型的な部分は省略するか，既に記載されてしまい，助手が手術手順を覚えるために記載するということは行われなくなった．

XIII 手術記録 313

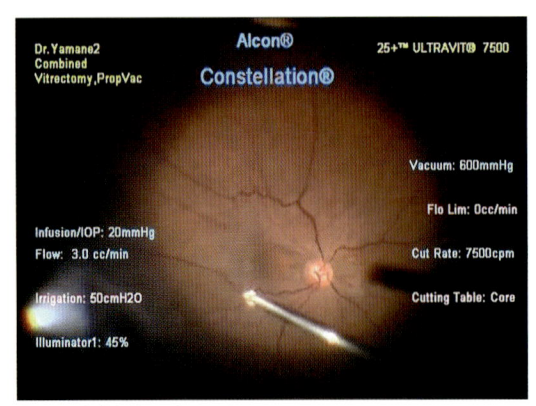

図5 ビデオオーバーレイ
リアルタイムでの吸引圧やカットレート，照明の光量が手術動画上に記録される．

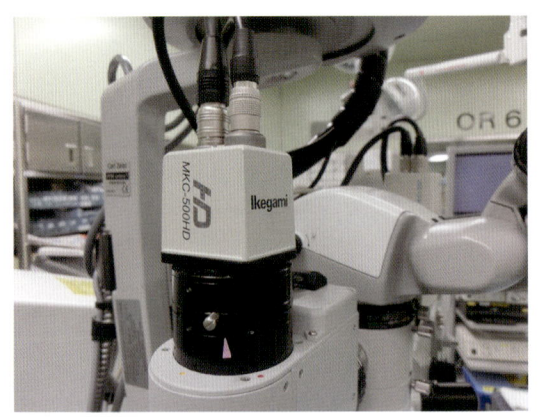

図6 手術記録用カメラ
手術顕微鏡のCマウントに接続する．ビームスプリッターで分光しており，術者が見ているのと同じ画像が記録できる．

II. 手術ビデオ

1. 手術ビデオの有用性

　手術ビデオは基本的に手術の全工程が記録されるので手術記録として非常に有用である．その他，患者説明や研究，学会発表において使用される．記憶や手術記事だけではわからない詳細な手術情報が得られ，手術教育にも活用できる．手術ビデオに手術機器の情報を合成するビデオオーバーレイは白内障手術教育における有用性が報告されているが，硝子体手術においても術中の状態をより詳しく把握可能である（図5）．

2. 録画機器とセッティング

　手術ビデオを活用するためには当然良好な画質で録画する必要がある．手術顕微鏡，カメラの性能が影響することはもちろん，セッティングにより得られる手術画像が変化する．当科では手術顕微鏡にルメラ T®（Carl Zeiss Meditec AG 社），カメラは MKC-500HD®（池上製作所）を使用している（図6）．このカメラはハイビジョン画質が得られ，焦点深度が深いため網膜周辺部から後極まで鮮明に映し出すことが可能である．
　セッティングは手術開始前に行っておく．まず顕微鏡の拡大率を上げピントを合わせた状態で，カメラのピントを合わせる（図7）．次にホワイトバランスをとる．ガーゼなどの白いものを映し，ハレーションを起こさないよう光量を調節してからカメラコントローラーのホワイトバランスボタンを押すと，数秒で完了する（図8）．ホワイトバランスをハロゲン光源でとった場合，キセノン光源で撮影した画像は青白く映ってしまう．また，広角観察システムを使用するとインバーターの位置により画像の上下左右が反転してしまう．これらの対策として，あらかじめカメラコントローラーにキセノン光源でのホワイトバランスと広角眼底観察システム用の画像反転をメモリーしておく方法がある（図9）．前眼部から眼底観察に移行した際，眼底観察用のメモリーボタンを押すことで色調と画像の反転が補正される．

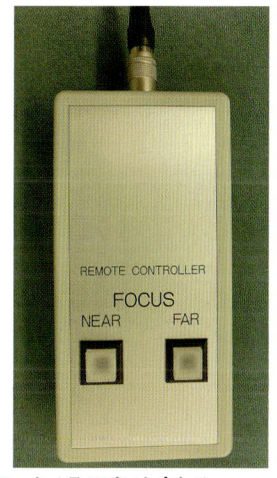

図7 カメラのピント合わせ
手術開始前にモニターのピントが合うようリモコンで調節する．

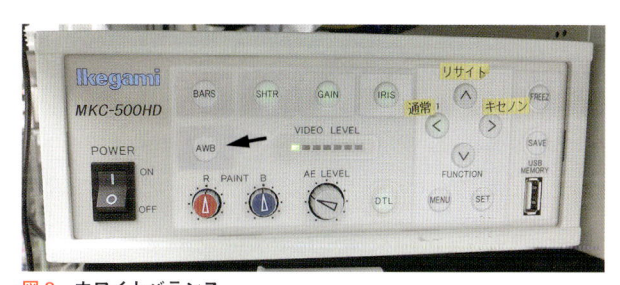

図8 ホワイトバランス
白いガーゼを映した状態でオートホワイトバランスボタン（矢印）を押すと数秒でホワイトバランスがとれる．

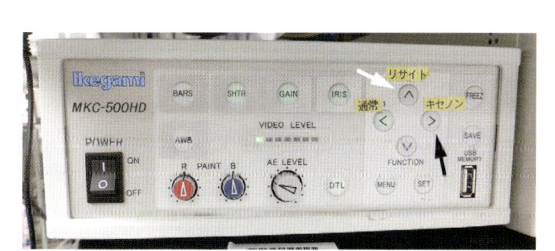

図9 メモリースイッチ
倒像システム用に画像反転（白矢印），キセノン光源用に色調変更（黒矢印）をメモリーしておくと素早く切り替えか可能となる．

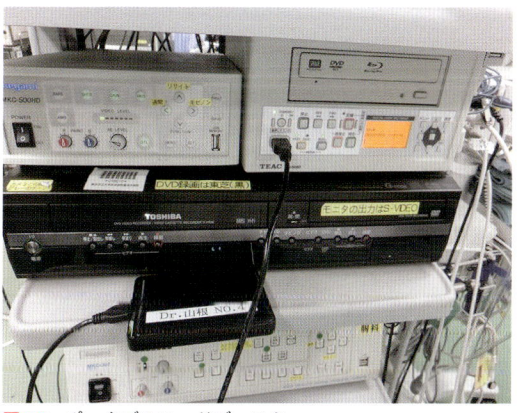

図10 ポータブルハードディスク
術者用のハードディスクへ直接録画することでデータの管理が容易になる．

3. データ保存

　ハイビジョン撮影は画質がよいものの，データ量が大きくなってしまうという欠点がある．従来はDVDに録画していたが，容量が足りないのでハードディスク（HDD）に録画する必要がある．ブルーレイディスクでも録画可能だが，術者用のポータブルHDDに録画すると便利である（図10）．1 TBのHDDで150時間以上の録画が可能であり，DVDに比べると見たい手術ビデオを探し出すのも容易である．

XIII 手術記録　315

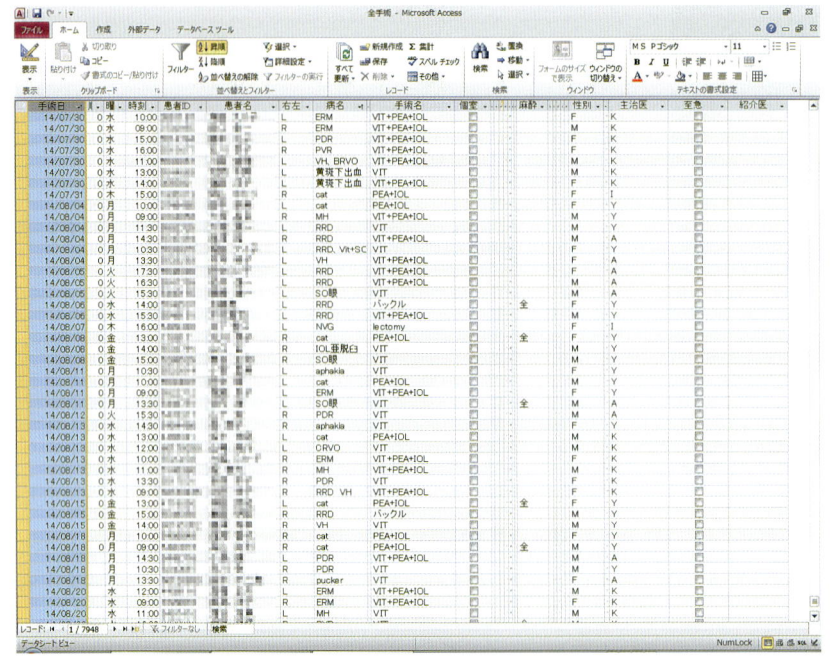

図 11　手術リスト
手術日，疾患，術式，術者等で並び替えが可能である．

III. 手術データベースの作成

　手術記事やビデオはきちんと分類しておかないと後から検索することが困難になってしまうため，データベースを作成することが重要である．手術日，患者 ID，疾患，術式，術者などを記録しておく．データベースを作成しておくことで，後から疾患別の手術リスト等を容易に取得できる（**図 11**）．これは手術件数の把握や学会発表のためのデータ収集に有用である．

参考文献

1）小川智一郎，柴　琢也，常岡　寛：Surgical Media Center の白内障手術教育への応用．IOL & RS 26：306-311, 2012

（山根　真，門之園一明）

XIV 術後管理

　網膜剝離手術において術後の適切な管理は手術成績を大きく左右する要素である．以前は絶対安静や厳密な伏臥位を患者に指示する時間も長く，患者にとって負担の大きいものであった．最近は，術式の改良もあり，過度の安静を強いることは少なくなってきているが，治療成績をよりよく保つことと，どの程度安静や体位の制限を緩和するか，そのバランスをとることは容易ではない．施設や術者ごとにその線引きは異なってくるし，患者と医療施設の距離や疾患の重症度によっても方針は若干変わってくる可能性がある．本項では，術後の体位管理・安静・生活指導につき筆者らの施設での方針につき述べる．筆者らの施設では，他施設からの紹介が多く，遠隔地からの受診患者やより重症の患者が比較的多いことを考慮し，手術成績を高めることを重視し，患者の最終的な quality of vision をよりよくすることを第一義に術後管理を行っている．より軽便な安静・体位指示で十分とお考えの施設もあるかと思われるが，術後管理の一つの考え方として，術後指示に際して判断の一助となれば幸いである．

I. 体位管理

　裂孔原性網膜剝離に対する硝子体手術では，手術中にタンポナーデ物質を眼内に注入して終了する．これは原因裂孔周囲に行った光凝固が瘢痕化して裂孔閉鎖を来すまでの間，剝離網膜あるいは裂孔部を眼内から押し支えて，良好な網膜復位を期待するものである．タンポナーデ物質としては空気，SF_6 ガス，C_3F_8 ガス，シリコーンオイル（silicone oil：SO）があり，これらは水よりも比重が軽いことを利用し，その浮力をタンポナーデ効果とする．そのため，原則として最もタンポナーデを効かせたい部位が最高部となるように，頭位・体位を制限する必要がある．裂孔原性網膜剝離では黄斑部および裂孔部が最重要の部位となることが多いが，裂孔の部位や剝離の状態により，注意すべき点が異なる．コメディカルとの連携が体位保持のために重要であり，個々の患者で必要な体位について，医療チーム内でも意識を共有することが肝要である．

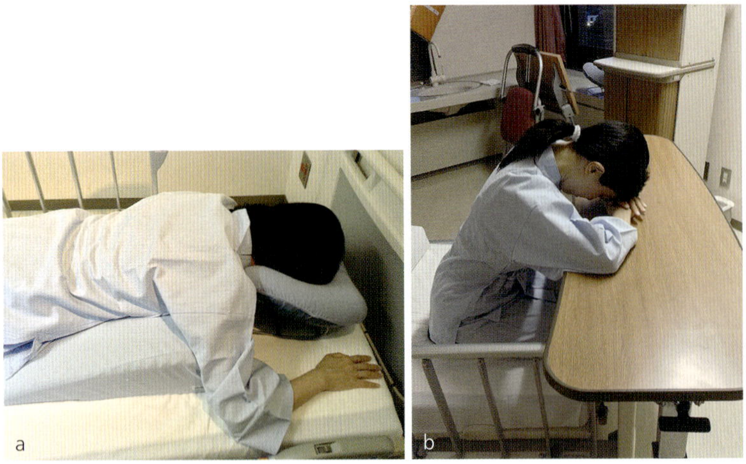

図1 うつむき体位
a：術後早期に取らせるうつむき姿勢のイメージ図．同じ姿勢でいることはストレスであるので，日中はテーブルを用いて頭位がうつむきとなる体位(b)を組み合わせる．体位保持にあたり，腕の位置も適宜変えるよう指示する（このように肘を曲げた位置で無理に体位を継続すると，ひじ関節内側を走行する尺骨神経を圧迫し麻痺を来すことが稀にあることに注意する）．

1. どんな体位とするか

1）網膜剝離が中心窩に及んでいた症例

　術後視機能（特に視力）を決定する因子として，中心窩の状態は最も注意すべき点である．いったん剝離が生じた部位の網膜機能は完全に回復することは少なく，その意味では中心窩に剝離が及ぶ前に治療されることが望ましい．しかし，既に中心窩まで剝離が起こっている症例も多く，その場合，術後にできるだけ視力を出すためには中心窩網膜をなるべく歪みなくすみやかに復位させることが重要である．術中に網膜下液の排出を十分に行っても，顕微鏡レベルでは微量の下液が残存しており，せっかく手術終了時に良好な位置で中心窩を伸展・復位させていても，網膜の微細なずれが生じることがある．中心窩下の下液を極早期に追い出して良好な復位を得るために，中心窩に網膜剝離が及んでいた症例では，原因裂孔の位置によらず，手術終了後ただちに（手術室を出る時点から）少なくとも術後3時間は厳密なうつむき姿勢をとらせ，その後も早期はできるだけうつむき姿勢をとらせる（図1）．

2）上方裂孔および側方裂孔による網膜剝離

　早期にうつむき姿勢をとらせた後，ガス量が減少してきたら，原因裂孔位置が最も高い位置となる体位をとらせ，裂孔部に最もタンポナーデ効果が及ぶようにすることが望ましい．ただし，水晶体・眼内レンズを前方に押すような体位をとらせると，ガス白内障や眼内レンズ脱臼，眼圧上昇のリスクもあるため，これを避ける．上方裂孔であれば伏臥位または坐位をとらせ，側方裂孔では裂孔側を上とするような側臥位をとらせる．

3）下方裂孔による網膜剝離

患者にとらせる体位では下方を上とした体位をとることが難しい．また，患者の無意識的な体位変換や，飲食・生活行動に必要な最小限の頭位変換でも，下方が最低位となる動きになることが多く，上方に比べて下方に存在する裂孔のほうが，閉鎖不全のリスクが高いと考えられる．下方に裂孔がある網膜剝離では裂孔閉鎖が得られるよう，十分に注意する必要がある．タンポナーデ効果が薄れやすいため，タンポナーデ物質としてはC_3F_8ガスを選択するほうがより安全である．体位はできるだけ深いうつむき姿勢をとらせる．ガスタンポナーデでは次第にガス量が減少していくため，裂孔部にタンポナーデ効果が及んでいるか，実際の頭位をとらせて観察し，必要に応じて体位の向きを変えていく必要がある．うつぶせでタンポナーデ効果が不足となるようであれば，むしろ側臥位がよく，枕を低くして頭部を水平にし，裂孔部位がタンポナーデ物質に覆われていることを確認する．側臥位の際どちらの側方をとらせるかは，裂孔部位が下方のどちら側に寄っているかで決めるが，ほぼ6時の位置であれば左右交互の側臥位とする．

4）複数裂孔による網膜剝離

裂孔が多象限に存在している症例では，タンポナーデ量が十分にある状態ではうつむき姿勢をとらせる．ガスタンポナーデにて時間経過とともにガス量が減少してくると，全ての裂孔部に同時にタンポナーデ効果を及ぼすことが難しくなってくる．前述のとおり，下方の裂孔の方が閉鎖不全のリスクが高く，より注意が必要である．下方裂孔を含む複数部位の裂孔症例では，下方＞側方＞上方の順にタンポナーデ効果を及ぼすことを優先して体位を決定する．側方で両側にわたる場合は，裂孔のサイズや裂孔周囲光凝固斑の経過によってより重視すべき方向を決定する

2. 体位制限期間

術中に行った光凝固が瘢痕化し，十分な癒着が得られるようになるまでタンポナーデ効果が持続していることが理想である．光凝固斑が当初の白色スポットから白色消失してくるまで1～2週間を目安に体位制限する．増殖硝子体網膜症を生じていた症例や下方裂孔症例など，注意が特に必要な症例では，より長めに体位制限することが必要となることもある．SO注入眼においては，初期の体位は同様であるものの，退院後は夜間の横向き以外はフリーとしてよい．

3. 体位管理のコツ

患者にとって体位制限は苦痛を伴うものであり，不要な長期の体位制限は避ける必要がある．早期に体位制限解除していくためにも，制限期間にはしっかりとした体位保持をとらせ，制限の効果を十分に高める必要がある．

患者本人は体位をしっかりとっているつもりでも，無意識に浅い体位となっていることがある（図2）．体位保持する意図は眼の位置を良好に保つことであり，体位保持と言いながらも頭位が重要であることをよく患者に説明すべきである．また，必要に応じて目の前

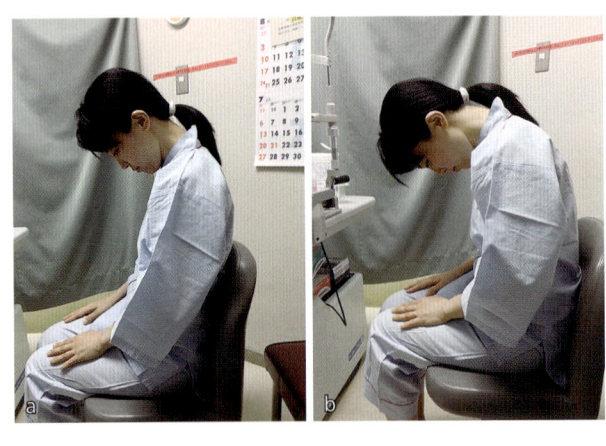

図2 不十分な体位の例（左図）
本人は顔をうつむき姿勢としているつもりでも大分浅くなっていることがある(a)．首を曲げるだけでなく背中・腰から体位を取るよう指摘し十分く深く頭位をとれるようにする(b)．

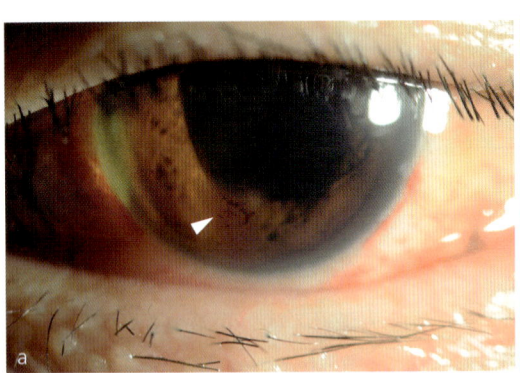

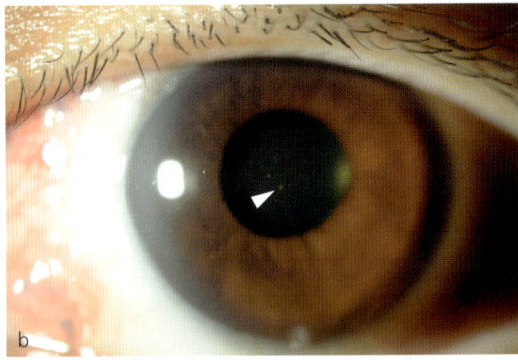

図3 prone sign
術後うつむき姿勢にて認められる角膜裏面の prone sign（白矢頭）．うつむき姿勢が浅いと下方に生じる(a)．うつむき姿勢の状態が良好にとれていると，より中央に寄った位置に認められる(b)．

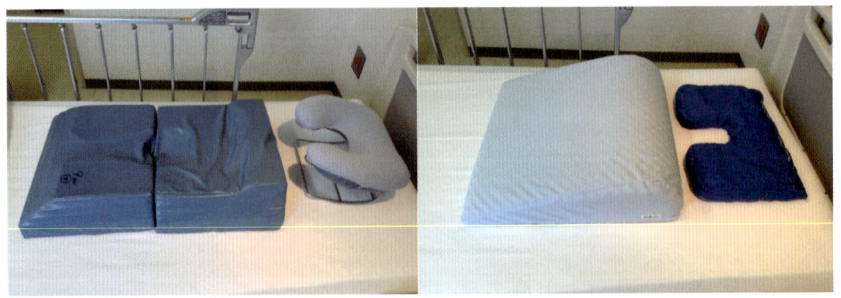

図4 各種クッション材料の配置例

　で体位をとらせ，具体的な体位の修正点を指摘して，十分な効果が得られるようにしたい．患者によっては，診察室では十分な体位がとれていてもベッドでは不十分となっていることもある．うつむき姿勢の際にみられる角膜裏面の細胞・色素の凝縮塊〔筆者らの施設では prone sign（うつぶせサイン）と呼称している〕が良好な体位をとれているか判断の一助となることもある（図3）．時には診察室で診察するのみならず訪室して患者の状態を観察することが望ましい．

　体位をとることが苦痛であると，自然と体位が不十分なものとなりやすい．体位保持用に工夫された枕・クッション類があり（図4），これらを組み合わせて個々の患者の体型や

表1　網膜剥離術後の安静

	帰室時〜術当日	術後翌日	2日目	3日目〜退院
頭位	帰室時指示	朝回診時指示	朝回診時指示	朝回診時指示
歩行	ベッド上安静	ベッド上安静	病棟内歩行	病院内歩行
入浴	不可	清拭	清拭	首から下入浴可（2週後からは制限なし）
洗髪	不可	不可	不可	介助（自己洗髪は2週後から）
洗面	不可	清拭	清拭	清拭（洗面可は2週後から）
歯磨き・髭剃り	不可	可	可	可
術後点眼	なし	介助点眼	介助点眼	指導下自己点眼

体位にあわせて，最適となるよう調整する．

II. 術後安静

　当施設での網膜剥離術後安静度表を**表1**に示す．術後帰室時よりベッド上安静とし，術翌日より段階的に安静制限を解除していく．行動制限については術後2日目より病棟内歩行可能，3日目より病院内歩行可能としているが，剥離網膜の良好な復位のため，極力安静が望ましいことを患者に説明し，必要時以外は自室で安静・体位保持することとしている．飲食は術後3時間まで止めるが，その後は制限解除する．排泄も術後3時間は車椅子にて移送とするが，その後は特に制限しない．ただし，うつむき姿勢を指示している場合，できるだけ顔を下に向けたまま飲食・移動するよう説明している．清潔面では，術翌日より歯磨き・髭剃りを可能としており，術後3日目より首から下の入浴を可能としている．介助洗髪は術後3日目より可能としているが，自己洗髪は感染予防のため術後2週間行わないようにしており，洗面もこの期間は清拭のみとするよう指示している．術後点眼は退院後も必要であるため，術後3日目より指導下での自己点眼を開始し，入院中に習熟してもらうようにしている．

　退院の時期については，裂孔周囲の光凝固の癒着が生じてきて十分な閉鎖が期待できるようになった時点で退院としている．ガス下で裂孔周囲が観察しにくい際は指示体位と反対に（裂孔部が最高位とならないように）首をかしげてもらうと，ガスが移動して観察が容易となる．SF_6ガスタンポナーデを行うことが多く，この場合は眼底観察しながら術後10日〜2週間を退院時期の目安にしている．重症症例や認知症等のために指示体位が守れない症例ではSOやC_3F_8ガスを使用することがあり，SOでは術後比較的早期に退院可能であるが，C_3F_8使用例ではより注意深く眼底状態を確認しながら退院時期を決めていくため，入院期間はより長くなる傾向がある．

III. 生活指導

　退院後生活制限解除の目安を**表2**として示す．個々の症例に応じて対応を検討することが必要であることもある．例えば，職場復帰の時期については，業務内容や職場環境をよく聞いて判断する．軽作業や事務作業などで安静状態での仕事が可能であれば，退院後

表2　退院後生活制限解除の目安

日常生活	：術後2週から自己洗髪・洗面可
事務作業	：退院後可
肉体労働・軽い運動	：術後1か月
自動車・自転車運転	：術後1か月（見え方の違和感による）
コンタクトレンズ装用	：術後1か月
飛行機・高地への移動	：タンポナーデガス消失後
笑気使用の全身麻酔	：タンポナーデガス消失後
通常の運動	：術後2か月以降

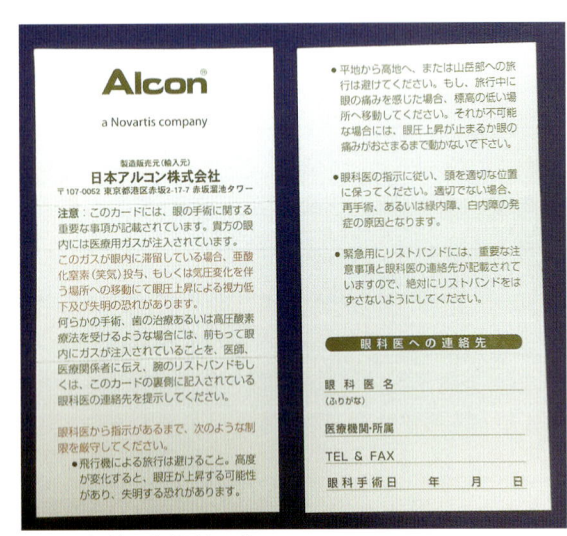

図5　ガス注入患者用カード
ガス消失するまで患者に携帯してもらう．

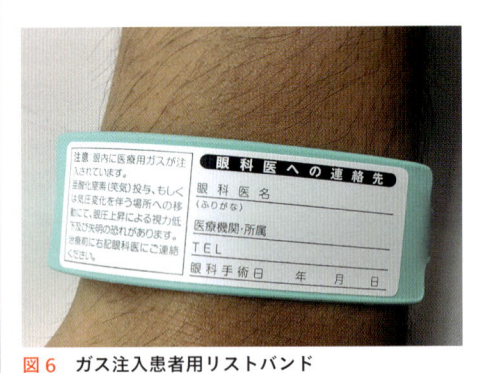

図6　ガス注入患者用リストバンド
ガス消失するまで装着してもらう．ガス消失を確認した後，医師が切断除去する．

　早期に職場復帰可能であり，必要があれば無理をしないようよく説明した上で退院直後より可能とする場合もある．一方で，肉体労働などにより眼球に圧負荷・衝撃がかかる場合や粉塵が多いなど汚染が起こりやすい環境であれば，より長く療養期間を置くことが望ましい．

　また，ガスタンポナーデ症例では退院時にガスが残存していることも多く，その場合，気圧が低下する状況下では眼内でガスが膨張し眼圧上昇のリスクがある．また，ガスが残存する期間に笑気を使用した全身麻酔を受けると，血中溶存した笑気が眼内にて気化し眼圧上昇を引き起こす．重篤例では網膜中心動脈閉塞を生じ失明の危険もある．このため，眼内にガスが残存している状態では飛行機への搭乗や高地への移動は控えること，笑気を使用した全身麻酔を受けないことが必要である．本人に十分説明するとともに，説明カードやリストバンドを着けて注意を喚起する（図5, 6）．特に全身麻酔については，緊急時本人意思表明が不能である場合に備えて，家族などキーパーソンとなりうる人物にもよく説明しておくのが望ましい（図7）．

　網膜剝離では緊急的な対応が必要なケースも多く，疾患の発症・発見から入院・手術までの猶予が少ないため，患者にとっては急な予定変更・職場調整をして治療に臨んでいる

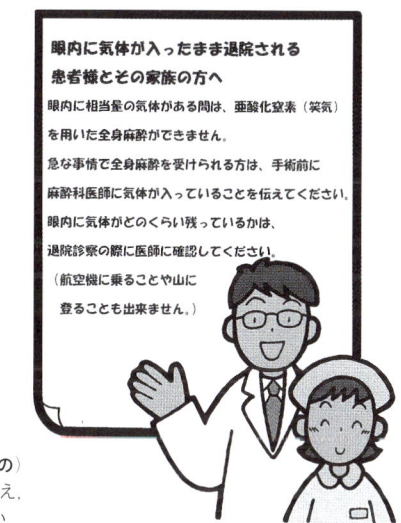

図7 ガス残存患者への配布用紙（当院で作成・配布しているもの）
患者が意思疎通不能となった状態で全身麻酔必要となる際に備え，患者本人の了解のもと，家族にも注意点を伝えることが望ましい．

ことが多い．このため，できるだけ早期にもとのペースに復帰したいという希望が本人・周囲とも強い場合もある．良好な復位や視機能の改善のためには術後の安静・体位保持が重要であることを本人によく理解してもらい，慌てることなく段階的に日常生活へ戻って行くよう説明していくことが大切である．

参考文献

1) Shiragami C, Shiraga F, Yamaji H et al.：Unintentional displacement of the retina after standard vitrectomy for rhegmatogenous retinal detachment. Ophthalmology 117：86-92, 2010

〈杉田 絋〉

XV 術後視機能評価

　網膜剝離に対する手術後の視機能の回復は，疾患の罹患期間や剝離の範囲によって解剖学的な復位が得られたとしても個々により異なった経過をとる．

　視機能が改善されたかどうかを評価するためには視力のみならず，その症例に対応した自覚的，他覚的視機能の検索が必要である．検眼鏡的に一見もとに戻ったようにみえても，患者の訴えがいろいろあるのは，視力のみならずその他の機能に障害があるためである．ここでは術後の視機能の解析に有用な網膜検査をあげて，解析を正しく行うために考慮しなければならない事項について触れる．

I. 視力の評価法と問題点

　視力は細かいものを見分けられる能力のことである．わが国において臨床的に使われる視力はLandolt環の切れ目の幅が認知される限界を視角（minimum angle resolution）に換算し，その逆数をとったもので小数視力表示法と呼ばれる．そのため，数値の差は等間隔ではなく，視力値の評価の際には対数で視力を表現する対数視力logMARが用いられる．臨床的には，視力表の大きな指標から小さな指標にかけて順に読ませ，半数以上の正答が得られる最小の指標の段の値を視力値とするため，正答率50％を挟む視力情報のみ使用されることとなる．これは細かな機能的な差を無視する大まかな指標と言わざるを得ない（**表1**）．また，中心窩を含む黄斑部に病変があるような場合，視力として評価される視機能に限界があり，治療による視機能変化をとらえることができないことがある．

　網膜剝離術後にlogMAR視力，縞指標コントラスト感度，10％低コントラスト視力とThe National Eye Institute 25-Item Visual Function Questionnaire（VFQ-25）を用いて視覚関連QOLを定量評価した報告がされているが，VFQ-25総合得点は縞指標コントラスト感度と10％低コントラスト視力には有意な相関を認めたものの，視力との相関はなく，視力の数値が必ずしも良好な視覚関連QOLの指標に繋がっておらず，視力は視機能を評価する上で十分ではないことを示唆している．

表1 視力検査の限界

小数視力	正答率	
視力指標	患者A	患者B
0.4	100%	80%
0.5	80%	60%
0.6	40%	20%

この2人の患者の場合，ともに小数視力は0.5となってしまう．しかし実際には患者Aのほうが良好な視機能を保っていると考えられる

II. 光干渉断層計（OCT）

　網膜断層像をSD-OCTで観察すると，網膜最外層には4本の高反射ラインが存在する．この4本のラインは硝子体側から脈絡膜側に向かって順に，外境界膜（external limiting membrane：ELM）・視細胞内節外節接合部（IS/OS）・錐体外節外縁（cone outer segment tip：COST）・網膜色素上皮（retinal pigment epithelium：RPE）であると考えられている．また，最近では2011年にSpaideらは2番目のライン（IS/OS）は内節のellipsoidに一致し，3番目のライン（COST）は錐体の外節先端を包み込んでいるRPEの微絨毛の一部（contact cylinder）に一致すると述べている．本項ではそれ以前の参考文献に関しては，以前のままの表記法で記載する．

　網膜剝離の術後，網膜が復位していたとしても，必ずしもそれは復位した網膜が機能していることを示しているわけではない．WakabayashiらはЦ黄斑部が剝離した症例でIS/OSの形態が整で，かつELMも整である群〔IS/OS（＋），ELM（＋）群〕，IS/OSが不整でELMは整である群〔IS/OS（－），ELM（＋）群〕，IS/OSもELMも不整で保たれていない群〔IS/OS（－），ELM（－）群〕の3群に分けて術後視力との相関を検討している．視力が有意によかったのはIS/OS（＋），ELM（＋）群で，次にIS/OS（－），ELM（＋）群，最も悪かったのはIS/OS（－），ELM（－）群であったと報告している．またShimadaらはOCTを用いて，経時的にIS/OSが整となり，IS/OSの欠損が減少する症例が増加し，そういった症例で術後視力が向上していることを明らかにした．当院での症例でも経時的にIS/OSが改善していくのが確認できる（図1）．

　術後の網膜形態が視機能に影響するとの報告は黄斑上膜や黄斑円孔などでも多数されており，黄斑円孔術後のIS/OSの欠損長・欠損面積が大きいほど術後視力が悪い傾向があったという報告がInoueらよりされている．また黄斑円孔術後にELMの回復がIS/OSの回復に先駆けて起こり，術後3か月におけるELM回復が術後1年の視力と強い相関があったとの報告もされており，今後はELMも注目していく必要がある網膜構造である．

III. 眼底自発蛍光

　眼底自発蛍光は造影剤を用いる蛍光眼底造影とは異なり，造影剤なしに眼底の組織自体が発する蛍光を観察する非侵襲的な検査である．青色光（488 nm付近）により励起される眼底自発蛍光の主な蛍光物質は，RPE細胞内のリポフスチンといわれている．視細胞において，外節中のロドプシンが光をとらえて電気刺激を発生させ，順次再生される．使用済

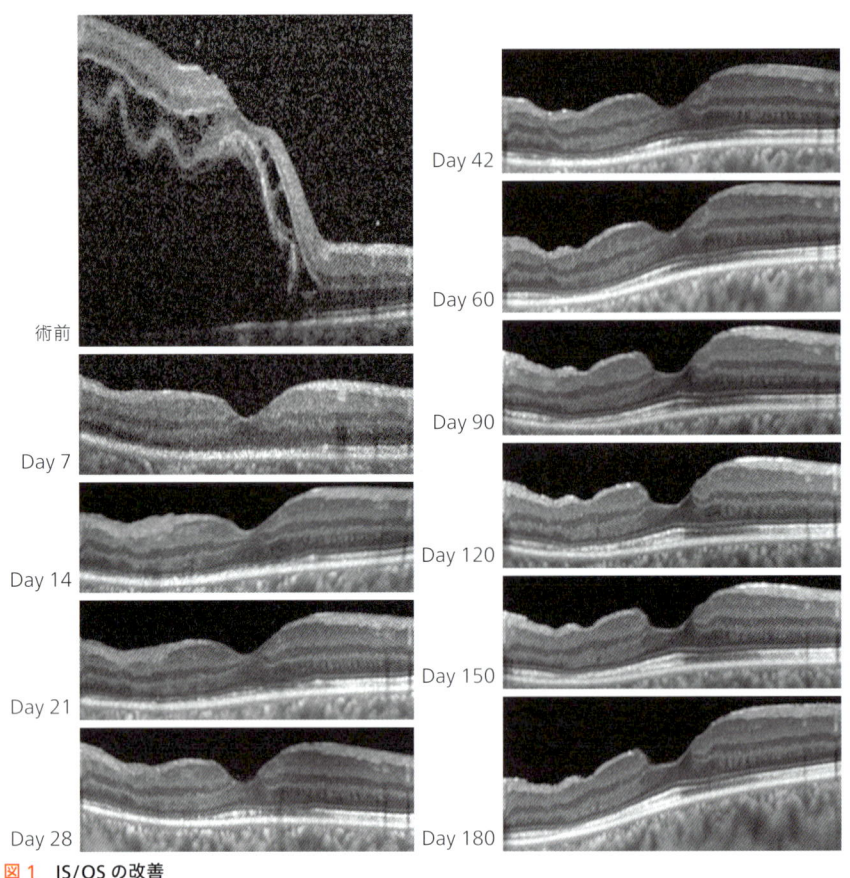

図1 IS/OS の改善
この症例は術後半年までの SD-OCT による撮影をした症例である．ELM が徐々に改善したのち IS/OS が徐々に改善しいく様子がわかる．

みの外節は RPE のリソソームで貪食，消化され，消化しきれない残渣がリソソーム内に蓄積されリポフスチンとなる．RPE 内では代謝されないため年齢とともに細胞内にどんどん蓄積していく．その結果，70 歳では RPE 細胞容積の 30％ を占めるようになるといわれている．また，リポフスチンは RPE 内では代謝されないが，エクソサイトーシスにより基底膜側に排出され Bruch 膜に沈着する．眼底自発蛍光の約 3 割は Bruch 膜の自発蛍光によるといわれている．

Shiragami らは，網膜剥離の硝子体術後に撮影した眼底自発蛍光において，血管に並走する高輝度のライン状の所見を発見している．網膜血管により隠されていた RPE が，網膜復位の際にずれたことにより露出し，代謝活性が増強したことで得られた所見ではないかと考察しており，復位した網膜が元の位置よりずれることが，複視や変視の原因となっている可能性があることを報告している(Shiragami C, et al. : Ophthalmology, 2010)．

IV. 眼底微小視野検査

術後に網膜が復位し，解剖学的に形態改善したとしても，それは必ずしも視機能が改善したことを意味しない．詳細な網膜の機能評価が必要とされる．眼底微小視野検査(マイ

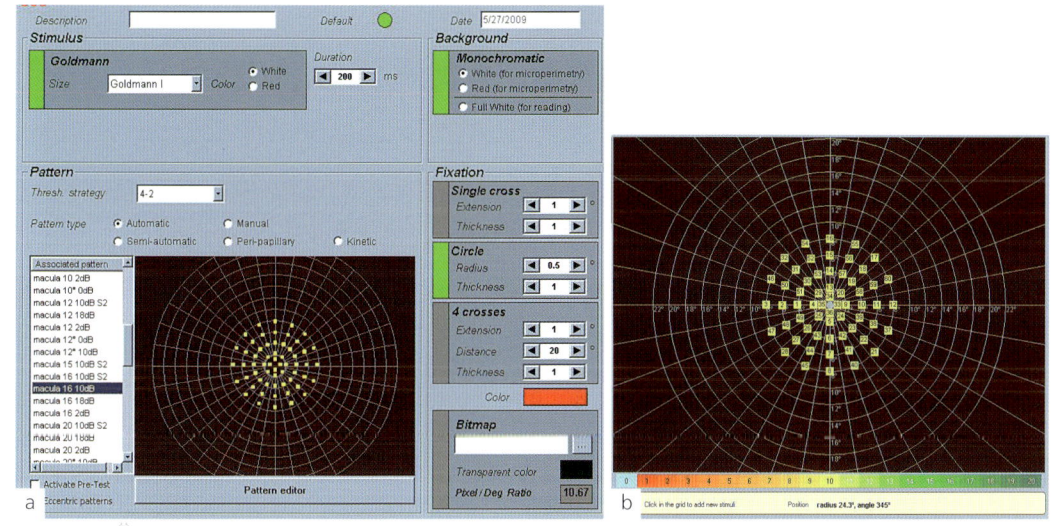

図2 MP-1®プログラム作成
このように任意の測定点を設定できるだけでなく，さまざまな感度・指標サイズの設定をすることができる．

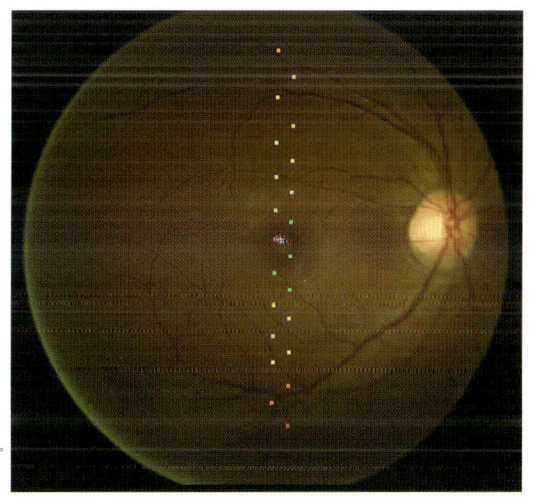

図3 MP-1®の画像
この症例では症例の剥離部位に合わせてライン状の測定点をプログラムしている．

クロペリメトリ，microperimetry)とは，眼底を直視下に観察しながら網膜感度を評価する検査であり，主に黄斑部疾患での網膜機能評価に用いられることが多い．一般的な視野検査との大きな違いは，病変部を直接確認しながら機能評価ができるという点である．走査型レーザー検眼鏡 SLO®(Rodenstock 社)や MP-1®(NIDEK 社)，最近では MAIA™(CenterVue 社)などの機種がある．

ここでは当院で採用している MP-1®を用いて紹介する．MP-1®は視野(網膜視感度)を測定するマイクロペリメトリ機能と，無散瞳デジタルカラー眼底カメラの2つの機能を有するファンダスペリメータである．自動トラッキング機能を備えており，固視微動が自動的に補正されること，カラー眼底写真上に結果が表示できること，検査プログラムが編集可能なこと，フォローアップが可能なことが特徴としてあげられる．網膜剥離のように剥離範囲が一例一例で大きく違うような症例において，検査プログラムをそれぞれの症例の

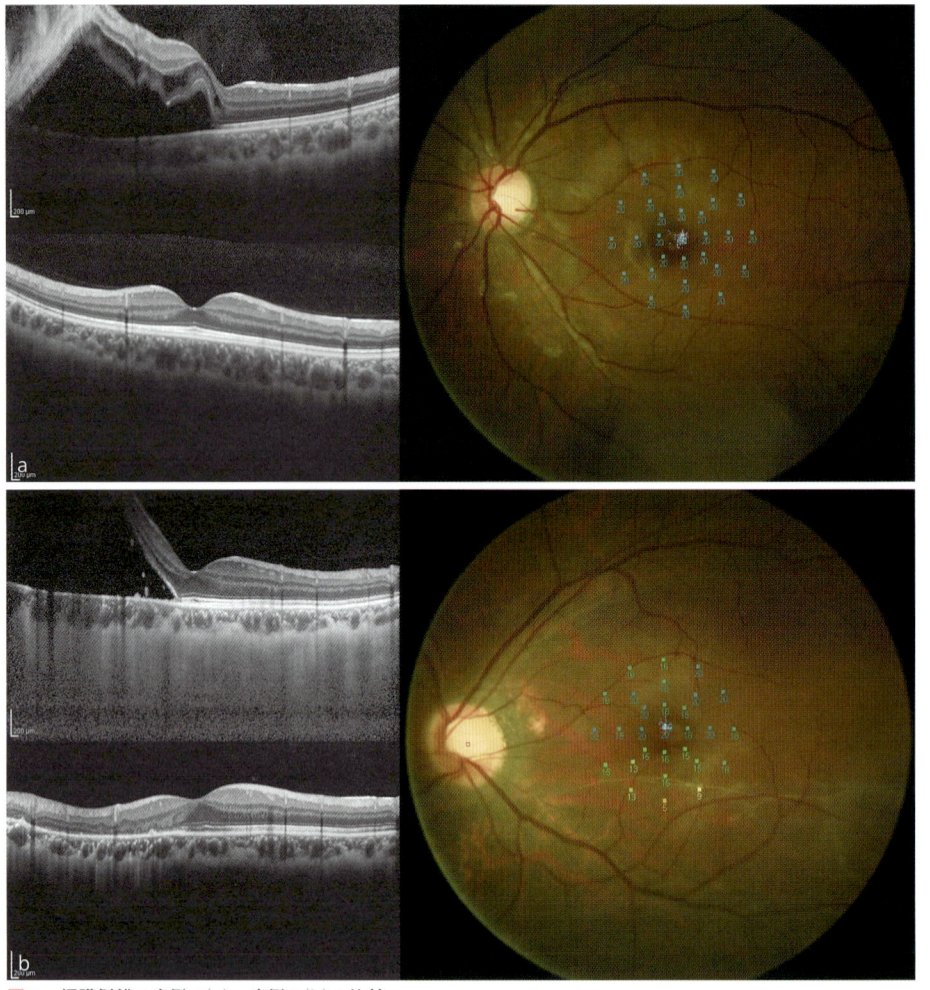

図4　網膜剥離の症例 1(a)・症例 2(b)の比較
症例 1(a)は 18 歳，男性，術前視力 0.3 で術後視力 1.0．症例 2(b)は 38 歳，男性，術前視力 1.0 で術後視力 1.0．術後視力は両者 1.0 だが，症例 2 では ELM・IS/OS がともに障害されており，MP-1[R]において下方の感度が低下しているのがわかる．このように視力が同じ 1.0 だとしても視機能としては同じとは言えない．

病変範囲に適するように変更できるのは大きなメリットである(図 2, 3)．また，フォローアップ機能があるので，同一部位を経時的に追っていくにも適している．

　Delolme らは黄斑部まで網膜剥離の及んだ症例を，OCT とマイクロペリメトリを用いて比較検討しており，IS/OS の欠損とマイクロペリメトリの感度低下が有意に相関していると報告している．これは前述の網膜形態が視機能と相関していることを裏づけている(図 4)．視力という指標だけでなく，マイクロペリメトリを用いて網膜感度を調べることで，より詳細な視機能評価が可能となる．

V. 補償光学を用いた眼底評価

　眼底撮影機器の進歩は日進月歩で，前述のOCTのように登場から普及までの期間が非常に短いものもあれば，そこまで普及せずに消えていった機器も多数ある．補償光学（adaptive optics）を用いた眼底撮影機器を用いた検討は多数されているが，疾患眼や硝子体手術，白内障手術施行後の人工レンズ眼では撮影が困難なこともあり，網膜剥離に対する検討はあまりなされていない．当院で経験した症例を次項Topicsにて紹介する．

参考文献

1) Okamoto F, Okamoto Y, Hiraoka T et al.：Vision-related Quality of Life and Visual Function after Retinal Detachment Surgery. American Journal Of Ophthalmology 146―1：85―90, 2008
2) Wakabayashi T, Oshima Y, Fujimoto H et al.：Foveal Microstructure and Visual Acuity after Retinal Detachment Repair. Ophthalmology 116-3：519-528, 2009
3) Shimada Y, Sano M, Hashimoto H et al.：Restoration of Photoreceptor Outer Segment after Vitrectomy for Retinal Detachment. American Journal Of Ophthalmology 149-2：284-290, 2010
4) 植谷留佳：MP-1　近藤峰生：専門医のための眼科診療クオリファイ　網膜機能検査A to Z　pp78-84, 中山書店, 2012
5) Delolme MP, Dugas B, Nicot F, et al.：Anatomical and Functional Macular Changes After Rhegmatogenous Retinal Detachment With Macula Off. American Journal Of Ophthalmology 153-1：128-136, 2012

〈川野健一，伊藤逸毅〉

Topics

網膜剝離術後の補償光学（AO）

❶補償光学とは

　眼底の病変を描出する際に，その解像度は角膜や水晶体で発生する収差のために光学的な限界がある．その収差を補正し，解像力を大幅に向上させるシステムが補償光学（adaptive optics：AO）である．

　AOのシステムは，もともとは天文学分野で開発・発展してきた光学技術である．天体望遠鏡で銀河・恒星・惑星などの天体を観測する際に，解像度の向上の障壁になっていたのが大気の揺らぎなどによって発生する収差である．大気が揺らぐことで天体からの光の波面が歪み，さらにその歪みは時間とともに変化する．そのため，大気の揺らぎの影響を受けにくい山頂に天体望遠鏡を設置することで少しでも収差の影響を減弱させたり，天体望遠鏡そのものを大気圏外に設置して運用することで大気の影響をなくすなどの対応がされてきた．補償光学のシステムは，光の歪みを計測する「波面センサー」，その歪みを補正する「波面補正素子」，波面センサーからの情報に基づき波面補正素子を制御する「制御装置」によって構成される（図1）．大気の揺らぎによって歪んだ波面は，このシステムを介して計測と補正を繰り返されることによってその影響が打ち消され，鮮明な天体の像を得ることができる．

　眼底を観察する装置においてAOのシステムを導入すると，大気の揺らぎに代わり，角膜や水晶体によって生じる波面の歪みを補正し，天体の代

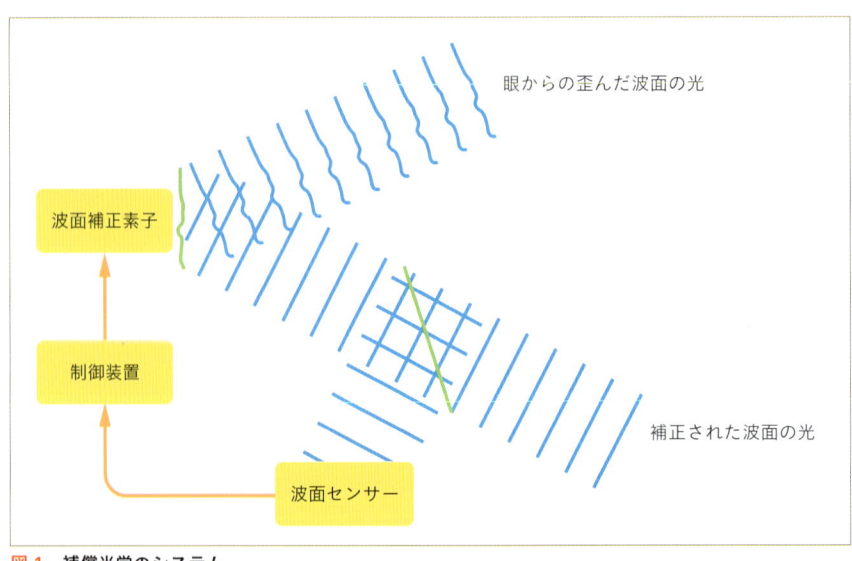

図1　補償光学のシステム
眼からの歪んだ波面の光は波面センサーにて解析され，制御装置を介して波面補正素子が歪んだ波面を補正する．このサイクルが繰り返されることで鮮明な画像を得ることができる．

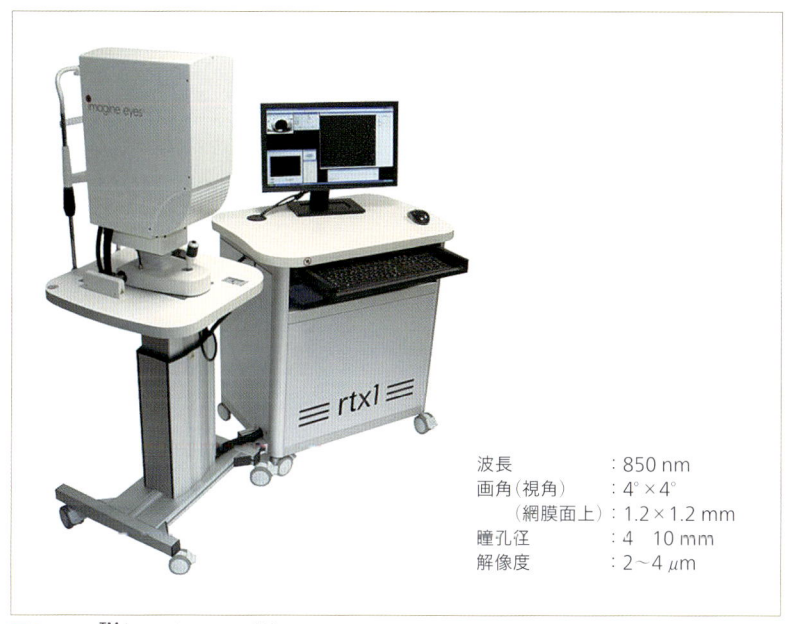

図2 rtx1™（Imagine Eyes 社）
卓上の眼底カメラとパソコン，机の下に据え付けられた波面補正素子（rtx1™ は deformable mirror を使用している）で構成され，他の補償光学機器と比較すると小さなサイズである．

波長　　　　　：850 nm
画角（視角）　：4°×4°
（網膜面上）：1.2×1.2 mm
瞳孔径　　　　：4　10 mm
解像度　　　　：2〜4 μm

わりに鮮明な眼底像を得ることができるようになる．これによって従来では解像できなかった視細胞の画像を得られるまでの高解像度の観察が可能となった．

現在，AO システムが組み込まれた眼底カメラ・走査レーザー検眼鏡・光干渉断層計のプロトタイプが日本を含めた世界各所で開発・試用されている．そして，2012 年には AO システムを備えた眼底カメラ rtx1™ が Imagine Eyes 社より市販されている（図2）．本項はこの rtx1™ を使用した，網膜剥離術後の AO 画像を解説する．

❷補償光学眼底カメラ rtx1™

rtx1™ のスペックは図2に示す通りで，眼底を超高解像度で撮影することができ，視細胞（錐体）のレベルまでの解像が可能となっている．画角は4度×4度と通常の眼底カメラと比較するとかなり小さいが，他の AO と比べると比較的範囲は広い方である（図3）．撮影に必要な時間は 4 秒ほどで，その間に 40 枚の画像を撮影する．その 40 枚の画像から 1 枚の最終的な画像を作製していくのだが，発売された当初は 40 枚全てを加算合

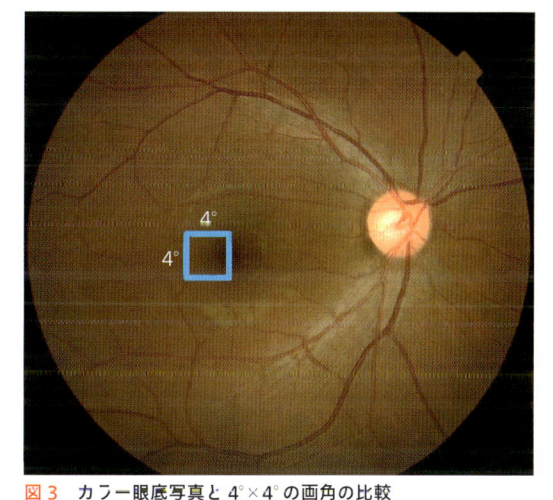

図3　カラー眼底写真と 4°×4°の画角の比較
一枚の画像は図のように小さいため，黄斑部全体をカバーするには多数枚の撮影が必要となる．以前と比較し，ソフトウェアの更新で撮影時間が短くなったため，広範囲の撮影もさほど苦にはならなくなった．

成しにくいため，固視が一つの症例ではクリアな画像が得られなかった．しかし，最近ではソフトウェアの変更によって，撮影した 40 枚のうち画像のきれいな 20 枚を抽出して加算合成することでより鮮明な最終的な画像を作製できるようになっている．この 40 枚の画像を時系列で並べる

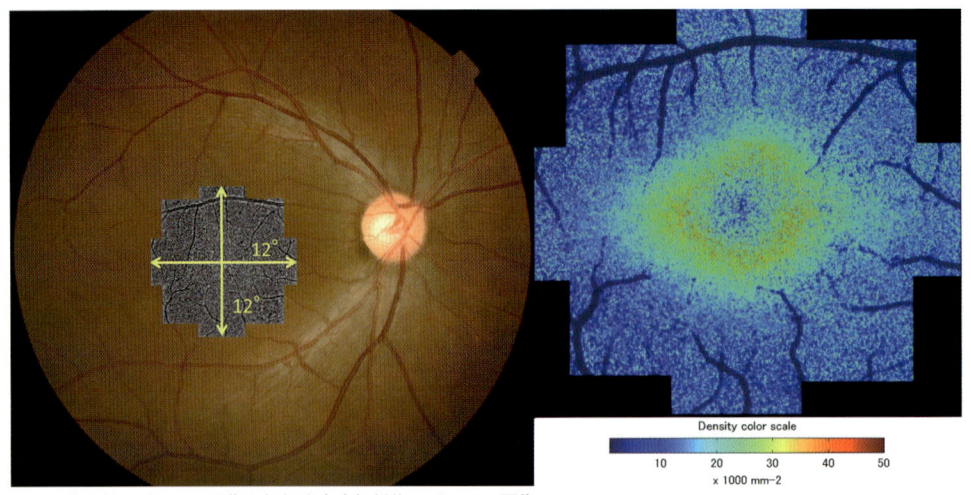

図4 黄斑部のパノラマ画像と視細胞密度解析後のパノラマ画像
当院で黄斑部疾患に対してよく撮影する範囲をパノラマ合成し，カラー眼底写真と比較した．その範囲の視細胞密度解析後のパノラマ写真を見ると，中心に向かって密度が高くなっていくのがわかる．中心部で密度が一見低くなっているエリアは視細胞密度が解像度より高いため，解析エラーとなっている領域である．

ことで4秒間の動画の作製も可能である．それ以外に，視細胞を撮影した場合，付属のソフトウェア（AO detect mosaic™）による定量的な解析が可能であるという点もこの装置の特徴である．AO detect mosaic™を用いれば，撮影した画像の中の任意の位置の，視細胞密度のほかに視細胞間距離，Voronoi解析が自動で表示され，定量的な解析が可能である．Excelデータも同時に出力されるので，データ解析にも有用である．上述のように画角は4度しかないため，黄斑全体の状態を把握するためには画像を合成しパノラマ写真を作製する必要性がある（**図4**）．ImagineEyes社も画像合成ソフトウェア（i2k Retina®）を販売しているが，Photoshop®などの市販の一般用画像ソフトウェアやimage J®などのフリーソフトなども実際に使用してみると有用で，当院では状況に応じて使い分けている．

❸網膜剝離のAO

網膜剝離の術後の網膜形態は視機能と関連することがOCTによって評価されている．AOを用いた眼底撮影装置はまだOCTほど完成された装置ではなく，軽い白内障や眼内レンズ眼，強い乱視がある症例などでは鮮明な画像が必ずしも得られない場合がある．病眼を評価する際には，OCTをはじめ他の検査結果と組み合わせて評価する必要性がある．

網膜剝離術後に復位が得られた症例（**図5**）を見てみよう．症例は19歳，男性，macular offの裂孔原性網膜剝離に対し，バックリング手術を施行し復位を得て，術後視力も1.0と良好な術後成績であった．術後1年でSD-OCTとAO眼底カメラで評価した．OCT（**図5a**）のような範囲の剝離であったが，術後1年の段階でOCT（**図5b**）のように復位している．ellipsoid zoneは認めるもののinterdigitation zone（COST line）の消失した範囲（白色矢印）がある一方で，それよりも中心窩寄り（黄矢印）の部位ではinterdigitation zoneも鮮明に観察することができる．そのinterdigitation zoneが鮮明な剝離部位（黄矢印）と中心窩を挟んで対称的な位置の非剝離部位に対してrtx1™により撮影を行い，視細胞密度解析をして比較した．中心窩を挟んだ下方の剝離部位の視細胞密度18,869±3,999 mm^{2}に対しと上方の非剝離部位では視細胞密度23,451±3,780 mm^{2}に差が生じた．AOを用いた眼底撮影装置ではOCTでは検出できない微細な変化を検出している可能性があり，今後の研究の進展が期待される．

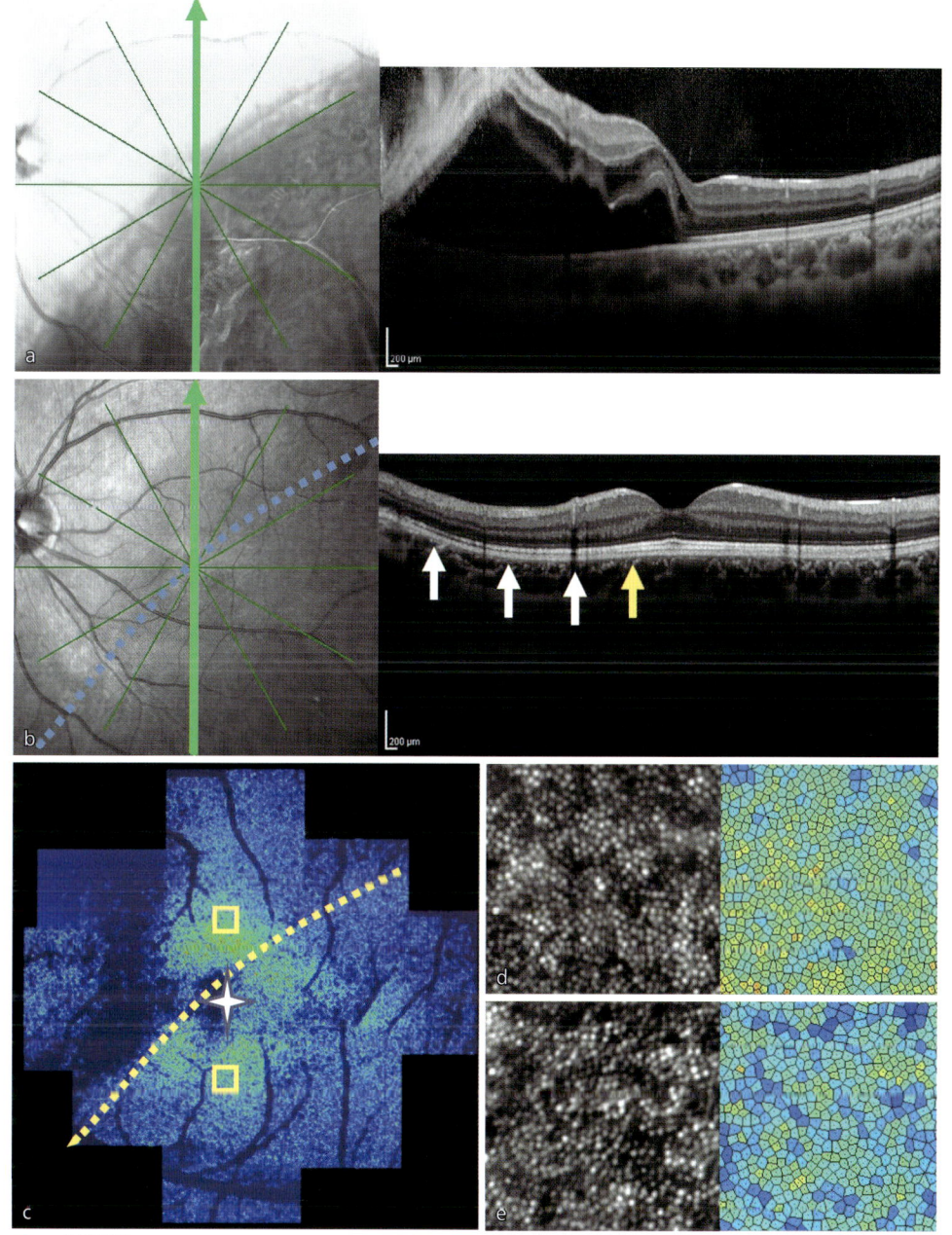

図5 網膜剥離のAO
a：術前のOCT，b：術後1年のOCT，c：パノラマ合成したAO密度解析画像，d：剥離部の拡大画像と密度解析画像，e：剥離部の拡大画像と密度解析画像.

参考文献

1) 大音壮太郎：AO-SLOによる視細胞構造異常所見. 眼科 54：1175-1185, 2012
2) 伊藤逸毅：補償光学を用いた眼底評価. 臨眼 67：1803-1809, 2013
3) Rooda A, Williams DR：The arrangement of the three cone classes in the living human eye. Nature 397：520-522, 1999
4) Williams DR：Imaging single cells in the living retina. Vision Res 51：1379-1396, 2011
5) Kim JE, Chung M：Adaptive Optics for retinal Imaging：Current Status. Retina 33：1483-6, 2013

（川野健一，伊藤逸毅）

第5章

合併症に対する治療と予防

I 術中合併症

　最近の極小切開硝子体手術(micro-incision vitreous surgery：MIVS)において，術中合併症は以前に比べ減少している．しかし一定の頻度では確かに起こり，いかに術中合併症を起こさないようにするか，また起こってしまった場合にいかに対処するかで硝子体手術成績が変わってくる．術中合併症は，安全に手術を続行することが難しくなるもの，術後に剝離再発や視機能を障害する危険性を増大させるものがある．

I. 毛様体無色素上皮下(網膜下)灌流

　毛様体無色素上皮下(網膜下)灌流を防ぐためには，① 確実にトロカールを硝子体腔内に挿入する．② カニューラの先を確認し，挿入に失敗している場合は，その後にカニューラ先端を硝子体腔に確実に出すことが必要である．

　網膜剝離症例や毛様体剝離・毛様体浮腫のある症例では，極小切開硝子体手術のカニューラを設置する際にトロカールを斜めに挿入すると先端が硝子体腔に入らない場合がある．特に最初の灌流ポート用のトロカールを挿入する際には眼圧が低いことが多く毛様体上皮を貫通できない．これを防ぐためにはトロカール挿入前に眼圧を上げておくことが重要である．また剝離・浮腫が少ない部分を選んで最初に貫通する．普通灌流ポートに使用する耳下側に剝離・浮腫がある場合はまず耳上側または鼻上側にトロカールを挿入し，灌流ポートを設置し，貫流することで眼圧を上げた後に，残りのポートを設置する．もう一つの方法は，毛様体無色素上皮下(網膜下)灌流を生じる危険性が高い場合，トロカールを斜めに挿入ことをやめ，垂直に挿入する．この場合手術終了時には強膜創の縫合が必要になるが，この合併症を防ぐために必要であれば，縫合をためらわないことが大事である．

　挿入したカニューラが毛様体無色素上皮下に存在する場合は対側からカッターもしくはライトガイドを入れ，網膜下のカニューラの周りをこすり，硝子体腔に出す(図1)．

　いったん網膜下灌流が生じると，極小切開硝子体手術では20ゲージ硝子体手術と違い，網膜剝離は消退しないことが多い．20ゲージ硝子体手術では，硝子体腔内に正しく灌流されると眼圧が上がり，網膜下液が強膜創から眼外に出ることができたが，極小切開硝子体手術では網膜下液が眼外に出るスペースが少ないため，剝離は消退しない．

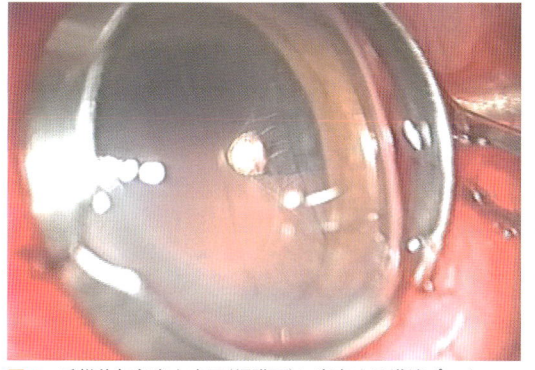

図1 毛様体無色素上皮下(網膜下)に存在する灌流ポート
網膜剥離の症例で，灌流ポートが毛様体色素上皮をかろうじて貫通しているが，毛様体無色素上皮下が灌流ポートの上に存在している．対側からカッターもしくはライトガイドで毛様体上皮を破り切開する．

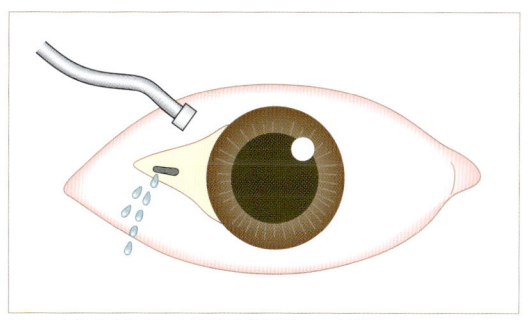

図2 網膜剥離もしくは脈絡膜剥離への対処
毛様体無色素上皮下(網膜下)灌流や上脈絡膜腔に灌流し，消退しない場合は強膜(〜脈絡膜)に切開し，排液する．

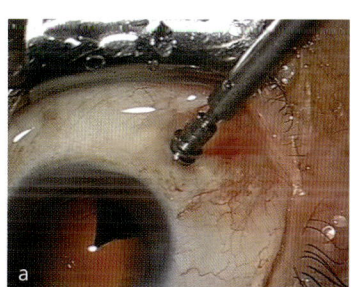

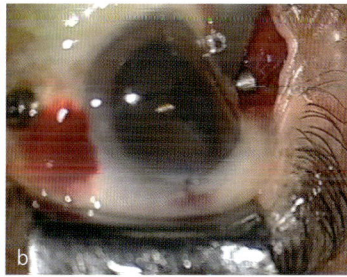

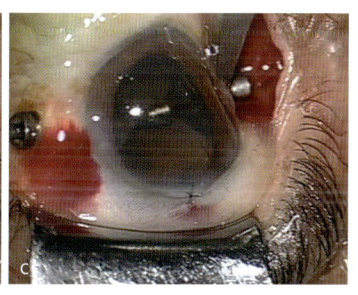

図3 ポートが毛様体を穿刺できず硝子体腔に出ない場合
灌流ポートが毛様体を穿刺できない場合は，対側からライトガイドなどで毛様体を押し，灌流ポートが出るようにする．

　これに対処するには，裂孔原性剥離に対する硝子体手術で，網膜下灌流の網膜剥離がオリジナルの網膜剥離と連続した場合はそのまま液・空気置換でよい．網膜下灌流の網膜剥離がオリジナルの剥離と連続しなかった場合，量が少なければそのままにしても問題ない．網膜に裂孔さえ生じていなければ翌日には吸収している．量が多く，手術の続行に支障が出るようであれば，経強膜網膜復位術のように強膜に切開を行うことで，網膜下液をある程度除去できる(図2⇒動画-12)．

II. 脈絡膜剥離

　毛様体無色素上皮下(網膜下)灌流と同様に，毛様体を貫通せず上脈絡膜腔に灌流すると脈絡膜剥離を生じる．対処としては毛様体無色素上皮下(網膜下)灌流とほぼ同様で，対側からカッターもしくはライトガイドを入れ，下のカニューラの周りをこすり，硝子体腔に出す(図3)が，網膜下灌流の網膜剥離と違い，液をオリジナルの裂孔から吸引することはできないので，脈絡膜剥離ではほぼ必ず強膜側に液排出用の強膜創を作製する必要がある．完全に抜くことは難しいので手術続行に支障がない程度まで減少できればよい．

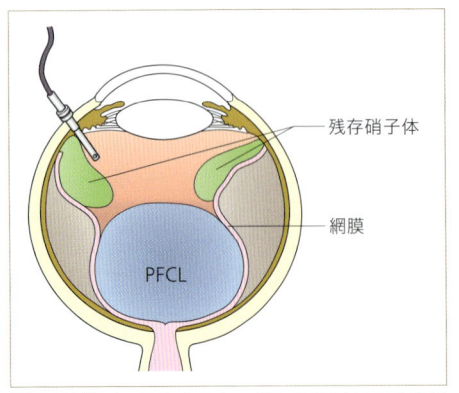

図4 液体パーフルオロカーボン(PFCL)による硝子体・網膜嵌頓の予防
PFCLにより網膜を押さえておくとポートから硝子体・網膜が遠くなり合併症を起こしにくい．

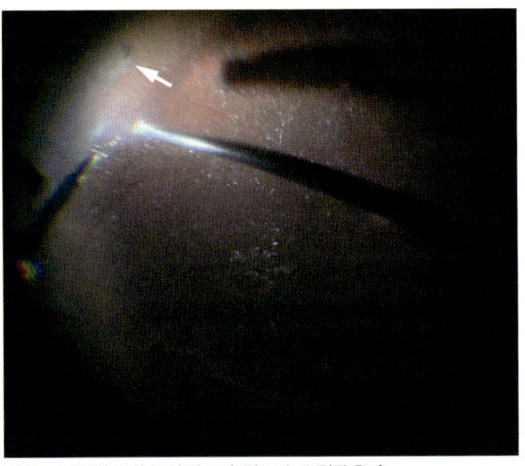

図5 周辺硝子体切除時の牽引による裂孔発症
周辺硝子体切除時にカッターの吸引による牽引で網膜裂孔(矢印)を生じている．

III. 網膜嵌頓

　カニューラに網膜が嵌頓する．一般に硝子体手術では常に起こりうる合併症であるが，特に網膜剥離の場合に多い．なぜなら硝子体基底部に残った硝子体が剥離網膜のためカニューラの近くに存在し，その硝子体がカニューラに嵌頓するためである．硝子体のみならず網膜が嵌頓することもありうる．当然，クロージャーバルブを使用しない場合に生じやすいが，使用していても起こりうるし，硝子体液が漏れる上方2つのポートが多い．しかし周辺の硝子体切除に際し，強膜圧迫により硝子体を切除すると，灌流圧を超えた圧で圧迫した場合はインフュージョンの耳下側のポートに生じる．強膜圧迫を解除すると急に灌流量が増えるため上方2か所のポートに嵌頓を生じやすい．嵌頓を防ぐ方法としてはまずはポート周囲の硝子体はきちんと切除しておく．液体パーフルオロカーボン(perfluorocarbon liquid：PFCL)を使用し，剥離網膜を固定すると網膜嵌頓を生じにくい(図4)．もし基底部の硝子体が嵌頓したら，しっかりと硝子体切除を行うとある程度は大丈夫だが，もう一つの方法として，やはりPFCLの使用が有用である．網膜が嵌頓した場合はその部分の網膜を切除する．切除した裂孔周囲は凝固しておく．強膜圧迫は網膜剥離に対する硝子体手術に必要な手技である．MIVSでは眼圧のコントロールはむしろ難しいかもしれないので，強膜圧迫において圧の変動に注意したソフトな手術が重要である．

IV. 網膜裂孔

　網膜硝子体癒着のある部分や硝子体基底部のshavingをすすめると，牽引により網膜裂孔を生じたり(図5)，しばしば網膜を直接カッターで傷害してしまう．その部分をジアテルミーでマーキングし，最終的に凝固する．網膜硝子体癒着部や基底部の硝子体を切除しすぎると医原性裂孔を生じてしまうので，オリジナルの網膜裂孔と関係のない部分の硝子体は切除しすぎないほうがよい(⇒動画-13)．

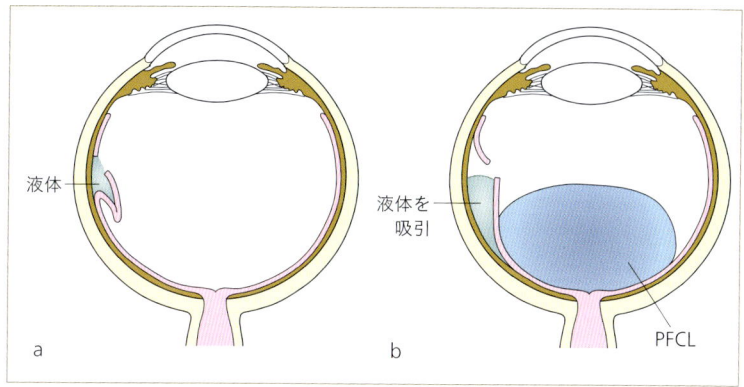

図6 slippage の原因と対処
大きな網膜裂孔で普通に液・空気置換を行うと，液体中に浮いていた網膜裂孔の辺縁は重力により下方にたるんでしまう(a)．そのような状態への対処としては PFCL を使用し，かつ PFCL 前方の液を空気に換え，さらに網膜下の液体を吸引したあと PFCL を吸引すると slippage は防げる(b)．

V. 網膜血管の障害・硝子体出血

　網膜裂孔を架橋している網膜血管を，裂孔周囲の硝子体切除時に障害し，硝子体出血を生じることがある．この場合ジアテルミーで網膜血管を凝固するか，鉗子でその出血源を圧迫する．網膜下に出血が回ってしまい黄斑まで剥離がある場合は黄斑下の出血が黄斑部を障害するため，PFCL で黄斑に出血がたまるのをブロックする．この場合空気に換えたときに黄斑に出血が再び回らないように，網膜下液および周辺の液をきちんと抜きその後 PFCL を抜いていく．液体と PFCL の界面はわかりやすいが，空気と PFCL の界面はわかりにくいので，PFCL の蒸気圧が高いことを利用し，少し長めに空気を灌流すると少量の残留であれば蒸発する．それでも出血が黄斑部にかかるようであれば PFCL から直接シリコーンオイルに置換する．

VI. 脈絡膜からの出血

　強膜創への嵌頓を処理したり，網膜裂孔から下液を吸引したりするときに脈絡膜を傷害し，出血を生じる場合がある．灌流圧を上げ，止血を図るが，毛様体から出血させた場合などはカッターの先で圧迫し止血を図ることもできる．

VII. slippage

　比較的大きな裂孔の場合，普通に液・空気置換すると，裂孔の辺縁が後極部方向にずれて復位してしまう場合がある．**図6** に示すように液の中に網膜の辺縁が浮いている状態のため，そのまま空気に置換すると，内側は空気，外側は液体という状態になり，辺縁が後極側にずれてしまう．周辺でずれる範囲が大きくなければスリップしたまま復位させておくという方法も可能であるが，スリップさせないための方法は2つある．1つは PFCL

I 術中合併症　339

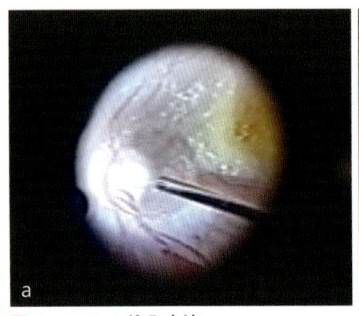

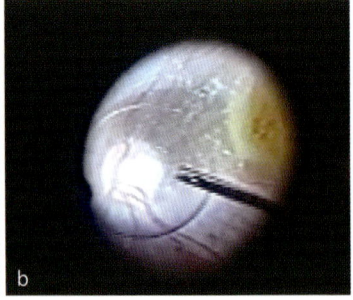

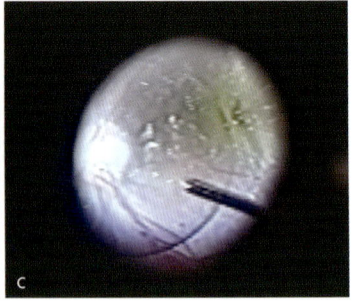

図7　PFCLの注入方法
視神経乳頭近傍にゆっくりとひとかたまりになるようにPFCLを注入していく．

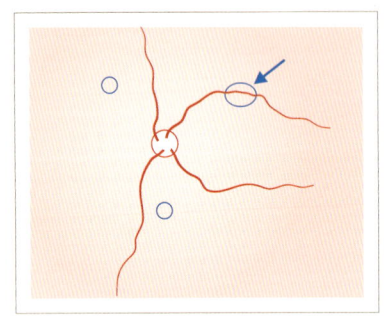

図8　PFCLの存在部位と除去の必要性
PFCLは黄斑下もしくは黄斑部近傍の上方にある場合（矢印），重力により黄斑部に移動する危険性があるため除去する．

を使用し，後極側の網膜をきちんと復位させた後に前方の液体を空気に換えた後にPFCLを吸引していく方法である．もう一つは硝子体腔だけでなく，眼球を傾けるなどして網膜下も液体を吸引し復位させていく方法であるが，なかなかすべての網膜下液を吸引することは難しく，PFCLを使用するほうが実際的である．

VIII. 網膜下液体パーフルオロカーボン

硝子体手術をしやすくするためや，術中合併症を防ぐためにしばしばPFCLを使用するが，そのPFCLが原因になる合併症があり，それが網膜下のPFCLである．術中に気付かないことも多く，術後合併症とも言える．網膜下にPFCLが入る原因は網膜剥離があり，それに加えPFCLがフィッシュエッグ状になっているからである．まずPFCLを注入するときにゆっくりひとかたまりになるようにし（図7），フィッシュエッグ状にならないようにする．次にひとかたまりで注入できても，PFCLの表面に比較的強い水流が当たることで滴状のPFCLが形成されてしまう．PFCLに強い水流があたりフィッシュエッグ状にならないように灌流圧を低めにし，眼内液の漏出を少なくする．術後に網膜下のPFCLに気がついた場合の対処は，その量と場所がポイントになる（図8）．PFCLの毒性はその重さから来るもので，長期間の間には下方に移動していく．そこで術後抜く必要のあるPFCLは黄斑近傍で上方のものということになる．実際の抜き方としては網膜下に人工房水を注入し，網膜剥離を作る方法と，直接残存PFCLの上から抜く方法がある（⇒ 動画-14）．後者は黄斑近傍でない場合に適応となる．

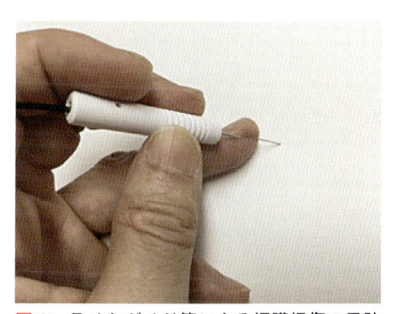

図9 ライトガイド等による網膜損傷の予防法
ライトガイドに指を添え深く挿入しないように注意する．

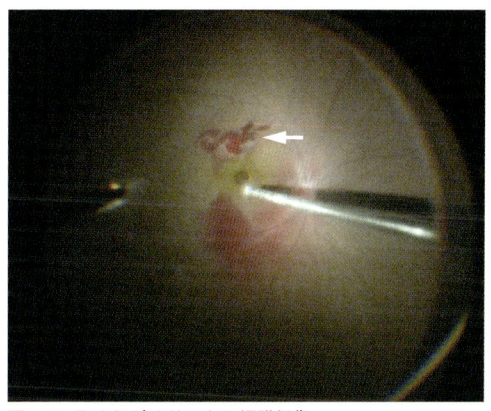

図10 ライトガイドによる網膜損傷
網膜損傷（矢印）に気がついた際は，出血が増悪しないよう灌流圧を上げ，止血につとめる．

IX. 黄斑円孔

　裂孔原性網膜剝離そのものの合併症として，続発性黄斑円孔がある．また手術開始時にはなかった黄斑円孔が術中に観察されることがある．これらの場合は術中に黄斑円孔手術に準じる処置を行う．少なくとも黄斑付近の硝子体皮質は徹底して除去する．それに加え現状では黄斑の内境界膜（inner limiting membrane：ILM）を切除することを推奨する．

　剝離網膜の ILM 除去はできないわけではないが，通常の場合に比べ，やや除去しにくい．その場合は PFCL を少量黄斑部にのせて行うと除去しやすい．

X. ライトガイドなどの器具による網膜の直接損傷

　器具による網膜の直接損傷は初心者のうちには越こしやすい合併症といわれるが，必ずしもそうではない．ある程度硝子体手術になれた術者でも起こりうる場合がある．器具の横に直接指を添えることで器具が深くに入ることを防ぐことができる（図9）．ある程度なれてくるとこの指を添えることをおろそかにしがちであるが，慎む必要がある．硝子体手術装置およびそのライトガイドによって先端の長さが変わっている．ベテランの術者でも短めのライトガイドから長めのライトガイドに変更したときなどは注意が必要である．もし器具により網膜を突いてしまい出血が起こるようなら，まずは出血を抑えるという意味で灌流圧を上げる（図10）．次に網膜に裂孔が生じていたら（前述したように）裂孔をマーキングし，その周囲を凝固する．

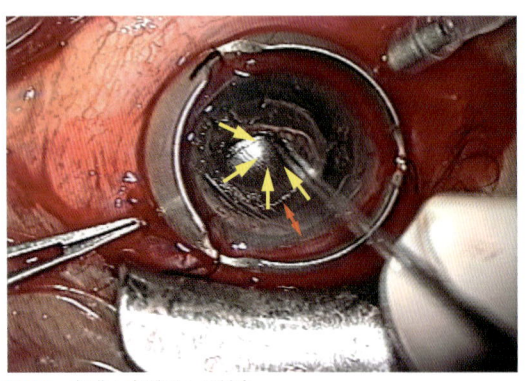

図 11 角膜上皮浮腫への対応
角膜浮腫のため視認性が低下した場合は，周辺から中央に向かって上皮を掻爬していく（黄矢印）．輪部近くは上皮を残すようにする（赤矢印）．

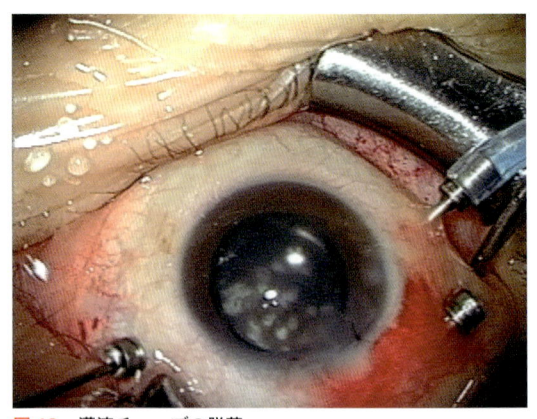

図 12 灌流チューブの脱落
術中に眼球が虚脱したため確認すると，灌流チューブが抜けていた．

XI. 角膜上皮浮腫

　最近の MIVS では以前に比較し，手術時間が短くなったこと，接触型コンタクトレンズを使用する頻度が減じたことなどで，角膜上皮浮腫が生じることは少なくなった．しかし，多発網膜裂孔や増殖硝子体網膜症などで手術時間が長くなる場合や出血に対して灌流圧を上げる頻度が高い場合は，角膜上皮浮腫を生じて眼底の視認性が悪化する．広角眼底観察システムでは，従来の接触型コンタクトレンズに比較し，中間透光体の混濁はあまり障害にならないが，顕著な場合は手術の続行が難しくなる．この場合は躊躇せず角膜上皮を掻爬する．術後の角膜上皮再生遅延を防止するために角膜輪部の上皮は掻爬せず残し，スパーテルや強膜刀で周辺から中央に向かって上皮を剝ぎ，中央部分を掻爬する（図 11）．その上から粘弾性物質を塗布すると視認性は回復する．Descemet 膜皺襞が生じ，視認性が低下する場合は前房に粘弾性物質を満たすことで視認性を回復する．

XII. 低眼圧，駆逐性出血

　硝子体手術では術中に灌流ポートを設置するため低眼圧を生じることや駆逐性出血を起こすことは少ない．特に 20 ゲージ硝子体手術で灌流針を縫着する場合は灌流針が抜けることは少ないので発生頻度は少ない．しかしカニューラシステムでは灌流チューブに器具が当たったりすると簡単に灌流用カニューラが抜けてしまう（図 12）．また重力による自然滴下の灌流ではボトルの残量がなくなることで低眼圧になり，時に駆逐性出血を生じる場合もある．これを防ぐにはボトルの残量に注意すること，眼球の形態が凹むような状況がみられた場合は直ちにボトルの残量をチェックする．最近の硝子体手術器械は能動的圧による眼内圧コントロールシステムを有しているものも多い．この場合は圧がコントロールされ，灌流液の残量が少なくなると警告が出る．一見安全なようではあるが，器械を 100% 信用することはできないので，低眼圧が生じているサインをみたら灌流系をすべて

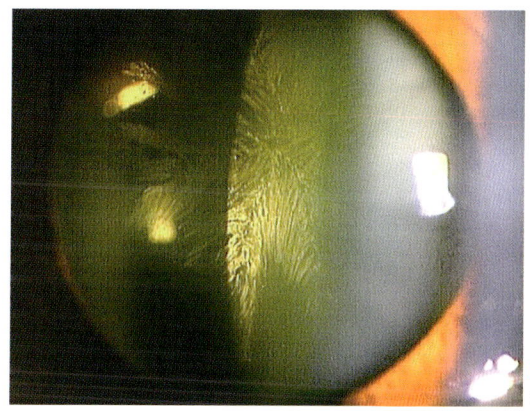

図 13　ガス白内障
水晶体温存硝子体手術後のガス白内障.

チェックする．すぐに眼圧が回復できない場合は器具挿入のポートから人工房水を注入し，（クロージャーバルブ付きのシステムでない場合は）ポートをプラグで閉じておく．少量の駆逐性出血であればそのまま放置して問題ないが，手術の続行に支障を生じたり，血管アーケードに及ぶような場合は結膜切開し，強膜を露出させ角膜輪部から 6〜8 mm あたりの強膜を 3 mm 程度切開し，上脈絡膜腔の出血を排出する．この強膜創は縫合する必要はない．

XIII. 術中白内障・水晶体損傷

　最近は硝子体手術のほとんどを白内障手術・眼内レンズ挿入術とのトリプル手術で行うため，術中の白内障の発生に遭遇することは少なくなったが，比較的若年者で水晶体温存の硝子体手術を行う場合はガス白内障の後嚢下混濁に遭遇する（図 13）．液－空気置換を行い，繰り返した場合などによく発生する．術終了間近で，そのまま終了することができれば術後混濁は回復するが，術中に発生し，引き続き手術操作を続行する場合はすみやかに白内障手術を行うしかない．

参考文献

1) Wilkinson CP, Rice TA eds：Michels Retinal Detachment. 2nd ed. Mosby. pp873-894, 1997.

〈北岡　隆〉

II 術後合併症

近年の医療機器の発達に伴い，中高年者の網膜剥離に対し硝子体手術を第一選択とする施設が増加している．現在施行されている硝子体手術は多くが23ゲージ(G)や25Gを使用した極小切開硝子体手術(micro-incision vitreous surgery：MIVS)であり，さらに27Gが開発され，網膜剥離にも適応が拡大していくと考えられる．低侵襲のMIVSにより合併症の頻度は減少しているが，網膜剥離における術後合併症は多様であり術後管理として留意すべきことは多い．本項では以下の術後合併症(網膜再剥離，高眼圧，低眼圧，眼内炎，硝子体出血，白内障，角膜障害)について解説する．

I. 網膜再剥離

硝子体手術後の網膜再剥離は約10％程度に認められる．再剥離時は硝子体によるタンポナーデがないため進行が早く，増殖硝子体網膜症(proliferative vitreoretinopathy：PVR)に至りやすい．術後短期間で生じる早期再剥離と(図1)，術後長期間経過してから生じる晩期再剥離(図2)がある．

早期再剥離の原因として，小裂孔や医原性裂孔の見落とし，長期間経過した粘稠度の高い網膜下液残存により裂孔閉鎖が得られていない場合や，安静・体位指示が遵守できないといった場合などが挙げられる．早期再剥離が最も生じやすいのは，SF_6ガス使用下で約1～2週間後である．その期間は眼内ガスが置換されることによるガスタンポナーデの効果が弱まり，さらに加えて残存硝子体の牽引が強くなる．MIVSが普及してからは強膜創と関連した医原性裂孔は3.2％と報告されているが，配慮が必要なことには変わりない．

晩期再剥離は術後半年～1年以上経過した後に残存硝子体の収縮からの網膜牽引や増殖によって引き起こされる．増殖硝子体網膜症を生じた場合の視力予後は不良である．網膜色素上皮細胞・網膜グリア細胞の遊走を助長しやすい長期間経過の剥離や巨大裂孔，多発裂孔，硝子体出血，外傷などはリスクが高く，レーザー光凝固術や冷凍凝固術の過凝固もPVRの要因となる．硝子体基底部の残存硝子体に増殖膜を形成するanterior PVRは周辺部網膜剥離を引き起こす．予防策として，確実に後部硝子体剥離をおこし，眼底最周辺部硝子体皮質の除去を十分に施行することが重要である．

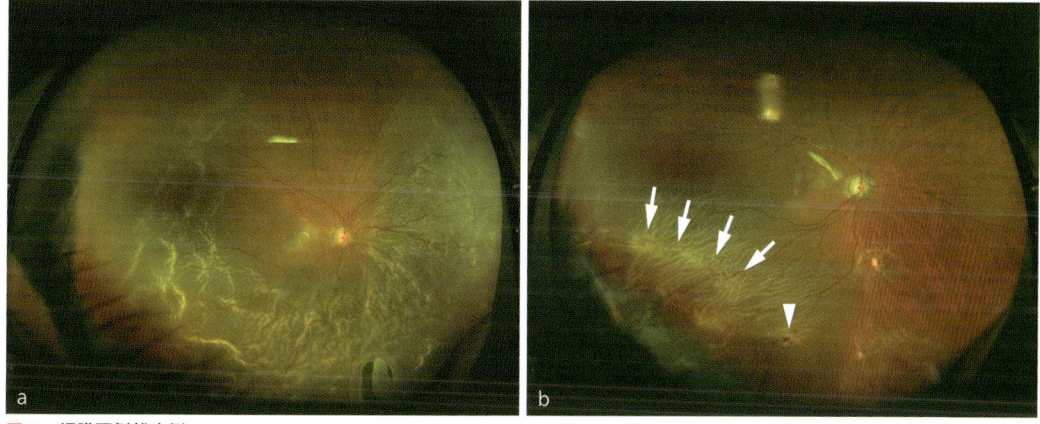

図1 網膜再剝離症例1
a：弁状裂孔・広範囲の網膜剝離を認め，硝子体手術を行い，シリコーンオイルを注入した．
b：3週間後，シリコーンオイル下で新規裂孔（矢頭）と増殖性変化（矢印）を伴う網膜剝離を認める．

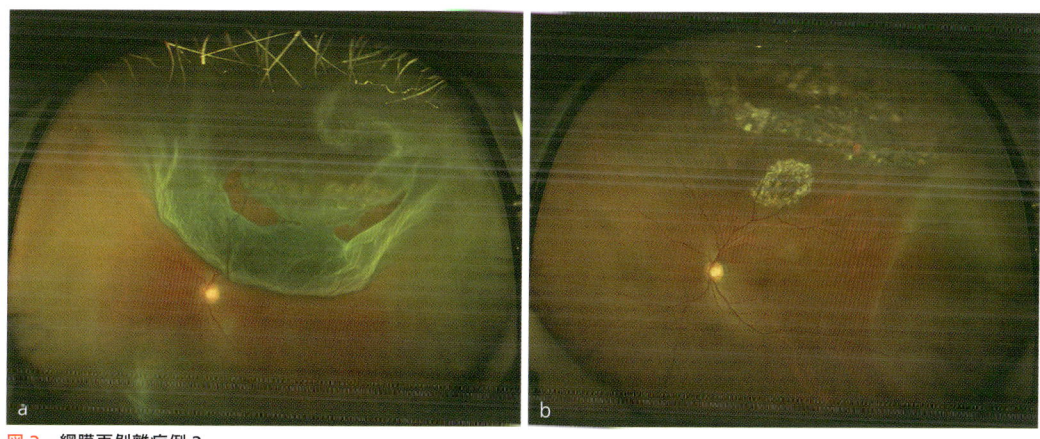

図2 網膜再剝離症例2
a：2つの弁状裂孔・黄斑部を含む胞状網膜剝離を認め，硝子体手術を施行した．
b：初回手術後網膜復位を得られたが，術後5か月で耳側よりの網膜剝離を認める．

　再剝離が起こってしまった場合，基本的に再手術を第一選択とする．早期再剝離で，安静・体位保持が順守できていないことによる再剝離で体位や安静保持で改善できる場合もあるが，網膜の復位が得られないと判断した時は迷わず再手術を施行する．初回手術で除去しきれていない残存硝子体による牽引を解除し，周辺硝子体の除去を徹底して行う．PVRにおいては増殖膜を処理するとともにバックリング手術の併用・シリコーンオイル（silicone oil：SO）タンポナーデを考慮する．

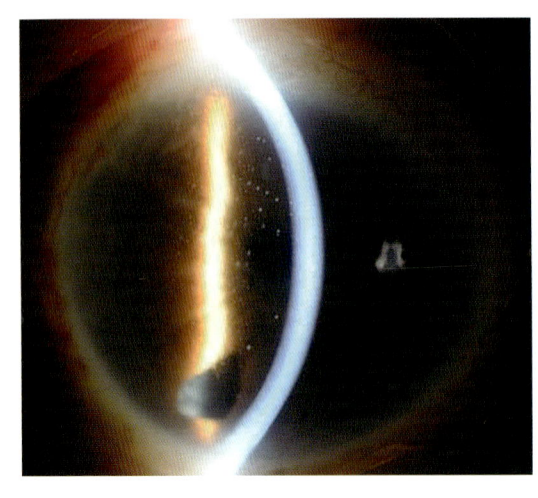

図3 乳化シリコーンオイル
シリコーンオイル抜去術を行ったが，残存した乳化オイルの微小粒子が前眼部に認められる．

II. 高眼圧

　硝子体手術後の眼圧上昇の原因は眼内充填物によるもの，術後炎症，術後出血，ステロイドによるものなどがある．加療が遅れると不可逆的な視機能障害を引き起こす可能性が高く，病態の把握と迅速な対応が求められる．

1. 眼内充填物

1）長期滞留ガス

　現在使用されているガスは SF_6 と C_3F_8 である．それぞれの非膨張濃度はそれぞれ SF_6 が約20％，C_3F_8 が約12〜14％であり，29 mmHg 以上の高眼圧はそれぞれ20％ SF_6 で6.1％，14％ C_3F_8 で18％起こることが報告されている．長期滞留ガスによる高眼圧は，硝子体腔内に過剰量のガスを注入した際に起こりやすく，100％濃度のガスをワンショット注入する場合は特に注意が必要である．眼内の過剰ガスは水晶体や虹彩の前方移動の原因となり，有水晶体眼・眼内レンズ眼では虹彩捕獲や瞳孔ブロックを生じうる．Zinn小帯脆弱例では眼内ガスの前房への拡散を引き起こす．

　治療法としては，ガスが膨張する可能性がある場合，可及的すみやかにガスを除去する．瞳孔ブロックを起こしている場合はレーザー虹彩切開術を行う．

2）シリコーンオイル（SO）

　SOによる術後早期の高眼圧は，過剰注入，上向き体位によるブロック，無水晶体眼の下方周辺虹彩切除部位の閉塞，前房内へのSOの流入によって房水の排出が妨げられることなどで生じる．長期留置に使用される場合，SOが乳化し微小粒子が生じ（図3），上方隅角に貯留し（inverted hypopyon），線維柱帯閉塞を引き起こすことがある．

　対処法は，過剰注入の場合，可及的すみやかに抜去する．炎症によるフィブリン析出の

ため周辺虹彩切除部位の閉塞を来している場合，YAGレーザーで切除部を再開通させる必要がある．乳化したSOによる眼圧上昇は，22〜50％に起こるとされ，SO抜去後も改善しないことも多い．緑内障点眼で加療するが，線維柱帯切除術が必要になる症例もある．

2. 術後炎症

過剰な冷凍凝固，レーザー光凝固などの手術侵襲により炎症が惹起されたり，また析出したフィブリンにより癒着を生じ，瞳孔ブロック・膨隆虹彩となり眼圧が上昇する．

治療はステロイド点眼による消炎治療と，緑内障点眼を行う．瞳孔ブロック，膨隆虹彩を起こした場合はすみやかにレーザー虹彩切開術を施行する．

3. 術後出血

前房出血が高度な場合，ghost cellにより線維柱帯閉塞が生じる．高眼圧と前房の1/2以上を占めるような前房出血の持続が続くと角膜染血症となるため，すみやかに前房洗浄を行う．

4. ステロイド緑内障

0.1％デキサメタゾンや0.1％ベタメタゾン点眼を1か月使用することにより，30％の割合で6〜15 mmHgの眼圧上昇があるとされる．線維柱帯組織への細胞外マトリクスの蓄積が房水流出を阻害すると考えられている．

術後高眼圧を認め，ステロイド点眼以外に高眼圧の原因として挙げられる要因がない場合，ステロイド点眼の中止を検討する．

III. 低眼圧

術後低眼圧は，毛様体機能不全もしくは強膜創閉鎖不全による眼外への房水漏出で生じる．MIVSで認められる術後低眼圧の頻度は，23 Gで3.3〜11.3％，25 Gで約20％以上であるとの報告があるが，強膜創作製時に斜めにトロカールを挿入するoblique-parallel法の普及により頻度は減少した．27 Gシステムによりさらなる改善が期待される．

対策としては，強膜創作製時にはoblique-parallel法による確実な自己閉鎖創を作製することが重要であり，小児や高度近視眼などの強膜の薄い例や，術終了時に強膜創自己閉鎖が難しいと判断した場合，下方の裂孔症例などでガスの長期滞留を確実にしたい場合などではoblique-parallel法でも結膜上から，もしくは結膜切開を加えて強膜創縫合を施行する．術後低眼圧を認めても強膜創の追加縫合は行わないで自然回復することが多いが，房水流出を認める場合は感染の危険があり，追加縫合を行う必要がある．

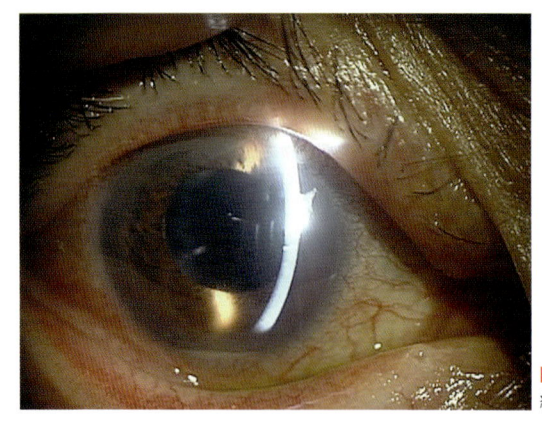

図4 術後細菌性眼内炎
結膜充血，前房内 cell，前房蓄膿を認める．

IV. 術後眼内炎

　MIVS システムでの眼内炎の発生率は 0.02〜0.05％と報告されている．MIVS の黎明期では創部を縫合する 20 G に比べ，無縫合である MIVS のほうが，強膜創口より細菌の侵入を来しやすく，眼内炎の発症率が高い可能性があると危惧されたが，MIVS のデバイスの発展や oblique-parallel 法の普及に伴い，23 G，25 G ともに 20 G における眼内炎の発生頻度と有意差はないとする報告がなされた．

　硝子体術後の眼内炎は細菌性眼内炎と無菌性眼内炎がある．無菌性眼内炎はトリアムシノロンアセトニドに含有する保存剤が主な原因であり，マキュエイド®を使用することで頻度は減少している．細菌性眼内炎は起炎菌として外眼部細菌叢の常在菌であるグラム陽性球菌が主体であり，その他，緑膿菌などのグラム陰性桿菌・真菌などである．細菌性眼内炎が疑われる症状として遷延する眼痛や霧視，視力低下などの訴え，結膜充血・角膜浮腫や前房内のフィブリン析出，前房蓄膿などがある（図4）．時に無菌性眼内炎との鑑別に苦慮する場合があるが，疼痛，充血が強い場合は感染性を疑って早急に治療を行う．

　硝子体手術から細菌性眼内炎発症まで，早期感染では平均 3 日（1〜15 日）である．起炎菌としては最も頻度の高いグラム陽性球菌のうち腸球菌や黄色ブドウ球菌による眼内炎は重症度が高く数時間で急激に進行し，予後不良である．遅発感染はコアグラーゼ陰性ブドウ球菌（coagulase-negative staphylococcus：CNS）が主な起炎菌でありわが国では欧米に比してその頻度は高い．経過はやや緩徐で比較的予後が良好であり，最終矯正視力が 0.2 以上であった率が CNS の 84％，腸球菌では 14％であったとの報告がある．晩期感染は術後数か月〜数年を経て発症し，*Propionibacterium acnes* などのグラム陰性桿菌によって起こる．

　前述の症状を認めたら細菌性眼内炎を第一に疑い，検体採取するとともに抗菌薬の硝子体注射・抗菌薬添加灌流液を用いた硝子体手術を行う（図5）．治療開始時では起炎菌不明であるため，硝子体腔内に注入する抗菌薬はグラム陽性・陰性菌をカバーする広域スペクトラムを有するものを使用し，バンコマイシン＋セフタジジム（またはアミカシンが）推奨されている．硝子体手術は，抗菌薬で眼内を灌流し，細菌感染の温床となる残存硝子体を除去することを目的とする．なお，細菌性眼内炎の予防として，術前にポビドンヨード希釈液による眼表面の洗浄は必ず行うべきである．

```
前房内細胞(+), 前房蓄膿(+), フィブリン(+), 硝子体混濁(+)
                         ↓
                    検体採取
        ① 前房水採取(検出率低いが施行):27 G 針で 0.1〜0.2 mL
        ② 硝子体液採取(破囊例でも施行):25 G 針で 0.1〜0.2 mL
                         ↓
```

●硝子体注射
　バンコマイシン　1.0 mg/0.1 mL
　セフタジジム　　2.0 mg/0.1 mL

●結膜下注射
　バンコマイシン　5 mg/0.5 mL
　セフタジジム　　10 mg/0.5 mL

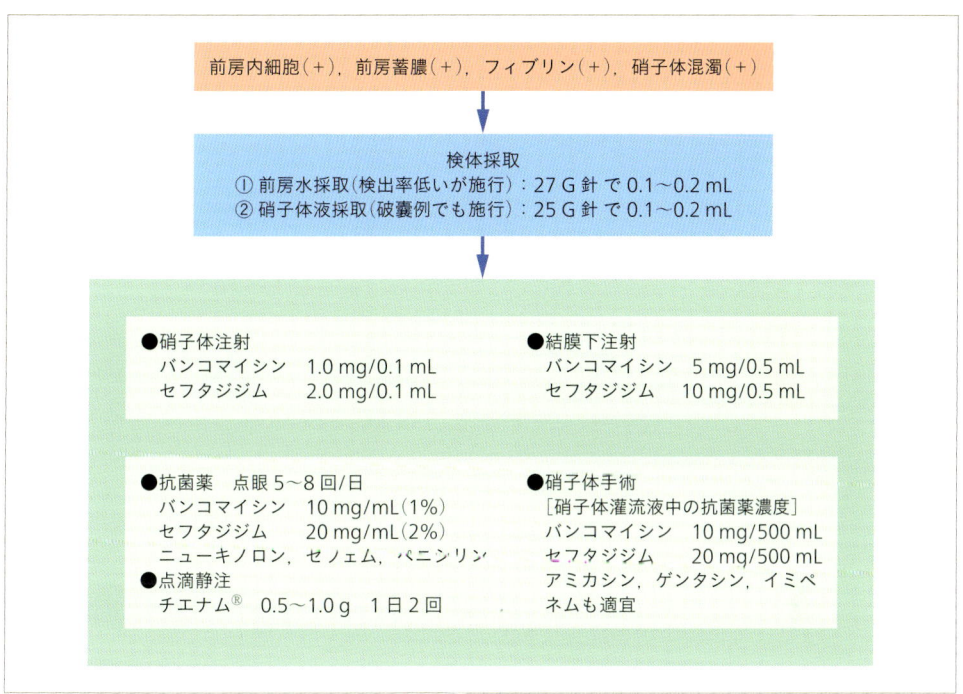

●抗菌薬　点眼 5〜8 回/日
　バンコマイシン　10 mg/mL(1%)
　セフタジジム　　20 mg/mL(2%)
　ニューキノロン，セフェム，ペニシリン
●点滴静注
　チエナム®　0.5〜1.0 g　1 日 2 回

●硝子体手術
　[硝子体灌流液中の抗菌薬濃度]
　バンコマイシン　10 mg/500 mL
　セフタジジム　　20 mg/500 mL
　アミカシン，ゲンタシン，イミペネムも適宜

図5　**細菌性眼内炎の治療指針**(日本眼科手術学会　眼内炎調査班　2002 より)

V. 術後出血

　術後眼内出血には，前房出血，硝子体出血，脈絡膜出血などがあげられる．軽度であれば自然消退するため経過観察でよいが，網膜再剥離がみられないか，注意深く観察する．

1. 前房出血

　前房出血は，硝子体腔内の出血の前房内への拡散や虹彩新生血管からなどによる．前述のとおり，高眼圧を伴う多量の前房出血では角膜染血症を惹起する可能性があり，早急に前房洗浄を行う．1〜数週間経過しても眼底が透見不可能な状態が続くときは後方からの出血の可能性が高く，手術を検討すべきである．

2. 硝子体出血

　硝子体出血の原因としては術中の残存硝子体出血の拡散や，強膜創からの出血，原因裂孔からの再出血がある．出血量が著明で眼底の観察が難しければ，数時間の座位安静ののち眼底の観察と出血量の確認を行う．それでも眼底の不可能であったり，ガスの減少後も液相の出血が大量である場合再手術を検討する．

3. 脈絡膜出血

　低眼圧が遷延した場合などで遅発性の駆逐性出血を起こすことがある．限局性であれば経過観察でよいが，高眼圧の場合や黄斑部を含んで広範囲に脈絡膜出血が生じた場合は強膜切開による血腫除去を行う．

VI.　白内障（ガス白内障・核白内障）

　水晶体温存硝子体手術後，硝子体腔内に注入する SF_6，C_3F_8 が術後に水晶体に接触することで術後早期に一過性または不可逆性の水晶体混濁を引き起こし，ガス白内障とよばれる．有水晶体眼では水晶体とガスの接触を避けるために伏臥位保持を徹底する．

　核白内障は水晶体硝子体手術後，約半年〜数年以内に発症する．水晶体に加わる酸素圧が関連しているとの報告があるが，その原因は不明な点が多い．進行例では白内障手術を行う．硝子体による安定が得られないため前房が深くなり，後嚢の可動性が大きくなることや Zinn 小帯の脆弱性などにより通常の白内障手術より困難となることが多い．50 歳以上では高率に核白内障を発生するため，白内障で眼底の視認性が妨げられている症例では白内障＋硝子体同時手術を行う場合もある．

VII.　シリコーンオイルによる角膜障害

　SO による角膜障害には主に角膜内皮障害，帯状角膜変性症があげられる．前者は Zinn 小帯断裂や後嚢破損により前房内に拡散した SO が角膜内皮に接触することによって引き起こされ，水疱性角膜症となる．前房が SO で充満している場合は房水と角膜が接触しないため角膜内皮障害の進行が水疱性角膜症として現れないが，SO 抜去とともに角膜内皮障害が顕在化し，水疱性角膜症へと移行することがある．帯状角膜変性症は角膜の Bowman 膜にリン酸カルシウムが沈着することが原因であり，前房が SO で満たされている場合に数か月〜数年以内の経過で認められる．治療により視力上昇が期待できる場合は塩酸・キレート薬でカルシウムを融解させる．

参考文献

1) Jackson TL, Donachie PH, et al.：United kingdom national ophthalmology database study of vitreoretinal surgery：report 3, retinal detachment. Ophthalmology 121：643-648, 2014
2) The Silicone Study Group：Vitrectomy with silicone oil or sulfur hexafluoride gas in eyes with severe proliferative vitreoretinopathy：results of a randomized clinical trial. Silicone study report 1. Arch Ophthalmol 110：770-779, 1992
3) Shammas HF, Halasa AH, et al.：Intraocular pressure, cup-disc ratio, and steroid responsiveness in retinal detachment. Archives of ophthalmology 94：1108-1109, 1976
4) Wu L, Berrocal MH, et al.：Endophthalmitis after pars plana vitrectomy：results of the Pan American Collaborative Retina Study Group. Retina 31, 673-678, 2011
5) Han DP1, Wisniewski SR, et al.：Spectrum and susceptibilities of microbiologic isolates in the Endophthalmitis Vitrectomy Study. Am J Ophthalmol 122：1-17, 1996

〈山川百李子，大音壮太郎〉

III 僚眼の管理

I. 裂孔原性網膜剝離の僚眼にある網膜格子状変性

　網膜剝離の僚眼にある網膜格子状変性は，EBM(evidence-based medicine)の考え方では，過去の研究から有用と考えられているが，明確な医学的な証拠(evidence base)はないものとして分類されている．しかしながら，わが国では予防手術の対象として一般に認知されている．

　網膜格子状変性巣から離れた部位に網膜裂孔が生じることが稀ではない(図1)ことから，治療部位の決定には現在なお多くの問題が残されているが，少なくとも過去の報告では観察可能なすべての病巣を処理しないと網膜剝離発症危険率を却って増大させる危険があることが共通して示されており，すべての病巣を巣縁の取りこぼしがないように注意して治療することが原則となることはほぼ確実である．しかし，−6D以上の近視眼における6時間以上に及ぶ網膜格子状変性巣では，このような治療を行っても予防治療は網膜剝離発症率を低下させないという報告もあり，強度近視における広範な病巣は積極的な適応にはなりにくいと考えたほうが無難である．

　さらに，若年者あるいは強度近視眼では凝固治療後に網脈絡膜癒着が一見得られたかのような凝固瘢痕があっても，長期経過観察後にこの凝固斑が形成された網膜が広い範囲にわたって剝離することが経験されることは稀ではない(図2)．したがって，若年者や強度近視眼での網脈絡膜凝固斑の効果には過度の期待を持たないほうが安全と考える．

　一方，レーザー網膜光凝固による予防治療後に網膜剝離が生じた場合，網膜裂孔の一部が網膜色素上皮と瘢痕癒着を形成していて治療が容易になる場合もあるが，凝固斑の部位で不規則に網膜が裂けて，治療の難度が高い状態に発展する可能性もあることには留意する必要がある(図3)．

　また，レーザー網膜光凝固斑に囲まれた網膜裂孔を強膜バックルで治療すると，急峻なバックル隆起では，バックル縁で凝固斑に沿って網膜が裂けて網膜再剝離の原因となることも稀ではない(図4)．凝固斑を全て強膜バックルにのせるか，硝子体手術で対応することにより治療は可能であるが，網膜剝離予防治療が種々の複雑な病態を惹起する可能性は軽視するべきではないと考える．

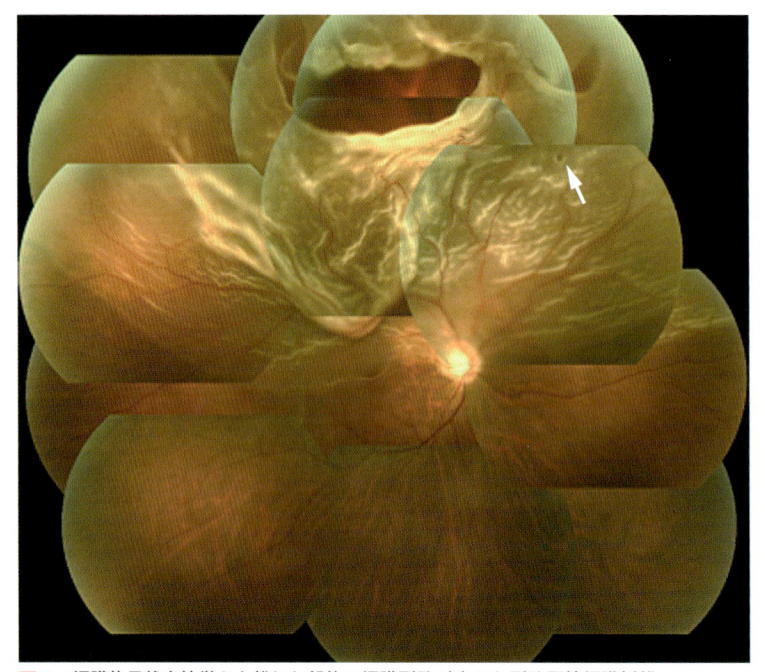

図1 網膜格子状変性巣から離れた部位に網膜裂孔が生じた裂孔原性網膜剝離
図の矢印の位置に網膜裂孔が生じている．詳細な観察ではこのような部位にも微小な異常網膜硝子体癒着が観察できることがほとんどだが，同様の異常網膜硝子体癒着は多発していることが稀ではなく，事前にどの癒着から網膜裂孔が生じるかを類推することは非常に困難である．

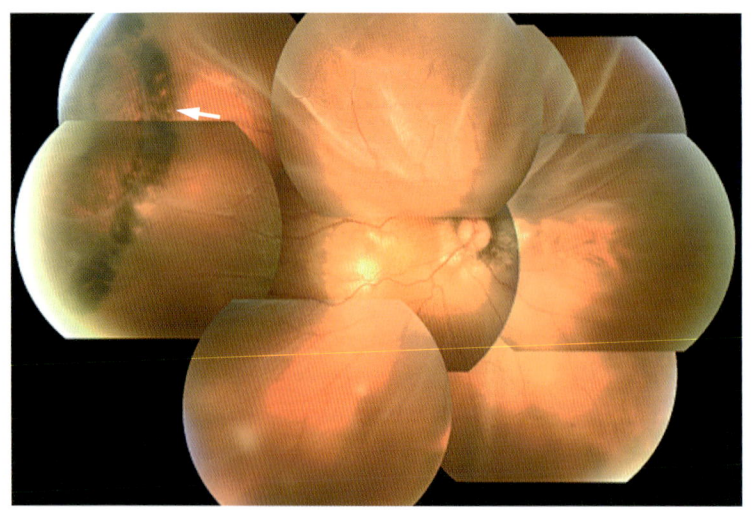

図2 強度近視眼で長期経過後に剝離したレーザー網膜光凝固斑
過去に大きな網膜裂孔の周囲がレーザー網膜光凝固で治療されていた．数年後，強度近視に伴う黄斑円孔網膜剝離が生じ，レーザー網膜光凝固斑の部分の網膜が剝離し網膜裂孔が再開放した（矢印）．

　筆者は，以上のことから，原則として年齢が中年以降で，中等度近視以下の比較的限局した網膜格子状変性に予防治療の対象を絞っているが，網膜格子状変性に対する網膜剝離予防目的の凝固治療の有用性と安全性に関しては，わかっていることが非常に少ないというのが，正直なところである．

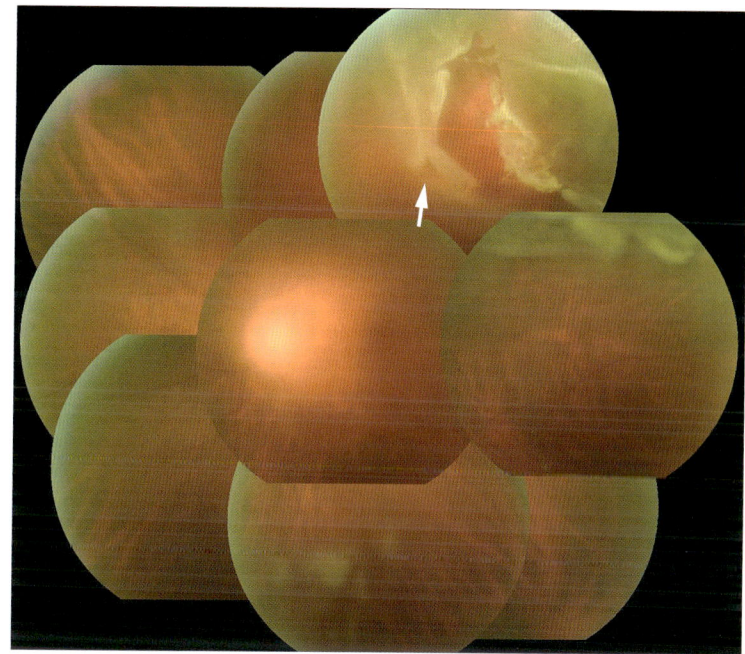

図3 レーザー網膜光凝固後に複雑に裂けた網膜裂孔
強度近視眼の網膜裂孔を伴う網膜格子状変性にレーザー網膜光凝固を施行後,網膜が複雑に裂け(矢印),硝子体出血を併発した胞状網膜剥離となった.

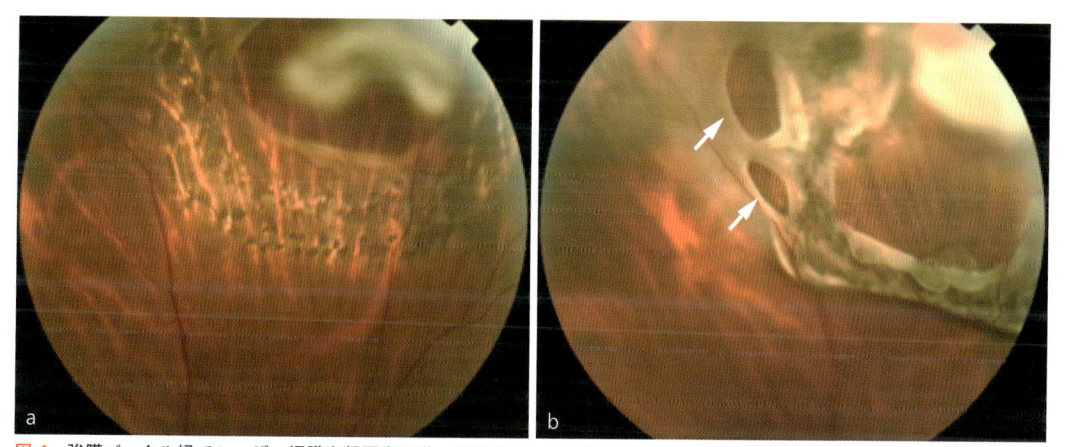

図4 強膜バックル縁でレーザー網膜光凝固斑に沿って形成された網膜裂孔による網膜再剥離
網膜裂孔周囲をレーザー網膜光凝固後に網膜剥離が拡大し,強膜バックリング手術を施行した症例.a:術前で,凝固斑の周辺側が浮き上がり画面の左右両側に広範囲な網膜剥離を認めた.b:手術翌日,網膜は復位していたが強膜バックル縁に凝固斑に一致して網膜が裂けて裂孔を生じ(矢印),後日,広範な網膜再剥離を来した.

II. 裂孔原性網膜剥離の僚眼にある網膜裂孔

　飛蚊症や光視症といった症状を伴う症候性網膜裂孔は,凝固治療が網膜剥離発症を予防することに医学的な証拠がある唯一の病態とEBMの考え方では分類されている.したがって,網膜剥離の僚眼に症候性網膜裂孔を認めた場合には,予防治療の対象とするのが一般的な考え方である.

　無症候性の網膜裂孔の場合,発症してからかなり時間が経過している可能性が高いと考

えられ，それまで網膜剥離に発展せずに経過していたことを考えれば，今後の短い期間に網膜剥離を発症する危険は高くはないと判断することは妥当性があると思われる．

ただ，無症候性網膜裂孔が長期経過を経ても本当に安全であるかについてははっきりしたことはわかっていない．そのため，特に裂孔原性網膜剥離の僚眼においては，無症候性網膜裂孔の凝固治療を否定する根拠もない．

症候性・無症候性によらず，乳頭前環が観察できない場合の凝固治療には慎重になる必要がある．このような症例では，網膜裂孔は巨大な硝子体液化腔の内部に形成されていることが稀ではなく，凝固治療などの刺激により網膜の表面に貼り付いた硝子体皮質が広範囲に収縮して，治療の非常に困難な増殖硝子体網膜症に発展する可能性があるからである（図5）．このような特殊な病態を事前に診断することは困難であるが，広範な黄斑前膜を伴うなど同様な病態が疑われ，硝子体出血などの増殖機転を誘発する要因がある場合には，凝固治療ではなく強膜バックリングを網膜裂孔の治療として選択するのも一法と考えられる．

III. 特発性巨大網膜裂孔の僚眼

特発性巨大網膜裂孔の僚眼の white with/without pressure（WWP）なども詳細な強膜圧迫を併用した双眼倒像検眼鏡下の精密眼底検査によれば微細な異常網膜硝子体癒着の集簇を検出することができることが多い．特発性巨大網膜裂孔は円周方向に90°以上にわたる網膜裂孔と定義されることが多いが，これは翻転網膜弁の扱いに関する手術治療上の観点からの分類であり，網膜剥離発症を類推するための病態の本態はこの特殊な異常網膜硝子体癒着の集簇と考える必要がある（図6）．高率に網膜裂孔や網膜剥離を形成する可能性がある病態とされ，特発性巨大網膜裂孔の僚眼は放置すれば95％程度の網膜裂孔・網膜剥離発症危険性があると考えられており，発見可能なすべての網膜変性巣の凝固治療や進行性のWWPに対する全周の強膜バックリング手術により発症危険性を著しく減少させることができるという報告は，かつては一般に受け入れられてきた．類似の報告として，Stickler症候群Type1での巨大網膜裂孔予防治療手技としてのCambridge prophylactic cryotherapy protocolがあるが，これは鋸状縁に沿って凝固斑を置くものであり，この報告でも網膜剥離発症率は著しく低下することが示されている．しかしながら，巨大裂孔網膜剥離は硝子体手術の発展により視機能予後が劇的に改善した病態の一つであり，過去に報告された比較的侵襲が大きい予防治療の意義については視機能予後を含めた慎重な再検討が必要と考えられる．

IV. 若年鋸状縁断裂，硝子体基底部裂孔

若年鋸状縁断裂・硝子体基底部裂孔なども裂孔原性網膜剥離の原因裂孔となり，若年鋸状縁断裂は約40％が両眼性であり，また外傷の状態によっては硝子体基底部裂孔も両眼性となるため，網膜剥離僚眼への対応が問題になるが，これらに対する予防治療は検討が少なく，放置した場合の自然経過も明らかにされていない．ただ，筆者の施設における若

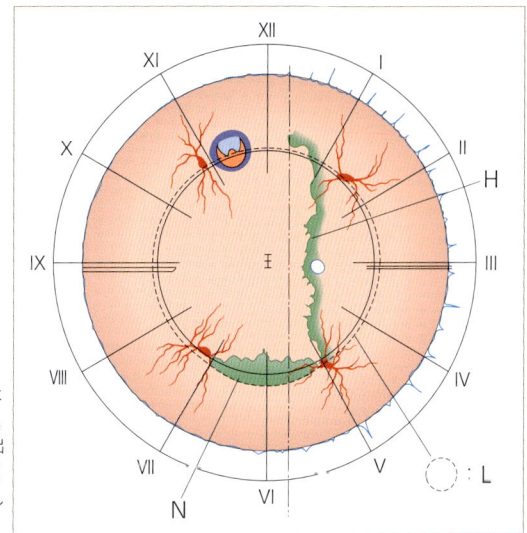

図5 硝子体液化腔内網膜裂孔の模式図
巨大な硝子体液化腔内(L)に開放した牽引性網膜裂孔があると考えられている．後部硝子体剥離は一見あるように見えるが，後部硝子体の膜様構造は確認されない(H)．裂孔原性硝子体出血があると液化腔内にニボーを形成する(N)．増殖機転が働くと広範な膜収縮を来して治療困難な増殖硝子体網膜症に発展しやすい．

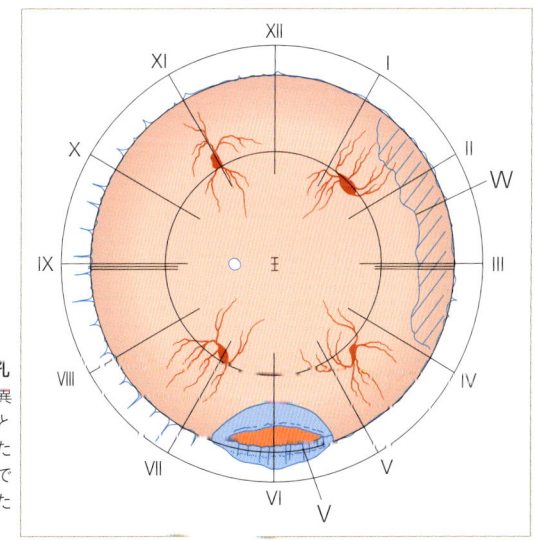

図6 特発性巨大網膜裂孔の僚眼にみられた鋸状縁部網膜裂孔
網膜裂孔の大きさは30°であるが，硝子体基底部後縁付近の異常網膜硝子体癒着が吊り上げられ(V)，特発性巨大網膜裂孔と同様の裂孔構造をもつ．他の部位には網膜が厚みを持ったWWPもあり(W)，特発性巨大網膜裂孔と同様の配慮が必要であるが，特発性巨大裂孔が裂孔の大きさで規定されているため，この病態を適切に表現する用語がない．

年鋸状縁断裂47症例64眼の検討では，時計の時間にして15分(1/4時間)未満の大きさの裂孔単独で臨床的網膜剥離を来した症例は経験されておらず，おそらく非常に小さな若年鋸状縁断裂に関してはこれを放置しても問題は少ないと推察される．若年鋸状縁断裂がいったん形成されたあとに大きくなりうるかどうかはわかっていないが，鋸状縁に接した類嚢胞変性内に形成された嚢胞が前段階の病巣と考えられており，この嚢胞の遺残を越えて拡大する可能性は少ないと思われる．通常観察される若年鋸状縁断裂は，この嚢胞の網膜内層裂孔であり，網膜外層裂孔は嚢胞の範囲全体に広がっていることが多い．

もし，若年鋸状縁断裂を僚眼に認めた場合，病巣の構造からは予防手術の対象は観察できている網膜裂孔ではなく，その裂孔を含む癒合した類嚢胞変性(上記の嚢胞)に行う必要があると考えられる(**図7**)．

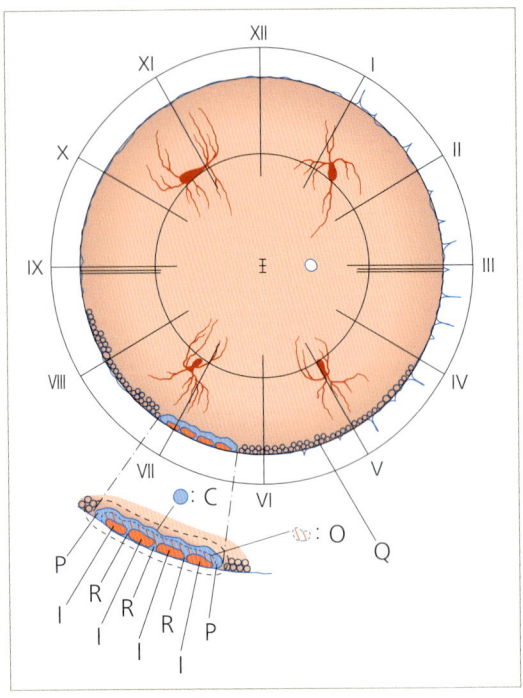

図7 若年鋸状縁断裂の微細構造と治療対象部位
C：おおもとの囊胞構造(仮想)，O：網膜外層裂孔，I：網膜内層裂孔，P：囊胞構造の両端のポケット状構造，R：網膜内層裂孔を架橋する残存網膜組織．凝固治療の対象は，破線で囲まれたおおもとの囊胞構造となる．若年鋸状縁断裂の周囲は類囊胞様変性(Q)が発達していることが多い．

しかしながら，上述の通りこれらの病巣に対する予防治療の意義は今後の検討が必要である．

V. アトピー性皮膚炎に合併する毛様体皺襞部裂孔

　アトピー性皮膚炎に合併するいわゆる毛様体皺襞部裂孔は，特に白内障手術に際して網膜剥離予防の上でしばしば問題になる病態であるが，他の網膜裂孔や網膜円孔が硝子体液化腔の中に開放しているのと異なり，硝子体腔の外に存在して，前房と交通している．そのため，白色正中線および鋸状縁が剥離している場合には，白内障手術中に容易に網膜下灌流が起こり網膜剥離の状態に移行すると推察される．筆者の印象では高灌流圧下での白内障手術はいったん網膜復位した毛様体皺襞部裂孔網膜剥離の再剥離を惹起し，低灌流圧の手術ではその頻度が少なかったことから，この裂孔のある眼に白内障手術を行う際は，灌流圧を低く調整することが網膜剥離予防につながる可能性がある．毛様体皺襞部裂孔網膜剥離の治療原理は，第3章 VII-E(⇒ p.219)に示した通り鋸状縁の網膜復位を維持している間に毛様体無色素上皮剥離の範囲を十分覆うように鋸状縁部網膜に凝固斑を完成させることにあるので，網膜剥離を生じる前に同部に予防的凝固を置くことは網膜剥離治療と同等の効果をもたらす可能性がある(図8)．毛様体扁平部無色素上皮剥離の正確な診断は慣れないと困難なため，実際には無色素上皮剥離の範囲を十分カバーするように，少し広めに凝固することとなる．ただし，以上の治療の有効性を検討した報告はまだない．

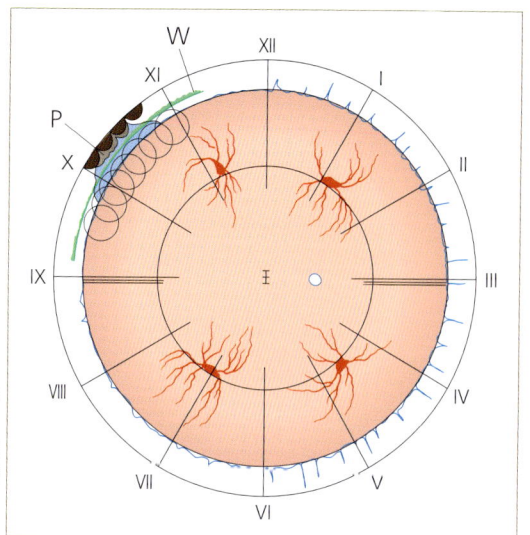

図8　アトピー性皮膚炎に伴う毛様体無色素上皮剥離に沿った網膜冷凍凝固治療
毛様体皺襞部裂孔（P）に伴った毛様体扁平部無色素上皮剥離の場合，毛様体扁平部無色素上皮剥離より少し広い範囲の鋸状縁部網膜に隙間なく1〜2列の網膜冷凍凝固斑（◯印）を置く．
W：白色正中線

VI. 限局性網膜剥離

　　若年者の網膜格子状変性巣内円孔による裂孔原性網膜剥離は，患者の訴える視野変化の推移と眼底所見の変化を観察すると，裂孔原性網膜剥離の拡大が停止する時期と急速に進行する時期の2つの時期が交互に起こり，全体として見かけ上緩徐な進行となっている可能性が高いと筆者は考えている．硝子体が高度に液化している症例では，網膜格子状変性巣内の萎縮円孔に由来していても胞状網膜剥離になる例もあり，また，通常の若年者の網膜剥離においても詳細に観察すると円孔に連続する虚脱した硝子体液化腔に色素撒布が観察されることから，円孔に連続する硝子体の状態によって段階的に網膜剥離が進行している可能性がある．そのため，①若年者の網膜格子状変性巣内萎縮円孔による裂孔原性網膜剥離においては，一定期間網膜剥離が拡大しなくとも網膜剥離の安全性を示唆することにはならず，また②網膜剥離の発症・拡大の危険性の予測は網膜円孔に連続する硝子体の液化腔の詳細な観察および変化の予測ができない限り極めて困難と推測される．

　　以上のことからは，限局性網膜剥離（localized retinal detachment or subclinical retinal detachment）を見つけた場合，拡大する場合は短期間に急速に拡大するため，定期的な外来経過観察でゆっくりと拡大する網膜剥離の途中経過を把握できるという考えには無理があると考えられる．患者に1日に1度片眼で見る習慣をつけ，明らかな視野異常を自覚したら1〜2日以内に眼科を受診するように指導するほうが実用的である．

　　限局性網膜剥離縁に沿った凝固治療の有効性を主張する報告もあるが，網膜剥離が長期にわたり拡大しなくとも，網膜剥離の拡大の停止の時期にあたっている可能性もあり，限局性網膜剥離が拡大しないことが治療の効果である証明は現時点では困難である．

　　限局性網膜剥離を周囲も含めて塗りつぶすように網膜冷凍凝固することで，網膜復位が高率に得られるという報告もあるが（図9），広範な瘢痕が形成されるため，治療の意義は現時点では評価できない．

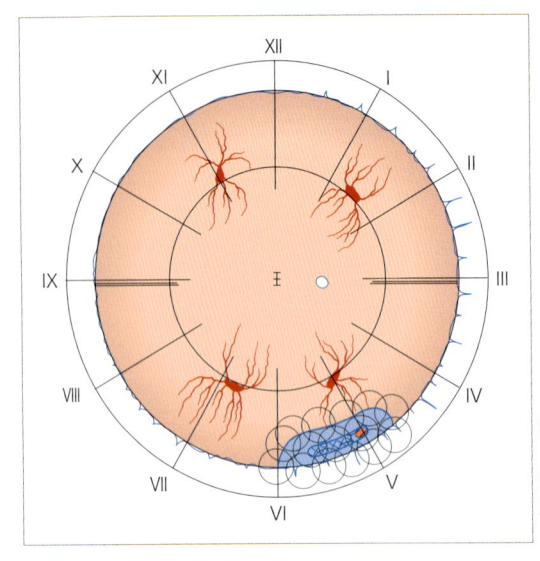

図9 限局性網膜剥離に対する網膜冷凍凝固による塗りつぶし治療の模式図
限局性網膜剥離の周囲に1列，網膜剥離内部にも隙間なく網膜冷凍凝固斑（○印）を置くと，網膜復位は95％程度に得られる．

　筆者は，限局性網膜剥離に対しては，原則として無治療で放置し，患者が毎日の片眼での見え方の検査で視野異常を自覚するか，外来経過観察中に偶然に網膜剥離の拡大を確認した際に手術治療するのが，現時点では無難な方針であると考えている．

VII. 未熟児網膜症，家族性滲出性硝子体網膜症など

　未熟児網膜症や家族性滲出性硝子体網膜症の無血管野に裂孔が生じて網膜剥離を生じることがあるが，出生後一定期間の網膜外線維血管増殖を来す活動期の無血管野に対する積極的凝固治療とは異なり，学童期以降は仮に無血管野内に網膜円孔を認めたとしても，予防的凝固治療は網膜剥離を惹起する可能性があるとして推奨されていない．

　先天網膜分離や後天網膜分離も，網膜外層裂孔に対する予防的凝固治療は，網膜剥離を誘発する危険があるとして一般には推奨されていない．

参考文献

1) Michels RG et al.：Prevention of retinal detachment. In Michels RG et al：Retinal Detachment：1059, CV Mosby, St. Louis, 1990.
2) Wilkinson CP：Evidence-based analysis of prophylactic treatment of asymptomatic retinal breaks and lattice degeneration, Ophthalmology 107：12-16, 2000.
3) Colyear BH Jr, Pischel DK：Preventive treatment of retinal detachment by means of light coagulation, Trans Pac Coast Otoophthalmol Soc 41：193-217, 1960.
4) Shea M, Davis MD, Kamel I：Retinal breaks without detached, treated and untreated, Mod Probl Ophthalmol 12：97-102, 1974.
5) Folk JC, Arrindell EL, Klugman MR：The fellow eye of patients with phakic lattice retinal detachment. Ophthalmology 96：72-79, 1989.

（田中住美）

Topics

増殖硝子体網膜症に対する薬物療法の展望

 近年硝子体手術は，小口径，高回転の硝子体カッター，安定した灌流を保つ硝子体手術器械，広角眼底観察システム，シャンデリア照明，その他さまざまな機器類とそれに伴う手技の改良を経て大きく進歩した．それでも増殖硝子体網膜症（proliferative vitreoretinopathy：PVR）の手術は，依然として網膜硝子体疾患の治療で最も難易度の高いものの一つである．いったん発症すると，手術による網膜復位を得たとしても再増殖による網膜剥離再発など，不幸な経過を辿ることもしばしばあり，視機能予後も概して不良である．これを予防するような，またより確実な網膜復位を可能とするような，さらに再増殖を防ぐような薬剤が開発されればその恩恵は大きいと考えられる．本項ではPVRの発症にどのようなメカニズムが関与していく，これを防ごうとどのような試みがなされているかを概説する．

❶増殖硝子体網膜症発症に関与する要素

 PVRの発症にはさまざまな要素が関与していることが，動物モデルやヒトでの術中サンプルから明らかになっている．網膜剥離，特に裂孔原性網膜剥離が起こった時点から創傷治癒反応として，炎症性細胞の遊走や，サイトカインの分泌，Müller細胞や網膜色素上皮細胞（retinal pigment epithelium：RPE）の変化が始まり，網膜の柔軟性の低下，増殖膜の形成，牽引性網膜剥離につながってくる．なおこの反応が比較的軽度に後極に起こった場合は黄斑パッカーとして認識される．もちろん早期に網膜の復位が得られ，これらの反応が終了すれば問題はないが，網膜剥離発症後受診が遅れ既に増殖性変化が始まっている状態，巨大裂孔網膜剥離で多量の網膜色素上皮細胞が硝子体腔に散布されている状態，硝子体出血があり炎症細胞や血球由来のサイトカインが硝子体内に広がっている状態，炎症性疾患の合併で強い炎症を引き起こしやすい状態，シリコーンオイル注入でわずかな水の層に炎症性細胞やサイトカインが貯まりやすい状態，などでは増殖性の反応が過剰に起き，PVRとして発症しやすい．もちろん手術侵襲もさらなる炎症を引き起こし，術後増殖反応を悪化させる要素となることを意識しておかなければならない（図1）．

❷増殖硝子体網膜症の発症メカニズム

 現在考えられているPVRの発症のメカニズムの模式図を図2に示す．剥離した網膜で起こる重要なイベントの一つが血液網膜関門の破綻である．これにより血液中のマクロファージやリンパ球が硝子体腔，網膜内，網膜下に遊走し，腫瘍壊死因子（tumor necrosis factor：TNF）-αや血小板由来増殖因子（platelet derived growth factor：PDGF）などのサイトカインを分泌し，RPEを刺激する．血液網膜関門が破綻すると，サイトカインが循環血液中から直接供給されるという経路も考えられる．刺激されたRPEは自らもTNF-αなどのサイトカインを分泌し，また遊走，細胞外マトリックスへの接着といった反応を起こす．この際網膜裂孔があることで，RPEは硝子体腔へ遊走し，コラーゲン線維，グリコサミンなどを豊富に含む細

359

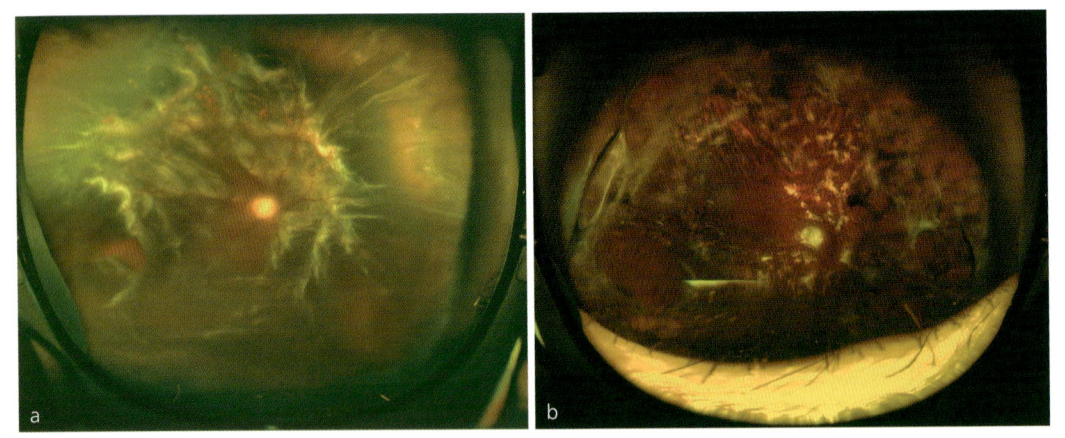

図1 PVRの一例
元来緑内障で視野障害が強かったため，網膜剝離の発症に気付くのが遅れ，初診時既にPVRとなっていた．色素細胞が網膜表面にも多数認められ，網膜は固くなり可動性の低い網膜皺襞を呈している（a）．強膜輪状締結術を併用した硝子体手術を施行したが，シリコーンオイル下で再増殖があり，再手術を行った．復位は得られているが元来の障害もあり視力は指数弁に止まっている（b）．

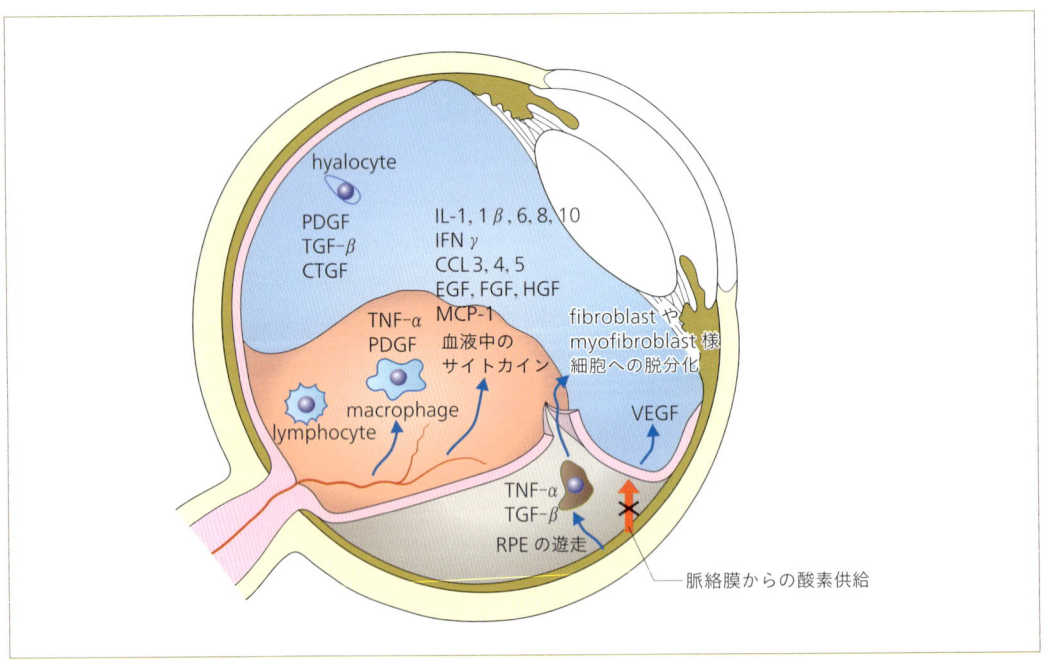

図2 PVRの発症メカニズムの模式図
血液網膜関門の破綻と網膜の虚血が二つの重要なイベントであり，ここからさまざまな炎症性細胞やサイトカインの関与により，網膜色素上皮細胞が遊走，硝子体や網膜表面への接着，上皮間葉転換といった過程を経て，増殖膜の形成，収縮に至ると考えられている．hyalocyte：硝子体細胞，PDGF：血小板由来成長因子，TGF-β：形質転換成長因子β，CTGF：結合組織増殖因子，IL：インターロイキン，IFN：インターフェロン，CCL：CCケモカインリガンド，EGF：上皮増殖因子，FGF：線維芽細胞増殖因子，HGF：肝細胞増殖因子，MCP-1：monocyte chemoattractant protein-1，TNF-α：腫瘍壊死因子α，RPE：網膜色素上皮細胞

胞外マトリックスである硝子体に接着することが可能となる．このように周囲の細胞からの抑制が働かない状態のRPEは増殖能を示し，また形質転換成長因子（transforming growth factor：TGF）-βやTNF-αの作用により，上皮間葉転換と呼ばれる反応を起こし，線維芽細胞や筋線維芽細胞に似た性質を示すようになると考えられている．筋線維芽細胞が存在することで増殖膜は単に膜を形成

するだけでなく，収縮という作用を来す．

剥離した網膜に起こるもう一つの重要なイベントが虚血である．網膜剥離が起こると，色素上皮を介した脈絡膜からの酸素供給が減少することで，網膜に局所的に虚血の状態になる．このような状況に陥った網膜では，血管内皮増殖因子(vascular endothelial growth factor：VEGF)を始めとするサイトカインが放出され，血管の透過性亢進，炎症反応の亢進といった作用を示すことで病態を悪化させていく．

このようにみていくと滲出性網膜剥離がまずPVRを起こさないという事実は，網膜裂孔がなくRPEが硝子体腔に遊走しないこと，酸素を含んだ網膜下液の硝子体腔への散逸がなく網膜剥離の丈も低いことから虚血の程度が軽いこと，が主な理由であると考えられる．

❸これまでに試された，または研究中の薬剤
1) 抗炎症薬：ステロイド

PVRの病態には炎症性の細胞やサイトカインが多く関与しているため，ステロイドでこれを抑えることは理にかなっており，実際に動物モデルでは効果が認められている．しばしば用いられるのはトリアムシノロン懸濁液で，手術中の硝子体の可視化に広く用いられており，臨床家にとって術後に硝子体中やTenon囊下に投与することへの抵抗は少ないためかと思われる．臨床でもいくつか報告がでているものの，症例報告やケースシリーズの研究では有益であったと結論しているものもあるが，今のところ無作為試験で復位率やPVRの発症率に効果があるということは証明されていない．

2) 抗炎症・抗増殖薬：コルヒチン

チューブリンに結合して微小管の重合を妨げることで，細胞分裂を阻害する他，好中球の活動を阻害することで抗炎症作用をもつ薬剤である．

2014年にも無作為割り付けで強膜内陥術後にコルヒチンの内服を行い，PVRの発生率をみたという報告があるが，有意な効果は検出されなかった．

その他，タクロリムスや，レチノイン酸，グルコサミンなどを試した報告が散見される．

3) 抗腫瘍薬
a. 5-フルオロウラシル(5-FU)

古くからある抗がん剤であり，核酸の合成阻害を介して作用する．眼科分野では一時，線維柱帯切除術後の瘢痕形成の抑制にも用いられていた．2001年に無作為試験の結果が報告され，低分子量ヘパリンと併用することで，網膜剥離術後のPVRの発生頻度を減らすとされている．一方その後の研究で，既に発症してしまったPVRの手術時に使用しても復位率に差は無かったとされており，ルーチンに用いられるには至っていない．

b. ダウノルビシン

5-FUと同様，核酸の合成阻害作用を持つ抗がん剤である．主に1990年代から2000年頃にかけて検討がなされ，5-FUと同様網膜剥離の手術時に用いるとPVRの発生頻度を減らすとの報告がみられる．PVR症例の手術での無作為化試験でも，対照群と復位率に差があった，もしくはよい傾向があったという報告があるが，その後続報がなく臨床応用への道筋はついていない．

4) 分子標的薬
a. VEGF

過去10年程度の間にベバシズマブ，ラニビズマブなどの抗VEGF抗体が眼科臨床に導入された．病態の主体が虚血ではあるが，発症機序に共通点のある増殖性糖尿病網膜症ではその使用が広がりつつある．一方，増殖硝子体網膜症においては，いまだ動物実験やごく限られた臨床使用の報告のみである．既に臨床使用がなされている薬剤であり，はっきりした効果が証明されれば広まるのは早い可能性がある．

b. PDGF

PDGFはPVRの病態の中心となる因子の一つである．ただしPDGF受容体はPDGFと一対の

関係ではなく，線維芽細胞増殖因子（fibroblast growth factor：FGF），インスリン，上皮成長因子（epidermal growth factor：EGF），肝細胞増殖因子（hepatocyte growth factor：HGF）などによっても活性化される．動物モデルでも，PVRの抑制にはPDGFを阻害するだけでなく，PDGF以外の因子によるPDGF受容体の活性も阻害する必要があると示されている．抗PDGF抗体はラニビズマブとの併用薬として加齢黄斑変性に対する臨床試験が進められており，もし認可されれば適応を拡大して使用するような道が開ける可能性はありそうである．ただ動物実験での結果のようにPDGFのみの阻害では不十分と考えられるので，喘息などへの使用が想定されているPDGF受容体チロシンキナーゼ阻害薬のほうがよいかも知れない．

c. TGF-β

発症機序のところで述べたように，TGF-βはPVRの病態に大きく関与するサイトカインの一つである．抗TGF-β抗体や，TGF-βを阻害する作用のある化合物，TGF-βシグナルの下流に位置するRho-kinase（ROCK）阻害薬，などの効果が動物実験レベルで示されている．これらの薬剤には他疾患でclinical trialに入っているものもあり，製剤として認可されれば眼科分野でもoff labelでの使用から臨床試験，適応拡大といった流れは十分考えられる．

d. インテグリン

インテグリンは細胞接着，遊走，増殖などに関与する分子である．細胞の活性化には上記のようにさまざまなサイトカインが関与しているが，実際にRPEや線維芽細胞が遊走し，硝子体に接着する過程ではインテグリンをはじめとした接着分子の働きが必須となる．ここを阻害することによる効果が動物実験レベルでは示されている．サイトカインのみならず細胞内分子に注目した治療戦略も今後の発展が期待される分野である．

e. ペリオスチン

増殖性糖尿病網膜症，PVRの術中組織の遺伝子解析から見出された候補因子であり，in vitroの実験でRPEの遊走，接着，コラーゲン合成を促進する作用を持つこと，in vivoの実験でペリオスチンを阻害することでPVRの進行抑制が得られることが示されている．ペリオスチン阻害薬は一本鎖核酸医薬として既に創出され，研究が進められている．わが国発の試みとして今後の展開が期待される．

PVRの病態と，手術補助剤として模索されている薬物について述べた．発症機序についての知見が深まるに伴って，さまざまな薬剤が試されているが，臨床応用まではまだまだこれからという分野である．わが国からも有望な研究が生まれており，今後良好な視機能，より高い復位率が得られるような治療が確立されることを期待したい．

参考文献

1) Garweg JG, Tappeiner C, Halberstadt M：Pathophysiology of proliferative vitreoretinopathy in retinal detachment. Surv Ophthalmol 58：321-329, 2013.
2) Tosi GM, Marigliani D, Romeo N, et al.：Disease pathways in proliferative vitreoretinopathy：an ongoing challenge. J Cell Physiol 229：1577-1583, 2014.
3) Sadaka A, Giuliari GP：Proliferative vitreoretinopathy：current and emerging treatments. Clin Ophthalmol 6：1325-1333, 2012.
4) 吉田茂生：ゲノムワイド遺伝子発現解析による眼内増殖性疾患の責任遺伝子同定と治療への展開．日眼会誌118：241-281, 2014.

〔大石明生〕

和文索引

あ
アトピー性皮膚炎 219
　—— に合併した網膜剝離
　　　　　　　　184, **219**, 246
　—— に合併した網膜剝離の原因裂孔 219
　—— に合併した毛様体無色素上皮剝離を伴う網膜剝離 50
　—— に合併する毛様体皺襞部裂孔，僚眼の管理 356
　—— の白内障 194
アポトーシス 24
朝顔症候群 208
圧迫子付きコンタクトレンズ 177
穴あきコンプレッセン 248

い
インターロイキン 23
インテグリン阻害薬，PVRに対する　362
インバーター 271
萎縮円孔 145
意図的裂孔の作製 300
陰性型波形，ERG 164

う
ウィークエンド手術 151
うつ伏せサイン 320
うつむき姿勢，術後 318

え
エンドグリップタイプの鑷子 292
壊死性裂孔 242
疫学 204
液・空気置換 35
液体パーフルオロカーボン
　　　　　　　　4, 35, **309**
　—— ，周辺増殖膜処理 291
　—— ・シリコーンオイル置換 296
　—— 使用時の注意，術中排液 297
　—— の使用方法 310

　—— の適応 309
炎症性網膜剝離 91

お
オキシブプロカイン塩酸塩 247
黄斑以外の残存後部硝子体皮質の除去 285
黄斑円孔，術中合併症 341
黄斑円孔網膜剝離 **60**, 244
　—— での硝子体切除について 287
　—— のOCT所見 192
黄斑上の残存後部硝子体皮質の切除　283
黄斑前硝子体皮質 129
黄斑前膜，周辺部網膜剝離を伴った　266
黄斑の硝子体処理 15
黄斑剝離 207
黄斑バックル 135
　—— ，術後 160
黄斑部に増殖膜がある網膜剝離 269
黄斑部膜処理 266
黄斑プロンベ 64

か
ガス 302
　—— による高眼圧 346
　—— による網膜剝離治療の機序　303
　—— の種類と特性 302
　—— の調整と注入 304
ガスタンポナーデ 17
　—— 症例の退院時の注意 322
　—— の合併症 306
　—— の適応 304
ガス白内障 17, 343
　—— ，ガスタンポナーデの合併症　306
　—— ，術中合併症 350
下斜筋 126
加齢黄斑変性 154

家族性滲出性硝子体網膜症
　　　　　　　　116, 121, 153, 246
　—— ，僚眼の管理 358
家族歴 153
渦静脈 128
解剖 124
外傷による網膜剝離 227, 229
　—— の硝子体手術 231
　—— のメカニズム 227
外傷性黄斑円孔 231
角膜乾燥時の視認性低下，広角眼底観察システム 274
角膜混濁を有する網膜剝離 76
角膜上皮浮腫，術中合併症 342
角膜内皮障害，術中合併症 350
拡大コンタクトレンズ 92
核白内障 18
　—— ，術中合併症 350
合併症 17, **336**, 344
灌流圧設定，周辺増殖膜処理 291
灌流系 255
灌流ポートの設置 14
鑑別診断 194
眼圧 183
眼圧上昇
　—— ，ガスタンポナーデの合併症　306
　—— ，全身麻酔時の 306
眼球のサイズ 124
眼球破裂に伴う網膜剝離 82
眼軸長 124
眼底
　—— が透見できない症例，ERG　165
　—— の観察が困難な症例 194
　—— の観察とスケッチ 131
眼底観察用コンタクトレンズ 177
眼底検査，倒像鏡による 131
眼底自発蛍光，術後視機能評価 325
眼底写真 171
眼底スケッチ 134
眼底チャート 134

眼底微小視野検査，術後視機能評価 326
眼内圧 255
眼内異物 234
眼内充填物による高眼圧 346
眼内照明装置 256
眼内光凝固 16
眼内レンズ
　── 挿入のタイミング，硝子体白内障同時手術 278
　── の位置ずれ，ガスタンポナーデの合併症 306
　── の選択，硝子体白内障同時手術 278
眼内レンズ眼の鈍的外傷 229
眼杯裂閉鎖不全 207, 208, 210

き

キセノン光源 256, 274
ギロチン式 252, 254, **260**
気体網膜復位術 304
器具による網膜の直接損傷，術中合併症 341
岸ポケット 129
急性網膜壊死 95
球後麻酔 249
　── の手技 250
巨大裂孔 212
　── の特徴 212
　── の僚眼 354
巨大裂孔網膜剥離 45, 148, 243
　── での術中排液 296
鋸状縁 125
鋸状縁断裂 242
鋸状縁裂孔 219
鋸状縁湾 143
強度近視の網膜剥離 236
強膜 125
強膜圧迫 132
　──，周辺増殖膜処理 291
強膜圧迫子 15, 185
強膜短縮術 65
強膜バックリング手術 240
　── と硝子体手術の選択 240
　── の適応 240
強膜縫合，water-tight な 88
近視性網脈絡膜萎縮 244

く

クロージャーバルブ 14
駆逐性出血，術中合併症 342
駆動方式，硝子体カッター 254

空気駆動式硝子体カッター 261
空気タンポナーデ 17, **302**
隅角 180

け

経 Tenon 嚢下球後麻酔 249
経強膜手術，毛様体皺襞部裂孔網膜剥離に対する 55
経皮的球後麻酔 249
経毛様体扁平部硝子体手術 252, 259
慶大式簡易型眼底チャート 134
血管新生緑内障 183
血管内皮増殖因子 22
結膜 125
牽引性網膜剥離 157
限局性網膜剥離，僚眼の管理 357

こ

コラーゲン 129, **138**
コルヒチン，PVR に対する 361
コンステレーション® 263, 274, 283
コンタクトレンズ，眼底観察用 177
コンプレッセン 247
弧状皺 219
広角眼底観察システム 5, 33, **271**
　──，周辺増殖膜処理 290
広角眼底写真 172
好発年齢 205
後部硝子体が未剥離の網膜剥離 267
後部硝子体剥離 38, 129, **140**, 266
　──，白内障手術後 216
　── と網膜裂孔 142
後部硝子体皮質前ポケット 129
後部ぶどう腫 244
高眼圧 183
　──，術後合併症 346
格子状変性 41
　── 周辺の硝子体切除 42
　── の光凝固 43
　── の裂孔による網膜剥離 37
格子状変性眼での PVD 作製 44
極小切開硝子体手術 5, 240, 252, 259, 282

さ

サイトカイン，網膜剥離と 22
再剥離
　──，黄斑円孔網膜剥離 64
　──，術後合併症 344
細菌性眼内炎，術後 348
細隙状網膜裂孔 221
細隙灯顕微鏡検査 4, **134**, 181, 197

残存後部硝子体皮質の切除
　──，黄斑以外の 285
　──，黄斑上の 283
残存硝子体皮質 266
　── の可視化 283

し

シャンデリア照明 33, **274**, 275
　──，周辺増殖膜処理 290
シリコーンオイル 14, **307**
　── による角膜障害，術中合併症 350
　── による高眼圧 346
　── の使用方法 308
シリコーンオイルタンポナーデ
　── の合併症 308
　── の適応 307
ジアテルミー 36
四直筋 126
視機能検査 158
視機能評価，術後 324
視細胞アポトーシス 150
視細胞障害，裂孔原性網膜剥離に伴う 189
視神経乳頭ピット **207**
視野欠損の自覚症状 176
視力の評価法と問題点 324
歯状突起 125
疾患概念 138
若年鋸状縁断裂 219
　──，僚眼の管理 354
若年者の網膜剥離 230, 240
手術器具の剛性 253
手術記事 312
手術記録 312
手術データベースの作成 316
手術ビデオ 314
腫瘍壊死因子 23
周辺増殖膜処理 289
周辺部強膜圧迫，周辺増殖膜処理 291
周辺（部）硝子体切除 **15**, 285
周辺部網膜剥離を伴った黄斑前膜 266
重症型中心性漿液性脈絡網膜症 198
術後安静 321
術後炎症による高眼圧 347
術後合併症 344
術後眼内炎 348
術後管理 317
術後視機能 19
　── 評価 324

術後出血　349
　　── による高眼圧　347
術後の視細胞解析　20
術後網膜機能　19
術前準備　247
術中 OCT　11, 21
術中合併症　336
術中排液　294
　　──, 巨大裂孔網膜剥離での　296
　　── の手技　294
術中光凝固　298
　　──, 液・空気置換下以外での　300
小眼球　124, 126
小数視力表示法　324
硝子体　129
　　── の加齢(性)変化　**129**, 138
　　── の構造　**129**, 138
　　── の容量　124
　　── 白内障同時手術　277
硝子体黄斑界面　140
硝子体黄斑牽引症候群　157
硝子体カッター　252, **259**
　　── の回転数(回転速度)　253, 260
　　── の開発　262
硝子体基底部　**125**, 219
硝子体基底部裂孔, 僚眼の管理　354
硝子体基底部裂孔網膜剥離, アトピー性皮膚炎に合併した　53, 220
硝子体ゲル　129, 138
　　──, 3 次元構造　138
硝子体索　144, **214**
硝子体手術
　　──, 外傷による網膜剥離の　231
　　──, 人工角膜を用いた　78
　　──, 毛様体縐襞部裂孔網膜剥離に対する　56
　　── 装置の進歩と注意点の変化　252
　　── における補助薬剤　1
　　── の実際　14
　　── の適応となる網膜剥離　243
　　── の歴史　4
硝子体出血　196
　　──, 術中合併症　339, 349
硝子体鑷子, 周辺増殖膜処理　292
硝子体切除　282
　　──, 格子状変性周辺の　42
　　──, 黄斑円孔網膜剥離における　287
　　──, 増殖硝子体網膜症における　287
硝子体剪刀, 周辺増殖膜処理　292

硝子体網膜ジストロフィ　246
漿液性黄斑剥離　207
上斜筋　126
深部裂孔　243
滲出性網膜剥離　154
人工角膜を用いた硝子体手術　78

す
ステロイド, PVR に対する　361
ステロイド緑内障による高眼圧　347
スリッページ, 術中合併症　339
水銀蒸気灯光源　275
水晶体損傷, 術中合併症　343
水晶体の異常, 前眼部検査　184
水晶体嚢温存術, 毛様体縐襞部裂孔網膜剥離に対する　57
水疱性角膜症, 術中合併症　350

せ
生活指導　321
成人型網膜分離　202
性差　205
赤道部周囲の長さ　124
赤道部不整形網膜裂孔　221
鑷子, エンドグリップタイプの　292
先天視神経乳頭異常　207
先天網膜分離　202
　　──, ERG　168
洗眼　247
前眼部検査　180
前眼部光干渉断層計　180
前置レンズ　4, 271
前部増殖硝子体網膜症　109
前房出血, 術中合併症　349
前房深度　180
前毛様動脈　126

そ
双眼倒像鏡　**131**, 185
双手法　107
　　──, 周辺増殖膜処理　292
早期再剥離　344
早期手術, 未熟児網膜症による網膜剥離　72
走査型レーザー検眼鏡　327
増殖硝子体網膜症　7, 22, 18, 91, **98**, 102, 243, 282, 289, **359**
　　──, 前部　109
　　── における硝子体切除　287
　　── に対する薬物療法の展望　359
　　── の発症メカニズム　359
増殖糖尿病網膜症　103

増殖膜形成の病態　289
続発閉塞隅角緑内障　183

た
タンポナーデ　17, **302**, 317
タンポナーデ物質による高眼圧　346
ダウノルビシン, PVR に対する　361
ダメージ関連分子パターン　24
多焦点 IOL　281
多発強角膜裂傷　76
多発性後極部網膜色素上皮症　198
対側衝撃損傷　227
体位管理　317, 319
体位制限期間　319
退院の時期　321
帯状角膜変性症, 術中合併症　350
丈の高い胞状網膜剥離　33, 37
単球走化因子　23
男女比　205

ち, つ
中心性漿液性脈絡網膜症　**154**, 197
長期滞留ガスによる高眼圧　346
超音波 B モード検査　89, 165, **194**
超音波生体顕微鏡　**180**, 186, 223
超広角走査レーザー検眼鏡　172
ツインデューティサイクル　255

て
テガダーム　248
デューティサイクル　254, 260
低眼圧, 術中合併症　342, 347
電子カルテ　312
電動式硝子体カッター　260

と
トーリック IOL　269
トラフ　71, 72
トリアムシノロンアセトニド　4, 266, 283
　　──, 周辺増殖膜処理　291
ドレーピング　247
倒像鏡による眼底検査　131
同側衝撃損傷　227
特発性巨大裂孔　212
　　── の僚眼　354
鈍的外傷　**227**, 242
　　──, 眼内レンズ眼の　229
　　── による眼球破裂　228
　　── による眼球破裂と網膜剥離　231
　　── の衝撃による障害　227

な

ナプキンリング　117
内境界膜剝離　266
　──，周辺増殖膜処理　293
内視鏡　77, **80**, 90
内部焦点システム　271

に

乳頭コロボーマ　210
乳頭ピット黄斑症候群　157
　──の OCT 所見　192

ね，の

ネクローシス　24
囊胞様黄斑浮腫，術後　160

は

バックフラッシュニードル　17
パーフルオロプロパン　302
パノラマ写真　171
馬蹄形裂孔　142, **145**
白色正中線　219
白色瞳孔　74
白内障　216
　──，術中合併症　343, 350
　──との同時手術　277, 278
　──の状態，前眼部検査　184
白内障手術
　──，毛様体皺襞部裂孔網膜剝離と　57, 226
　──後に生じる網膜剝離　216
　──中のハイドレーションでの角膜浮腫　278
晩期再剝離　344

ひ

ヒアルロン酸　129, **138**
ヒストン　24
ビデオオーバーレイ　314
ピック，周辺増殖膜処理　292
皮下麻酔，球後麻酔前　250
皮膚電極（型）ERG　163, 195
非接触型広角眼底観察システム
　──の注意点　273
　──の利点　277
非膨張ガス　305
光干渉断層計（⇒ OCT も見よ）　**187**, 325
光凝固　298
光凝固，格子状変性の　43
　──の条件　298
光障害，キセノン光源　256

病歴聴取　**153**, 176

ふ

ファイバー型 OCT　21
フィッシュエッグ　340
フットスイッチ　5, **272**
フルオレセイン蛍光造影　198
ブピバカイン　250
プレミアム IOL　269
部分バックリング　104
蓋　144

へ

ペリオスチン阻害薬，PVR に対する　362
弁状裂孔　240, 243
　──による胞状網膜剝離　30

ほ

ポビドンヨード　**247**, 348
補償光学　330
　──を用いた眼底評価，術後　329, 332
補償光学眼底カメラ　20, **331**
胞状網膜剝離，弁状裂孔による　30
傍血管微小裂孔　236

ま

マイクロペリメトリ，術後視機能評価　326, 327
麻酔　249
膜様硝子体混濁　214

み

未熟児網膜症　157
　──，僚眼の管理　358
　──による網膜剝離　68
脈絡膜腫瘍　154, **200**
脈絡膜出血，術中合併症　339, 349
脈絡膜剝離
　──，術中合併症　337
　──，術中低眼圧による　295
　──を伴う網膜剝離　244

む

無・偽水晶体眼　216
無菌性眼内炎，術後　348
無散瞳カメラ　171

も

毛様体　125
毛様体皺襞部　125

毛様体皺襞部裂孔　53, 219, **222**
　──がある場合の治療方針　55
　──の診断方法　222
　──の前駆病巣　224
　──の頻度　223
毛様体皺襞部裂孔網膜剝離
　──と白内障手術　226
　──に対する経強膜手術　55
　──に対する硝子体手術　56
　──に対する水晶体囊温存術　57
毛様体扁平部　125
毛様体無色素上皮下灌流，術中合併症　336
毛様体無色素上皮下白色沈着物　221
毛様体無色素上皮剝離の検出，前眼部検査　184
毛様動脈　128
網膜　129
　──と硝子体の接着が強固な部位　142, **144**
網膜壊死による網膜裂孔　230
網膜下液体パーフルオロカーボン，術中合併症　340
網膜下液の残存，術後　158
網膜下灌流　17
　──，術中合併症　336
網膜下索　116
網膜下索状物
　──，黄斑下　244
　──，黄斑外　242
網膜外層の欠損，術後　160
網膜嵌頓，術中合併症　338
網膜血管腫　154
網膜血管の障害，術中合併症　339
網膜格子状変性　41, **144**, 216, 240
　──，僚眼にある　351
網膜格子状変性周囲の処置　285
網膜格子状変性巣内萎縮円孔　219
網膜細動脈瘤　154
網膜静脈閉塞症　154
網膜振盪症　227, **229**
　──に続発する網膜剝離　229
網膜赤道部変性　144
網膜中心動脈閉塞症　306
網膜電図⇒ ERG も見よ　**163**, 195
網膜剝離　2, 7
　──，アトピー性皮膚炎に合併した毛様体無色素上皮剝離を伴う　50
　──，炎症性　91
　──，黄斑円孔　60
　──，角膜混濁を有する　76
　──，眼球破裂に伴う　82

──, 巨大裂孔　45
──, 強度近視の　236
──, 牽引性　157
──, 格子状変性の裂孔による　37
──, 若年者の　230
──, 滲出性　154
──, 診療の歴史　3
──, 治療後の形態変化　18
──, 晩期
──, 胞状　30
──, 未熟児網膜症による　68
──, 無・偽水晶体眼の　216
──, 予防治療　351
──, 術後の補償光学　330
──, とサイトカイン　22
── と紛らわしい先天網膜分離の症例　168
── による形態変化　7
── の画像診断　10

── の原因　204
── の疾患概念　138
── の範囲と裂孔の位置　176
── の臨床診断のプロセス　9
網膜剥離時の ERG の波形　165
網膜分離　202
──, ERG　168
網膜裂孔
──, 術中合併症　338
──, 僚眼にある　353
──, 検出の指針　176
網脈絡膜の循環系　128

ら

ライトガイドによる網膜の直接損傷, 術中合併症　341
ラクナ　138

り

リッジ　72
リドカイン　250
罹患率　204
律動様小波　164
僚眼の管理　351
輪状締結　96, 99, 104, **105**, 243, 246

れ, ろ

冷凍凝固　298
裂孔原性網膜剝離　2, 153
── と鑑別が困難な網膜剥離　197
── に伴う視細胞障害　189
── の疾患概念　138
── の手術時期　148
── の進行度と緊急度　148, **149**
裂孔の検査法　177
裂孔部の処置　285
ロータリー式　252, 254, 259, 260

欧文・数字索引

数字
3 ポートシステム　4, 252
3 ミラーコンタクトレンズ　177, 186
4 ポート，周辺増殖膜処理　290
5-フルオロウラシル，PVR に対する　361
6 フッ化硫黄　302
8 フッ化プロパン　302
100％ガス　304

A
Accurus® Vitrectomy System　255
acute retinal necrosis（ARN）　95
adaptive optics（AO）　330
Alcon High Brightness Illuminator®　257
American Academy of Ophthalmology（AAO）推奨眼底チャート　134
avulsed retinal vessel　144

B
B モード超音波検査　89, 165, **194**
Bell 現象　227
Berger 腔　129
bimanual technique　107
BIOM®　271
BrightStar®　274
bullous retinal detachment　198

C
C₃F₈　302
Cambridge prophylactic cryotherapy protocol　354
Carney 分類　95
central serous chorioretinopathy（CSC）　197
CHARGE 症候群　210
circular fold　219
Cloquet 管　129
closed-funnel　70, 233
Coats 病　154, 198
contre-coupe injury　227
core vitrectomy　15, **283**
coup injury　227
cuts per minute（cpm）　253, 260
cystoid macular edema（CME）　160

D
D-ACE 法　242
damage associated molecular patterns（DAMPs）　24
Dandy-Walker 症候群　210
degenerative schisis　202
diamond dusted membrane scrapers（DDMS™）　268
double ports cutter　264
dual air driven cutter　262
dual pneumatic　254, 264
dual pneumatic air driven cutter　262
duty cycle　254

E
Eales 病　157
Ehlers-Danlos 症候群　184
electroretinogram（ERG）　19, **163**, 195
── の波形，網膜剥離時の　165
── の波形解析　164
── の光刺激の条件　163
ellipsoid zone　10, 21, 332
equatorial irregular retinal break　221
Erggelet 腔　129
exudative retinal detachment（ERD）　154

F, G
familial exudative vitreoretinopathy（FEVR）　**116**, 121, 153, 157
fibroblast growth factor　7
fluorescein angiography（FA）　198
funnel-shaped 網膜剥離　113
giant retinal tears（GRT）　45, 148

H
Hagen-Poiseuille の法則　262
high-mobility group box 1（HMGB1）　24

I
intercellular adhesion molecule-1（ICAM-1）　23
interdigitation zone　21, 332
International Vitreomacular Traction Study Group による VMA，VMT の定義　141
IOL
── 挿入のタイミング，硝子体白内障同時手術　278
── の位置ずれ，ガスタンポナーデの合併症　306
── の選択，硝子体白内障同時手術　278
IOP（intraocular pressure）コントロール　256

L
lacuna　138
laser scanning confocal image　7
LE4000®　163
LEDstar®　257
leopard spot pattern　198
Lincoff の法則　176
localized retinal detachment　357

M, N
macular on/macular off　158
maia™　327
Marfan 症候群　184
Martegiani 腔　129
micro-incision vitreous surgery（MIVS）　2, **5**, 240, 252, 259, 282
── の適応　13
microglia　7

microperimetry　326, 327
monocyte chemoattractant protein-1（MCP-1）　23
MP-1®　327
multifocal posterior pigment epitheliopathy（MPPE）　198
ND-YAG レーザー後に生じる網膜剥離　217

O
oblique-parallel 法　347
OCT　10, **187**, 198
── , 術後視機能評価　325
── 所見と病理学的考察　189
── による黄斑剥離の有無判定　187
── による裂孔原性網膜剥離の進行度判定　187
OFFISS®　271
open-funnel　71
open sky vitrectomy　4
operculum　144
optically empty vitreous cavity　212
Optos®　172
ora bay　143

P
paravascular micro hole　236
pars plana lensectomy（PPL）　105
PDGF 阻害薬，PVR に対する　361
perfluorocarbon liquid（PFCL）　4, 35, **309**
peri vascular microhole　287
phacoemulsification and aspiration（PEA）　105
PHOTON™　**257**, 274
PHOTON II™　**257**, 275
pneumatic air driven cutter　261
pneumatic retinopexy　304
posterior vitreous detachment（PVD）　38, **140**
── 作製，格子状変性眼での　44
proliferatire diabetic retinopathy（PDR）　103
proliferative vitreoretinopathy（PVR）　7, 48, 102, 243, 282, 289, **359**
prone sign　320

R
receptor interacting protein kinase-3（RIP3）　24
reduction レンズ　271
Resight®　271
RETeval®　163
retinal tufts　144
retinectomy，周辺増殖膜処理　293
retinotomy，周辺増殖膜処理　293
rhegmatogenous retinal detachment（RRD）　148, 153
Rho-kinase（ROCK）阻害薬，PVR に対する　362
ridge　72
rtx1™　20, **331**

S
Schwartz 症候群　183
serous retinal detachment（SRD）　154
SF_6　302
silicone oil（SO）　14, **307**
single pneumatic　254, 261
slippage，術中合併症　339
SLO®　327
specular microscope　9
Stickler 症候群　184, **214**, 246
subclinical retinal detachment　357
subretinal band（SRB）　116

T
Tenon 嚢　125
Tenon 嚢下麻酔　249

TGF-β 阻害薬，PVR に対する　362
tobacco dust　9, **135**, **197**
trough　71
tumor necrosis factor-α（TNF-α）　23

U
Ultimate Vit Enhancer®　254
Ultra Speed Transformer®　254
ultrasound biomicroscopy（UBM）　180, 186, 223
uveal effusion　154, 198

V
vascular endothelial growth factor（VEGF）　22
VEGF 阻害薬，PVR に対する　361
Vented Gas Forced Infusion System　255
vitreomacualr adhesion（VMA）　140
vitreomacular interface（VMI）　140
vitreomacular traction（VMT）　140
vitreous infusion suction cutter（VISC）　252
vitreous strand　214
vitreous veil　214
Vogt-小柳-原田病（VKH）　154, 200

W
Wagner 症候群（Wagner 病）　214, 246
water-tight な強膜縫合　88
Weiss' ring　130
white mid-line　219
white without pressure　131
white with/without pressure（WWP）　354
Wieger's ligament　106, **129**

X
X-linked retinoschisis（XLRS）　202
Xenon BrightStar®　257

眼科臨床エキスパート
網膜剥離と硝子体切開術手術